**Leitlinien zu Diagnostik und Therapie
von psychischen Störungen**
im Säuglings-, Kindes- und Jugendalter

Leitlinien zu Diagnostik und Therapie von psychischen Störungen

im Säuglings-, Kindes- und Jugendalter

Herausgegeben von der Deutschen Gesellschaft für Kinder- und Jugendpsychiatrie und Psychotherapie, der Bundesarbeitsgemeinschaft Leitender Klinikärzte für Kinder- und Jugendpsychiatrie und Psychotherapie und dem Berufsverband der Ärzte für Kinder- und Jugendpsychiatrie und Psychotherapie

2. überarbeitete Auflage

Deutscher Ärzte-Verlag Köln

Mit 8 Tabellen und 60 Abbildungen

ISBN: 3-7691-0421-8

www.aerzteverlag.de

Bibliografische Information Der Deutschen Bibliothek
Die Deutsche Bibliothek verzeichnet diese Publikation in der Deutschen Nationalbibliografie; detaillierte bibliografische Daten sind im Internet über http://dnb.ddb.de abrufbar.

Die Dosierangaben sind Empfehlungen. Sie müssen dem einzelnen Patienten und seinem Zustand angepasst werden. Die angegebenen Dosierungen wurden sorgfältig überprüft. Da wir jedoch für die Richtigkeit dieser Angaben keine Gewähr übernehmen können, bitten wir Sie dringend, insbesondere bei seltener verordneten Arzneimitteln, die Dosierungsempfehlungen des Herstellers zu beachten.

Die Wiedergabe von Gebrauchsnamen, Handelsnamen, Warenbezeichnungen usw. in diesem Werk berechtigt auch ohne besondere Kennzeichnung nicht zu der Annahme, dass solche Namen im Sinne der Warenzeichen- oder Markenschutz-Gesetzgebung als frei zu betrachten wären und daher von jedermann benutzt werden dürfen.

Das Werk ist urheberrechtlich geschützt. Jede Verwertung in anderen als den gesetzlich zugelassenen Fällen bedarf deshalb der vorherigen schriftlichen Genehmigung des Verlages.

Copyright ©2003 by
Deutscher Ärzte-Verlag GmbH
Dieselstraße 2, 50859 Köln

Umschlagkonzeption: Hans Peter Willberg und Ursula Steinhoff
Titelgrafik: Bettina Kulbe
Satz: Deutscher Ärzte-Verlag GmbH, Köln
Druck: Warlich Druck, 53340 Meckenheim
Bindung: Buchbinderei Lottmann, Pulheim

5 4 3 2 1 0 / 618

Vorwort

Die Deutsche Gesellschaft für Kinder- und Jugendpsychiatrie und Psychotherapie legt in Zusammenarbeit mit den anderen Verbänden dieses Fachs in einer aktualisierten zweiten Auflage Leitlinien für die Diagnose und Behandlung psychischer Störungen von Kindern und Jugendlichen vor. Ziel der Leitlinien ist es nicht, Handlungsspielräume in Diagnose und Therapie einzuengen, sondern „Practice Parameter" – wie es im anglo-amerikanischen Sprachgebrauch treffender heißt – zu liefern. Auch die gegenwärtige Literatur zeigt, in welchem Ausmaß Konzepte über psychiatrische Erkrankungen und die sich daraus ergebenden Konsequenzen in unserem Fach noch voneinander abweichen können. Das kann gelegentlich im Sinne der Patienten sein, ihren Belangen aber auch nicht gerecht werden. Eine Optimierung ist also wünschenswert. Die Leitlinien sind nicht geeignet, forensische Konsequenzen zu erzeugen, sollen auch keine neuen Patientenanforderungen produzieren, Diagnostikern und Therapeuten aber Kostenträgern gegenüber nötigenfalls ausreichende Handlungsfreiheit sichern.

Der empirisch begründete Umgang mit psychischen Störungen dieser Altersstufe hat keine lange Tradition. Gründe dafür sind die schmale Basis der Evaluationsforschung in der Psychotherapie, speziell in der Kinder- und Jugendlichenpsychotherapie, und die Vorsicht im Umgang mit Psychopharmaka, die bei Erwachsenen bezüglich Wirksamkeit und Sicherheit gut untersucht sind, für die für Kinder und Jugendliche mit ihren entwicklungsbedingten Besonderheiten aber ausreichende Erfahrungen oft fehlen. Das letztgenannte Defizit erklärt sich aus der geringen bzw. unterschiedlichen Vorkommenshäufigkeit mancher schwerer psychischer Störungen im frühen Lebensalter und den ethischen Problemen, denen sich Doppelblindstudien bei Minderjährigen gegenübersehen. Diese Situation rechtfertigt unseres Erachtens die Publikation von Leitlinien für die Praxis.

Die vorgestellten Empfehlungen wurden jeweils von Gruppen von Fachleuten erarbeitet, die in Universitätskliniken, im nicht-universitären klinischen Bereich und in Praxen bzw. Ambulanzen tätig sind; ihnen gebührt der besondere Dank der Herausgeber. Mit dem gewählten Vorgehen sollte sichergestellt werden, dass leichte wie schwere Störungen gleichermaßen berücksichtigt wurden. So ist zu hoffen, dass sich in den Leitlinien ein ausreichend breites Spektrum fachlicher Erfahrungen niederschlägt.

Die Leitlinien beziehen sich auf bestimmte Störungsbilder. Ihre Anwendung setzt den fachkundigen Umgang mit Kindern und Jugendlichen voraus. Ebenso vorausgesetzt wird die Anwendung diagnostischer Basisregeln, wie etwa der notwendigen somatischen Diagnostik, der Einbeziehung der Familie in Befunderhebung und Therapie oder der kontinuierlichen Laborkontrollen bei der Behandlung mit Psychopharmaka. Angegeben werden Art und Umfang des notwendigen Vorgehens, nicht einzelne Behandlungsschritte und Details von Methoden der Diagnostik und Therapie. Auch lassen sich nicht alle Informationen auf alle Stadien, die eine psychische Störung durchläuft, anwenden, so dass die jeweiligen Empfehlungen nach Ausprägung und Verlaufsphase einer Erkrankung zu adaptieren sind. Angesprochene Jugendhilfemaßnahmen reichen von der ambulanten über die teilstationäre bis zur vollstationären außerfamiliären Betreuung mit unterschiedlichen Anteilen pädagogischer und therapeutischer Elemente.

Dass Leitlinien den Dialog über diagnostische und therapeutische Notwendigkeiten und über deren Zweckmäßigkeit nicht ersetzen können, versteht sich. Sie sind schon deshalb nicht alleinverbindlich, weil im Einzelfall abweichende Vorgehensweisen oder Heilversuche gerechtfertigt sein können. Die Leitlinien sind aber in dem Sinn „bindend", dass sich der Arzt, der häufig von ihnen abweicht, über dieses Vorgehen im Klaren sein und sich seine Gründe dafür bewusst machen sollte. Leitlinien sind auch eine Hilfe für die Vermittlung empirischen Wissens und die kollegiale Kooperation in Qualitätszirkeln. In dieser Auflage haben die einzelnen Autorengruppen Evidenzkriterien nach der von Cookie und Sackett 1996 (s.u.) publizierten Graduierung eingearbeitet. Sie zeigen, wie unterschiedlich das Erfahrungswissen bei einzelnen Störungsbildern ist. Soweit dabei Medikamente, die in diesen Altersstufen noch nicht zugelassen wurden, einbezogen sind, müssen über deren Anwendung im so genannten Heilversuch Eltern und Patienten speziell aufgeklärt werden.

Die Leitlinien folgen entsprechend der kinder- und jugendpsychiatrischen Tradition einem multimodalen Ansatz, der in Deutschland Standard ist. Ihre theoretische Grundlage ist die Erkenntnis, dass sich aus zurückliegendem und gegenwärtigem Verhalten künftiges Verhalten von Kindern, Jugendlichen und Familien vorhersagen lässt, dass also Anamnese und Befund Aussagen über den Verlauf der Störung unter den Bedingungen von Behandlung und Nichtbehandlung erlauben. Dabei befindet sich die Kinder- und Jugendpsychiatrie in einer relativ günstigen Position, weil sie viele Störungen quasi in statu nascendi beobachten kann.

Für die Weiterentwicklung der Empfehlungen wird es wesentlich sein zu beobachten, wie sie in der Praxis angenommen werden. Dazu sind Studien unabhängiger Partner oder Institutionen notwendig. In größerem Umfang befasst sich erstmals der Kongress der Fachgesellschaften der deutschsprachigen Länder in Wien 2003 mit Akzeptanz und Nutzung der Leitlinien. Sofern Empfehlungen nicht angenommen werden, muss überprüft werden, warum das nicht geschieht, vor allem ob dafür Patienteninteressen oder Kostenbelange ausschlaggebend sind. Die Deutsche Gesellschaft für Kinder- und Jugendpsychiatrie und Psychotherapie, der Berufsverband der Ärzte für Kinder- und Jugendpsychiatrie und Psychotherapie in Deutschland und die Bundesarbeitsgemeinschaft leitender Klinikärzte für Kinder- und Jugendpsychiatrie und Psychotherapie publizieren diese Empfehlungen mit der Bitte um aufmerksame Perzeption, sinngemäße Anwendung, Beobachtung der Akzeptanz und konstruktive Kritik.

Redaktion für die Deutsche Gesellschaft für Kinder- und Jugendpsychiatrie und Psychotherapie: Prof. Dr. Dr. Martin H. Schmidt, Mannheim; Prof. Dr. Fritz Poustka, Frankfurt a. M.; Prof. Dr. Franz Resch, Heidelberg; Prof. Dr. Gerd Lehmkuhl, Köln; Prof. Dr. Dr. Helmut Remschmidt, Marburg; Prof. Dr. Andreas Warnke, Würzburg.

Für die Bundesarbeitsgemeinschaft Leitender Klinikärzte für Kinder- und Jugendpsychiatrie und Psychotherapie: Dr. Dipl. Psych. Joachim Jungmann, Weinsberg.

Für den Berufsverband der Ärzte für Kinder- und Jugendpsychiatrie und Psychotherapie in Deutschland: Dr. Christa Schaff, Weil der Stadt.

Grad der Evidenz	Art der Evidenz
I	Harte Evidenz beruhend auf mindestens einem systematischen Review, das verschiedene gute randomisierte Studien mit gutem Design einschließt.
II	Harte Evidenz beruhend auf mindestens einer kontrollierten randomisierten Studie angemessener Größe mit gutem Design.
III	Evidenz beruhend auf nicht-randomisierten Studien mit gutem Design, einzelne Gruppen vor/nach Intervention, Kohortenstudie, Serien in zeitlicher Folge oder Fall-Kontroll-Studie.
IV	Evidenz beruhend auf nicht-experimentellen Studien und gutes Design und von mehr als einem Zentrum oder mehr als einer Forschergruppe durchgeführt.
V	Meinung respektierter Experten, beruhend auf kritischer Evidenz, deskriptive Studien oder Berichte von Expertenkomitees.

Umsetzung von Evidenz in die Praxis. Klassifikation der Grade wissenschaftlicher Evidenz.
Nach: Cookie & Sackett DL: Finding the evidence. In: Cookie IE & Sackett DL (eds): Evidence-based obstetrics and gynecology. Clinical Obstetrics and Gynecology 1996; 10: 551-567

Autorenverzeichnis

Erstautoren

Prof. Dr. med. Hedwig Amorosa
Heckscher Klinik Solln
Haus 5/Kloster St. Gabriel
Wolfratshauser Str. 350
81479 München

Prof. Dr. med. Bernhard Blanz
Klinik für Kinder- und Jugendpsychiatrie
Klinikum der Friedrich-Schiller-Universität
Philosophenweg 5
07740 Jena

PD Dr. med. Hellmuth Braun-Scharm
Zentrum für Kinder- und Jugendpsychiatrie
Universität Zürich
Neumünsterallee 3
Ch-8032 Zürich, Schweiz

Prof. Dr. med. Rolf Castell
Abt. für Kinder- und Jugendpsychiatrie
Universität Erlangen-Nürnberg
Schwabachanlage 6 u. 10
91054 Erlangen

Prof. Dr. sc. hum. Manfred Döpfner
Klinik und Poliklinik für Psychiatrie und Psychotherapie des Kindes- und Jugendalters
Universität Köln
Robert-Koch-Str. 10
50931 Köln

Prof. Dr. med. Christian Eggers
Klinik für Kinder- und Jugendpsychiatrie
Rheinische Landes- und Hochschulklinik
Hufelandstr. 55
45147 Essen

Prof. Dr. med. Jörg M. Fegert
Universitätsklinik Ulm
Klinik und Poliklinik für Kinder- und Jugendpsychiatrie und Psychotherapie
Steinhövelstr. 5
89750 Ulm

Prof. Dr. Wilhelm Felder
Universitätsklinik Bern
Klinik und Poliklinik für Kinder- und Jugendpsychiatrie
Effingerstr. 12
Ch-3011 Bern

PD Dr. med. Alexander von Gontard
Klinik und Poliklinik für Psychiatrie und Psychotherapie des Kindes- und Jugendalters
Universität Köln
Robert-Koch-Str. 10
50931 Köln

Prof. Dr. med. Beate Herpertz-Dahlmann
Klinik für Kinder- und Jugendpsychiatrie
Universitätsklinikum an der RWTH Aachen
Neuenhofer Weg 21
52074 Aachen

PD Dr. med. Nikolaus von Hofacker
Städtisches Krankenhaus München-Harlaching
Behandlungseinheit Kinder- und Jugendpsychosomatik
Sanatoriumsplatz 2
81545 München

Prof. Dr. med. Emil Kammerer
Klinik und Poliklinik für Kinderheilkunde
Westfälische Wilhelms-Universität Münster
Domagkstr. 3b
48149 Münster

Prof. Dr. med. Günther Klosinski
Abt. für Psychiatrie und Psychotherapie
im Kindes- und Jugendalter
Universitätsklinik der Eberhard-Karls-
Universität
Osianderstr. 14
72076 Tübingen

Prof. Dr. med. Ulrich Knölker
Poliklinik für Kinder- und
Jugendpsychiatrie
Medizinische Universität
Kahlhorststr. 31-35
23538 Lübeck

Prof. Dr. med. Dipl.-Psych.
Gerd Lehmkuhl
Klinik und Poliklinik für Psychiatrie und
Psychotherapie des Kindes- und
Jugendalters
Universität Köln
Robert-Koch-Str. 10
50931 Köln

Prof. Dr. med. Dipl.-Psych.
Ulrike Lehmkuhl
Klinik für Psychiatrie, Psychosomatik und
Psychotherapie des Kindes- und
Jugendalters
Charité Campus Virchow-Klinikum
Humboldt-Unversität
Augustenburger Platz 1
13353 Berlin

Dr. med. Bernd Meyenburg
Klinik für Psychiatrie und Psychotherapie
des Kindes- und Jugendalters
Klinikum der J.W. Goethe-Universität
Deutschordenstr. 50
60590 Frankfurt a.M.

Dr. med. Martina Pitzer
Klinik für Psychiatrie und Psychotherapie
des Kindes- und Jugendalters
am Zentralinstitut für Seelische Gesundheit
J5
Postfach 12 21 20
68072 Mannheim

Prof. Dr. med. Fritz Poustka
Klinik für Psychiatrie und Psychotherapie
des Kindes- und Jugendalters
Klinik der J.W. Goethe-Universität
Deutschordenstr. 50
60590 Frankfurt a.M.

Prof. Dr. med. Dr. phil.
Helmut Remschmidt
Klinik für Psychiatrie und Psychotherapie
des Kindes- und Jugendalters
Philipps-Universität
Hans-Sachs-Str. 6
35033 Marburg

Prof. Dr. med. Franz Resch
Psychiatrische Klinik der Universität
Heidelberg
Klinik für Kinder- und Jugendpsychiatrie
Blumenstr. 8
69115 Heidelberg

Prof. Dr. med. Aribert Rothenberger
Klinik für Kinder- und Jugendpsychiatrie
Universität Göttingen
Von-Siebold-Str. 5
37075 Göttingen

Prof. Dr. med. Dr. rer. nat.
Martin H. Schmidt
Klinik für Psychiatrie und Psychotherapie
des Kindes- und Jugendalters
am Zentralinstitut für Seelische Gesundheit
J5
Postfach 12 21 20
68072 Mannheim

Prof. Dr. med. Michael Scholz
Klinik und Poliklinik für Kinder- und Ju-
gendpsychiatrie
Universitätsklinikum Carl Gustav Carus
Technische Universität Dresden
Fetscherstr. 74
01307 Dresden

Prof. Dr. med. Eberhard Schulz
Abt. für Psychiatrie und Psychotherapie
im Kindes- und Jugendalter der Klinik für
Psychiatrie und Psychosomatik
Universität Freiburg
Hauptstr. 8
79104 Freiburg

Prof. Dr. med. Gerd Schütze
Klinik für Kinder- und Jugendpsychiatrie
Zentrum für Nervenheilkunde
Klinikum der Christian-Albrechts-
Universität
Niemannsweg 147
24105 Kiel

Dr. med. Karl Steinberger
Neurologisches Krankenhaus
der Stadt Wien Rosenhügel
Riedelgasse 5
A-1130 Wien

Prof. Dr. med. Dr. phil.
Hans-Christoph Steinhausen
Psychiatrische Universitäts-Poliklinik für
Kinder und Jugendliche
Neumünsterallee 9
CH-8028 Zürich
Schweiz

Prof. Dr. med. Waldemar von Suchodoletz
Institut und Poliklinik für Kinder- und
Jugendpsychiatrie und Psychotherapie
Ludwig-Maximilians-Universität im
Klinikum Innenstadt
Nußbaumstr. 7
80336 München

Prof. Dr. med. Götz-Erik Trott
Frohsinnstr. 26
63739 Aschaffenburg

Prof. Dr. med. Andreas Warnke
Klinik und Poliklinik für Kinder- und
Jugendpsychiatrie und Psychotherapie
Universität Würzburg
Füchsleinstr. 15
97080 Würzburg

Dr. med. Christoph Wewetzer
Klinik und Poliklinik für Kinder- und Jugendpsychiatrie und Psychotherapie
Universität Würzburg
Füchsleinstr. 15
97080 Würzburg

Mitarbeiter

Dr. med. Anja Aldenhoff-Zöllner, Kiel
Dr. med. Dr. rer. nat. Reinhard Arndt, Kiel
PD Dr. med. Dipl.-Päd. Michael von Aster, Zürich
Dr. med. Miriam Bachmann, Lübeck
Dipl.-Psych. T. Bader, Tübingen
Dr. med. F. Badura, Aschaffenburg
Dipl.-Psych. Renate Barth, Hamburg
Prof. Dr. med. Margarete Berger, Hamburg
Bettina Bieber-Martig, Frankfurt a.M.
Dr. med. Oliver Bilke, Lübeck
Carola Bindt, Hamburg
Dipl.-Psych. Sven Bölte, Frankfurt a.M.
Dr. med. A. Brink, Neustadt/Pfalz
Dr. med. R. Brunner, Heidelberg
Dr. med. Wolfgang Burr, Rendsburg
Dr. med. M. Clauß, Tübingen
Dr. med. Christiane Deneke, Hamburg
Susanne Eichholz, Berlin
Dr. med. A. Engelland-Schnell, Heidelberg
Dr. med. E. Englert, Erfurt
Dr. med. D. Felbel, Ravensburg
PD Dr. med. Reiner Frank, München
Prof. Dr. med. Max H. Friedrich, Wien
Dipl.-Psych. Petra Georgiewa, Jena
Dr. med. Uwe-Jens Gerhard, Jena
Dr. med. Dipl.-Psych. Christian Haase, Kiel
Dr. phil. Johannes Haffner, Heidelberg
Prof. Dr. med. Johannes Hebebrand, Marburg
Dr. med. Klaus Henninghausen, Freiburg
Prof. Dr. med. Sabine Herpertz, Aachen
Dr. med. Dipl.-Psych. Günter Hinrichs, Kiel
Dr. paed. Bernard Hobrücker, Kiel

Dr. med. Kristian Holtkamp
Dr. med. Hannelore Hübler, Berlin
Dr. med. Tamara Jacubeit, Hamburg
Dr. med. Dipl.-Psych. Joachim Jungmann, Weinsberg
Dr. med. Dipl.-Psych. M. Karle, Tübingen
Dr. med. Joachim Kleinke, Lübeck
Dr. med. Oliver Kratz, Erlangen
Dr. med. E. Koch, Heidelberg
Dr. phil. Renate Kühl, Kiel
PD Dr. phil. Hiltrud Lugt, Zürich
Prof. Dr. med. K. Mann, Mannheim
Prof. Dr. med. Joest Martinius, München
M. Matussek, Köln
Dr. med. Elke Möller-Nehring
Dr. med. G. Mundle, Tübingen
Dr. med. G. Niebergall, Marburg
Dr. med. J. Niemeyer, Königslutter
Dr. med. K. Oehler, Würzburg
Dr. med. Frank Oswald, Dresden
PD Dr. med. Mechthild Papousek, München
Dr. med. Ernst Pfeiffer, Berlin
Dr. med. Dipl.-Psych. U. Rabenschlag, Freiburg
Prof. Dr. med. Peter Riedesser, Hamburg

Dr. rer. medic. Dipl.-Psych. Bernd Roepcke, Essen
Dr. med. Veit Rößner, Erlangen
Prof. Dr. med. Peter Rossmann, Graz
Dr. med. Wilhelm Rotthaus, Viersen
Dr. med. Dipl.-Psych. Dorothea Rühl, Frankfurt a.M.
Dr. phil. Dipl.-Psych. Uwe Ruhl, Lübeck
Dr. paed. Dipl.-Psych. Günter Schmitz, Kiel
Prof. Dr. med., Dr. rer. nat. Martin H. Schmidt, Mannheim
Dr. med. Gabriele Schmötzer, Frankfurt a.M.
Dr. med. Ingo Spitczok von Brisinski, Viersen
Dr. med. K. Steinberger, Wien
PD Dr. med. Ulrich Strehlow, Offenburg
Dr. med. Dörte Stolle, Schleswig
Dr. med. K. Tiedtke, Rostock
PD Dr. med. P. Vehreschild, Calw-Hirsau
Uta Vieweg, Jena
Dr. med. Margot Völger, Berlin
Dr. med. Christa Wagner-Ennsgraber, Wien
Dipl.-Psych. Kai Werner, Frankfurt a.M.
Dr. med. Franz Wienand, Böblingen

Herausgeber/Redaktionskomitee

Herausgeber

Deutsche Gesellschaft für Kinder- und Jugendpsychiatrie und Psychotherapie

Bundesarbeitsgemeinschaft leitender Klinikärzte für Kinder- und Jugendpsychiatrie und Psychotherapie

Berufsverband der Ärzte für Kinder- und Jugendpsychiatrie und Psychotherapie in Deutschland

Redaktionskomitee

Federführend:
Martin H. Schmidt, Mannheim
Fritz Poustka, Frankfurt/Main

Bernhard Blanz, Jena
Joachim Jungmann, Weinsberg
Gerd Lehmkuhl, Köln
Helmut Remschmidt, Marburg
Franz Resch, Heidelberg
Christa Schaff, Weil der Stadt
Andreas Warnke, Würzburg

Inhaltsverzeichnis

**Persönlichkeits- und Verhaltensstörungen aufgrund einer Krankheit,
Schädigung oder Funktionsstörung des Gehirns (F07)** 1
Organische Persönlichkeitsstörung (F07.0)
Postenzephalitisches Syndrom (F07.1)
Organisches Psychosyndrom nach Schädelhirntrauma (F07.2)
Sonstige organische Persönlichkeits- und Verhaltensstörungen aufgrund
einer Krankheit, Schädigung oder Funktionsstörung des Gehirns (F07.8)

Psychische und Verhaltensstörungen durch psychotrope Substanzen (F1) 13
Störungen durch Alkohol (F10)
Störungen durch Opioide (F11)
Störungen durch Cannabinoide (F12)
Störungen durch Sedativa und Hypnotika (F13)
Störungen durch Kokain (F14)
Störungen durch andere Stimulanzien einschl. Koffein (F15)
Störungen durch Halluzinogene (F16)
Störungen durch Tabak (F17)
Störungen durch flüchtige Lösungsmittel (F18)
Störungen durch multiplen Substanzgebrauch und Konsum sonstiger psychotroper
Substanzen (F19)

Schizophrenie, schizotype und wahnhafte Störungen (F2) 27
Schizophrenien (F20)
Schizotype (F21), wahnhafte (F22), akute vorübergehende psychotische
Störungen (F23), induzierte wahnhafte Störung (F24) und schizoaffektive Störungen (F25)

Manische und bipolare affektive Störungen (F30, F31) 39
Manische Episode (F30)
Bipolare affektive Störung (F31)

Depressive Episoden und rezidivierende depressive Störungen (F32, F33) 51
Depressive Episoden (F32)
Rezidivierende depressive Störungen (F33)

Anhaltende affektive Störungen (F34) 65

Zwangsstörungen (F42) 75
Vorwiegend Zwangsgedanken oder Grübelzwang (F42.0)
Vorwiegend Zwangshandlungen (Zwangsrituale) (F42.1)
Zwangsgedanken und -handlungen, gemischt (F42.2)

Reaktionen auf schwere Belastungen und Anpassungsstörungen (F43) 89

Dissoziative Störungen, Konversionsstörungen (F44) 99
Dissoziative Amnesie (F44.0)
Dissoziative Fugue (F44.1)
Dissoziativer Stupor (F44.2)
Trance und Besessenheitszustände (F44.3)
Dissoziative Bewegungsstörungen (F44.4)
Dissoziative Krampfanfälle (F44.5)
Dissoziative Sensibilitäts- und Empfindungsstörungen (F44.6)
Dissoziative Störungen (Konversionsstörungen), gemischt (F44.7)
Sonstige dissoziative Störungen (Konversionsstörungen) (F44.8)
Nicht näher bezeichnete dissoziative Störungen (F44.9)

Somatoforme Störungen (F45) 109
Somatisierungsstörung (F45.0)
Undifferenzierte Somatisierungsstörung (F45.1)
Hypochondrische Störung (F45.2)
Somatoforme autonome Funktionsstörung (F45.3)
Anhaltende somatoforme Schmerzstörung (F45.4)
Sonstige somatoforme Störungen (F45.8)
Nicht näher bezeichnete somatoforme Störung (F45.9)

Essstörungen (F50) 117
Anorexia nervosa (F50.0)
Atypische Anorexia nervosa (F50.1)
Bulimia nervosa (F50.2)
Atypische Bulimia nervosa (F50.3)

Nichtorganische Schlafstörungen (F51) 131
Nichtorganische Insomnie (F51.0)
Nichtorganische Hypersomnie (F51.1)
Nichtorganische Störung des Schlaf-Wach-Rhythmus (F51.2)
Schlafwandeln (F51.3)
Pavor nocturnus (F51.4)
Alpträume (F51.5)

Persönlichkeitsstörungen (F60, F61) 141
Spezifische Persönlichkeitsstörungen (F60)
Kombinierte und sonstige Persönlichkeitsstörungen (F61)

Abnorme Gewohnheiten und Störungen der Impulskontrolle (F63) 153
Pathologisches Glücksspiel (F63.0)
Pathologische Brandstiftung (Pyromanie) (F63.1)
Pathologisches Stehlen (Kleptomanie) (F63.2)
Trichotillomanie (F63.3)

Störungen der Geschlechtsidentität (F64) sowie der sexuellen Entwicklung und Orientierung (F66) 167
Störungen der Geschlechtsidentität (F64)
Psychische und Verhaltensprobleme in Verbindung mit der sexuellen Entwicklung und Orientierung (F66)

Intelligenzminderung (F7) und grenzwertige Intelligenz 179
Intelligenzminderungen unterschiedlicher Schweregrade (F70–F73)
Hyperkinetische Störung mit Intelligenzminderung und Bewegungsstereotypien (F84.4)

Artikulationsstörungen (F80.0) 189

Umschriebene Entwicklungsstörungen der Sprache (F80.1, F80.2) 197
Expressive Sprachstörung (F80.1)
Rezeptive Sprachstörung (F80.2)

Umschriebene Entwicklungsstörungen schulischer Fertigkeiten (F81) 207
Lese- und Rechtschreibstörung (F81.0)
Isolierte Rechtschreibstörung (F81.1)
Rechenstörung (F81.2)
Kombinierte Störung schulischer Fertigkeiten (F81.3)

Tiefgreifende Entwicklungsstörungen (F84) 225
Frühkindlicher Autismus (F84.0)
Atypischer Autismus (F84.1)
Asperger-Syndrom (F84.5)
Rett-Syndrom (F84.2)
Sonstige desintegrative Störungen des Kindesalters (F84.3)

Hyperkinetische Störungen (F90) 237

Auf den familiären Rahmen beschränkte Störung des Sozialverhaltens (F91.0) 251

Störungen des Sozialverhaltens (F91.1–F92) 261
Störung des Sozialverhaltens bei fehlenden sozialen Bindungen (F91.1)
Störung des Sozialverhaltens bei vorhandenen sozialen Bindungen (F91.2)
Störung des Sozialverhaltens mit oppositionellem, aufsässigen Verhalten (F91.3)
Kombinierte Störungen des Sozialverhaltens und der Emotionen (F92.0, F92.8)

Phobische Störungen (F40) und Emotionale Störungen des Kindesalters (F93.1, F93.2) 271
Agoraphobie (F40.0)
Soziale Phobien (F40.1)
Spezifische (isolierte) Phobien (F40.2)
Phobische Störungen des Kindesalters (F93.1)
Störung mit sozialer Ängstlichkeit des Kindesalters (F93.2)

Angststörungen (F41, F93.0) 283
Panikstörung (F41.0)
Generalisierte Angststörung (F41.1)
Angst und depressive Störung, gemischt (F41.2)
Sonstige gemischte Angststörungen (F41.3)
Emotionale Störung mit Trennungsangst des Kindesalters (F93.0)

Elektiver Mutismus (F94.0) 295

Bindungsstörungen (F94.1, F94.2) 303
Reaktive Bindungsstörung des Kindesalters (F94.1)
Bindungsstörung des Kindesalters mit Enthemmung (F94.2)

Ticstörungen (F95) 311

Enuresis und funktionelle Harninkontinenz (F98.0) 319
Primäre isolierte Enuresis nocturna
Primäre nicht-monosymptomatische Enuresis nocturna
Sekundäre Enuresis nocturna
Idiopathische Dranginkontinenz
Harninkontinenz bei Miktionsaufschub
Detrusor-Sphinkter-Dyskoordination

Enkopresis (F98.1) 335

Regulationsstörungen im Säuglingsalter (u.a. F98.2) 345
Exzessives Schreien
Schlafstörungen
Fütterstörung im frühen Kindesalter (F98.2)

Stereotype Bewegungsstörungen (F68.1, F98.4) 361

Stottern (Stammeln) (F98.5), Poltern (F98.6) 369

Suizidalität im Kindes- und Jugendalter 383

Vernachlässigung, Misshandlung, sexueller Missbrauch 397

Alphabetische Übersicht über die in den einzelnen Leitlinien behandelten Störungen 411
Klassifiktion der Grade wissenschaftlicher Evidenz .... 4. Umschlagseite

Persönlichkeits- und Verhaltensstörungen aufgrund einer Krankheit, Schädigung oder Funktionsstörung des Gehirns (F07)

1 Klassifikation

1.1 Definition

Das Krankheitsbild umfasst psychische Krankheiten mit nachweisbarer Ätiologie in einer zerebralen Krankheit, einer Hirnverletzung oder einer anderen Schädigung, die zu einer Hirnfunktionsstörung führt. Die Funktionsstörung kann primär sein, bei Krankheiten, Verletzungen oder Störungen, die das Hirn direkt oder in besonderem Maße betreffen; oder sekundär, z.B. bei Systemerkrankungen oder Störungen, die auf das Gehirn nur als eines von vielen anderen Organen oder Körpersystemen übergreifen.

Wesentliches Merkmal der Störung sind auffällige und tiefgreifende Veränderungen gegenüber dem prämorbiden Verhalten, die sich auf kognitive Fähigkeiten, Affektlage, Bedürfnisse und Handlungen beziehen. Die Veränderungen können sich stärker auf den kognitiven Bereich erstrecken und äußern sich dann in einer Unfähigkeit oder reduzierten Fähigkeit, eigene Handlungen zu planen und ihre wahrscheinlichen Konsequenzen vorauszusehen, wie beim sog. Frontalhirnsyndrom. Sie können sich aber auch überwiegend im emotionalen Bereich manifestieren, wobei emotionale Labilität, Stimmungsumschwünge, Reizbarkeit, Wut und Aggressionszustände oder auch Apathie im Vordergrund stehen.

Durch Alkohol und andere psychotrope Substanzen verursachte Störungen der Hirnfunktion, die dem Wesen nach zu dieser Gruppe gehören, werden an anderer Stelle klassifiziert (F10–F19). Interventionen und Behandlung können aber weitgehend den weiter unten aufgeführten Leitlinien entsprechen.

1.2 Leitsymptome

Organische Persönlichkeitsstörungen. Der zeitliche Zusammenhang der Persönlichkeitsveränderung mit einer Hirnerkrankung, Hirnschädigung oder Hirnfunktionsstörung muss gegeben sein oder wahrscheinlich gemacht werden können. Darüber hinaus gründet sich die Diagnose auf mindestens zwei der folgenden Merkmale:
- Andauernd reduzierte Fähigkeit, zielgerichtete Aktivitäten über längere Zeiträume durchzuhalten und Befriedigungen aufzuschieben
- Verändertes emotionales Verhalten, das durch emotionale Labilität, flache und ungerechtfertigte Fröhlichkeit (Euphorie, inadäquate Witzelsucht) und leichten Wechsel zu Reizbarkeit oder kurz andauernden Ausbrüchen von Wut und Aggression charakterisiert ist; in manchen Fällen kann Apathie mehr im Vordergrund stehen
- Äußerungen von Bedürfnissen und Impulsen meist ohne Berücksichtigung von Konsequenzen oder sozialen Konventionen (der Patient kann unsoziale Handlungen begehen wie Stehlen, unangemessene sexuelle Annäherungsversuche, gieriges Essen oder die Körperpflege vernachlässigen)
- Kognitive Störungen in Form von Misstrauen oder paranoidem Denken und/oder exzessiver Beschäftigung mit einem

einzigen, meist abstrakten Thema (z.B. Religion, Recht und Unrecht)
- Auffällige Veränderungen in der Sprachproduktion und des Redeflusses, Umständlichkeit, Begriffsunschärfe, zähflüssiges Denken und Schreibsucht
- Verändertes Sexualverhalten (verminderte Sexualität oder Wechsel in der sexuellen Präferenz).

Dazugehörige Begriffe sind: Frontalhirnsyndrom, Leukotomiesyndrom, Lobotomiesyndrom, organische Pseudopsychopathie, organische pseudoretardierte Persönlichkeit, Persönlichkeitsstörung bei limbischer Epilepsie.

Postenzephalitisches Syndrom (F07.1). Führendes Merkmal ist eine häufig bleibende Verhaltensänderung nach einer viralen oder bakteriellen Enzephalitis, die, je nach Alter und Entwicklungsstand, interindividuell variabel ist und, je nach Erreger, auch unterschiedlich verlaufen kann. In manchen Fällen ist die Symptomatik auch teilweise oder ganz reversibel, was einen Unterschied zur organischen Persönlichkeitsstörung darstellt. Im Einzelnen sind folgende Symptome für die Störung charakteristisch:
- Allgemeines Unwohlsein, Apathie oder Reizbarkeit
- Einschränkung kognitiver Funktionen, die sich als Tempoverlangsamung und Lernstörung bemerkbar macht
- Veränderung vegetativer Funktionen (Ess-, Schlaf- und Sexualverhalten)
- Deutliche Einschränkung der sozialen Anpassung und der sozialen Urteilsfähigkeit
- Bleibende neurologische Funktionsstörung wie Lähmung, Taubheit, Aphasie, Apraxie oder Akalkulie.

Organisches Psychosyndrom nach Schädelhirntrauma (F07.2). Die für das Syndrom kennzeichnenden Veränderungen ergeben sich definitionsgemäß nach einem Schädelhirntrauma ausreichender Schwere (der Schweregrad bemisst sich nach der Dauer des Bewusstseinsverlustes) und umfassen folgende Symptome:
- Vegetative Symptome wie Erschöpfbarkeit, Kopfschmerzen, Schlafstörungen, Schwindel, Wetterfühligkeit
- Einschränkung kognitiver Funktionen wie Konzentrationsstörungen, Gedächtnisstörungen, Verlangsamung des psychischen Tempos und Umstellungserschwernis
- Emotionale Störungen wie Ängstlichkeit, depressive Verstimmung oder Reizbarkeit
- mitunter auch hypochondrische Befürchtungen, deutlich verringertes Selbstwertgefühl und Flucht in eine Krankenrolle.

Man nimmt an, dass die Symptomatik sowohl durch organische Faktoren als auch durch deren psychische Verarbeitung bedingt ist.

Dazugehörige Begriffe sind: nichtpsychotisches posttraumatisches (organisches) Psychosyndrom, postkommotionelles Syndrom, postkontusionelles Syndrom (Enzephalopathie).

Sonstige organische Persönlichkeits- und Verhaltensstörungen aufgrund einer Krankheit, Schädigung oder Funktionsstörung des Gehirns (F07.8). Diese Kategorie umfasst eine Reihe von kognitiven und affektiven Persönlichkeits- und Verhaltensstörungen, die den bisher genannten Syndromen nicht zugeordnet werden können. Als noch einigermaßen abgrenzbares Syndrom lässt sich die „rechts-hemisphärisch bedingte affektive Störung" herausstellen, die durch eine Einschränkung der Fähigkeit, Emotionen auszudrücken oder zu erkennen, gekennzeichnet ist und die bei Patienten mit einer rechts-hemisphärischen Störung vorkommt. Diese wirken im ersten Eindruck oft depressiv, in Wirklichkeit sind sie aber nur unzureichend in der Lage, Emotionen auszudrücken.

In die Rubrik F07.8 gehören ferner weitere Störungsmuster:

- Jedes andere umschriebene, aber nur vermutete Syndrom einer Persönlichkeits- oder Verhaltensstörung als Folge einer Krankheit, Schädigung oder Funktionsstörung des Gehirns, das nicht unter F07.0–F07.2 fällt
- Zustandsbilder mit leichter kognitiver Störung, die noch nicht das Ausmaß einer Demenz bei kontinuierlich fortschreitenden Störungen erreicht haben.

1.3 Schweregradeinteilung

Keine bekannt.

1.4 Untergruppen

Die organisch bedingten Persönlichkeits- und Verhaltensstörungen (F07) gliedern sich in folgende Untergruppen auf:
- Organische Persönlichkeitsstörung (F07.0)
- Postenzephalitisches Syndrom (F07.1)
- Organisches Psychosyndrom nach Schädelhirntrauma (F07.2)
- Sonstige organische Persönlichkeits- und Verhaltensstörungen aufgrund einer Krankheit, Schädigung oder Funktionsstörung des Gehirns (F07.8).

Im DSM-IV (American Psychiatric Association, 1994) werden die organisch bedingten Persönlichkeitsstörungen durch die vorherrschende Symptomatik näher beschrieben (affektiv labiler, enthemmter, aggressiver, apathischer, paranoider Typus sowie die Restkategorien anderer, kombinierter und nicht näher bezeichneter Typen).

1.5 Ausschlussdiagnose

- Störungen, die mit erheblicher Beeinträchtigung kognitiver Funktionen und/oder des Sensoriums einhergehen (Demenz, amnestisches Syndrom, Delir: F00–F05)
- Andauernde Persönlichkeitsänderung nach Extrembelastung oder nach psychischer Krankheit (F62.0, F62.1)
- Persönlichkeitsstörungen (F60, F61).

2 Störungsspezifische Diagnostik

Die Bedeutung der Lokalisation von Hirnschädigungen im Kindesalter wird in der Literatur kontrovers diskutiert. Als gesichert kann angesehen werden, dass infolge der Plastizität des kindlichen Gehirns die klassischen hirnlokalen Ausfälle und Syndrome des Erwachsenenalters erst in der Adoleszenz einigermaßen sicher diagnostiziert werden können. Unabhängig von dieser Frage sind die folgenden 6 diagnostischen Maßnahmenbündel durchzuführen:
- Genaue Erhebung der Vorgeschichte unter besonderer Berücksichtigung der Zusammenhangsfrage
- Sorgfältige und vollständige neurologische Untersuchung
- Umfassende klinisch-psychopathologische Untersuchung
- Testpsychologische und neuropsychologische Untersuchung
- Untersuchung mit Hilfe elektrophysiologischer Verfahren (EEG, evozierte Potentiale) und bildgebender Verfahren (Röntgen, CT, MRT, ggf. Positronen-Emissions-Tomographie)
- Laborchemische Untersuchung, je nach Syndrom bzw. einzelfallspezifischen Verdachtsmomenten.

2.1 Symptomatik

Die Symptomatik der einzelnen Syndrome ergibt sich aus der Anamnese, der Exploration und der klinischen Beobachtung. Sie wird detaillierter und spezifisch erhoben durch die testpsychologische und neuropsychologische Untersuchung, deren Ergebnisse zu jenen der elektrophysiologischen und bildgebenden Verfahren in Beziehung gesetzt werden.

2.2
Störungsspezifische Entwicklungsgeschichte

Befragung von Eltern oder anderen Bezugspersonen:
- Eruieren der prämorbiden Persönlichkeitsstruktur und des prämorbiden Verhaltens durch Befragung von Bezugspersonen, ggf. Heranziehung von externen Beurteilungen durch Lehrer oder Erzieher. Insbesondere Abklärung prämorbider Störungen, die in kausalem Zusammenhang mit der Hirnschädigung stehen können (z.B. Hyperkinetisches Syndrom als möglicher Risikofaktor für ein Schädelhirntrauma)
- Sorgfältige Klärung der Zusammenhangsfrage zwischen dem schädigenden Ereignis (z.B. Tumor, Enzephalitis, Schädelhirntrauma) und der Verhaltens- bzw. Persönlichkeitsveränderung
- Klärung der Bedingungen *nach* Einsetzen des schädigenden Ereignisses. Dabei geht es um die Verarbeitung der Schädigung durch das Kind, um die familiäre Situation (strukturelle Besonderheiten in der Familie, Reaktionen auf das schädigende Ereignis) und um die schulischen oder beruflichen Anforderungen.

2.3
Psychiatrische Komorbidität und Begleitstörungen

Gehäuft kommen vor: Selbstwertprobleme, depressive Verstimmungen und Versagensängste, mitunter auch hypochondrische Befürchtungen und eine Vielzahl kognitiver Auffälligkeiten.

2.4
Störungsrelevante Rahmenbedingungen

Befragung von Eltern, anderen Bezugspersonen und den Patienten selbst:

Die Klärung der störungsspezifischen Rahmenbedingungen erstreckt sich auf 3 Bereiche:
- Bedingungen vor dem schädigenden Ereignis: Hierbei geht es um mögliche zerebrale Vorschädigungen des Kindes, mögliche Verhaltens- oder Persönlichkeitsauffälligkeiten vor dem schädigenden Ereignis und das Lebensumfeld des Kindes oder Jugendlichen in Schule, Familie und Beruf
- Bedingungen und Folgen im Zusammenhang mit dem schädigenden Ereignis: Erhebungen sind anzustellen über die Art und Schwere des schädigenden Ereignisses (z.B. Hirntrauma), über mögliche neuropsychologische Störungen (Aphasien, Apraxien), über intellektuelle und kognitive Leistungsausfälle sowie über emotionale Störungen sowie ihre möglichen zerebralen oder psychoreaktiven Komponenten
- Bedingungen nach dem schädigenden Ereignis: Hier geht es um die Verarbeitung der zerebralen Schädigung oder Funktionsstörung durch das Kind, die familiäre Situation sowie die möglichen schulischen und beruflichen Anforderungen.

2.5
Apparative, Labor- und Testdiagnostik

Apparative Diagnostik. Sie umfasst, sofern keine einschlägigen Vorbefunde vorliegen, die gängigen elektrophysiologischen Verfahren (EEG, evozierte Potentiale) und die modernen bildgebenden Verfahren (Schädelübersichts- und Spezialaufnahmen, CT, MRT, Positronen-Emissions-Tomographie).

Die Indikation ergibt sich aus der Symptomatik und den Entstehungsbedingungen für Hirnschädigungen bzw. Hirnfunktionsstörungen.

Laboruntersuchungen. Sie umfassen, neben der allgemeinen Labordiagnostik (Blutbild, Blutzucker, Elektrolyte etc.) störungsabhängig und indikationsgeleitet spezielle Untersuchungsmethoden, die sich vor allem auf die Liquordiagnostik beziehen (Liquor-Zytogramm, Liquor-Elektrophorese).

Psychologische Untersuchung. Die allgemeine testpsychologische Untersuchung erstreckt sich auf die Feststellung des allgemeinen kognitiven Leistungsniveaus (Intelligenz- und Leistungstests) sowie auf den emotionalen Bereich und die Persönlichkeit (objektive und ggf. auch projektive Persönlichkeitstests).

Die spezielle neuropsychologische Untersuchung zielt darauf ab, umschriebene Defizite oder auch besondere Fähigkeiten bzw. Restfähigkeiten zu objektivieren. Hier geht es z.B. um Gedächtnis (Gedächtnistests), Lernfähigkeit und visuomotorische Fähigkeiten (GFT, DCS), Reagibilität und Reaktionszeitverhalten (z.B. Wiener-Determinationsgerät) und um den Versuch (trotz der altersgegebenen Einschränkungen), hirnlokale Syndrome festzustellen; in diesem Sinne kann bei Verdacht auf ein Frontalhirnsyndrom der Object-Sorting-Test durchgeführt werden, bei Verdacht auf Aphasien der Token-Test oder der Aachener-Aphasie-Test (allerdings für Erwachsene entwickelt). Die Konzentration kann mit dem d2-Aufmerksamkeits-Belastungstest oder mit Untertests aus den Wechsler-Skalen überprüft werden. Letztere sollten in jedem Falle zur Kennzeichnung des kognitiven Leistungsprofiles vollständig durchgeführt werden (HAWIK-III, HAWIE-R). Einer differenzierten Prüfung der intellektuellen Fähigkeiten dient auch die Kaufman-Testbatterie (K-ABC).

2.6
Weitergehende Diagnostik und Differentialdiagnostik

Sie ergibt sich jeweils aus der Symptomatik, dem möglichen Entstehungszusammenhang und der aktuellen Problematik.

2.7
Entbehrliche Diagnostik

- Aufwendige Doppeluntersuchungen
- Bildgebende Diagnostik nur bei bislang ungeklärter Ursache
- Projektive Verfahren
- Familiendiagnostische Verfahren

3
Multiaxiale Bewertung

3.1
Identifizierung der Leitsymptome

Dieser erste Schritt wird dadurch erschwert, dass die Abgrenzung der einzelnen Untergruppen voneinander aufgrund der sich überlappenden Symptomatik nicht einfach ist. Die Zuordnung der Symptomatik zu den einzelnen Syndromen ergibt sich meist aus der Klärung der Zusammenhangsfrage (s. Abb. 1 und 2).

3.2
Identifizierung weiterer Symptome und Belastungen

Zunächst geht es um die Klärung der Frage, ob vor dem schädigenden Ereignis umschriebene Entwicklungsstörungen (Achse II) oder kognitive Einschränkungen (Achse III) vorhanden waren, die die Symptomatik zusätzlich beeinflusst haben könnten. Dies geschieht über anamnestische Erhebungen und die Hinzuziehung etwaiger Vorbefunde oder schulischer Leistungsnachweise. Weitere organische Faktoren des Gehirns oder an-

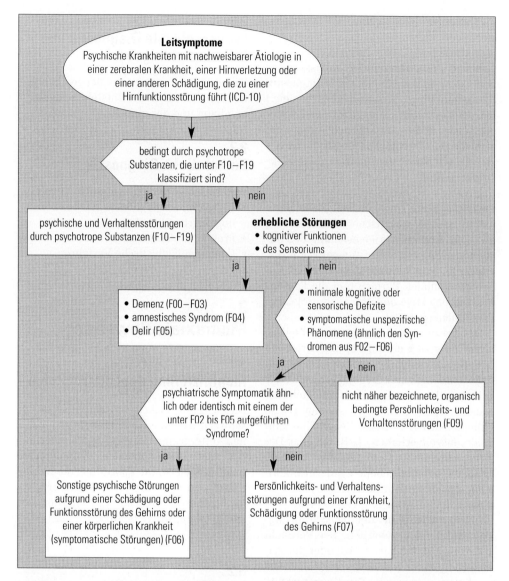

Abbildung 1: Diagnostische Kriterien, Klassifikation und Differentialdiagnosen bei Persönlichkeits- und Verhaltensstörungen aufgrund einer Krankheit, Schädigung oder Funktionsstörung des Gehirns

derer Organe (Achse IV), ebenso wie die psychosozialen und familiären Umstände (Achse V) und das Niveau der psychosozialen Anpassung (Achse VI) müssen im Hinblick auf die Erstellung eines Therapieplanes berücksichtigt werden, um insbesondere eine Überforderung des Patienten bzw. seiner Familie durch die Therapie zu vermeiden.

3.3 Differentialdiagnosen und Hierarchie des diagnostischen und therapeutischen Vorgehens

- Andere hirnorganische Störungen (s. Abb. 1 und 2)

3 Multiaxiale Bewertung

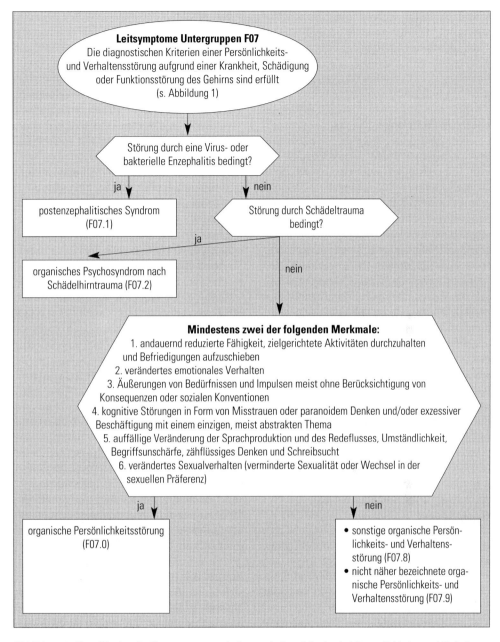

Abbildung 2: Klassifikation der Untergruppen nach diagnostischen Kriterien bei Persönlichkeits- und Verhaltensstörungen aufgrund einer Krankheit, Schädigung oder Funktionsstörung des Gehirns

- Prämorbide Störungen mit möglichem Einfluss auf die Symptomatik (z.B. Hyperkinetisches Syndrom, Teilleistungsstörungen)
- Spezifische Persönlichkeitsstörungen (F60–F60.9)
- Kombinierte und sonstige Persönlichkeitsstörungen (F61)

- Andauernde Persönlichkeitsänderungen, nicht Folge einer Schädigung oder Krankheit des Gehirnes (F62).

4
Interventionen

Die organische Persönlichkeitsstörung und ihre Untergruppen sind chronische Syndrome, die einer langfristigen therapeutischen bzw. rehabilitativen Intervention bedürfen, welche vom Alter und Entwicklungsstand des Patienten, vom Schweregrad der Störung, von etwaigen zusätzlichen Komplikationen (z.B. epileptischen Anfällen bzw. der Komorbidität) und von den familiären bzw. psychosozialen Bedingungen des jeweiligen Lebensumfeldes abhängen. Da die möglichen oder auch Erfolg versprechenden Maßnahmen sich bei den einzelnen Untergruppen (Syndromen) stark überlappen, empfiehlt es sich, die einzelnen Interventionsmaßnahmen nach bestimmten Zielbereichen auszurichten, die bei allen Untergruppen (Syndromen) mehr oder weniger ausgeprägt vorkommen können.

4.1
Auswahl des Interventions-Settings

Die Auswahl des Interventions-Settings ist abhängig von
- den zu erwartenden zeitlichen Rahmenbedingungen (Krisenintervention oder langfristige Behandlung)
- dem Schweregrad der Störung (bestimmt durch das Vorliegen neurologischer Ausfallserscheinungen, das kognitive Leistungsniveau und das Niveau der psychosozialen Anpassung an die jeweilige Lebenssituation)
- dem Alter und Entwicklungsstand des Patienten
- den vorhandenen familiären Ressourcen.

- Ein höherer Schweregrad der Störung bedingt in der Regel auch intensivere therapeutische Maßnahmen, die oft nur in teil- oder vollstationären Einrichtungen erbracht werden können. Die Entscheidung zwischen Klinik und Rehabilitationseinrichtung ist in Abhängigkeit von zeitlicher Perspektive und erforderlicher Behandlungsintensität zu treffen.

Indikationen für eine stationäre kinder- und jugendpsychiatrische Aufnahme
- Diagnostische Abklärung mit Einleitung weitergehender Behandlungsmaßnahmen
- Krisenintervention bei akuter Fremd- oder Selbstgefährdung
- Intensive Behandlung definierter Symptombereiche, die in vertretbarer Zeit Erfolg versprechend durchgeführt werden kann.

4.2
Hierarchie der Behandlungsentscheidung und Beratung

Je nach Auffälligkeitsart und Zielsymptomatik empfiehlt sich ein multimodales Vorgehen. Das übergeordnete Ziel aller Maßnahmen ist, die jeweiligen Patientinnen und Patienten in die Lage zu versetzen, ihren alterstypischen Aufgaben gerecht zu werden. Im Einzelnen geht es dabei um die Förderung in folgenden Zielbereichen:

Kognitiver Bereich. Bei im Vordergrund stehenden Störungen in diesem Bereich können, je nach Alter, Entwicklungsstand und Schweregrad, Übungsprogramme angewandt werden, die sich an entsprechende diagnostische Maßnahmen anschließen und die zur Verbesserung von Einschränkungen in der Konzentrationsfähigkeit, im Gedächtnisbereich, im Lernverhalten, im Denken und im Problemlösen geeignet sind. Entscheidend ist, dass es nicht beim Üben in einer Einzelsituation bleibt, sondern dass der Transfer in eine Gruppensituation oder eine Realsituation mit praktischen Anforderungen gelingt. Letzteres geschieht z.B. bei Jugendlichen im Rahmen einer Berufsfelderprobung mit kontinuierlich steigenden Leistungsanforderungen.

Emotionaler Bereich. Bei ausgeprägter Affektlabilität und starker depressiver Verstimmung empfiehlt sich ein Behandlungsversuch mit Antidepressiva. Ängste und Zwangssymptome lassen sich in der Regel durch Verhaltenstherapie positiv beeinflussen.

Sozialverhalten. Störungen im Sozialverhalten lassen sich erfahrungsgemäß am schwersten beeinflussen. Es lohnt sich jedoch der Versuch, dem Patienten Einsicht in soziale Problemlagen und in die Konsequenzen von Handlungen zu vermitteln. Hierfür existieren soziale Trainingsprogramme, die auf den Abbau unangemessener Verhaltensweisen und den Aufbau von sozialer Kompetenz abzielen. Bei ausgeprägter Aggressivität kann eine medikamentöse Behandlung indiziert sein, insbesondere wenn diese mit fremd- oder selbstgefährdendem Verhalten einhergeht.

Impulskontrolle. Bei Patienten, die ihre Handlungsimpulse unzureichend kontrollieren können, sind Übungen bzw. Behandlungsprogramme empfehlenswert, die auch bei hyperkinetischen Kindern angewandt werden und zum Ziel haben, zwischen Handlungsimpuls und Handlungsausführung eine reflexive Zäsur einzubauen nach dem Motto: „Erst denken, dann handeln". Zusätzlich kann eine medikamentöse Behandlung indiziert sein.

Vegetative Symptome. Vegetative Symptome wie Schlafstörungen oder Essstörungen können, je nach Schwere und Ausmaß, verhaltenstherapeutisch und/oder medikamentös behandelt werden.

Neurologische Ausfallserscheinungen und neuropsychologische Syndrome. Bei neurologischen Ausfallserscheinungen (z.B. Lähmungen) sind, wie auch bei autochthonen neurologischen Erkrankungen, Krankengymnastik und Rehabilitationsmaßnahmen angezeigt. Bei neuropsychologischen Syndromen (Aphasie, Apraxie, Akalkulie) müssen gezielte Übungsprogramme, die den jeweiligen Störungsbereich zum Fokus haben, durchgeführt werden. Bei Vorliegen epileptischer Anfälle ist eine entsprechende antiepileptische Behandlung einzuleiten.

Psychotherapie. Bewährt hat sich hier ein verhaltenstherapeutischer Ansatz mit dem Ziel, möglichst viel Alltagsnähe zu vermitteln und gezielte, symptombezogene Verbesserungen zu erreichen. Ein tiefenpsychologisch fundierter Therapiezugang ist nur in seltenen Fällen gegeben und aussichtsreich.

Medikamentöse Behandlung. Hier ist aufgrund der vorbestehenden oder anzunehmenden Hirnschädigung besondere Vorsicht geboten (z.B. Senkung der Krampfschwelle, paradoxe Wirkungen, Zunahme kognitiver Defizite). Je nach Auffälligkeiten des Patienten kann aber eine Indikation für eine medikamentöse Behandlung gegeben sein.

4.3
Besonderheiten bei ambulanter Behandlung

Bei leichtem Schweregrad der Störung ist, wo immer möglich, eine ambulante Behandlung durchzuführen. Der Schweregrad kann nach der Symptomatik und der Globalbeurteilung der psychosozialen Anpassung (Achse VI) eingeschätzt werden. Ambulante Behandlung beinhaltet:
- Psychotherapeutische und/oder medikamentöse Beeinflussung von Problemverhalten und Symptomen
- Durchführung von Förder- und Trainingsprogrammen
- Einbeziehung der unmittelbaren Bezugspersonen in den Behandlungsplan

- Koordination und Verordnung zusätzlicher Maßnahmen (z.B. Krankengymnastik, Logopädie)
- Beratung über weitere Fördermöglichkeiten (z.B. durch Schule, Jugendamt, Arbeitsamt)
- Aufgrund des oft chronischen Verlaufs Bereitschaft zu langfristiger Betreuung.

4.4 Besonderheiten bei teilstationärer Behandlung

Die teilstationäre Behandlung hat den Vorteil, über einen längeren Zeitraum hochstrukturierte Behandlungsprogramme zu ermöglichen, wobei der Transfer in das häusliche Milieu unmittelbar beobachtet und beurteilt werden kann. Dem stehen folgende Nachteile gegenüber:
- Aufgrund der Grunderkrankung bestehen evtl. größere Schwierigkeiten, den täglichen Milieuwechsel von Familie und Tagesklinik zu verkraften
- Die Patienten sind für längere Zeit aus dem schulischen bzw. beruflichen Umfeld herausgenommen
- Die Patienten profitieren evtl. weniger von den in Tageskliniken üblichen Gruppenstrukturen
- Zeitlich begrenzte Behandlung.

4.5 Besonderheiten bei stationärer Behandlung

Die stationäre Behandlung bleibt, wenn man von Kriseninterventionen kürzerer Dauer absieht, schweren Fällen mit sehr ausgeprägten neurologischen Ausfallserscheinungen und erheblichen Verhaltensauffälligkeiten vorbehalten, die häufig anschließend einer Rehabilitationsbehandlung bedürfen.

4.6 Jugendhilfe- und Rehabilitationsmaßnahmen

Sie sind immer dann erforderlich, wenn aufgrund von chronischen neurologischen oder neuropsychologischen Folgezuständen, extremen kognitiven und/oder emotionalen Auffälligkeiten eine ambulante und teilstationäre Behandlung nicht hinreichend ist, um eine Reintegration in das jeweilige Lebensumfeld zu ermöglichen. Ist zu erwarten, dass durch eine kurzfristige Rehabilitation (bis 6 Monate) eine akzeptable Reintegration in den alterstypischen Lebensbereich erwartet werden kann, so kann Jugendhilfe in Anspruch genommen werden (KJHG); bei chronifizierten Störungen ist die Zuständigkeit des BSHG gegeben.

4.7 Entbehrliche Therapiemaßnahmen

Aufgrund der Vielschichtigkeit des Krankheitsbildes und der Seltenheit im Kindes- und Jugendalter liegen nur unzureichende Wirksamkeitsnachweise einzelner Interventionsmaßnahmen und Behandlungsformen vor. Analogschlüsse aus dem Erwachsenenalter sind nur begrenzt möglich. Nootropika sind bisher einen überzeugenden Wirkungsnachweis schuldig geblieben.

Rein konfliktorientierte, psychodynamische Behandlungsansätze sind in der Regel nicht indiziert.

Generell ist zu allen unter 4. beschriebenen therapeutischen Schritten bzw. Strategien festzuhalten, dass die wissenschaftliche Bewertung ihrer Wirksamkeit bislang weitgehend auf zusammengetragenem Erfahrungswissen respektierter Experten beruht (V).

5 Literatur

AMERICAN PSYCHIATRIC ASSOCIATION: Diagnostic and Statistical Manual of Mental Disorders, 4. Auflage. Washington, DC: American Psychiatric Association, 1994

REMSCHMIDT H: Persönlichkeitsstörungen. In: REMSCHMIDT H, SCHMIDT MH (Hrg.): Kinder- und Jugendpsychiatrie in Klinik und Praxis, Bd. III, Persönlichkeitsstörungen. Stuttgart-New York: Thieme 1985, 204–212

REMSCHMIDT H, STUTTE H: Neuropsychiatrische Folgen nach Schädel-Hirn-Traumen im Kindes- und Jugendalter. Bern-Stuttgart-Wien: Huber 1980

NEUHÄUSER G: Psychische Störungen nach entzündlichen Erkrankungen des Zentralnervensystems. In: REMSCHMIDT H, SCHMIDT MH (Hrg.): Kinder- und Jugendpsychiatrie in Klinik und Praxis, Bd. II. Stuttgart-New York: Thieme 1985

RUTTER M: Brain damage syndromes in childhood: Concepts and findings. Journal of Child Psychology and Psychiatry 18 (1977) 1–21

Bearbeiter dieser Leitlinie:
Helmut Remschmidt, Klaus Hennighausen

Psychische und Verhaltensstörungen durch psychotrope Substanzen (F1)

1 Klassifikation

1.1 Definition

Diese Gruppe umfasst verschiedene Störungen, deren Schweregrad von einer akuten, unkomplizierten Intoxikation und schädlichem Gebrauch bis hin zu psychotischen Störungen oder schweren Abhängigkeitssyndromen reicht.

Die Gemeinsamkeit besteht im Gebrauch einer oder mehrerer psychotroper Substanzen.

1.2 Leitsymptome

Akute Intoxikation (F1x.0). Ein vorübergehendes Zustandsbild nach Aufnahme von Substanzen oder Alkohol mit Störungen oder Veränderungen der körperlichen, psychischen oder Verhaltensfunktionen und -reaktionen.

Der Übergang von der Berauschung zur Intoxikation vollzieht sich bei jüngeren Jugendlichen bzw. Kindern sehr viel schneller als bei Erwachsenen.

Schädlicher Gebrauch (F1x.1). Ein Konsumverhalten, das zu einer Gesundheitsschädigung führt. Diese kann eine körperliche Störung, etwa in Form einer Hepatitis durch Selbstinjektion von Substanzen, sein oder eine psychische Störung, z.B. eine depressive Episode durch massiven Alkoholkonsum.

Auch durch Inhalation von flüchtigen Lösungsmitteln können eine Vielzahl von akuten und chronischen Komplikationen auftreten, wie z.B. zerebrale Krampfanfälle, Herzrhythmusstörungen, toxische Neuromyelopathie-Syndrome sowie toxische Enzephalopathien. Diese Kategorie umfasst auch Jugendliche, bei denen durch einen nachgewiesenen und ausgeprägten schädlichen Substanzgebrauch körperliche oder seelische Schäden eingetreten sind, einschließlich des gestörten Verhaltens oder der eingeschränkten Urteilsfähigkeit, welche zu Behinderungen oder zu negativen Konsequenzen in zwischenmenschlichen und sozialen Beziehungen führen können.

Abhängigkeitssyndrom (F1x.2). Ein entscheidendes Charakteristikum der Abhängigkeit ist der oft starke, gelegentlich übermächtige Wunsch, Substanzen oder Medikamente (ärztlich verordnet oder nicht), Alkohol oder Tabak zu konsumieren.

Die Diagnose „Abhängigkeit" soll nur gestellt werden, wenn 3 oder mehr der folgenden Kriterien zusammen mindestens einen Monat lang bestanden haben oder während der letzten 12 Monate wiederholt vorhanden waren:

- Ein starker Wunsch oder eine Art Zwang, psychotrope Substanzen zu konsumieren
- Verminderte Kontrollfähigkeit bezüglich des Beginns, der Beendigung und der Menge des Konsums
- Ein körperliches Entzugssyndrom (s. F1x.3 und F1x.4) bei Beendigung oder Reduktion des Konsums, nachgewiesen durch die substanzspezifischen Entzugssymptome oder durch die Aufnahme der

gleichen oder einer nahe verwandten Substanz, um Entzugssymptome zu mildern oder zu vermeiden
- Nachweis einer Toleranz. Um die ursprünglich durch niedrigere Dosen erreichten Wirkungen der psychotropen Substanz hervorzurufen, sind zunehmend höhere Dosen erforderlich
- Fortschreitende Vernachlässigung anderer Vergnügen oder Interessen zugunsten des Substanzkonsums, erhöhter Zeitaufwand, um die Substanz zu beschaffen, zu konsumieren oder sich von den Folgen zu erholen
- Anhaltender Substanzkonsum trotz Nachweis eindeutiger schädlicher Folgen. Die schädlichen Folgen können körperlicher Art sein, z.B. Leberschädigung, oder sozialer Art wie Schul- bzw. Arbeitsplatzverlust durch substanzbedingte Leistungseinbuße, oder psychisch wie bei depressiven Zuständen nach massivem Substanzkonsum.

Entzugssyndrom (F1x.3). Bei Jugendlichen und Adoleszenten läuft die Entzugssymptomatik in der Regel milder ab als bei Erwachsenen, da die Dauer des Suchtmittelmissbrauches deutlich kürzer war. Meistens zeigen sich Schlafstörungen, Gespanntheit, Unruhe, vegetative Symptomatik wie Schweißausbrüche, gelegentlich Kreislaufbeschwerden. Auch ein Einbruch der Stimmung im Sinne einer depressiven oder suizidalen Krise ist möglich.

Jugendliche reagieren stärker als Erwachsene ängstlich auf mögliche Entzugserscheinungen, was zur ausgeprägten Aggravierung der Symptomatik führt. Dies stellt einen starken Druck auf den behandelnden Arzt dar, der sich auf seine diagnostischen Wahrnehmungen verlassen muss.

Beginn und Verlauf des Entzugssyndroms sind zeitlich begrenzt und abhängig von der Substanzart und der Dosis, die unmittelbar vor dem Absetzen verwendet worden ist. Es kann durch Krampfanfälle kompliziert werden. In sehr abgeschwächter Form kann die Entzugssymptomatik noch 3–4 Monate fortbestehen, z.B. in Form von innerer Unruhe, leichten Schlafstörungen, Appetenz auf Suchtmittel u.Ä.

Entzugssyndrom mit Delir (F1x.4). Das klassische Entzugssyndrom mit Delir im Sinne eines alkoholbedingten Delirium tremens ist bei Jugendlichen und jungen Erwachsenen selten zu finden, da die Dauer des Missbrauchs zu kurz ist.

Psychotische Störung (F1x.5). Durch psychotrope Substanzen können organisch bedingte psychische Syndrome verursacht werden, die in ihrer Symptomatik nicht organisch bedingten psychotischen oder wahnhaften Störungen ähneln oder gleichen.

Psychotische Symptome können ausgelöst werden durch Alkohol, Amphetamine und verwandte Substanzen, Cannabis, Kokain, Halluzinogene, Phencyclidin (PCP) und verwandte Substanzen sowie psychotrope Alkaloide. Insbesondere bei polytoxischem Gebrauch, z.B. gleichzeitiger Einnahme von trizyklischen Antidepressiva und Ecstasy, Cannabis oder Kokain, besteht eine erhöhte Gefahr einer psychotischen Störung. Unter der Einnahme der Alkaloide von Tollkirsche (Atropa belladonna) wie auch Stechapfel (Datura) und der wirksamen Alkaloiden (Hyoscyamin bzw. zusätzlich noch Scopolamin) finden sich Symptome wie Schlaflosigkeit, Zittern, Angst, Bewusstseinstrübung und Verwirrtheit, z.T. lebhafte Halluzinationen. Nach 36 Stunden bildet sich die Symptomatik weitgehend zurück, Leitsymptom ist eine passagere Mydriasis.

Bei akuten Intoxikationen, aber auch beim Entzug lassen sich schizophrenieähnliche psychotische Symptome beobachten.

Besonderer Hinweis: Die ungünstige Beeinflussung des Verlaufs einer schizophrenen Erkrankung durch fortgesetzten Substanzmissbrauch wird vermutet.

Differentialdiagnostische Überlegungen sind in der Adoleszenz deshalb von großer

Differentialdiagnose siehe Abbildung 3.

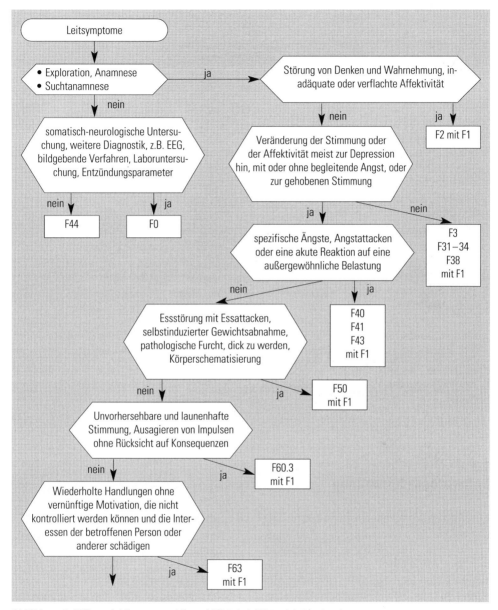

Abbildung 3: Differentialdiagnose und Komorbidität bei Abhängigkeitserkrankungen

Bedeutung, weil in diesem Lebensalter Prodromalzeichen bzw. Frühsymptome beginnender schizophrener Erkrankungen oder affektiver psychotischer Erkrankungen im Zusammenhang mit Substanzmissbrauch besonders beachtet werden müssen.

Komorbidität muss ebenfalls berücksichtigt werden, da ein höherer Substanzmissbrauch (vorwiegend Cannabis, Entaktogene, aber auch Kokain, Stimulantien oder Opiate) bei schizophren erkrankten Patienten bestehen kann.

Fortsetzung **Abbildung 3**:

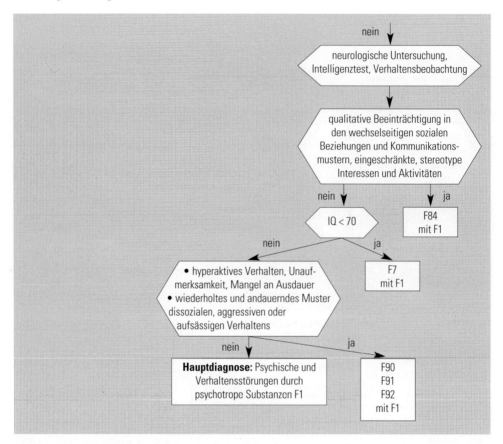

1.3 Schweregradeinteilung

Eine in der Erwachsenenpsychiatrie übliche Schweregradeinteilung der Abhängigkeit in leicht, mittel, schwer, partiell remittiert und voll remittiert ist in der Regel bei Jugendlichen und Heranwachsenden nur eingeschränkt anwendbar, da die Konsumdauer in der Regel zu kurz ist.

1.4 Untergruppen

Substanzspezifische Subtypen:
- Störungen durch Alkohol (F10)
- Störungen durch Opioide (F11)
- Störungen durch Cannabinoide (F12)
- Störungen durch Sedativa oder Hypnotika (F13)
- Störungen durch Kokain (F14)
- Störungen durch andere Stimulantien einschl. Koffein (F15)
- Störungen durch Halluzinogene (F16)
- Störungen durch Tabak (F17)
- Störungen durch flüchtige Lösungsmittel (F18) und
- Störungen durch multiplen Substanzgebrauch und Konsum sonstiger psychotroper Substanzen (F19).

1 Klassifikation

1.5 Ausschlussdiagnose

Entfällt; ergibt sich aus Abbildungen 3 und 4.

Jugendliche mit sporadischem Probierkonsum von sogenannten „weichen Drogen" bedürfen in der Regel keiner kinderjugendpsychiatrischen Behandlung. Sie können in Beratungskontexten der Sucht- und Jugendhilfe betreut werden.

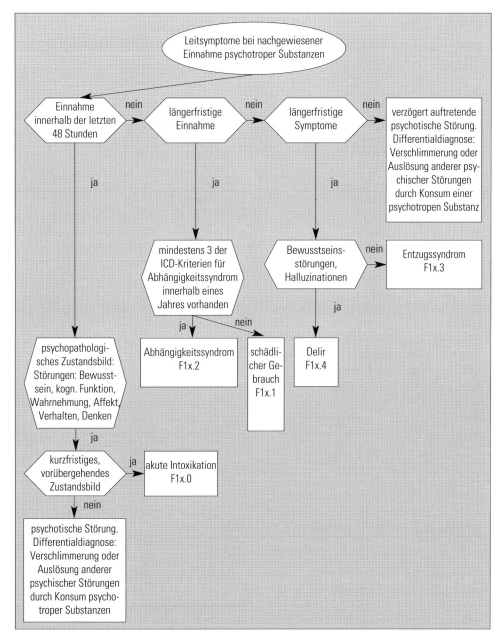

Abbildung 4: Leitsymptome bei nachgewiesener Einnahme psychotroper Substanzen

2 Störungsspezifische Diagnostik

2.1 Symptomatik

Exploration des Patienten. Suchtanamnese (Suchtstoff, erster Kontakt, erster Vollrausch, Zigarettenrauchen, Beginn des regelmäßigen Konsums, Dauer und Intensität der Einnahme, körperliche Entgiftungen und Entwöhnungen, Abstinenzphasen). Dazu gehören weiter:
- Kontext des Gebrauchs, Einstellungen im Freundeskreis zu Suchtmitteln, Drogengebrauch im Freundeskreis
- Subjektiv erlebte Drogenwirkung (Stimmungsänderungen im Vorfeld, während und nach dem Konsum)
- Bisher erlebte Entzugssymptomatik
- Intensität der Beschäftigung mit dem Drogenthema, Vernachlässigung früherer Hobbys und alter Freunde zugunsten der Substanzbeschaffung und des Substanzkonsums
- Bisherige negative Konsequenzen des Substanzkonsums in schulischer, familiärer und psychosozialer Hinsicht
- Kriminelle Aktivitäten: Diebstähle, Dealen
- Bisherige Strafen wegen Verstoß gegen BtMG, Eigentumsdelikten oder aggressiven Gewalthandlungen im Zusammenhang mit Drogenkonsum.
- Pädagogische Orientierung des betroffenen Jugendlichen und seiner wichtigsten Bezugsperson, die sein Vertrauen genießt und durch die er ggf. erreicht werden kann.

Exploration der Eltern. Anamnese über das Kind/den Jugendlichen:
- Verlauf des Alkohol-/Substanzmissbrauchs: Beginn, Substanzwechsel, Konsummuster
- Auswirkungen des Alkohol-/Substanzmissbrauchs auf die Interaktionen in der Familie, in der Gleichaltrigengruppe und auf die schulisch-berufliche Leistung
- Gezielte Exploration nach möglichen Symptomen der häufigsten komorbiden Störungen:
  – Störungen des Sozialverhaltens
  – Aggressives Verhalten
  – Impulsivität inkl. Hyperkinetisches Syndrom
  – Suizidalität oder parasuizidale Verhaltensweisen
  – Affektive und Angststörungen
  – Essstörungen
  – Paranoid-psychotische Symptomatik
  – Amotivationales Syndrom
  – Ressourcen des Kindes/des Jugendlichen
  – Protektive Faktoren
- Allgemeiner Entwicklungsverlauf inkl. Schul- und Ausbildungskarriere; bisherige Schulabschlüsse, höchstes erreichtes Funktionsniveau
- Freizeitverhalten: Sucht der Patient die Gesellschaft älterer Jugendlicher, problematischer Gruppen, drogenkonsumierender Cliquen etc.? Einbindung in prosoziale Aktivitäten (Vereine, kirchliche Gruppen etc.)
- Medizinische Anamnese
- Familienanamnese hinsichtlich:
  – Umgang mit Suchtmitteln, Alkohol, Zigaretten, Drogen und Medikamenten
  – Alkoholismus bzw. Drogenabhängigkeit in der Familie
  – Ressourcen und Bewältigungsmechanismen in der Familie
- Soziales Umfeld: Armut/Verwahrlosung/hohe Arbeitslosigkeit im direkten Wohnumfeld?
- Therapieauflagen seitens der Schule, des Arbeitgebers, von den Eltern selbst oder durch Gerichtsbeschluss?

Informationen von der Schule und anderen Institutionen (Jugendamt, Beratungsstellen). Mit Einverständnis der Eltern werden Informationen über den aktuellen Leistungsstand, die Entwicklung der Leistungen (Leistungsknick?), Fehlzeiten (Schwänzen), auffälliges Verhalten in der Schule (Hinweise auf Intoxikation: geistesabwesend im Unterricht, affektiv inadäquates Verhalten, Übermüdung, Verlangsamung, ungewöhnliche Affektausbrüche), Vergesellschaftung mit bereits als delinquent bekannten Jugendlichen eingeholt.

Zur Erfassung und Dokumentation aller Informationsquellen ist die Verwendung standardisierter Instrumente, insbesondere der Lehrer-Version der CBCL nach Achenbach (CBCL-TRF) empfehlenswert.

Kinder- und jugendpsychiatrische Anamnese (cave: Komorbidität) mit Sozialanamnese:
Jugendliche neigen in der Regel dazu, ihr Konsumverhalten zu bagatellisieren. Um eine Gefährdungsaussage treffen zu können, muss eine differenzierte Analyse des Suchtverhaltens erfolgen. Zu explorieren sind: Substanz, Konsumfrequenz, Konsumgewohnheit, Rahmenbedingungen des Konsums, gewünschte und erzielte Wirkungen.

Hinweise auf den Grad der Gefährdung ergeben:
- Belastung der familiären Beziehungen
- Soziale Bewährung bzw. soziales Scheitern (Schule, Beruf, Struktur der Freizeitkontakte, einschlägige Delinquenz)
- Fehlende Einbindung in positive soziale Kontakte.

Hinweise auf schädlichen Gebrauch durch Missbrauchsverhalten ergeben:
- Leistungsknick in der Schule
- Rückzug aus bisherigen sozialen Kontakten und Fokussierung der Aktivitäten auf das Drogenumfeld
- Damit verbunden ist in der Regel ein Ausweichen vor anstehenden Entwicklungsaufgaben (z.B. Verselbstständigung)
- Psychosexuelle Gefährdung wie Verwahrlosung (Promiskuität, Frühschwangerschaft und Prostitution)
- Gesundheitliche Schäden (Hepatitis, HIV)
- Fehlende Ressourcen, defizitäres unterstützendes Netzwerk.

Körperliche Untersuchung
- Allgemeinzustand (Kleidung, äußeres Erscheinungsbild, Zahnstatus, Einstichstellen, gerötete Augen, vegetative Funktionen)
- Infektionen, Scabies, Läuse; auf Misshandlungszeichen achten
- Neurologische Untersuchung.

Bei einem Verdacht auf Drogenabhängigkeit ist besonders auf die folgenden Merkmale zu achten:
- Pupillen: Miosis (Opiate), Mydriasis (Kokain, Amphetamine, Alkaloide)
- Haut: Einstichstellen (Arme, Beine oder Zungengrund), Haut: meist fahlgelbes Hautcolorit, Haarausfall als beginnendes Dystrophiezeichen, Spritzenabszesse, Thrombophlebitis
- Nase: Ulzerationen, Rhinorrhoe
- Koordination: Gangstörung, FNV (akute Intoxikation)
- Herz: Rhythmusstörungen (Kokain, Ecstasy, Amphetamine).

Psychopathologischer Befund einschließlich psychologischer Testverfahren. Evtl. unter Verwendung von Fragebogenverfahren zur Psychopathologie z.B. nach Achenbach (YSR; Eigenangaben), zum Schweregrad der Sucht (ASI = „Addiction Severity Index") oder spezifisch zu Begleitumständen wie Craving-Verhalten.

2.2 Störungsspezifische Entwicklungsgeschichte

Gemessen an der gegenwärtigen großen Verbreitung besonders synthetischer Drogen durchläuft nur ein kleiner Teil der Jugendlichen die klassische Drogenkarriere, beginnend mit Nikotin, Alkohol, Cannabis,

Halluzinogenen und synthetischen Drogen bis zum Heroin und Kokain. Dabei haben neue epidemiologische Untersuchungen gezeigt, dass für Nikotin und Alkohol, aber auch Cannabis, das Einstiegsalter auf unter 14 Jahre gesunken ist.

Die meisten Jugendlichen benutzen allerdings Suchtstoffe als Probierer und entwickeln keine Abhängigkeitsmerkmale. Das Probierverhalten ist generell typisch für die Entwicklungsphase der Adoleszenz. Neben einer bewussten Verletzung elterlicher und gesellschaftlicher Normen kann Suchtstoffkonsum eine Zugangsmöglichkeit zu Freundesgruppen und die Teilnahme an subkulturellen Lebensstilen darstellen. Zu den typischen Entwicklungsaufgaben des Jugendalters gehört auch, zu Drogen- und Suchtmitteln eine eigene oder in einem kulturellen Kontext eingebettete Haltung zu gewinnen (Drogensozialisation).

2.3
Pychiatrische Komorbidität und Begleitstörungen

Von einer Komorbidität mit folgenden Störungen ist mit hoher Wahrscheinlichkeit auszugehen (s.o.): Störungen des Sozialverhaltens, aggressives Verhalten, Impulsivität inkl. Hyperkinetisches Syndrom, Suizidalität oder parasuizidale Verhaltensweisen, affektive und Angststörungen, Essstörungen, paranoid-psychotische Symptomatik, antisoziale und emotional instabile Persönlichkeitsentwicklung.

2.4
Störungsrelevante Rahmenbedingungen

Die Annahme einer Suchtpersönlichkeit ist umstritten. Als begünstigend muss Suchtverhalten der Eltern und der Gleichaltri-

gengruppe angesehen werden. Es gibt aber sog. Trait-Variablen und Temperamentsfaktoren wie z.B. impulsives Verhalten, die mit einem erhöhten Risiko für Substanzmissbrauch assoziiert sind. Häufig finden sich spezifische Entwicklungsstörungen (Teilleistungsstörungen bis zum Schulleistungsversagen) sowie Störungen der neurofunktionalen Entwicklung (Achse IV, MAS).

Bei einer großen Gruppe der sozioemotional beeinträchtigten Jugendlichen kann die Tendenz zum Substanzgebrauch als problematische sozial- und psychoregulative Bewältigungsstrategie aufgefasst werden. In der letzten Dekade hat die Zahl der Partydrogenkonsumenten, die der Raver-Szene oder der sogenannten Fun-Generation angehören, deutlich zugenommen. Diese meist gut sozial integrierte Gruppe zeichnet sich durch einen gezielten Konsum vor allem von stimulierenden Substanzen zur Intensivierung von emotionalem Erleben und gesteigertem Durchhaltevermögen aus. Sie können aufgrund der psychotropen und toxischen Effekte der sogenannten Designerdrogen, meist als Mischkonsum von Cannabis, Alkohol, Kokain und Amphetamin, ausgeprägte psychophysische Störungsbilder entwickeln:
- Psychosen und belastende halluzinatorische Phänomene (z.B. „Flash-Backs")
- Angst- und Schlafstörungen
- Gesteigerte Impulsivität und Gereiztheit
- Depressivität und dysphorische Zustände
- Anhaltende kognitive Einschränkungen und Konzentrationsstörungen
- Motivationsverlust
- Veränderungen der Leber- und Nierenfunktion
- Blutdruck- und Herz-Kreislaufprobleme.

2.5 Apparative, Labor- und Testdiagnostik

Nachweismöglichkeiten der einzelnen Substanzen
- Alkohol wird über die Atemalkoholkonzentration (AAK) und die Blutalkoholkonzentration (BAK) nachgewiesen, die Höhe der Intoxikation in Promille angegeben
- Illegale Drogen (Opiate, Methadon, Codein, Kokain, Cannabinoide oder Amphetamine, z.B. Ecstasy) und Beruhigungsmittel (Benzodiazepine, Barbiturate) werden üblicherweise im Urin nachgewiesen. (Tabelle 1) Schnelltests ermöglichen einen raschen qualitativen oder semiquantitativen Nachweis
- In Ausnahmefällen können diese Stoffe im Serum, Schweiß oder über Haaranalysen nachgewiesen werden. Einsatz finden diese Methoden hauptsächlich bei gutachterlichen Fragestellungen
- Flüchtige Substanzen: Gaschromatographisch (Urin).

Nachweis eines längerfristigen Konsums
- Bei einem längerfristigen Alkoholkonsum sind die gamma-Glutamat-Transferase (gGT), ggf. das karbohydrierte defiziente Transferrin (CDT) oder das mittlere korpuskuläre Volumen (MCV) erhöht
- Spezifische Parameter für einen längerfristigen Drogen- oder Medikamentenkonsum sind nicht bekannt
- Die Höhe der Medikamenten- oder Drogenspiegel geben nur ungefähre Hinweise auf die Dauer und Höhe des Konsums
- Laborparameter sind nicht beweisend, sondern nur ein Hinweis für eine Abhängigkeitserkrankung

Allgemeine Diagnostik
- Labor: Leberwerte (gamma-GT, GOT, GPT, GLDH), Eiweiß, Albumin, Gerinnung (Quick, PTT), Bilirubin, Blutbild (inklusive MCV), BSG, Hepatitisserologie inkl. Hepatitis C, HIV-Test
- Sonographie: Leber, Pankreas, Magen-Darm-Trakt
- CT und NMR des Gehirns

Tabelle 1:
Nachweismöglichkeiten von Drogen und Medikamenten im Urin

Substanz	Nachweisdauer	Halbwertszeit	Wirkungsdauer
Opiate	2–3 Tage	1,3–6,7 Stunden	3–6 Stunden
Kokain	2–3 Tage	2–5 Stunden	1–2 Stunden
Cannabinoide	Gelegenheitskonsum: bis 10 Tage Chronischer Gebrauch: mehr als 30 Tage	14–38 Stunden	2–4 Stunden
Amphetamine (z.B. Ecstasy)	1–4 Tage	7–34 Stunden (abhängig vom pH)	2–4 Stunden
Methadon		15–55 Stunden	12–24 Stunden
Phencyclidin	3–8 Tage	7–46 Stunden	2–4 Tage
Barbiturate	3 Tage	2–6 Tage	3–24 Stunden
Benzodiazepine	bis zu 2 Wochen, je nach Halbwertszeit	2–97 Stunden	4–12 Stunden

- EEG: Medikamentös-toxische Veränderungen, entzündliche Veränderungen, Herdbefunde
- Testpsychologie.

2.6 Weitergehende Diagnostik und Differentialdiagnostik

- Organische psychische Störungen (F0)
- Psychosen (F20–29)
- Affektstörungen, insbesondere depressive Störungen (F31–33, F38)
- Angststörungen (einschl. posttraumatischer Belastungsstörungen) (F40, 41, 43)
- Borderline-Persönlichkeitsstörungen (F60.3), Impulskontrollstörungen (F63)
- Tiefgreifende Entwicklungsstörungen (F84)
- ADHS (F90)
- Störungen des Sozialverhaltens (F90–92)
- Umschriebene Entwicklungsstörungen (Teilleistungsstörungen; MAS Achse II F80–83)
- Intellektuelle Behinderungen (MAS Achse III).

2.7 Entbehrliche Diagnostik

Keine Angaben.

3 Multiaxiale Bewertung

Die Entwicklung von Therapieplänen muss grundsätzlich ausgehen von der Beachtung des Multiaxialen Klassifikationsschemas in der Kinder- und Jugendpsychiatrie (MAS).

3.1 Identifizierung der Leitsymptome

Siehe Kapitel 2.1.

3.2 Identifizierung weiterer Symptome und Belastungen

- Spezifische Entwicklungsstörungen (MAS-Achse II): Personen mit Teilleistungsstörungen haben ein erhöhtes Risiko zur Entwicklung von Störungen des Sozialverhaltens und häufig verbunden damit eine Alkohol- und Drogenmissbrauchsentwicklung
- Intelligenzniveau (MAS-Achse III): Niedriges intellektuelles Leistungsvermögen erhöht das Risiko in Bezug auf frühen Alkohol- und Nikotinkonsum
- Somatische Bedingungen/Erkrankungen (MAS-Achse IV): Jugendliche mit leichten Hirnfunktionsstörungen scheinen ein erhöhtes Risiko für Alkohol- und Nikotinmissbrauch aufzuweisen
- Abnorme psychosoziale Umstände (MAS-Achse V): Verschiedenste psychosoziale Belastungsfaktoren begünstigen ein Missbrauchs- und Abhängigkeitsverhalten besonders in jungen Jahren
- Funktionsniveau (MAS-Achse VI): Alkohol- und Substanzmissbrauch kann – je nach Ausmaß – zu erheblichen Funktionseinschränkungen im schulischen und familiären Bereich führen, bis hin zum Schulausschluss und zu völliger sozialer Desintegration.

3.3 Differentialdiagnosen und Hierarchie des diagnostischen und therapeutischen Vorgehens

Siehe Abbildungen 3 und 4.

4 Interventionen

4.1 Auswahl des Interventions-Settings

Alkohol- und Substanzmissbrauch bei Jugendlichen tritt im häufigsten Falle als Bestandteil einer bereits vorbestehenden dissozialen Symptomatik auf; aufgrund der ungünstigen Prognose beider Symptomkomplexe und der hohen Komorbidität mit weiteren psychischen Störungen und familiären Konflikten ist eine qualifizierte kinder- und jugendpsychiatrische Diagnostik und intensivierte Therapie zum frühestmöglichen Zeitpunkt anzustreben („Frühintervention"), um gravierende, z.T. unumkehrbare Fehlentwicklungen (Schulausschluss, Abgang ohne Abschluss, Kriminalität, Vorstrafen) zu verhindern. Dabei stellt die gründliche Beratung und Stützung der Eltern in ihren Erziehungsfunktionen einen ganz wesentlichen Teil der Therapie dar. Sie sind vor allem in ihrem Bemühen, gegenüber dem Jugendlichen eine klare Haltung zu gewinnen, zu beraten und zu unterstützen.

Unverzichtbares Element einer stabilisierenden Entwicklung ist eine tragfähige Beziehung zwischen Patient und Behandler. Eine einseitige Identifikation des Behandlers mit den Eltern oder mit dem Jugendlichen selbst ist kontraproduktiv. Die besondere Belastung der Eltern bedarf unter Umständen gesonderter Unterstützung. Die Wirksamkeit angewendeter Interventionen muss regelmäßig durch objektive Befunde (z.B. Urinkontrollen) überprüft werden. Interventionen im Rahmen einer Beratung oder ambulanten Behandlung erfordern einen konkreten Behandlungsplan und eine verbindliche Absprache mit dem Patienten. Darin müssen bereits Behandlungsperspektiven für den Fall aufgezeigt sein, dass das vereinbarte Setting nicht trägt. Dies kann eine stationäre Entzugsbehandlung (insbesondere bei Zugehörigkeit zu einem „Suchtmilieu") oder als nächste Stufe eine Rehabilitationsbehandlung sein.

Grundsätzlich können verschiedene Therapieformen wie kognitive Verhaltenstherapie oder Elemente der Familientherapie (insbesondere bei Suchtverhalten anderer Familienmitglieder) mit medikamentöser Behandlung verbunden werden (Alkohol- oder Substanzmissbrauch oder -abhängigkeit per se stellen keine Kontraindikation für die Behandlung mit Psychopharmaka dar).

4.2 Hierarchie der Behandlungsentscheidung und Beratung

Gelingt es dem Patienten nicht (was bei Jugendlichen weitaus häufiger der Fall ist als beim Erwachsenen), Einsicht in seine Abhängigkeitsproblematik zu gewinnen, so ist in einem zweiten Schritt die Motivation zu einer weiterführenden Behandlung zu schaffen und der Kontakt zu einer Suchtberatungsstelle oder suchtspezifischen Einrichtung aufzunehmen.

4.3 Besonderheiten bei ambulanter Behandlung

Als Indikatoren für eine ambulante Behandlung gelten eine gute soziale Integration, die Fähigkeit zumindest zur kurzfristigen Abstinenz vor Beginn der Behandlung oder eine Rückfälligkeit bei Patienten mit Therapieerfahrung. Der Patient muss eine Mitwirkungsbereitschaft in der Behandlung zeigen, die sich u.a. in der Verbindlichkeit ausdrückt, z.B. Absprachen zu treffen und einzuhalten. Dennoch ist gerade bei Drogenabhängigen eine gewisse Unregelmäßigkeit zu konstatieren, die nicht zu einem vorzeitigen Behandlungsabbruch verleiten darf.

Ergänzend zur ambulanten Behandlung ist die Einbindung in tagesstrukturierende Maßnahmen wie Arbeitsprojekte oder Betreuungsprojekte sinnvoll und hilfreich.

4.4 Besonderheiten bei teilstationärer Behandlung

Eine verstärkte teilstationäre Behandlung ist anzustreben. Entsprechend der allgemeinen kinder- und jugendpsychiatrischen Therapiemodalitäten kann teilstationäre Behandlung ggf. eine stationäre Behandlung ersetzen, u.U. in Verbindung mit Jugendhilfemaßnahmen; sie kann als Vorbereitung oder als Verkürzung einer vollstationären Behandlung eingesetzt werden.

4.5 Besonderheiten bei stationärer Behandlung

Indikation zur stationären Behandlung zur körperlichen Entgiftung, ausführlichen Diagnostik und weiteren Therapieplanung ist die primäre Abhängigkeitsentwicklung mit hohem und regelmäßigem Substanzkonsum.

Der körperliche Entzug bei Missbrauch psychotroper Substanzen von Jugendlichen tritt überwiegend bei Konsum illegaler Drogen, selten bei überhöhtem Alkoholkonsum auf. Aufgrund der spezifischen Substanz-Konsummuster bei Jugendlichen (generell polyvalenter Gebrauch), der hohen Komorbidität mit kinder- und jugendpsychiatrischen Störungen und der erheblichen Bedeutung familientherapeutischer und schulischer Interventionen ist grundsätzlich die qualifizierte Entgiftung im Rahmen einer dafür geeigneten kinder- und jugendpsychiatrischen Station vorzunehmen.

Neben der rein körperlichen Entgiftung erfolgt dort eine ausführliche Auseinandersetzung mit der Erkrankung über psychoedukative Informationsgruppen, Einzelgespräche, Gruppenvisiten und die Einbeziehung der Angehörigen.

Die qualifizierte Entzugsbehandlung bei Drogenabhängigen dauert je nach Substanz in der Regel 5–21 Tage, sie wird einrichtungsspezifisch als sog. „kalter Entzug" ohne medikamentöse Unterstützung bei verstärkter pflegerisch/psychotherapeutischer Zuwendung oder als sog. „warmer Entzug" oder mit teilweiser medikamentöser Unterstützung durchgeführt. Bei Jugendlichen ist eine darüber hinausgehende qualifizierte jugendpsychiatrische Behandlung mit suchttherapeutischen Elementen zur differenzierten Diagnostik und Therapie von zugrunde liegenden Begleitstörungen sinnvoll. Ein entwicklungsfördernder Ansatz verbessert so die Aussicht auf eine drogenfreiere zukünftige Lebensbewältigung.

Für den Fall, dass der Entzug medikamentös begleitet werden soll, empfehlen sich Doxepin, Carbamazepin, ggf. Neuroleptika. Carbamazepin sollte nur nach Vorlage eines EEG-Befundes nach Ausschluss einer erhöhten zerebralen Krampfbereitschaft gegeben werden. Bei geringfügigem Beigebrauch von Amphetaminen und Barbituraten wird der kalte Entzug im spezifischen Setting als kurz und unkompliziert erlebt, obwohl meist zuvor von den Patienten Ängste signalisiert werden. Der substitutionsgestützte Entzug ist insbesondere bei längerem Methadonkonsum angezeigt und dauert länger als 2 Wochen. Bei Kindern und Jugendlichen mit einem Alkoholabhängigkeitssyndrom treten in der Regel nur leichte Entzugssymptome auf, bei schweren Entzugssymptomen ist der Einsatz von Clomethiazol, allerdings nur im stationären Setting, zur Behandlung der Entzugserscheinungen indiziert.

4.6 Jugendhilfe- und Rehabilitationsmaßnahmen

Die Rehabilitationsbehandlung (Entwöhnungsbehandlung) schließt möglichst eng an die vorausgegangene Entzugsbehandlung an.

Wichtigstes therapeutisches Ziel ist die Festigung des Abstinenzwunsches. Eingesetzt wird ein breites Spektrum von psycho- und soziotherapeutischen Verfahren, ohne dass dabei eine bestimmte Therapieform ihre Überlegenheit nachweisen konnte. Durchgeführt werden Einzel- und Gruppentherapien, Arbeits- und Beschäftigungstherapien, Entspannungsverfahren und freizeitpädagogische Aktivitäten. Über Angehörigengruppen und Wochenendbeurlaubungen wird der Kontakt zur Außenwelt im Verlauf der Behandlung aktiviert.

Da Rückfälle nach Behandlungen, teilweise auch während einer Behandlung, auftreten können, ist dieses Thema, soweit möglich, im Rahmen der Therapie zu integrieren und zu bearbeiten.

Die Behandlungsprogramme dauern in der Regel über 1 Jahr an, sie sind zunehmend individuell auf den Patienten abgestimmt. Je nach Stadium der Erkrankung und persönlichen und sozialen Bedingungen wird eine Kurzzeit- (3–6 Monate) oder Langzeittherapie durchgeführt. Je jünger die Patienten, desto eher ist eine längere Behandlungsdauer wegen der erheblichen Sozialisationsdefizite indiziert.

Bei leichteren Formen ist der Versuch, eine Motivation herzustellen, indiziert. Besonders schwierig ist es, wenn die Jugendlichen vor den Eltern einen Drogen- und Alkoholmissbrauch nicht offen legen, da dann ein familientherapeutisch orientiertes Vorgehen an seine Grenzen stößt.

Bei Substanzmissbrauch von Kindern und Jugendlichen sollten Maßnahmen der Jugendhilfe, der Drogenhilfe sowie der Kinder- und Jugendpsychiatrie ineinander greifen.

4.7 Entbehrliche Therapiemaßnahmen

Zwangsmaßnahmen sind in Fällen mit erheblicher Selbstschädigung angezeigt aufgrund der problematischen Prognose und in Fällen schweren Alkohol- oder Substanzmissbrauchs oder -abhängigkeit mit drohender Verwahrlosung. Die Eltern sind dann ggf. darin zu unterstützen, die ihnen zur Verfügung stehenden rechtlichen Mittel (§ 1631b BGB) auszuschöpfen und nötigenfalls eine kurzzeitig befristete stationäre Behandlung gegen den Willen des Betroffenen zu veranlassen. Diese hat die Funktion, nach einer Entgiftung mit fachlicher Unterstützung die eigene Situation und Zukunftsperspektive „mit klarem Kopf" zu überdenken. Es gibt nur in umschriebenen Ausnahmefällen eine Indikation für eine Substitutionsbehandlung im Kindes- und Jugendlichenalter.

5 Literatur

AACAP: Practice Parameters for the Assesment and Treatment of Children and Adolescents with Substance Use Disorders: J. AM. ACAD. CHILD. ADOLESCENT. PSYCHIATRY 36:10 Supplement S.140–S.156 (1997)

FEGERT J, SCHWEIGHARDT O, NORDBECK R: Präventive und sekundärpräv. Maßnahmen für jugendliche Drogen-Konsumenten: Die Rostocker-Designer-Drogensprechstunde als innovatives kinder- und jungendpsychiatrisches und psychotherapeutisches Angebot. Suchtmed 2 (3) 147–152 (2000)

HAMBRECHT M, HÄFNER H: Führen Alkohol- oder Drogenmissbrauch zu Schizophrenie? Der Nervenarzt 67 (1996) 36–45

HERBST K, KRAUS L: Die "Verschiebung" des Einstiegsalters bei Heroinkonsumenten. Eine Studie zur Epidemiologie des Drogenkonsums. Zeitschrift für Klinische Psychologie 24 (1995) 90–97

HURRELMANN K: Legale und illegale Drogen - wie kann ihr Missbrauch verhindert werden? Sucht 46 (6) S. 452–456 (2000)

KRAUS L, BAUERNFEIND R, HERBST K: Hat sich das Alter des Erstkonsums illegaler Drogen verschoben? Survivalanalyse retrospektiver Querschnittsdaten 1980–1995. Zeitschrift für Klinische Psychologie 27 (1998) 20–29

LEENERS J, KIRCH U, ROTTHAUS W: Entgiftungsbehandlung von opiatabhängigen Kindern und Jugendlichen: Päd. Praxis 59, 491–498 (2001)

PERKONIGG A, BELOCH E, GARZYNSKI E, NELSON CB, PFISTER H, WITTCHEN HU: Prävalenz von Drogenmissbrauch und -abhängigkeit bei Jugendlichen und jungen Erwachsenen: Gebrauch, Diagnosen und Auftreten erster Missbrauchs- und Abhängigkeitsmerkmale. Zeitschrift für Klinische Psychologie 26 (1997) 247–257

ROSELIND L, SCHUSTER P, PFISTER H, FUETSCH M, HÖFLER M, ISENSEE B, MÜLLER M, SONNTAG H, WITTCHEN HU: Die Epidemiologie des Konsums, Missbrauchs und der Abhängigkeit von legalen und illegalen Drogen bei Jugendlichen und jungen Erwachsenen: Die prospektiv-longitudinale Verlaufstudie EDSP: Sucht 46 (1) S. 18–31 (2000)

THELEN B, UCHTENHAGEN F, GOUCHOULES-MAYFRANK E: Folgewirkungen und Komplikationen des Konsums moderner Jugend-Drogen: Psycho 24, S. 410–416 (1998)

Bearbeiter dieser Leitlinie:
G. Klosinski, T. Bader, M. Clauß, D. Felbel, J. Jungmann, M. Karle, H. Küfner, M. Laucht, K. Mann, G. Mundle, D. Stolle, F. Wienand

Schizophrenie, schizotype und wahnhafte Störungen (F2)

1 Klassifikation

1.1 Definition

Die Schizophrenie ist gekennzeichnet durch eine grundlegende Störung des Realitätsbezuges. Die Klarheit des Bewusstseins ist in der Regel nicht beeinträchtigt. Es treten jedoch verschiedene Wahrnehmungsstörungen auf, vor allem im akustischen und optischen Bereich. Die Störung verläuft häufig in Phasen oder Schüben. Bei der Early Onset Schizophrenia (EOS) liegt der Beginn vor dem 18. Lebensjahr; bei der Very Early Onset Schizophrenia (VEOS) sogar vor dem 13. Lebensjahr.

Bei schizoaffektiven Störungen treten sowohl schizophrene als auch affektive Symptome während derselben Krankheitsphase auf.

Schizotype Störungen weisen ähnliche Symptome wie die Schizophrenie auf, jedoch ohne Halluzinationen und Wahn. Wahnhafte Störungen sind charakterisiert durch einen anhaltenden Wahn, der weder als organisch noch als schizophren oder affektiv klassifiziert werden kann. Der Zusammenhang mit der Schizophrenie ist unklar.

1.2 Leitsymptome

Gruppe 1
- Gedankenlautwerden, Gedankeneingebung oder Gedankenentzug, Gedankenausbreitung
- Kontrollwahn, Beeinflussungswahn, Gefühl des Gemachten deutlich bezogen auf Körper oder Gliederbewegungen oder bestimmte Gedanken, Tätigkeiten oder Empfindungen; Wahnwahrnehmungen
- Kommentierende oder dialogische Stimmen
- Anhaltende Wahnideen.

Gruppe 2
- Anhaltende Halluzinationen jeder Sinnesmodalität ohne deutliche affektive Beteiligung
- Formale Denkstörungen wie Gedankenabreißen oder Einschiebungen in den Gedankenfluss, was zu Zerfahrenheit, Danebenreden oder Neologismen führt
- Katatone Symptome wie Erregung, Haltungsstereotypien, wächserne Biegsamkeit, Mutismus oder Stupor
- Negative Symptome wie auffällige Apathie, Sprachverarmung, Affektverflachung, sozialer Rückzug und allgemeine Verringerung der Leistungsfähigkeit, die nicht durch eine Depression oder eine neuroleptische Medikation verursacht wird.

1.3 Schweregradeinteilung

Keine bekannt.

1.4 Untergruppen

- Schizophrenien (F20.x)
- Paranoide Schizophrenie (F20.0)

- Hebephrene Schizophrenie (F20.1)
- Katatone Schizophrenie (F20.2)
- Undifferenzierte Schizophrenie (F20.3)
- Postschizophrene Depression (F20.4)
- Schizophrenes Residuum (F20.5)
- Schizophrenia simplex (F20.6)
- Schizotype Störung (F21)
- Anhaltende wahnhafte Störungen (F22)
- Akute vorübergehende psychotische Störungen (F23)
- Induzierte wahnhafte Störung (F24)
- Schizoaffektive Störungen (F25).

1.5
Ausschlussdiagnose

Organische Erkrankungen sind als Ursache der schizophrenen Symptomatik auszuschließen. Siehe auch 2.6 und 3.

2
Störungsspezifische Diagnostik

2.1
Symptomatik

- Dokumentation der Symptome wie in Kapitel 1.2 benannt, evtl. mit standardisierten Erhebungsinstrumenten zur Erfassung der produktiven Symptomatik und der Negativsymptomatik
- Selbstbeschreibung und Fremdbeschreibung durch Angehörige (Eltern, Lehrer etc.)
- Körperliche Entwicklung:
  - Internistisch-pädiatrische Untersuchung
  - Neurologische Untersuchung

2.2
Störungsspezifische Entwicklungsgeschichte

- Prä- oder perinatale Komplikationen
- Kognitive, motorische, sensorische und/oder soziale Entwicklungsprobleme
- Prämorbide Persönlichkeit
- Dokumentation des höchsten prämorbiden Funktionsniveaus
- Bestimmung des bisherigen Verlaufs der Symptomatik, insbesondere der Art des Beginns nach akut (innerhalb von 4 Wochen) oder schleichend
- Dokumentation aller vorangegangenen spezifischen Stressoren
- Medizinische Vorgeschichte: ZNS-Störungen (Epilepsie, Infektionen), Drogenkonsum
- Medikationen.

2.3
Psychiatrische Komorbidität und Begleitstörungen

- Erhebung evtl. zusätzlicher Symptome, insbesondere Affektstörungen, Zwang
- Substanzmittelmissbrauch, organische Erkrankungen, Suizidalität.

2.4
Störungsrelevante Rahmenbedingungen

- Erstellung eines Familiengenogramms mit den Ressourcen der Familie, möglichen Risikofaktoren und der Belastung mit psychiatrischen Störungen
- Erfassung von „Life events" und psychosozialen Stressoren
- Verhalten und Leistungen in der Schule, am Arbeitsplatz (Fremdanamnese)
- Erzieherischer Umgang in der Familie; Krankheitseinsicht der Patienten und Krankheitsverständnis der Familienangehörigen und wichtigsten Bezugspersonen.

2 Störungsspezifische Diagnostik

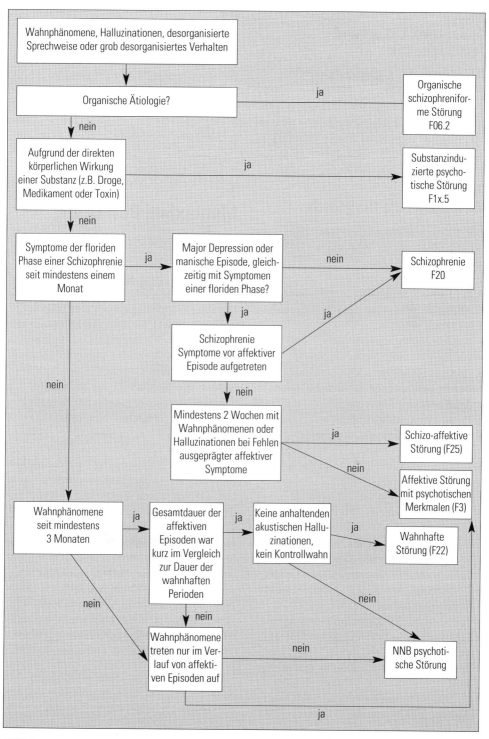

Abbildung 5: Diagnostischer Entscheidungsbaum bei Verdacht einer schizophrenen Psychose im Jugendalter

2.5 Apparative, Labor- und Testdiagnostik

- EEG, EKG, bei Indikation MRT
- Blutbild, Leber- und Nierenwerte, Schilddrüsenwerte, Elektrolyte, Drogenscreening; Testpsychologische Untersuchung der kognitiven Entwicklung (IQ).

2.6 Weitergehende Diagnostik

Die Differentialdiagnostik folgt dem Entscheidungsbaum in Abbildung 5. Insbesondere sind abzugrenzen:

- Manische Störungen
- Affektive Störungen mit psychotischen Merkmalen
- Organische Psychosen
- Dissoziative Störungen
- Zwangsstörungen
- Desintegrative Störungen bei Kindern
- Autismus Typ Asperger
- Persönlichkeitsstörungen
- Sprachentwicklungsstörungen.

Schizophrenieähnliche Symptome können auftreten bei:
- Delir
- substanzinduzierten psychotischen Störungen
- Intoxikation vor allem mit Amphetaminen, Kokain, Antihistaminika, kodeinhaltigen Mitteln und Psychopharmaka
- Endokrinopathien: z.B. Hypo- und Hyperthyreoidismus
- Intrazerebralen Raumforderungen
- Degenerativen Erkrankungen (z.B. Chorea Huntington)
- Infektionen wie Enzephalitis und Meningitis
- Anderen neurologischen Störungen: Epileptische Psychosen.

2.7 Entbehrliche Diagnostik

Lumbalpunktion, wenn bezüglich zentralnervöser entzündlicher Prozesse keine Anhaltspunkte anamnestisch eruierbar sind und auch neurologischer und psychopathologischer Befund nicht auf entzündliche Erkrankung verweisen.

3 Multiaxiale Bewertung

3.1 Identifizierung der Leitsymptome

Die Diagnose Schizophrenie erfordert:
- Mindestens 1 eindeutiges Symptom der in Kapitel 1.2 aufgelisteten Symptome der Gruppe 1 (2 oder mehr, wenn weniger eindeutig)
- oder mindestens 2 der in Kapitel 1.2 aufgelisteten Symptome der Gruppe 2
- für einen Zeitraum von mindestens 1 Monat.

Affektive Störungen mit psychotischen Symptomen sollten ausgeschlossen sein. Das ist vor allem in der Adoleszenz bedeutsam, weil in einer manischen Episode zu Beginn schizophrenieähnliche Symptome auftreten können. Drogenkonsum oder Medikamentenmissbrauch sollten ausgeschlossen werden. Auch bei sicherer Diagnoseerstellung ist eine wiederholte Überprüfung im weiteren Verlauf erforderlich. Die Diagnostik muss komorbide Erscheinungen wie Drogenmissbrauch, Depressionen und Suizidalität einbeziehen.

3.2
Identifizierung weiterer Symptome und Belastungen

Bei Kindern und Jugendlichen müssen bei der Diagnoseerstellung die folgenden Aspekte überprüft werden:
- Aktuelle biopsychosoziale Stressoren (z.B. schulisches, berufliches Versagen)
- Entwicklungspotential und Behinderungen; Intelligenzverlust (Demenz?)
- Probleme und Stärken in familiären und sozialen Beziehungen
- Umgebungseinflüsse wie Misshandlung, Missbrauch oder psychische Erkrankung einer Bezugsperson
- Suizidalität und Fremdgefährdung

3.3
Differentialdiagnosen und Hierarchie des diagnostischen und therapeutischen Vorgehens

Siehe Abbildung 5 und Kapitel 2.6.

4
Interventionen

4.1
Auswahl des Interventionssettings

In der akuten Phase einer schizophrenen Psychose ist in der Regel eine stationäre Aufnahme erforderlich, abhängig von der Schwere der Symptomatik und der potentiellen Gefahr, die mit dieser Symptomatik verbunden ist. Die Hospitalisierung mag auch wegen der besseren diagnostischen Möglichkeiten einer Klinik erforderlich sein. Bei Selbst- oder Fremdgefährdung und bei mangelnder Behandlungseinsicht kann eine Intensivmaßnahme nach dem Unterbringungsgesetz notwendig werden.

Bei der Behandlung von Erwachsenen besteht wissenschaftlich hinreichende Sicherheit, dass in der Therapie der Schizophrenie die Kombination von medikamentöser Behandlung (s. Abb. 6) mit multimodalen psychosozialen und psychotherapeutischen Verfahren günstig ist. Psychoedukative Behandlungprogramme unter Einbeziehung der medikamentösen Therapie sind geeignet, die Rezidivraten zu senken (I). Es gibt Hinweise, dass die psychoedukativen Familieninterventionsprogramme auch zu einer Verbesserung von psychosozialen Funktionen der Patienten führen. Diese Ergebnisse sind jedoch weniger einheitlich (II). Durch das Training sozialer Fertigkeiten konnte die soziale Anpassungsfähigkeit verbessert werden (I), mit kognitiven Übungen wurde die kognitive Leistungsfähigkeit angehoben (I).

Die bisher bekannten Untersuchungen unterstützen jedoch die Annahme, dass die Erfahrungen aus der Erwachsenenbehandlung übertragbar sind, jedenfalls dann, wenn die besonderen Entwicklungsbedingungen der Jugendlichen berücksichtigt werden.

Die psychoedukative Therapie kann – getrennt für Eltern und Patient – auch im familiären Rahmen durchgeführt werden. Die Entscheidung darüber sollte abhängig sein von der Krankheitsphase, dem Grad der Beeinträchtigung des Patienten, der Eltern-Kind-Beziehung und der Bereitschaft zur Mitarbeit von Patient und Eltern.

4.2
Hierarchie der Behandlungsentscheidung und Beratung

Anfangsphase
- Vollständige Befunderhebung der psychotischen Symptomatik inklusive einer körperlichen und neurologischen Diagnostik

- Identifizierung anderer therapierelevanter Aspekte, z.B. Grad der Selbst- oder Fremdgefährdung, familiäre Ressourcen, Schulschwierigkeiten, prämorbide oder komorbide Störungen
- Einleitung einer geeigneten medikamentösen Therapie. Typische und „atypische" Antipsychotika sind Psychopharmaka der ersten Wahl (s. Sonderregelung für Clozapin) (I). Überzeugende Analysen über die Überlegenheit bestimmter Substanzen liegen bislang nicht vor. Lediglich für das Clozapin ist eine eindeutige Überlegenheit gegenüber konventionellen Neuroleptika in mehreren Studien nachgewiesen worden (I). Allerdings sollte wegen des erhöhten Agranulocytoserisikos Clozapin erst nach Non-Response auf zwei andere Antipsychotika eingesetzt werden (V)
- Information von Patient und Familie über die Art der Erkrankung, die Art der Therapie und den möglichen Verlauf. Bei der Verwendung eines nicht zugelassenen Medikamentes sind Patient und Angehörige hierauf hinzuweisen und über alternative erprobte und zugelassene Medikamente sowie deren Wirkung und Nebenwirkung zu informieren. Sie sind darüber aufzuklären, dass das Haftungsrisiko weder beim Arzt noch beim Medikamentenhersteller liegt, sondern bei den einwilligenden Personen. Die Einwilligung sollte schriftlich dokumentiert werden
- Enger Kontakt zu den Angehörigen und Angebot stützender, therapiebegleitender Maßnahmen, wie z.B. Hausbesuche, Elterngespräche, Krisenintervention
- Aufstellung eines langfristigen Behandlungsplanes, inklusive Durchführung und Kontrolle der medikamentösen Therapie
- Geeignete Psychotherapie
- Adäquate Beschulung bzw. berufliche Förderung
- Psychoedukative Betreuung von Patient und Familie

- Unterstützende Maßnahmen für die Angehörigen (Angehörigen- und Selbsthilfegruppen, evtl. Familienbetreuung)
- Benennung eines „Case managers"
- Langfristige regelmäßige Erhebungen der Symptomatik zur Überprüfung der Diagnose.

Akute Phase
- Vor Beginn einer medikamentösen Therapie ist eine sorgfältige psychiatrische Befunderhebung erforderlich, die insbesondere die Zielsymptomatik für die antipsychotische Therapie und evtl. vorher bestehende Bewegungsstörungen dokumentiert. Eltern und adoleszente Patienten sollten mit der Behandlung einverstanden sein
- Bei akuter Erregung besteht das wichtigste Ziel in einer Reduktion der akuten Symptome und in einer Senkung des Erregungsniveaus. Fremd- und Selbstgefährdung müssen vermieden werden
- Die Wahl des Medikamentes ist abhängig von der erforderlichen antipsychotischen Potenz, den möglichen unerwünschten Wirkungen und den bisherigen Vorerfahrungen des Patienten mit Medikamenten (s. Abb. 6)
- Beim Gebrauch von antipsychotischen Medikamenten kann der Einsatz von zentralen Anticholinergika (z.B Biperiden) erforderlich sein zur Behandlung extrapyramidaler unerwünschter Wirkungen
- Um eine Entscheidung über die Wirksamkeit eines antipsychotischen Medikamentes treffen zu können, sollte eine ausreichende Dosierung (evtl. Plasmaspiegelkontrolle) mindestens 3–6 Wochen beibehalten werden. Wenn bis zu diesem Zeitpunkt keine hinreichende Wirkung erkennbar ist, sollte ein Medikamentenwechsel überlegt werden. Zuvor ist zu prüfen, ob
  - die Diagnose stimmt
  - die Dosierung ausreichend war
  - die Einnahme regelmäßig erfolgt ist
  - zu starke Nebenwirkungen auftraten

- die Zeitdauer der Medikamenteneinnahme ausreichend war (V)
- Die Elektrokrampftherapie stellt in der Behandlung der „Early Onset Schizophrenia" die absolute Ausnahme dar. Als einzige Indikation kommt die lebensbedrohliche perniziöse Katatonie in Frage, die bei Kindern jedoch gar nicht und bei Jugendlichen ausgesprochen selten beschrieben wird. Klinische Beobachtungen zeigen jedoch, dass auch in diesen Fällen oftmals die stuporlösende Wirkung eines Benzodiazepins (z.B. Lorazepam i.v.) erfolgreich ist (V). Eine hinreichend gesicherte Erfahrung über den Einsatz der Elektrokrampftherapie bei Jugendlichen liegt nicht vor.

Remissions- oder Residualphase
- Es besteht Evidenz darüber, dass die Langzeitbehandlung mit konventionellen Neuroleptika das Rückfallrisiko senkt (I). Dieser Effekt ist für die atypischen Medikamente noch nicht ausreichend nachgewiesen, obwohl deren Wirkung auf die akute Symptomatik einen solchen Langzeiteffekt erwarten lässt (V). Die Rezidivprophylaxe sollte mit der Substanz durchgeführt werden, die sich bei der Akutsymptomatik als wirksam erwiesen hat (V). Empfohlen wird die Niedrigdosierung, die ausreichend ist, eine möglichst geringe Symptombelastung zu erreichen, ohne dass relevante Nebenwirkungen auftreten (V). Depotpräparate führen zu signifikant niedrigeren Rückfallraten (I)
- Die Dosis sollte spätestens alle 6 Monate überprüft und neu angepasst werden. Viele Patienten bleiben chronisch beeinträchtigt und benötigen eine Langzeitmedikation; bei Erstmanifestation empfiehlt sich eine Erhaltungsdosis über mindestens 2 Jahre, nach Rezidiven länger
- Bei Dosisveränderungen sollten Anzeichen für ein Rezidiv sorgfältig beobachtet werden. Dosisreduktionen, wenn indiziert, sollten in 2–4wöchigen Intervallen über einen Zeitraum von 3–6 Monaten durchgeführt werden
- Langzeitmedikation erfordert die regelmäßige Überprüfung von unerwünschten Wirkungen, inklusive der tardiven Dyskinesien.

Rezidive
- Bei einem Rezidiv muss zunächst festgestellt werden, ob die Medikamente regelmäßig genommen worden sind (evtl. Plasmaspiegelbestimmung). Wenn nicht, sollte die medikamentöse Therapie wieder aufgenommen werden. Wenn der Patient compliant und das Medikament bisher wirksam war, könnte eine Erhöhung der Dosis zu einer Stabilisierung der Symptomatik führen
- Wenn sich bei einem Rezidiv das bisherige Medikament in der geeigneten Dosierung als nicht wirksam erweist, sollte ein Medikament aus einer anderen Stoffgruppe eingesetzt werden
- Bei einem Rezidiv kann eine Rehospitalisierung erforderlich werden. Die Entscheidung darüber sollte von der Schwere der Symptomatik, der potentiellen Gefährdung für den Patienten oder andere, dem Grad der Behinderung, der bisherigen Fähigkeit des Patienten zur Selbsthilfe und der Verfügbarkeit unterstützender Einrichtungen am Ort abhängig gemacht werden.

Pharmakotherapie mit Antipsychotika
- Typische und sog. „atypische" Antipsychotika sind Medikamente der ersten Wahl (Ausnahme Clozapin) (I). Atypische Neuroleptika führen zu einem signifikant stärkeren Rückgang der Symptomatik, gehen mit weniger Rezidiven einher und haben geringere Nebenwirkungen als klassische Neuroleptika (II), außerdem ist das Risiko tardiver Dykinesien bei atypischer Medikation geringer (III). Aufgrund geringerer Beeinträchtigungen kognitiver Funktionen erleichtern atypische Neuroleptika die Rehabilitation der Patienten (V). Hauptproblem

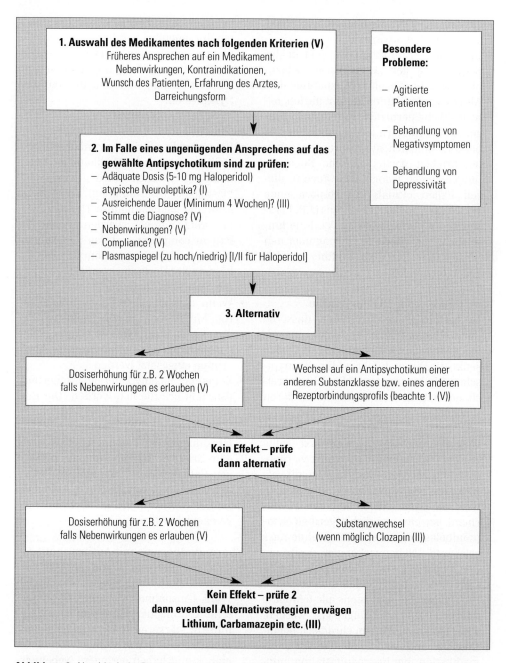

Abbildung 6: Algorithmische Darstellung der wichtigsten Entscheidungen bei der medikamentösen Akutbehandlung schizophrener Psychosen (nach Leucht und Kissling 2001)

der Atypika ist die Gewichtszunahme (III). Patienten und Eltern sind über erwünschte und unerwünschte Wirkung aufzuklären. Dies gilt auch für andere Medikationen, die im Einzelfall zusätzlich zu den Antipsychotika indiziert sein können (z.B. Lithium, Benzodiazepine, Antidepressiva, Biperiden).

Bei der Substanzwahl ist zu beachten, dass Clozapin nur als Antipsychotikum zweiter Wahl nach nicht hinreichend wirksamer Behandlung durch ein alternatives Antipsychotikum verabreicht werden darf. Anlass für die Verwendung „atypischer" Antipsychotika sind im Einzelfall stark beeinträchtigende extrapyramidale Symptome, kognitive Beeinträchtigungen und Therapieresistenz.

Bei starken Erregungszuständen kann sich die Kombination von hochpotenten Antipsychotika mit Benzodiazepinen empfehlen.

Eine orale Monotherapie ist in der Regel anzustreben.

Depot-Antipsychotika sind bei Jugendlichen mit fehlender Compliance indiziert. Evaluationsstandarts sind zu beachten.

Unerwünschte Wirkungen (UE). Frühdyskinesien lassen sich durch eine zusätzliche anticholinerge Medikation (Biperiden) behandeln.

Akathisien und Spätdyskinesien sollten Anlass sein zu prüfen, inwieweit durch Dosisreduktion oder Substanzwechsel (z.B. atypische Antipsychotika) eine Besserung erreicht werden kann.

Das maligne neuroleptische Syndrom und Agranulozytose müssen umgehend einer internistischen Behandlung zugeführt werden.

Bezüglich des Agranulozytoserisikos und der Verordnung von Clozapin sind die Vorschriften des Herstellers zu beachten.

Dies gilt für **alle** typischen wie atypischen Neuroleptika. Das UE-Spektrum ist breit und stark präparatespezifisch, besonders für zentralnervöse (Krampfanfälle), kardiovaskuläre, endokrinologische (Anstieg: Prolaktin/Schilddrüsenhormon), hämatologische, hepatische, dermatologische und allergische Symptome; (auch atypische Neuroleptika können zu extrapyramidalen Syptomen, Spätdyskinesen und u.U. zu einem neuroleptischen Syndrom führen).

4.3
Besonderheiten bei ambulanter Behandlung

Nach der Stabilisierung der akuten psychotischen Symptomatik können in der ambulanten Phase Probleme fortbestehen, z.B. Desorientierung, Desorganisation, Amotivation und Dysphorie, intellektuelle Leistungsminderung. Die antipsychotische Medikation sollte zu diesem Zeitpunkt beibehalten werden zur Verhinderung akuter Exazerbationen.

In dieser Phase besteht das Ziel der Therapie in der Reintegration des Patienten in sein soziales Umfeld. Die Eltern sollten weitgehend in die Therapieplanung einbezogen werden.

Es empfiehlt sich eine rasche schriftliche Verständigung des weiterbehandelnden Arztes, so dass die Kontinuität der Behandlung sichergestellt ist.

Psychosoziale Therapie. Allgemein haben sich die folgenden Elemente als hilfreich erwiesen:
- Informationsvermittlung zum Krankheitsbild der Schizophrenie: Erfassung des bisherigen Wissens, Beschreibung der Krankheitssymptome allgemein und speziell für den jeweiligen Patienten, Erklärungsmodelle für die Entstehung der Krankheit (Vulnerabilitäts-Stress-Modell), Identifikation und Umgangsmöglichkeiten mit patientenspezifischen Frühwarnzeichen, Information über die Wirkung und unerwünschte Wirkung der antipsychotischen Medikamente

- Kommunikationstraining
- Problemlösetraining
- Training sozialer Fertigkeiten
- Training kognitiver Strategien.

Die individuelle Psychotherapie, Gruppentherapie und Familientherapie sollte eher unterstützend als konfliktaufdeckend sein und vor allem auf die Bearbeitung psychosozialer Stressoren und der Krankheitsbewältigung gerichtet sein.

Es sollten auch häufige Begleitsymptome der Schizophrenie in die Behandlung einbezogen werden, wie z.B. Drogenmissbrauch, Depressionen oder Suizidalität.

4.4 Besonderheiten bei teilstationärer Behandlung

Viele Patienten benötigen unterstützende Maßnahmen wie teilstationäre oder tagesklinische Behandlung, um in ihrer Familie oder ihrem sozialen Umfeld bleiben zu können. Im übrigen siehe Kapitel 4.3.

4.5 Besonderheiten bei stationärer Behandlung

In immer weniger Fällen ist wegen der Schwere der Symptomatik oder wegen schwieriger sozialer Umstände eine langfristige stationäre Betreuung des Patienten in einem Heim oder einer Klinik erforderlich. Diese Möglichkeit sollte nur dann erwogen werden, wenn weniger restriktive Maßnahmen keinen Erfolg gezeigt haben. In diesen Fällen sollten in regelmäßigen Abständen Rehabilitationsmöglichkeiten geprüft werden.

4.6 Jugendhilfe- und Rehabilitationsmaßnahmen

Wegen des komplizierten und häufig chronischen Verlaufes sind integrative Behandlungsprogramme erforderlich, die klinische und außerklinische Maßnahmen koordinieren. Solche Programme beinhalten „case management" und intensive gemeindenahe Unterstützung wie „hometreatment" und spezialisierte Wohn-, Förderungs- und Betreuungsmodelle.

Viele Patienten sind auch nach Abschluss der stationären Akutbehandlung sowie der anschließenden teilstationären oder rehabilitativen Versorgung weiterhin von seelischer Behinderung bedroht. In der Regel ist dann eine Wiedereingliederungshilfe nach dem Kinder- und Jugendhilfegesetz erforderlich, die auch über das 21. Lebensjahr hinausreicht.

4.7 Entbehrliche Therapiemaßnahmen

Entfällt.

5 Literatur

AMERICAN PSYCHIATRIC ASSOCIATION: Practic Guide Line for the Treatment of Patients with Schizophrenia. American Journal of Psychiatry, 54, Supplement, 1997

ANDREASEN NC, OLSEN S: Negative v positive schizophrenia. Definition and validation. Archives of General Psychiatry 39 (1982) 789–794

BEASLEY CM, DELLVA MA, TAMURA RN, MORGENSTERN H, GLAZER WM, FERGUSON K, TOLLEFSON GD: Randomised double-blind comparison of the incidence of tardive dyskinesia in patients with schizophrenia during long-term treatment with olanzapine or haloperidol. Br J Psychiatry 174 (1999) 23–30

BENKERT O, HIPPIUS H: Psychiatrische Pharmakotherapie. 6. Aufl. Springer, Berlin-Heidelberg-New-York (1995)

DAVIS JM, METALON L, WATANABE MD, BLAKE L: Depot antipsychotics drugs. Place in therapy. Drugs 47,5 (1994) 741–773

EGGERS C: Verlaufsweisen kindlicher und präpuberaler Schizophrenien. Berlin: Springer

EGGERS C, BUNK D: The Long-Term Course of Childhood-Onset Schizophrenia: A 42-Year Follow Up. Schizophrenia Bulletin 23 (1997) 105–107

EGGERS C, BUNK D, KRAUSE D: Schizophrenia with onset before the age of eleven. J-Autism-Dev-Disord 30 (2000) 29–38

FALLOON IRH, BOYD JL, MCGILL CW et al.: Family management in the prevention of morbidity of schizophrenia. Clinical outcome of a two-year longitudinal study. Arch Gen Psychiatry 42 (1985) 887–896

GILLBERG IC, HELLGREN L, GILLBERG C: Psychotic disorders diagnosed in adolescents. Outcome at age 30 years. Journal of Child Psychology and Psychiatry 34 (1993) 1173–1185

HOGARTY GE, ANDERSON CM, REISS DJ, KORNBLITH SJ, GREENWALD P, JAVAN CD, MANONIA MJ and the EPICS research group: Family psychoeducation, social skills training, and maintenance chemotherapy in the aftercare treatment of schizophrenia. Arch Gen Psychiatry 43, 7 (1986) 633–642

HOOLEY JM, ORLEY J, TEASDALE JD: Levels of expressed emotion and relapse in depressed patients. Br J Psychiatry 148 (1986) 642–647

KRAUSS M, MÜLLER-THOMSEN T: Schizophrenia with onset in adolescents. A 11-year-follow-up-study. Schizophrenia Bulletin 19 (1993) 831–841

LEFF J, KUIPERS L, BERKOWITZ R, EBERLEIN-FRIES R, STURGEON D: A controlled trial of social intervention in the families of schizophrenic patients. Br J Psychiatry 141 (1982) 121–134

LEFF J, BERKOWITZ R, SHAVIT N, STRACHAN A, GLASS I, VAUGHN CE: A trial of family therapy versus a relative group for schizophrenia. Br J Psychiatry 154 (1989) 58–66

MARTIN M: Verlauf der Schizophrenie im Jugendalter unter Rehabilitationsbedingungen. Stuttgart: Enke 1991

MARTINIUS J (HRG.): Schizophrene Psychosen in der Adoleszenz. Berlin: Quintessenz 1994

MUESER KT, BOND GR, DRAKE RE: Community base treatment of schizophrenia and other severe mental disorders. Medscape Mental Health 6 (1) (2001), Medscape, Inc. http://www.medscape.com/Medscape/psychiatry/journal/2001/v06.n01/mh3418.mues/mh3418.mues-01.html.

REMSCHMIDT H, SCHULTZ E, MARTIN M: Die Behandlung schizophrener Psychosen in der Adoleszenz mit Clozapin (Leponex®). In: NABER D, MÜLLER-SPAHN F (Hrg.): Clozapin – Pharmakologie und Klinik eines atypischen Neuroleptikums. Stuttgart: Schattauer 1992, 99–119

REMSCHMIDT H, SCHULTZ E, MARTIN M, FLEISCHHACKER C, TROTT GE: Frühmanifestation schizophrener Psychosen. Zeitschrift für Kinder- und Jugendpsychiatrie und Psychotherapie 22 (1994) 239–252

RESCH F: Psychotherapeutische und soziotherapeutische Aspekte bei schizophrenen Psychosen des Kindes- und Jugendalters. Zeitschrift für Kinder- und Jugendpsychiatrie und Psychotherapie 22 (1994) 275–284

RÖPCKE B: Familienbetreuung und Psychoedukation zur Rezidivprophylaxe bei schizophrenen Jugendlichen. Psychiat. Prax. 23 (1996) 74–78

SCHMIDT MH, SCHULZ E, BLANZ B, LAY B: Verlauf schizoaffektiver Psychosen in der Adoleszenz. Zeitschrift für Kinder- und Jugendpsychiatrie und Psychotherapie 22 (1994) 253–261

STIRLING J, TANTAM D, THOMAS P, NEWBY D, MONTAGUE L, RING N, ROWE S: Expressed emotion and early onset schizophrenia: a one year follow-up. Psychological Medicine 21 (1991) 675–685

VAUGHN CE, LEFF J: The measurement of expressed emotion in the families of psychiatric patients. Br J Social Clin Psychol 15 (1976) 157–165

WAHLBECK K, CHEINE M, ESSALI A, ADAMS C: Evidence of Clozapine's effectiveness in schizophrenia: A systematic review and meta-analysis of randomized trials. Am J Psychiatry 156 (1999) 990–999

Bearbeiter dieser Leitlinie:
C. Eggers, B. Roepcke

Manische und bipolare affektive Störungen (F30, F31)

1 Klassifikation

1.1 Definition

Die manische Episode ist gekennzeichnet durch eine in einem umschriebenen Zeitraum deutlich abgrenzbare Veränderung der Stimmung und des Antriebes, im Sinne einer gehobenen oder reizbaren Stimmung und einer Antriebssteigerung.

Die bipolare affektive Störung ist charakterisiert durch das Auftreten von mindestens zwei abgrenzbaren Episoden einer affektiven Störung, eine davon mit manischen Merkmalen (Hypomanie; Manie; gemischte Episode: charakterisiert durch entweder eine Mischung oder einen raschen Wechsel von manischen und depressiven Symptomen).

1.2 Leitsymptome

In der manischen Episode ist die Stimmung in einem deutlich abnormen Ausmaß über die Dauer von einigen Tagen gehoben oder gereizt. Es besteht eine gesteigerte Aktivität oder motorische Ruhelosigkeit, ein Gefühl von körperlicher und seelischer Leistungsfähigkeit.

Die Diagnose einer manischen Episode bzw. einer bipolaren Störung erfolgt bei Kindern und Jugendlichen nach denselben Kriterien wie für Erwachsene. Eine Erstmanifestation vor dem 10. Lebensjahr ist selten (0,3–0,5%).

Folgende **Merkmale einer manischen Episode** können vorhanden sein und die persönliche Lebensführung beeinträchtigen:
- Gesteigerte Gesprächigkeit, Rededrang
- Ideenflucht
- Verlust normaler sozialer Hemmungen, altersinadäquate Kritiklosigkeit
- Vermindertes Schlafbedürfnis
- Überhöhte Selbsteinschätzung
- Erhöhte Ablenkbarkeit
- Gesteigerte Libido
- Ggf. Halluzinationen und Wahn (Größenwahn).

In der Vorpubertät sind Irritierbarkeit, emotionale Labilität, gesteigerte Aktivität und gefährliche Verhaltensweisen häufiger als eine angehobene Stimmung. Der Krankheitsverlauf kann eher chronisch oder rasch fluktuierend sein.

In der Adoleszenz gleicht sich die Symptomatik der des Erwachsenenalters an. Jugendliche mit Manie präsentieren aber häufiger psychotische Symptome, gemischte affektive Symptome und schwere Beeinträchtigungen im Sozialverhalten.

Leitsymptome der **bipolaren affektiven Störung:**
- Vorliegen einer manischen Episode oder einer gemischten Episode, mit mindestens einer vorhergegangenen affektiven Episode; oder
- Vorliegen einer depressiven Episode mit mindestens einer vergangenen manischen oder gemischten Episode; oder
- der gegenwärtige Zustand erfüllt nicht die Kriterien für eine affektive Störung. In der Anamnese findet sich aber wenigstens eine eindeutig belegte hypomane, manische oder gemischte affektive Episode und zusätzlich mindestens eine andere affektive Episode.

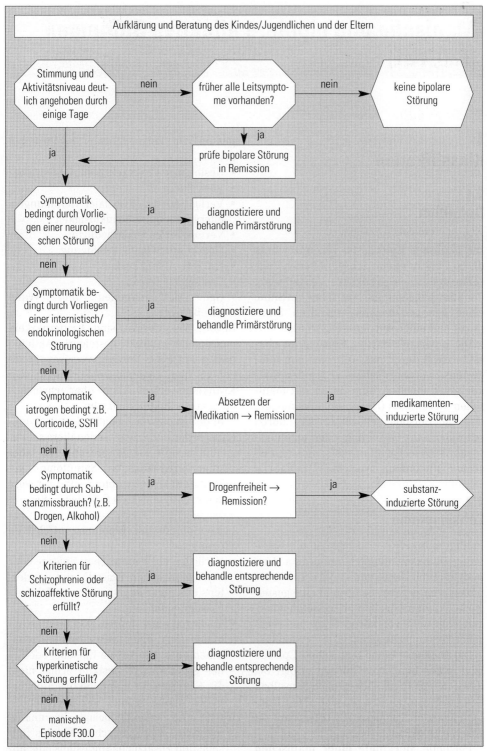

Abbildung 7: Diagnose und multimodale Therapie von Schulkindern und Jugendlichen mit manischem Syndrom

1.3 Schweregradeinteilung

Entfällt bzw. siehe Kapitel 1.4.

1.4 Untergruppen

Nach ICD-10 werden für die manische Episode folgende Subtypen nach Intensität und Dauer der Symptomatik sowie besonders dem Grad der sozialen Beeinträchtigung unterschieden:
- Hypomanie (F30.0): geringere Intensität der Symptome und Beeinträchtigung der Lebensführung
- Manie (F30.1): deutlich abnormes Ausmaß der Symptomatik und schwere Störung der Lebensführung
- Manie mit psychotischen Symptomen (F30.2): innerhalb der manischen Phase treten synthyme (F30.20) oder parathyme (F30.21) psychotische Symptome auf.

Bei der bipolaren Störung erfolgt die Einteilung nach Subtypen aufgrund des gegenwärtigen Zustandsbildes, in Episode oder remittiert, unter Beachtung bisher aufgetretener Episoden.

DSM-IV unterscheidet die Bipolar I Störung, definiert durch das Auftreten mindestens einer manischen oder gemischten Episode (d.h. bereits bei der ersten Episode!) und die Bipolar II Störung, in der mindestens eine depressive und eine hypomane Episode gefordert wird und manische und gemischte Episoden niemals aufgetreten sind. Darüber hinaus bezieht sich das DSM-IV auf weitere Verlaufsspezifizierungen:
- Mit oder ohne vollständiger Remission zwischen den Episoden
- Saisonale Muster
- Rapid cycling (4 Episoden in den letzten zwölf Monaten).

1.5 Ausschlussdiagnose

Siehe Abbildung 7 und Abbildung 8.

2 Störungsspezifische Diagnostik

2.1 Symptomatik

Die manische Episode bzw. die jeweilige Phase einer bipolaren Störung wird klinisch diagnostiziert.
- Exploration des Kindes/Jugendlichen auf Vorliegen der Leitsymptome. Dabei ist auf die Verhaltensbeobachtung des Kindes/Jugendlichen über einen ausreichenden Zeitraum zu achten, denn die Symptomatik kann in der Intensität schwanken
- Exploration der Angehörigen über Dauer und Intensität der Symptomatik, insbesondere auch, um das Ausmaß der sozialen Schädigung abzuschätzen, und wegen genetischer Belastungsfaktoren
- Neurologische und internistische Untersuchung auf Vorliegen einer organischen Erkrankung, besonders bei Erstmanifestation (s. Kap. 2.6).

2.2 Störungsspezifische Entwicklungsgeschichte

Eine störungsspezifische Entwicklungsgeschichte im engeren Sinne ist für die bipolare Störung nicht bekannt.

Psychosoziale Belastungen können, müssen aber nicht im Vorfeld der Episode vorhanden sein.

Ungünstige Umwelteinflüsse dürften eine unspezifische manifestationsfördernde Rolle für affektive Störungen haben und können die Prognose verschlechtern.

Verhaltensstörungen oder Probleme können von affektiven Episoden ausgelöst werden und das klinische Bild so beherrschen, dass sie zu vielfältigen Fehldiagnosen führen:
- Störung des Sozialverhaltens, asoziales Verhalten, Delinquenz
- Hyperkinetisches Syndrom
- Leistungsstörung in Schule oder Beruf
- Alkoholmissbrauch
- Drogen- und Medikamentenmissbrauch.

Gelegentlich findet sich ein sorglos promiskuitives Verhalten mit dem Risiko für Geschlechtskrankheiten und ungewollte Schwangerschaften.

Differentialdiagnostisch hilfreich ist die Exploration von Veränderungen, die nicht zur prämorbiden Persönlichkeit des Patienten passen.

2.3
Psychiatrische Komorbidität und Begleitstörungen

Das Vorliegen komorbider Störungen ist im Kindes- und Jugendalter häufig und kann Prognose und Behandlung negativ beeinflussen. Zu beobachten sind:
- Hyperkinetische Störungen
- Störungen des Sozialverhaltens
- Substanzmissbrauch
- Angststörungen.

2.4
Störungsrelevante Rahmenbedingungen

Familiäre Rahmenbedingungen
- Feststellung bestehender psychiatrischer Erkrankungen in der Familie (Häufung manischer und bipolarer Störungen, Suchterkrankungen)
- Spezifische familiäre Reaktionsmuster auf die Symptomatik (z.B. Bestrafung bei schulischen Problemen, Misshandlung bei Aggressivität)
- Krankheits- und Behandlungseinsicht der Familie (Krankheit wird oft als disziplinarisches Problem gesehen).

Soziale und weitere Rahmenbedingungen
- Feststellung bereits prämorbid vorhandener sozialer Probleme und der Integration in Schule, Beruf, Peer group
- Feststellung bereits prämorbid vorhandener Probleme durch umschriebene Entwicklungsstörungen und Intelligenzniveau (Achse II und III) beim Patienten durch Exploration der Eltern/des Kindes, ggf. testpsychologische Abklärung des Intelligenzniveaus nach Abklingen der akuten Symptomatik (z.B.: Intelligenzminderung beeinflusst Krankheitseinsicht und Compliance)
- Feststellung körperlicher Erkrankungen des Kindes/Jugendlichen (Achse IV) (z.B. sind Erkrankungen der Nieren oder der Leber bei der Auswahl des Interventionssettings, besonders der Pharmakotherapie, zu berücksichtigen).

2.5
Apparative, Labor- und Testdiagnostik

Bislang sind keine spezifischen Parameter für die Diagnose einer manischen Episode oder bipolaren Störung bekannt.
Hilfsbefunde dienen:
- dem Ausschluss einer organischen Ursache (Labordiagnostik: Drogenscreening im Harn, Nachweis toxischer Substanzen im Serum, Hormonstatus, Entzündungsparameter, Liquoruntersuchung. Bildgebende Verfahren: CCT, MRT, Sonographie. Elektroneurodiagnostik: EEG, ggf. VEP)
- der Einleitung einer spezifischen Therapie mit Psychopharmaka (s. Kap. 4.2)
- dem Therapiemonitoring (s. Kap. 4.2)

2.6
Weitergehende Diagnostik und Differentialdiagnostik

Abgrenzung folgender Krankheitsbilder von der bipolaren Störung durch Anamnese, Fremdanamnese, Exploration erblicher Belastungen, Exploration früherer Erkrankungsphasen und deren Behandlung, Laborbefunde, bildgebende Verfahren, ggf. Verlaufsbeobachtung:

Andere psychiatrische Krankheitsbilder
- Schizophrene, schizotype und wahnhafte Störungen; schizoaffektive Störungen, Mischzustände (schwierige Differentialdiagnose im akuten Stadium bei Auftreten produktiver Symptome)
- Hyperkinetische Störungen (schwierige Differentialdiagnose im Kindesalter und bei langer Phase)
- Rezidivierende depressive Störungen
- Anhaltende affektive Störungen (Zyklothymie, Dysthymie)
- Persönlichkeitsstörungen.

Durch Substanzmissbrauch induziertes manisches Syndrom
- Alkohol
- Amphetamine
- Cannabis
- Kokain
- Inhalantien.

Iatrogen induziertes manisches Syndrom
- Corticosteroide
- Antidepressiva (SSR'Is, TCA's)
- Andere antidepressive Behandlungsmethoden (Lichttherapie, EKT).

Erkrankungen des ZNS
- ZNS-Infektionen (inkl. HIV)
- Encephalitis disseminata
- Tumore (Orbitallappen!)
- Epilepsien (Temporallappen!).

Interne Erkrankungen
- Infektionskrankheiten (z.B. Tbc)
- Endokrinopathien (z.B. Hyperthyreose)
- Stoffwechselerkrankungen (z.B. Morbus Wilson, Porphyrien).

2.7
Entbehrliche Diagnostik

Psychologische Tests sind in der akuten Phase nicht aussagekräftig.

3
Multiaxiale Bewertung

3.1
Identifizierung der Leitsymptome

Die Symptome (s. Kap. 1.2) sind durchgehend in verschiedenen Situationen zu beobachten. Insbesondere in der Schule bzw. in Situationen, die Lernleistungen und/oder eine belastungsfähige Kontaktfähigkeit (Schul-, Freundesgruppe) erfordern, werden Konzentrationsprobleme, Distanzlosigkeit oder das sprunghafte Assoziieren deutlich. Sie sind besonders augenscheinlich bei manischer Symptomatik oder in einem oft heftigen Mischzustand (durch das gleichzeitige Vorhandensein gesteigerten Antriebs mit depressiven Inhalten) störend. Depressiver Rückzug und Leistungseinschränkungen erfordern eine genaue Einschätzung durch fremdanamnestische Angaben aus verschiedenen Informationsquellen (Eltern, Lehrer).

3.2
Identifizierung weiterer Symptome und Belastungen

Umschriebene Entwicklungsstörungen. Bereits prämorbid vorhandene umschriebene Störungen des Sprechens und der Sprache sowie umschriebene Störungen schulischer Fertigkeiten können durch die Symptomatik der jeweiligen Phase akzentuiert oder abgeschwächt erscheinen. Psychologische Tests im Intervall sind zur Feststellung des Ausgangsniveaus und zur

Einschätzung kompensatorischer Leistungen sinnvoll.

Intelligenzniveau. Das Intelligenzniveau beeinflusst die Symptomatik in der Ausgestaltung (z.B. triviale versus phantastische Inhalte), die Krankheitseinsicht und die Compliance.

Bei besonders niedrigem IQ ist die Abgrenzung von organischen Psychosyndromen oder unspezifisch erethischen Syndromen schwierig. Die IQ-Messung ist in der Phase nicht verwertbar und muss deshalb im Intervall erfolgen.

Körperliche Symptomatik. Hierbei sind drei Punkte speziell zu beachten:
- Körperliche Erkrankungen als Ursache der affektiven Symptomatik (s. Kap. 2.6)
- Beeinflussung komorbider körperlicher Erkrankungen direkt durch die vegetative Symptomatik der affektiven Phase (höheres Risiko vegetativer Entgleisungen, z.B. bei Hypertonie) oder indirekt durch Gefährdung des Therapieregimes wegen mangelnder Compliance (z.B. Diabetes mellitus)
- Körperliche Erkrankungen beeinflussen die Auswahl der Psychopharmaka (z.B. Leber- und Nierenerkrankungen, Anfallsleiden).

Entstehung körperlicher Erkrankungen in der affektiven Phase:
- Vorsätzliche Selbstbeschädigung (Automutilation, Intoxikation, suizidale Handlungen), Infektionen (z.B. Geschlechtskrankheiten).

Abhängigkeitssyndrome. Folgende Faktoren können im Vorfeld einer affektiven Erkrankungsphase vorhanden sein, ihren Verlauf beeinflussen oder die Rehabilitation erschweren (einschließlich aktueller abnormer psychosozialer Umstände):
- Abnorme intrafamiliäre Beziehungen (z.B. Bestrafung oder körperliche Misshandlung verstärkt wegen manischer Symptome)
- Genetische Belastung für affektive Störungen in der Familie
- Abnorme Erziehungsbedingungen (Überfürsorge, unzureichende Aufsicht)
- Akute belastende Lebensereignisse
- Gesellschaftliche und zwischenmenschliche Belastungen (z.B. politische Verfolgung, Probleme in Schule und Beruf).

Globalbeurteilung der psychosozialen Anpassung. Das Erreichen der prämorbiden psychosozialen Anpassung ist ein realistisches Ziel der Rehabilitation und Reintegration. Bei sozialen Schäden (z.B. Delikte wie Diebstahl, Einbruch), die in der Erkrankungsphase entstehen, bedarf der Jugendliche besonderer Unterstützung zur Minimierung der rechtlichen Folgen (evtl. Jugendanwaltschaft, gerichtlich beeideter Sachverständiger).

Eine prämorbide schwerwiegende Beeinträchtigung der psychosozialen Anpassung beeinflusst häufig die Intensität des Syndromes und erfordert über diese Störung hinaus entsprechende Maßnahmen.

3.3
Differentialdiagnosen und Hierarchie des diagnostischen und therapeutischen Vorgehens

Siehe Abbildung 7 und 8.

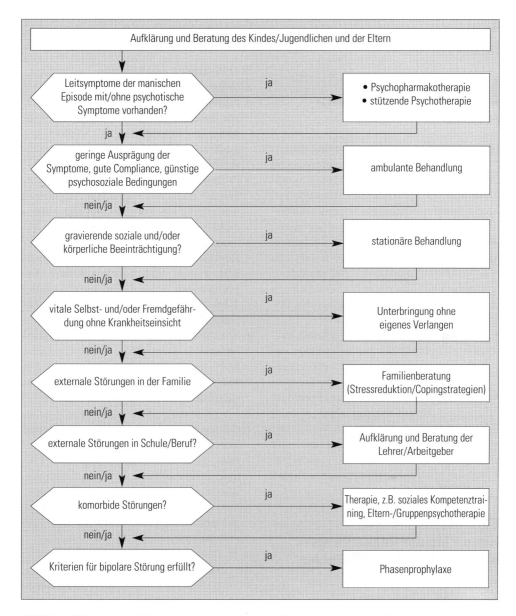

Abbildung 8: Therapie von Kindern und Jugendlichen bei Vorliegen einer manischen Episode

4 Interventionen

4.1 Auswahl des Interventionssettings

Die Auswahl des Interventionssettings richtet sich nach dem Grad der sozialen Beeinträchtigung, der Intensität der Symptomatik sowie dem sozialen Umfeld. Ziel ist die Gewährleistung einer effektiven Behandlung und Verhinderung einer sozialen und/oder körperlichen Schädigung. Mangelnde Krankheitseinsicht und daraus resultierende Probleme mit der Compliance machen häufig eine stationäre Aufnahme erforderlich, bevor ein ambulantes Setting geplant werden kann.

- Stationäre Behandlung der akuten manischen Episode bei gravierender sozialer Beeinträchtigung und/oder körperlicher Beeinträchtigung
- Bei vitaler Selbst- und/oder Fremdgefährdung Unterbringung ohne eigenes Verlangen
- Ambulante Behandlung bei geringer Ausprägung der Symptome, guter Compliance und günstigen psychosozialen Bedingungen.

4.2 Hierarchie der Behandlungsentscheidungen und Beratung

Pharmakotherapie. Patient und Angehörige sind über Wirkung und unerwünschte Wirkungen der Medikation zu informieren, ein schriftliches Einverständnis (Informed consent) der Eltern ist einzuholen. Ziel der medikamentösen Behandlung sind die Regulation von Stimmung, Antrieb und Schlaf-Wach-Rhythmus sowie das Abklingen evtl. begleitender psychotischer Symptome. Die Auswahl der Medikation richtet sich nach der vorliegenden Erkrankungsphase, eventuellen Komplikationen wie Rapid cycling, der Wirksamkeit (Vorgeschichte früherer Erkrankungsphasen) und dem Nebenwirkungsspektrum.

Stabilisatoren des Affektes
Lithium
- Lithium ist das Mittel der ersten Wahl zur Behandlung akuter manischer Symptome (II Jugendliche; IV Kinder) wie auch zur Phasenprophylaxe bei bipolarer affektiver Störung. (IV Jugendliche; IV Kinder). Die therapeutische Wirksamkeit ist nach 8–14 Tagen zu erwarten, was häufig die Kombination mit Neuroleptika oder Benzodiazepinen zu Behandlungsbeginn erfordert
- Kontraindikationen: Überempfindlichkeit, renale und kardiovaskuläre Erkrankungen, Schwangerschaft im ersten Trimenon, relative Kontraindikation bei Schilddrüsenerkrankungen
- Voruntersuchungen: Blutbild, Differentialblutbild, Elektrolyte, Serumkreatinin, BUN, Schilddrüsenparameter (T3, T4, TSH), EKG, Urinstatus, ggf. Kreatininclearance. Schwangerschaftstest
- Unerwünschte Wirkungen: Gewichtszunahme, Polyurie, Polydipsie, Sedierung, Verminderung der motorischen Aktivität, gastrointestinale Symptome, Tremor, Leukozytose, Nierenfunktionsstörungen, Schilddrüsenfunktionsstörungen, Arrhythmien, Veränderungen des Kalziumstoffwechsels, EEG-Veränderungen.

Intoxikationsgefahr besteht bei Entgleisungen des Elektrolyt- und Flüssigkeitshaushaltes wegen der geringen therapeutischen Breite.

Akuttherapie
- Die Dosierung richtet sich nach dem Serumlithiumspiegel; 1,0–1,5 mval/l sind anzustreben
- Monitoring: Serumlithiumspiegelkontrollen 2x wöchentlich sind empfehlenswert. Bestimmung 12 Stunden nach der letzten Medikamenteneinnahme

- Kinder haben eine höhere glomeruläre Filtrationsrate als Erwachsene, was ggf. eine höhere Dosierung zum Erzielen eines wirksamen Spiegels erfordert. Steady state nach ca. 1 Woche.

Phasenprophylaxe
- Kriterien für die Prophylaxe mit Lithium bei Kindern und Jugendlichen existieren noch nicht und bleiben der klinischen Beurteilung überlassen. Eine Phasenprophylaxe ist dann einzusetzen, wenn die Rezidivwahrscheinlichkeit hoch ist und eine hohe Gefährdung der sozialen Entwicklung besteht. Auf Complianceprobleme ist speziell zu achten. Besonders bei erblicher Belastung wird der Beginn der Prophylaxe bei Auftreten der 2. Episode empfohlen. Die Prophylaxe sollte zumindest 18 Monate durchgeführt werden. Zu beachten ist, dass nach Absetzen der Wirkungseffekt bei neuerlicher Therapie reduziert sein kann
- Die Dosierung richtet sich nach dem Serumlithiumspiegel, der zwischen 0,6 und 1,2 mval/l liegen soll
- Monitoring: Serumlithiumspiegel ca. 1 × monatlich: TSH, Nierenfunktion, Harnbefund und EKG (insbesondere QTc) alle 3–6 Monate.

Unerwünschte Wirkungen bei Langzeittherapie
- Bis dato ist wenig über den Langzeiteffekt von Lithium auf die Entwicklung und das Wachstum von Kindern bekannt
- Schilddrüsenfunktionsstörungen (euthyreote Struma, Hypothyreoidismus)
- Evtl. Veränderung der Knochendichte und Knochenstruktur.

Carbamazepin
Bei Unverträglichkeit oder fehlendem Ansprechen auf Lithium kann Carbamazepin als Alternative zu oder in Kombination mit den Standardtherapien zur Behandlung der akuten Manie (III Jugendliche; V Kinder) wie auch zur Phasenprophylaxe erwogen werden. (IV Jugendliche; IV Kinder). Anwendung auch bei Kindern mit EEG-Abnormitäten.
- Kontraindikationen: Leberfunktionsstörungen, Leukopenie, Thrombozytopenie, Reizleitungsstörungen
- Voruntersuchungen: klinisch-neurologischer Befund, Blutbild, Differentialblutbild, Leberwerte, EEG
- Unerwünschte Wirkungen: Übelkeit, Erbrechen, Sedierung, Leukopenie; seltenst Agranulozytose, aplastische Anämie
- Die Dosierung richtet sich nach dem Serumcarbamazepinspiegel, der zwischen 4 und 12 µg/ml liegen soll. (Dieser Richtwert wurde für die Behandlung von Anfallsleiden definiert, Richtlinien für die Behandlung der akuten Manie liegen noch nicht vor.)
- Monitoring: Serumblutspiegel, Blutbild, Leberwerte im ersten Behandlungsmonat wöchentlich, in den nächsten 5 Monaten 1x monatlich, dann 4x jährlich.

Valproat
Bei Unverträglichkeit oder fehlendem Ansprechen auf Lithium kann Valproat als Alternative zu oder in Kombination mit den Standardtherapien zur Behandlung der akuten Manie, von Mischbildern oder bei rascher Episodenabfolge (rapid cycler) (III Jugendliche; V Kinder) wie auch zur Phasenprophylaxe erwogen werden (V Jugendliche; V Kinder). Anwendung auch bei Kindern mit EEG-Abnormitäten.
- Kontraindikationen: Überempfindlichkeit gegen die Wirksubstanz, Leber- und Pankreasfunktionsstörungen, hämorrhagische Diathese
- Voruntersuchungen: Blutbild, Differentialblutbild, Leberwerte, Gerinnung
- Unerwünschte Wirkungen: Sedierung, Übelkeit, Erbrechen; Panzytopenien, Blutgerinnungsstörungen; seltenst akutes Leberversagen (größte Gefahr bei Kindern unter 2 Jahren)
- Die Dosierung richtet sich nach dem Valproatspiegel im Serum, der zwischen 50 und 100 µg/ml liegen soll. (Dieser Richt-

wert wurde für die Behandlung von Anfallsleiden definiert, Richtlinien für die Behandlung der akuten Manie liegen noch nicht vor, im Falle guter Verträglichkeit sind auch höhere Spiegel zu tolerieren).
- Neue Antiepileptika (Trileptal, Lamotrigin, Topiramat) stellen möglicherweise, da noch ungesicherte Datenlage, eine Alternative in der Behandlung manischer Syndrome und als Phasenprophylaxe im Jugendalter dar.

Benzodiazepine
Stehen zur Behandlung von Agitation und Schlaflosigkeit für das Management der akuten Manie zur Verfügung (z.B. Lorazepam, Clonazepam). Sie werden in Kombination mit Stimmungsstabilisatoren zur Behandlung der akuten Manie eingesetzt (IV Jugendliche; V Kinder).

Neuroleptika
Dem Vorteil einer raschen Sedierung stehen häufig unerwünschte Wirkungen gegenüber, so dass vor ihrem Einsatz die oben angeführten Kombinationen zu überlegen wären!
- Gabe hochpotenter Neuroleptika bei Manie mit psychotischen Symptomen (IV Jugendliche; V Kinder)
- Gabe niedrigpotenter, sedierender Neuroleptika bei Antriebssteigerung (IV Jugendliche; V Kinder), ggf. deren Kombination (V Jugendliche; V Kinder)
- Das Nebenwirkungsspektrum erfordert engmaschige Labor- und Therapieverlaufskontrollen!
- Kontraindikationen: Überempfindlichkeit, akute Intoxikationen, komatöse Zustände, relative Kontraindikation bei Agranulozytose und epileptischen Anfällen
- Voruntersuchungen: Blutbild, Differentialblutbild; BUN, Kreatinin, GOT, GPT, Elektrolyte, CPK; Urinstatus; Temperatur; EKG; EEG.

Unerwünschte Wirkungen:
- Extrapyramidale Syndrome (akute dystone Reaktionen, Parkinsonoid, Akathisie)
- Anticholinerge Wirkungen (Mundtrockenheit, Akkomodationsstörungen, Obstipation, Blasenfunktionsstörungen)
- Vegetative Symptome (Schwitzen, Hypersalivation)
- Blutbildveränderungen (Leukozytopenie, Agranulozytose)
- Kardiovaskuläre Störungen (Blutdruckveränderungen, EKG-Veränderungen)
- Malignes neuroleptisches Syndrom (erhöhtes Risiko bei Kombinationstherapie mit Lithium)
- Spätsymptome (tardive Dyskinesien).
- Atypische Neuroleptika (Risperidon, Olanzapin, Clozapin) stellen eine mögliche, in dieser Indikation aber wenig untersuchte, Alternative dar.

Aufklärung und Beratung des Patienten/der Angehörigen. Information über Art und Verlauf der Erkrankung. Dabei ist einerseits die prinzipielle Reversibilität der Symptomatik zu beachten, andererseits die Rezidivneigung der Episoden.

Ziel einer umfassenden Information, auch über die Therapiemöglichkeiten, ist eine gute Kooperation.

Rehabilitative Maßnahmen. Ziele sind die Senkung des Aktivitätsniveaus in der Manie, die Wiederherstellung einer Tagesstruktur und der Konzentrationsleistung, Reduktion von unerwünschten Wirkungen der medikamentösen Therapie, das Wiedererlangen sozialer Kompetenz mittels eines klaren therapeutischen Programms. Ein unkritisches Überangebot kann die Symptomatik eher anfachen. Prinzipiell kommen zur Anwendung:
- Physiotherapie
- Ergotherapie
- Stützende Psychotherapie
- Gruppentherapie.

Reintegrative Maßnahmen
- Familienberatung (fokussierend auf: Stressreduktion, Copingstrategien, Kommunikation und Interaktion)
- Kontaktaufnahme mit Lehrern/Arbeitgebern (mit Einverständnis der Erziehungsberechtigten) zur Wiedereingliederung in Schule und Beruf, z.B. Besprechen von Maßnahmen wie stundenweiser Schulbesuch oder Schulbesuch als außerordentlicher Hörer. Information über das Krankheitsbild mit dem Ziel der Früherkennung einer neuen Episode
- Therapie komorbider Störungen und Komplikationen.

4.3
Besonderheiten bei ambulanter Behandlung

- Akute Phase: Die ärztliche Erreichbarkeit, z.B. bei Auftreten von unerwünschten Medikamenten-Wirkungen, wie auch die Möglichkeit einer stationären Aufnahme (z.B. bei gravierender sozialer Beeinträchtigung, Selbst- und/oder Fremdgefährdung) muss gegeben sein
- Bipolare Störung, Intervall: Regelmäßige ambulante Termine zur Kontrolle von psychopathologischem Befund, Medikation und unerwünschten Wirkungen, sozialen Bedingungen
- Psychotherapeutische Maßnahmen können den Umgang mit der Erkrankung günstig beeinflussen (V Jugendliche; V Kinder)
- Bei problematischen sozialen Verhältnissen und Interaktionsschwierigkeiten in der Familie muss eventuell die Fremdunterbringung in eine betreute Einrichtung (z.B. therapeutische Wohngemeinschaft) erwogen werden.

4.4
Besonderheiten bei teilstationärer Behandlung

Ein teilstationäres Setting kann, z.B. zur Durchführung reintegrativer Maßnahmen, als Übergangslösung nach stationärem Aufenthalt oder beim Bestehen eines „subklinischen Syndromes" nützlich sein.

4.5
Besonderheiten bei stationärer Behandlung

Die Einführung einer stufenweisen realistischen Belastung nach der Akutbehandlung (z.B. mit allmählich einsetzendem Schulbesuch) ist vor der Entlassung anzustreben.

4.6
Jugendhilfe- und Rehabilitationsmaßnahmen

- Phasenprophylaxe
- Regelmäßige ambulante Kontrollen auch im Intervall zwecks Früherkennung einer neuerlichen Episode, Sicherstellung der effizienten Durchführung der Phasenprophylaxe, Durchführung rehabilitativer und reintegrativer Maßnahmen sowie der Therapie komorbider Störungen.

Jugendhilfemaßnahmen dienen dem Wiedererlangen und Erhalten sozialer Kompetenz sowie der Minimierung von Folgeschäden der Erkrankung. Prinzipiell kommen zur Anwendung:
- Therapeutische Wohngemeinschaften
- Arbeits- und Ausbildungsfördermaßnahmen
- Serviceeinrichtungen der Jugendämter
- Jugendgericht.

4.7
Entbehrliche Therapiemaßnahmen

- ECT (Elektrokrampftherapie). In einer Studie mit 16 an einer bipolaren Störung erkrankten Jugendlichen konnte die stationäre Verweildauer im Vergleich zu 6 pharmakologisch behandelten deutlich verkürzt werden. Eine Anzahl von Fall-

geschichten mit Anwendung im Jugendalter liegt vor. Systematische Forschungsergebnisse zu Sicherheit und Effizienz liegen nicht vor, so dass eine unkritische Anwendung der Therapiemethode vor Ausschöpfung aller anderen Therapiemethoden abzulehnen ist (IV Jugendliche)
- Alleinige Psychotherapie ist nicht wirksam.

5
Literatur

WELTGESUNDHEITSORGANISATION: Internationale Klassifikation psychischer Störungen ICD-10 Kapitel V (F) Klinisch-diagnostische Leitlinien (dtsch. H. Dilling, W. Mombour, M.H. Schmidt) Bern: Huber, 1993

DIAGNOSTISCHES UND STATISTISCHES MANUAL PSYCHISCHER STÖRUNGEN: DSM-IV (übersetzt nach der vierten Auflage des Diagnostic and Statistical Manual of Mental Disorders der American Psychiatric Association) (dtsch. H. Saß, HU. Wittchen, M. Zaudig) Göttingen: Hogrefe, 1996

REMSCHMIDT H: Psychiatrie der Adoleszenz. Georg Thieme Verlag Stuttgart-New York 1992

STEINHAUSEN HC: Psychische Störungen bei Kindern und Jugendlichen. München, Wien, Baltimore: Urban & Schwarzenberg 1993

Journal of the American Academy of Child and Adolescent Psychiatry 34 (1995) 705 - 763. Special Section: Bipolar Affective Disorder (mit Beiträgen von: NOTTELMANN ED, JENSEN PS; WELLER EB, WELLER RA, FRISTAD MA; KOVACS M, POLLOCK M, KAFENTARIS V, BOTTERON KN, VANNIER MW, GELLER B, TODD RD, LEE BCP; CARLSON GA, AKISKAL HS)

MCCLELLAN J, WERRY J: Practice Parameters for the Assessment and Treatment of Children and Adolescents With Bipolar Disorder. Journal of the American Academy of Child and Adolescent Psychiatry 36 (1997) 138–157

Bearbeiter dieser Leitlinie:
Karl Steinberger, Christa Wagner-Ennsgraber, Max H. Friedrich

Depressive Episoden und rezidivierende depressive Störungen (F32, F33)

1 Klassifikation

1.1 Definition

Depressive Episode (F32.0–32.3). Es handelt sich um eine mindestens 2 Wochen andauernde Störung mit gedrückter Stimmung, Verlust von Freude und Interesse und erhöhter Ermüdbarkeit. Die Symptomatik ist vielfältig, z.T. altersabhängig und wenig situationsgebunden. Somatische und/oder psychotische Symptome können zusätzlich vorhanden sein.

Rezidivierende depressive Störungen (F33.0–F33.3). Es handelt sich um wiederholte depressive Episoden. Die einzelnen Episoden dauern zwischen 3 und 12 Monaten, sie werden häufig durch belastende Lebensereignisse ausgelöst.

Für Kinder und Jugendliche gibt es noch keine einheitlichen Kriterien bzgl. der Definition, der Symptome und des Verlaufs depressiver Störungen.

1.2 Leitsymptome

Nach der ICD-10 wird für die Symptomatik eine Dauer von mindestens 2 Wochen gefordert. Kürzere Zeiträume können berücksichtigt werden, wenn die Symptome ungewöhnlich schwer oder schnell auftreten.

Die Leitsymptome drücken sich in emotionalen und vegetativ-körperlichen Störungen aus, wobei die ersten drei für die Diagnosestellung immer vorhanden sein müssen:

- Gedrückte Stimmung ohne deutliche Abhängigkeit von bestimmten Lebensumständen
- Verlust von Interesse oder Freude
- Erhöhte Ermüdbarkeit
- Verlust von Selbstvertrauen oder Selbstwertgefühl
- Unbegründete Selbstvorwürfe
- Wiederkehrende Gedanken an den Tod oder an Suizid oder suizidales Verhalten
- Änderung der psychomotorischen Aktivität (Agitiertheit oder Hemmung), verminderter Antrieb
- Kopfschmerzen, gastrointestinale Beschwerden
- Schlafstörungen (typisch sind Ein- und Durchschlafstörungen sowie Früherwachen)
- Störungen des Appetits
- Vermindertes Denk- oder Konzentrationsvermögen.

Zu beachten sind entwicklungs- und altersabhängige Symptome bzw. die Veränderungen, die sich sich im Vergleich zur an Erwachsenen erhobenen Leitsymptomatik ergeben (s. Tab. 2).

1.3 Schweregradeinteilung

Für das Kindesalter gibt es noch keine einheitliche Schweregradeinteilung, sie erfolgt v.a. nach dem klinischen Bild der Beeinträchtigung. Die aus dem Erwachsenenalter bekannte Schweregradeinteilung ist vor allem nach der Pubertät auch im Jugendalter weitgehend gültig. Hingegen ist aufgrund des heterogenen Erscheinungsbildes (s. Tab. 2) eine einheitliche Schweregradeinteilung im Kindesalter nicht

Tabelle 2:
Veränderung der Symptome im Entwicklungsverlauf

Im Kleinkindalter (1–3 Jahre)	– wirkt traurig – ausdrucksarmes Gesicht – erhöhte Irritabilität – gestörtes Essverhalten – Schlafstörungen – selbststimulierendes Verhalten: Jactatio capitis, exzessives Daumenlutschen – genitale Manipulationen – auffälliges Spielverhalten: reduzierte Kreativität und Ausdauer – Spielunlust – mangelnde Phantasie
Im Vorschulalter (3–6 Jahre)	– trauriger Gesichtsausdruck – verminderte Gestik und Mimik – leicht irritierbar und äußerst stimmungslabil – mangelnde Fähigkeit, sich zu freuen – introvertiertes Verhalten, aber auch aggressives Verhalten – vermindertes Interesse an motorischen Aktivitäten – Essstörungen bis zu Gewichtsverlust/-zunahme – Schlafstörungen: Alpträume, Ein- und Durchschlafstörungen
Bei Schulkindern	– verbale Berichte über Traurigkeit – suizidale Gedanken – Befürchtungen, dass Eltern nicht genügend Beachtung schenken – Schulleistungsstörungen
Im Pubertäts- und Jugendalter	– vermindertes Selbstvertrauen – Apathie, Angst, Konzentrationsmangel – Leistungsstörungen – zirkadiane Schwankungen des Befindens – psychosomatische Störungen – Kriterien der depressiven Episode

möglich, gilt es doch hierbei im Einzelfall die Ausprägungen der Symptomatik abzuwägen.

Im Jugendalter gelingt meist eine Annäherung an die ICD-10-Einteilung der Erwachsenen:

Die depressiven Episoden (F32.0–F32.3) und ebenso die rezidivierenden depressiven Störungen (F33.0–F33.3) werden jeweils in leicht (F32.0 bzw. F33.0), mittelgradig (F32.1 bzw. F33.1) und schwer (F32.2 oder F32.3 bzw. F33.2 oder F33.3) unterteilt.

Bei der leichtgradigen Störung kann der Betreffende unter Schwierigkeiten seine normalen schulischen und sozialen Aktivitäten fortsetzen, eine mittelgradige Störung führt zu erheblichen Schwierigkeiten bei sozialen, häuslichen und schulischen Aufgaben. Eine schwere episodische oder rezidivierende depressive Störung führt zu einer sehr begrenzten Fortführung oder zu dem völligen Erliegen der allgemeinen Aktivitäten.

1.4 Untergruppen

Die leichte und mittelgradige depressive Episode und die rezidivierende depressive Störung können jeweils mit somatischen Symptomen (F32.01 bzw. F33.01) oder ohne somatische Symptome (F32.00 bzw. F33.00) diagnostiziert werden.

Bei der schweren depressiven Episode und der schweren rezidivierenden depressiven Störung wird zwischen dem Vorhandensein von psychotischen Symptomen (F32.3 bzw. F33.3) oder dem Fehlen von psychotischen Symptomen (F32.2 bzw. F33.2) unterschieden.

Die schwereren Formen der rezidivierenden depressiven Störung (F33.2 und F33.3) haben viel mit den Konzepten der endogenen Depression und der manisch-depressiven Psychose vom depressiven Typ gemeinsam. In der Anamnese des Patienten dürfen sich dabei jedoch keine Episoden finden, welche die Kriterien einer Manie (F30.1 und F30.2) erfüllen.

Bei der rezidivierenden depressiven Störung kann zusätzlich die Diagnose „gegenwärtig remittiert" (F33.4) gestellt werden. In der Vorgeschichte soll es dann wenigstens zwei depressive Episoden gegeben haben.

1.5 Ausschlussdiagnose

- Bipolare affektive Störungen (F31)
- Emotionale Störung mit Geschwisterrivalität (F93.3)
- Emotionale Störung mit Trennungsangst des Kindesalters (F93.0)

2 Störungsspezifische Diagnostik

2.1 Symptomatik

Es ist zu beachten, dass Kinder mit depressiven Störungen häufig eine ausgeprägte Verleugnungstendenz aufweisen und große Schamgefühle haben können. Auch gesunden Kindern kann es schwerfallen, sich über ihre Befindlichkeit zu äußern.

Die Beobachtung von Spielverhalten (Spielunlust, schnelle Entmutigung, dysphorisches Abwehrverhalten), Essverhalten (Mäkeligkeit, verminderter oder gesteigerter Appetit) und Schlafverhalten (Ein- und Durchschlafstörungen, Früherwachen, Alpträume) ist bei jüngeren Kindern besonders wichtig. Bei älteren Kindern ist zusätzlich die Beobachtung des Leistungsverhaltens angezeigt (s.a. Tab. 2). Um hierbei eine sichere klinische Einschätzung vornehmen zu können, ist die Einbeziehung und ausführliche Befragung von Eltern, Lehrern, Kindergärtnerinnen oder sonstigem Betreuungspersonal unbedingt notwendig.

2.2 Störungsspezifische Entwicklungsgeschichte

Im Kindesalter ist es bislang noch unklar, ob die Konzepte der Major depression der Erwachsenen gültig sind. Häufig sind im Kindesalter rasche Wechsel von depressiven und (sub)manischen Zuständen. Ob dies dem Konzept der sog. Rapid cycles bei Jugendlichen entspricht, ist nicht gesichert. Ist im Hinblick auf die Symptomatik im Jugendalter eine weitgehende Annäherung der an Erwachsenen entwickelten Kriterien der Major depression zu beobachten, bleibt festzustellen, dass bei Kindern ein untypisches Erscheinungsbild eher die Regel als die Ausnahme darstellt.

Zu beachten ist auch, dass in der Pubertät depressive Symptome als Durchgangsstadium der normalen Entwicklung ohne Krankheitswert zu beobachten sind (s.a. Tab. 2).

2.3 Psychiatrische Komorbidität und Begleitstörungen

In Abhängigkeit vom Entwicklungsstand können folgende psychiatrische Störungen auftreten:
- Angststörungen
- Aufmerksamkeits- und Konzentrationsstörungen (häufiger bei Jungen)
- Störungen im Sozialverhalten mit introvertiertem oder auch agitiertem Verhalten (häufiger bei Jungen)
- Teilleistungsschwächen (häufiger bei Jungen)
- Essstörungen (häufiger bei Mädchen)
- Persönlichkeitsentwicklungsstörungen
- Drogen- und Alkoholabusus (v.a. bei Jugendlichen)
- Zwangsstörungen.

2.4 Störungsrelevante Rahmenbedingungen

Anamnestische Angaben der Eltern für familiäre Belastungen. Im Mittelpunkt stehen mögliche Belastungen der Herkunftsfamilie im Sinne einer möglichen Disposition sowie psychosoziale Belastungen und familiäre Ressourcen.
- Familiäre Belastung mit depressiven Störungen
- Familiäre Belastung mit anderen psychischen Störungen: Substanzmissbrauch, Angststörungen, Psychosen, Persönlichkeitsstörungen
- Mögliche psychosoziale Belastungen: Migration, chronische Krankheiten, Arbeitslosigkeit, Armut
- Interaktions- und Beziehungsstörungen in der Familie: Frühkindliche oder längerandauernde emotionale Deprivation, inkonsistente oder abwertende Erziehung, Schuldzuweisungen, häufig wechselnde Bezugspersonen, Trennungstraumata, seelische, körperliche und sexuelle Misshandlung
- Störungskonzepte und Therapieerwartungen der Eltern/Bezugspersonen.

Fremdanamnestische Angaben der Schule/des Kindergartens
- Plötzliche oder phasenhafte Veränderungen im Verhalten des Kindes: Leistungsabfall, Rückzug aus Gruppenaktivitäten, agitiertes Verhalten
- Belastende Ereignisse in der Schule/im Kindergarten: Überforderung, Unterforderung, seelische, körperliche oder sexuelle Misshandlung, Klassengröße, Schulwechsel, Teilleistungsschwächen
- Integration in der Gruppe der Gleichaltrigen innerhalb und außerhalb der Schule
- Unterstützende Möglichkeiten durch die Schule/Kindergarten: Leistungsanforderungen überprüfen, Verbesserung der sozialen Integration
- Störungskonzepte und Therapieerwartungen von der Schule/des Kindergartens.

Körperliche Untersuchung des Patienten
- Körperlich-neurologische Routineuntersuchung unter besonderer Berücksichtigung somatischer Symptome einer depressiven Erkrankung und des Ausschlusses möglicher organischer Ursachen für die depressiven Symptome (Kopfschmerzen, gastrointestinale Beschwerden, Schlafstörungen, Gewichtsveränderungen, vegetative Symptomatik, ggf. ist auch an endokrinologische oder onkologische Erkrankungen zu denken. Ausschluss von Seh- oder Hörminderungen.) Komorbide Störungen (chronische Erkrankungen, Stoffwechselstörungen) oder mögliche Nebenwirkungen von Antikonvulsiva, Stimulantien oder Neuroleptika sind zu beachten

- Das Vorliegen schwerer Infektionserkrankungen (postinfektiöse Depression) oder akuter hirnorganischer Störungen im Vorfeld der depressiven Störung kann ggf. in Zusammenarbeit mit dem zuständigen Kinder- oder Hausarzt abgeklärt werden
- Durchführung von spezifischen körperlichen und neurologischen Untersuchungen, falls die o.g. Untersuchungen Verdachtsmomente oder Befunde erbracht haben.

2.5 Apparative, Labor- und Testdiagnostik

Labordiagnostik. Sie ist nur zum Ausschluss einer organischen Ursache für die depressive Symptomatik indiziert, ansonsten ist keine spezifische Labordiagnostik erforderlich.

Testdiagnostik
- Eine orientierende Intelligenzdiagnostik ist aufgrund möglicher Über- wie Unterforderung zu empfehlen
- Bei ausreichenden Hinweisen auf spezifische Schulschwächen ist eine ausführliche Leistungsdiagnostik notwendig; bei Verdacht auf Teilleistungsschwächen weiterführende Diagnostik
- Persönlichkeitsdiagnostik mit Hilfe projektiver Verfahren sowie Depressionsfragebögen zur Eingangsdiagnostik und Verlaufskontrolle: Thematischer Gestaltungs-Test – Salzburg (TGT), Schwarzfuß-Test, Depressions-Inventar für Kinder und Jugendliche (DIKJ), Depressions-Test für Kinder (DTK), Attributionsstil-Fragebogen (ASF).

2.6 Weitergehende Diagnostik und Differentialdiagnostik

Der differentialdiagnostische Prozess der einzelnen Untergruppen depressiver Episoden ist in Abbildung 9 zusammengefasst.

Bei den weiteren differentialdiagnostischen Überlegungen müssen folgende Aspekte besonders beachtet werden:
- Depressive Symptome im Rahmen einer schizophrenen oder schizoaffektiven Psychose (Erhebung eines genauen und ausführlichen psychopathologischen Befundes, z.B.: Liegen Denkstörungen vor?)
- Anpassungsstörungen (Liegen anamnestische Hinweise auf akute oder länger zurückliegende Belastungen vor?)
- Emotional instabile und ängstlich vermeidende Persönlichkeitsstörung (Gibt es Hinweise auf vermeidendes Verhalten, welches in Hinblick auf Dauer und Intensität außergewöhnlich ist?)
- Angststörungen (Vermeidungsverhalten und mögliche physiologische Korrelate, z.B. Panikattacken)
- Depressive Episode mit Störungen im Sozialverhalten (Liegen zusätzlich aggressive, trotzige, verweigernde und oppositionelle Verhaltensweisen vor?)
- Teilleistungsstörungen (Dyskalkulie, Dyslexie: ausführliche neuropsychologische Diagnostik)
- Aufmerksamkeits- und Konzentrationsstörungen (standardisierte Eltern- und Lehrereinschätzungen und neuropsychologische Diagnostik)
- Schlafstörungen: sie sind häufig Symptom; bei genauerer Anamnese ist zu erfragen, inwieweit die Schlafstörung im Vorfeld der Symptomatik aufgetreten ist (insbesondere Umwelteinflüsse)
- Chronisches Erschöpfungssyndrom: Anamnestische Hinweise auf anhaltende Erschöpfung, z.B. Überforderung in der Schule oder am Arbeitsplatz; liegen außergewöhnliche Stressoren (Eu- und Disstress) vor?
- Organische Befunde: schwere Infektionskrankheiten, hirnorganische Erkrankungen (Ist die depressive Symptomatik erst nach oder während einer entsprechenden Erkrankung aufgetreten? Hierfür sind die Vorbefunde unbedingt anzufordern)

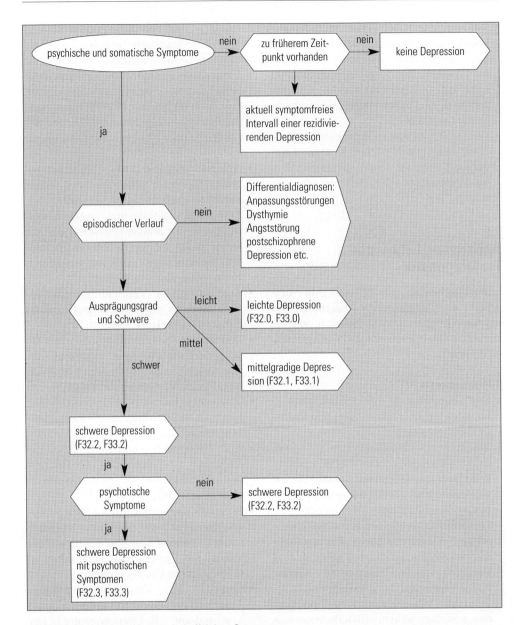

Abbildung 9: Entscheidungsbaum bei affektiven Störungen

- Endokrine Störungen (z.B. Hypothyreose)
- Nebenwirkungen von Antikonvulsiva, Psychostimulantien, Neuroleptika oder auch Zytostatika (Sind die Beschwerden bei Änderung der Medikation nicht mehr vorhanden bzw. treten die Beschwerden erst seit Bestehen der Medikation auf ?).

2.7 Entbehrliche Diagnostik

Eine spezifische Labordiagnostik bei depressiven Störungen im Kindes- und Jugendalter liegt derzeit nicht vor. Der Dexamethason-Hemmtest ist wissenschaftlichen Fragestellungen vorbehalten.

3 Multiaxiale Bewertung

3.1 Identifizierung der Leitsymptome

Hierzu ist eine Zusammenfassung der spezifischen Anamnese und des aktuellen Befundes (Leitsymptome, somatische Symptome, psychotische Symptome) unter besonderer Berücksichtigung des zeitlichen Verlaufes (episodisch/rezidivierend) erforderlich.

3.2 Identifizierung weiterer Symptome und Belastungen

Bewertung der Achsen II bis VI:
- Die Diagnostik umschriebener Entwicklungsstörungen (Achse II) ist hilfreich, um ggf. vorher nicht bekannte Defizite im schulischen Sektor zu erfassen, die zu depressiven Symptomen mit beigetragen haben (Reduktion des Selbstwerts, schulische Isolation)
- Eine differenzierte Intelligenzdiagnostik (Achse III) ist bei schwer depressiven Patienten problematisch, da die depressive Denkhemmung auch als scheinbare Intelligenzminderung erscheinen kann. Auf der anderen Seite kann chronische schulische oder andere intellektuelle Leistungsüberforderung bei minder intelligenten Kindern zu depressiver Symptomatik führen
- Somatisch kranke Kinder (Diagnose auf Achse IV), insbesondere solche mit potentiell lebensgefährdenden Störungen oder mit chronischen Behinderungen, können depressive Symptome teils mit körperfixierten, teils mit therapiebezogenen Ängsten entwickeln
- Abnorme psychosoziale, d.h. auch familiäre Bedingungen (Achse V) beinhalten sowohl mitauslösende als auch eine manifeste Depression erhaltende Faktoren. Schwere frühkindliche Trennungstraumata, depressive Störungen bei den Verwandten, posttraumatische Störungen nach Missbrauchserlebnissen, soziale Notlagen und soziale Isolation – um nur einige Faktoren zu nennen – sind bei depressiven Kindern und Jugendlichen gehäuft zu erfassen
- Die Globalbeurteilung der psychosozialen Anpassung (Achse VI) dokumentiert analog zum klinischen Schweregrad (vgl. Kap. 1.3) das im Einzelfall gravierende Ausmaß der Belastung des Patienten durch Antriebshemmung, gedankliche Verlangsamung und Erschöpfbarkeit.

3.3 Differentialdiagnose und Hierarchie des Vorgehens

Die Entscheidung über das weitere Vorgehen erfolgt nach der Diagnosestellung, Beurteilung des Beeinträchtigungsgrades und des Leidensdruckes des Patienten sowie nach Überlegungen, welche familiären Ressourcen eine Behandlung im Rahmen des familiären Kontextes erlauben. Unter Einbeziehung des Schweregrades, der Komorbidität und der Kooperation ist ein stufenweiser Interventionsplan zu entwickeln. Differentialdiagnosen: siehe Abbildung 8.

4 Interventionen

4.1 Auswahl des Interventions-Settings

Die Behandlung kann zumeist ambulant durchgeführt werden. Eine stationäre oder teilstationäre Therapie kann unter folgenden Bedingungen indiziert sein:
- Bei besonders schwer ausgeprägtem depressiven Syndrom, ausgeprägter psychotischer Symptomatik, akuter Suizidalität
- Bei besonders schwer ausgeprägten komorbiden Störungen: Störung des Sozialverhaltens, Aufmerksamkeitsstörungen, Psychosen und Persönlichkeitsentwicklungsstörungen
- Bei schwerer seelischer, körperlicher oder sexueller Misshandlung
- Bei psychischer Störung der Eltern, bei der die Versorgung des Kindes/Jugendlichen nicht mehr gewährleistet ist
- Bei akuter schulischer Krise, bei der eine adäquate Beschulung nicht mehr möglich ist, z.B. wegen körperlicher, seelischer oder sexueller Misshandlung, Schulverweigerung
- Nach nicht erfolgreicher ambulanter Therapie.

4.2 Hierarchie der Behandlungsentscheidung und Beratung

Auch im Kindes-, vor allem aber im Jugendalter sollte neben der ambulanten Psychotherapie begleitend und stützend an eine Pharmakotherapie in ausreichend hoher Dosierung gedacht werden.

Bei schwierigen familiären Belastungen ist eine Herausnahme des Kindes/Jugendlichen aus dem häuslichen Milieu teilweise nötig (s.a. Kap. 4.4).

Teilstationäre und stationäre Aufenthalte sollten nicht zu spät erfolgen.

Alle Behandlungsschritte bedürfen der ausführlichen Elternberatung und -mitbetreuung.

4.3 Besonderheiten bei ambulanter Behandlung

Es ist zu prüfen, ob eine ambulante Behandlung anhand der Behandlungsgrundsätze, wie sie im folgenden beschrieben sind, ausreicht.

Kognitiv-verhaltenstherapeutische Modelle haben sich nicht nur in der Behandlung depressiver Erwachsener bewährt, sondern ihre Effektivität bei Kindern und Jugendlichen ist mittlerweile auch in einigen gut kontrollierten Studien belegt worden. Psychodynamische Aspekte sind nicht zu vernachlässigen. Eine primäre Konfliktzentrierung bei Major depression ist eher kontraindiziert. Für die heterogene Gruppe der Familientherapien und Fokaltherapie gilt Ähnliches.

Psychotherapie. Unter den psychotherapeutischen Interventionen zur Behandlung depressiver Störungen bei Kindern und Jugendlichen stehen zusammenfassend folgende Ansätze im Vordergrund:
- Kognitive Verhaltenstherapie (I)
- Interpersonale Therapie (II)
- Familientherapie (IV–V)
- Klientenzentrierte Spieltherapie (IV–V)
- Tiefenpsychologische Therapie (IV–V).

Einigkeit besteht darüber, dass Kinder und Jugendliche mit schwer ausgeprägter depressiver Symptomatik weniger von psychotherapeutischen Interventionen profitieren als Betroffene mit leichter bis mittlerer Symptomausprägung.

Die Effizienz kognitiver Verhaltenstherapie ist durch Metaanalysen randomisierter Therapiestudien gesichert. Zum Einsatz kommen folgende Therapiebausteine:
- Kognitive Techniken (Methoden der kognitiven Umstrukturierung, Selbstinstruktionstraining, Problemlösetraining,

Selbstmanagement: Selbstbeobachtung, Selbstbewertung, Selbstverstärkung)
- Familienbezogene Techniken (Kommunikationstraining, Elterntraining)
- Verhaltensorientierte Techniken (Aktivitätsaufbau, Selbst- und Fremdverstärkung, soziales Kompetenz- und Problemlösetraining)
- Emotionsbezogene Techniken (Training der Emotionserkennung, Ärgerkontrolltraining, Entspannungsverfahren).

Die differenzielle Wirksamkeit der einzelnen Komponenten kognitiv-verhaltenstherapeutischer Interventionen ist jedoch nicht hinreichend bekannt. Bei Kindern sind verhaltensbezogene, bei Jugendlichen kognitive Techniken zu fokussieren. Unklar ist, in welchen Fällen das Einbeziehen der Eltern die Effizienz der Therapie erhöht. Psychoedukative Komponenten erhöhen die Akzeptanz und die Bereitschaft zur aktiven Mitarbeit in der Therapie. Die nachgewiesene Effizienz der kognitiven Verhaltenstherapie gilt für den kurz- bis mittelfristigen Verlauf. Bisherige Erkenntnisse sprechen dafür, dass zur Aufrechterhaltung des Therapieerfolgs und zur Rückfallprävention in einigen Fällen eine langfristige (niederfrequente) therapeutische Begleitung und/oder Auffrischungssitzungen („booster sessions") nötig sind. Ein deutschsprachiges Therapiemanual wurde von Harrington (2001) publiziert.

Zur Interpersonalen Therapie liegen inzwischen ebenfalls randomisierte Therapiestudien vor, in denen die Effizienz dieses Ansatzes nachgewiesen wurde. Die Interpersonale Therapie konzentriert sich auf psychosoziale und interpersonelle Erfahrungen im Zusammenhang mit der Entwicklung wie aber auch der Bewältigung von psychischen Störungen. Ziel ist daher die Gewinnung von Handlungsspielräumen zur Beherrschung von sozialen Aufgabenstellungen, die mit der Depression in einem Zusammenhang gesehen werden.

In mehreren Therapiestudien konnte keine Erhöhung der Effizienz kognitiv-verhaltenstherapeutischer Therapie durch zusätzliche Familientherapie belegt werden. Eine Überlegenheit der Familientherapie gegenüber Kontrollbehandlungen konnte bislang nicht gesichert werden. Aus den bislang in randomisierten Studien fehlenden positiven Befunden kann jedoch keinesfalls abschließend auf eine fehlende Wirksamkeit der familientherapeutischen Interventionen geschlossen werden.

Zur spieltherapeutischen und tiefenpsychologischen Behandlungen depressiver Kinder und Jugendlicher liegen keine kontrollierten Studien vor. Wie auch für familientherapeutische Interventionen gilt: bislang fehlende Wirksamkeitsnachweise bedeuten nicht abschließend fehlende Wirksamkeit.

Pharmakotherapie. Grundlegende Aspekte des pharmakologischen Vorgehens:
- Nur als Teil eines therapeutischen Gesamtplans nach eingehender kinder- und jugendpsychiatrischer Diagnostik und Erhebung des somatischen Status
- Orientierung am klinischen Bild und Schweregrad, nicht an ätiologischen Hypothesen
- Besonders bei schweren Formen und bei Suizidalität zu erwägen
- Umfassende Aufklärung der Patienten und Eltern auch über unerwünschte Nebenwirkungen
- Einschleichende Dosierung, in sehr schweren Fällen aber auch Infusionstherapie (stationär). Pulsmessung, Routine- (bzw. spezifische) Laboruntersuchungen, EEG und EKG vor Therapiebeginn und zur Verlaufsdokumentation, Kontrolle des Zahnstatus
- Zeitlich begrenzte, aber ausreichend lange verabreichte Medikation (mindestens 3 Wochen). Bei Nichtansprechen der Medikation Wechsel in eine andere Medikamentengruppe
- Zurückhaltung beim Einsatz von Tranquilizern
- Vermeidung von Kombinationspräparaten.

Indikationsstellung nach klinischem Bild
- Große Zurückhaltung ist bei MAO-Hemmern (Moclobemid) in höherer Dosierung geboten wegen möglicher starker Nebenwirkungen und erhöhter Suizidgefahr
- Engmaschige Betreuung und Beobachtung bei Suizidgefahr!
- Bei den im Jugendalter eher seltenen schweren rezidivierenden Formen ist eine Phasenprophylaxe mit Carbamazepin (Tegretal, Timonil) oder Lithiumsalzen (Quilonum, Hypnorex) indiziert.

Bei der Behandlung depressiver Störungen im Kindes- und Jugendalter werden Antidepressiva mit unterschiedlichen chemischen Wirkmechanismen und pharmakologischen Eigenschaften eingesetzt:
- Trizyklische Antidepressiva (TZA) (IV–V)
- Serotonin-Wiederaufnahmehemmer (SSRI) (II–III)
- MAO-Hemmer (MAOH) (V)
- Serotonin- und Noradrenalin-Wiederaufnahmehemmer (SNRI) (V)
- Serotonin2-Antagonisten/Serotonin-Wiederaufnahmehemmer (SARI) (IV–V)
- Noradrenerge und selektiv serotonerge Antidepressiva (NaSSA) (V)
- Noradrenalin- und Dopamin-Wiederaufnahmehemmer (NDRI) (V)
- Johanniskrautextrakte (V).

Trizyklische Antidepressiva (IV–V) blockieren die Wiederaufnahme von Noradrenalin und Serotonin. Die wichtigsten unerwünschten Wirkungen sind Obstipation, Akkomodationsstörungen, Harnverhalt, Mundtrockenheit, Gewichtszunahme, Schläfrigkeit, orthostatische Regulationsstörungen und Schwindel. CAVE kardiale Nebenwirkungen in Form einer Verlangsamung der Erregungsleitung.

Serotonin-Wiederaufnahmehemmer (II–III) hemmen die Wiederaufnahme von Serotonin. Die häufigsten unerwünschten Wirkungen sind Unruhe, Schlaflosigkeit, sexuelle Funktionsstörungen, Schwindel und Ängste.

Bei MAO-Hemmern (V) wird zwischen reversiblen und irreversiblen Hemmern unterschieden. Sie wirken über die Monoaminooxidase, die wiederum bei der Metabolisierung der biogenen Amine beteiligt ist. Unerwünschte Wirkungen zeigen sich besonders bei der Aufnahme von Tyramin-haltigen Nahrungsmitteln in Form von hypertensiven Krisen. Des Weiteren kommt es zu orthostatischen Regulationsstörungen und Schlafstörungen. Selektiv- wie das Moclobemid- wirkende MAOII sind deutlich nebenwirkungsärmer.

Serotonin- und Noradrenalin-Wiederaufnahmehemmer (V) hemmen dosisabhängig die Wiederaufnahme von Serotonin, Noradrenalin und Dopamin. Dosisabhängig kommt es zu unerwünschten Wirkungen wie: Übelkeit, Unruhe, Schlafstörungen, sexuelle Funktionsstörungen sowie Hypertonie und Kopfschmerzen.

Serotonin2-Antagonisten/Serotonin-Wiederaufnahmehemmer (IV–V) bewirken eine Hemmung der Wiederaufnahme von Serotonin und eine Blockade der 5-HT2 Rezeptoren sowie a1 Rezeptoren. Im Unterschied zu den SSRI's soll zusätzlich eine anxiolytisch-sedierende Komponente bestehen. Unerwünschte Wirkungen sind Schwindel, Übelkeit, Unruhe und Schlaflosigkeit.

Zu den ***noradrenergen und selektiv serotonergen Antidepressiva*** (V) und ***Noradrenalin- und Dopamin-Wiederaufnahmehemmern*** (V) liegen nur wenige Erfahrungen vor, und sie sollten deshalb mit Zurückhaltung verordnet werden.

Zu ***Johanniskrautextrakten*** (V) liegen erste ermutigende Erfahrungen bei leichten bis mittelschweren Depressionen vor.

4.4 Besonderheiten bei teilstationärer Behandlung

Abhängig vom Schweregrad und der häuslichen Situation kann eine teilstationäre Behandlung indiziert sein, insbesondere dann, wenn familiäre Ressourcen nur bedingt vorhanden sind und intensivere Behandlungsstrategien durchgeführt werden müssen. Falls eine vermutete Suizidalität nicht sicher eingeschätzt werden kann, lässt sich dies durch eine teilstationäre Behandlung besser beurteilen.

4.5 Besonderheiten bei stationärer Behandlung

Stationäre Behandlung ist in besonders schweren Fällen mit oder ohne psychotische Symptomatik, bei akuter Suizidalität und ausgeprägten Selbstverletzungstendenzen sowie bei chronisch rezidivierenden Verlaufsformen und ausgeprägter Komorbidität indiziert.

Die stationäre Behandlung ermöglicht in einem strukturierten Rahmen die Teilnahme an verschiedenen stützenden Therapiemöglichkeiten (Psychotherapie, Musiktherapie, Körpertherapie, Beschäftigungstherapie u.a.) sowie soziales Lernen in der Gruppe. Intensive Eltern- und Familienmitbetreuung ist wünschenswert.

4.6 Jugendhilfe- und Rehabilitationsmaßnahmen

- Eine „drohende seelische Behinderung" kann vorliegen bei sekundären depressiven Störungen von Kindern infolge von Teilleistungsstörungen, Anpassungsstörungen u.a.
- Besonders bei schweren rezidivierenden depressiven Episoden sind die Voraussetzungen für eine seelische Behinderung häufig erfüllt, so dass Anspruch auf Eingliederungshilfe nach § 35a KJHG besteht (z.B. Therapeutisches Heim). Maßnahmen nach dem KJHG sind in Einzelfällen in Kooperation mit den örtlichen Institutionen gemeinsam zur Unterstützung des Therapieplanes zu treffen
- Rehabilitative Maßnahmen im schulischen und beruflichen Bereich sind auch im Jugendalter indiziert, wenn die Patienten durch den chronischen oder rezidivierenden Verlauf in ihren sozialen Bezügen gestört sind
- Das möglichst frühe Erfassen depressiver Störungen oder bestimmter Risikogruppen (z.B. Kinder psychisch kranker Eltern, Konzept der „expressed emotions") sollte durch genaue Anamneseerhebungen gewährleistet sein
- Spezielle Frühsymptome existieren nicht, ebenso keine Screeningmethoden
- Zur Rezidivprophylaxe sollten die entsprechenden Medikamente herangezogen werden.

4.7 Entbehrliche Therapiemaßnahmen

Es besteht keine Indikation für spezifische Übungsbehandlungen (Ergotherapie, Kinesiologie, Psychomotorik etc.). Suizidale Äußerungen des Patienten sollten nie tabuisiert und dadurch ihre Abklärung verhindert werden.

5 Literatur

AMBROSINI PJ: A review of pharmacotherapy of major depression in children and adolescents. Psychiatric Services 51 (2000) 627–633

BAVING L, SCHMIDT MH: Evaluierte Behandlungsansätze in der Kinder- und Jugendpsychiatrie II. Z. Kinder? und Jugendpsychiatrie 29 (3) 2001

BECK AT ET AL: Kognitive Therapie der Depression. Beltz - PVU: 3. Aufl. Weinheim 1992

BRENT DA; HOLDER D, KOLKO D, BIRMAHER, B, BAUGHER M, ROTH C, IYENGAR S, JOHNSON, BA: A clinical psychotherapy trial for adolescent depression comparing cognitive, family, and supportive therapy. Archives of General Psychiatry 54 (1997) 877–885

CLARKE GN, ROHDE P, LEWINSOHN PM, HOPS H, SEELY JR: Cognitive-behavioral treatment of adolescent depression: efficacy of acute group treatment and booster sessions. Journal of the American Academy of Child and Adolescent Psychiatry 38 (1999) 272–279

EMSLIE GJ, RUSH AJ, WEINBERG WA, KOWATCH RA, HUGHES CW, CARMODY T, RINTELMANN J: A double-blind, randomized, placebo-controlled trial of fluoxetine in children and adolescents with depression. Archives of General Psychiatry 54 (1997) 1031 – 1037

FINDLING RL, REED MD, BLUMER JL: Pharmacological treatment of depression in children and adolescents. Paediatric Drugs 1 (1999) 161–182

HARRINGTON R, WHITTACKER LJ, SHOEBRIDGE P: Psychological treatment of depression in children and adolescents — a review of treatment research. British Journal of Psychiatry 173 (1998) 291–298

LEWINSOHN PM, CLARKE GN, HAUTZINGER RM: Psychologische Interventionen bei Depressionen im Jugendalter. Verhaltenstherapie 9 (1999) 124–130

LIDDLE B, SPENCE SH: Cognitive-behavior therapy with depressed primary school children: A cautionary note. Behavioral Psychotherapy 18 (1990) 85–102

MUFSON L, FAIRBANKS J: Interpersonal psychotherapy for depressed adolescents. Journal of the American Academy of Child and Adolescent Psychiatry 35 (1996) 1145–1155

MUFSON L, WEISSMANN MM, MOREAU D, GARFINKEL R: Efficacy of interpersonal psychotherapy for depressed adolescents. Archives of General Psychiatry 56 (1999) 573– 579

REINECKE MA, RYAN NE, DUBOIS DL: Cognitive-behavioral therapy of depression and depressive symptoms during adolescence: a review and meta-analysis. Journal of the American Academy of Child and Adolescent Psychiatry 37 (1998) 26–34

ROSSELÒ J, BERNAL G: The efficacy of cognitive-behavioral and interpersonal treatments for depression in Puerto Rican adolescents. Journal of Consulting and Clinical Psychology 67, (1999) 734–745

ROSSMANN P: Depressionsdiagnostik im Kindesalter. Grundlagen, Klassifikation, Erfassungsmethoden. Bern, Stuttgart: Huber 1991

SCHÄFER U: Depressionen im Kindes- und Jugendalter, Bern: Huber 1999

STEINHAUSEN HC, VON ASTER M (HRG.): Verhaltenstherapie und Verhaltensmedizin bei Kindern und Jugendlichen. 2. Auflage Weinheim: Beltz-PVU 1999

VOSTANI P, FEEHAM C, GRATTAN E, BICKERTON W: Treatment for children and adolescents with depression: Lessons from a controlled trial. Clinical Child Psychology and Psychiatry 1 (1996) 199–212

WAGNER KD, AMBROSINI PJ: Childhood depression: Pharmacological therapy/treatment. Jour-nal of Clinical Child Psychology 30 (2001) 88–97

Therapieprogramme zur psychologischen Behandlung depressiver Kinder

CLARKE G, LEWINSOHN P, HOPS H: Leader's manual for adolescent groups: Adolescent coping with depression course. Eugene, OR: Castalia Publishing Company 1990

HARRINGTON RC: Kognitive Verhaltenstherapie bei depressiven Kindern und Jugendlichen — aus dem Englischen übersetzt, überarbeitet und ergänzt von Th Jans, A Warnke und H Remschmidt. Göttingen: Hogrefe 2001

KASLOW NJ, RACUSIN GR: Family therapy for depression in young people. In: WM Reynold, HF Johnston (Hrg.): Handbook of depression in children and adolescents. New York: Plenum Press 1994, 345–363

MUFSON L, MOREAU D, WEISSMANN MM, KLERMAN GL: Interpersonal psychotherapy for depressed adolescents. New York: Guilford Press 1993

STARK KD, ROUSE LW, KUROWSKI C: Psychological treatment approaches for depression in children. In: WM Reynolds, HF Johnston (Hrg.): Handbook of depression in children and adolescents. New York: Plenum Press 1994, 275–307

VOSTANIS P, HARRINGTON R: Cognitive-behavioural treatment of depressive disorder in child psychiatric patients: Rationale and description of a treatment package. European Child and Adolescent Psychiatry 3 (1994) 111–1213

WILKES TCR, BELSHER G, RUSH AJ, FRANK E: Cognitive therapy for depressed adolescents. New York: Guilford Press 1994

Bearbeiter dieser Leitlinie:
Ulrich Knölker, Uwe Ruhl, Peter Rossmann, Oliver Bilke, Miriam Bachmann, Dörte Stolle, Joachim Kleinke, Wolfgang Burr

Anhaltende affektive Störungen (F34)

1 Klassifikation

1.1 Definition

Es handelt sich um anhaltende, meist fluktuierende Stimmungsstörungen, bei denen die Mehrzahl der einzelnen Episoden nicht ausreichend schwer genug ist, um als auch nur leichte depressive oder hypomanische Episoden gelten zu können. Sie ziehen jedoch beträchtliches subjektives Leiden und Beeinträchtigungen nach sich. Intervalle mit normaler Stimmung fehlen oder dauern allenfalls wenige Wochen.

Die Dauer soll bei Erwachsenen mindestens 2 Jahre, bei Kindern und Jugendlichen mindestens 1 Jahr betragen.

Die nosologische Stellung ist umstritten. Vorschläge reichen von einer systematischen Einordnung als heterogene Gruppe, subklinischen Verlaufsformen entsprechender affektiven Störungen bis hin zu Persönlichkeitsstörungen.

1.2 Leitsymptome

Die Spezifität der Symptomatik ist gering.

Zyklothymia. Instabilität der Stimmung mit mehreren Episoden depressiver oder auch hypomanischer Gestimmtheit (ohne dass die Kriterien einer mittelschweren oder schweren depressiven Episode oder einer manischen Episode erfüllt sind). Mindestens 3 der folgenden Merkmale depressiver Symptomatik müssen für einige Perioden vorhanden sein:

- Verminderte Energie oder Aktivität
- Schlafstörung
- Verlust des Selbstvertrauens oder Gefühl von Unzulänglichkeit
- Konzentrationsschwierigkeiten
- Sozialer Rückzug
- Verlust von Interesse oder Freude an sexuellen und anderen angenehmen Aktivitäten
- Verminderte Gesprächigkeit
- Pessimismus bezüglich der Zukunft oder Grübeln über die Vergangenheit.

Mindestens 3 der folgenden Merkmale hypomanischer Symptomatik müssen für einige Perioden vorhanden sein:

- Vermehrte Energie oder Aktivität
- Vermindertes Schlafbedürfnis
- Übersteigertes Selbstwertgefühl
- Geschärftes oder ungewöhnlich kreatives Denken
- Geselliger als sonst
- Gesprächiger oder witziger als sonst
- Gesteigertes Interesse und Sicheinlassen in sexuelle und andere angenehme Aktivitäten
- Über-optimistisch oder Übertreibung früherer Erfolge.

Dysthymia. Konstante oder immer wiederkehrende depressive Verstimmung, wobei keine oder nur sehr wenige Depressionsperioden die Ausprägung einer leichten depressiven Episode erreichen.

Mindestens 3 der folgenden Merkmale müssen in einigen depressiven Perioden bestanden haben:

- Verminderte Energie oder Aktivität
- Schlafstörung
- Verlust des Selbstvertrauens oder Gefühl von Unzulänglichkeit

- Konzentrationsschwierigkeiten
- Häufiges Weinen
- Verlust von Interesse oder Freude an sexuellen und anderen angenehmen Aktivitäten
- Gefühl von Hoffnungslosigkeit oder Verzweiflung
- Erkennbares Unvermögen, mit den Routine-Anforderungen des täglichen Lebens fertig zu werden
- Pessimismus bezüglich der Zukunft oder Grübeln über die Vergangenheit
- Sozialer Rückzug
- Verminderte Gesprächigkeit.

Nach DSM-IV auch:
- Gereizte Stimmung
- Appetitlosigkeit oder gesteigertes Essbedürfnis.

Insgesamt Beeinträchtigung der psychosozialen Anpassung hinsichtlich
- Beziehung zu Familienangehörigen, Gleichaltrigen und Erwachsenen außerhalb der Familie
- Bewältigung von sozialen Situationen
- Schule bzw. Beruf
- Interesse an Freizeitaktivitäten.

1.3 Schweregradeinteilung

Entfällt.

1.4 Untergruppen

- Zyklothymia
- Dysthymia.

1.5 Ausschlußdiagnose

Entfällt.

2 Störungsspezifische Diagnostik

2.1 Symptomatik

- Exploration der Eltern und des Kindes/Jugendlichen hinsichtlich Leitsymptomatik und Dauer der Verstimmungszustände
- Verhaltensbeobachtung des Kindes/Jugendlichen während der Exploration sowie während körperlicher und psychologischer Untersuchungen hinsichtlich der Leitsymptomatik
- Informationen aus Schule/Kindereinrichtungen (mit Einverständnis der Eltern) hinsichtlich des Auftretens, der Häufigkeit und Intensität der Leitsymptomatik; Informationen der Schule als wichtige Ergänzung v.a. zu Konzentrationsschwierigkeiten, Verlust von Selbstvertrauen, Verschlechterung der schulischen Leistungen, sozialem Rückzug
- Strukturierte/halbstrukturierte Interviews.

2.2 Störungsspezifische Entwicklungsgeschichte

- Exploration der Eltern zum Zeitpunkt des Beginns und des Verlaufs der Symptomatik (konstant, wechselnd, unterbrochen von Intervallen mit normaler Stimmungslage, Veränderung im Verhalten zu Familienangehörigen, Freunden/Freundinnen)
- Informationen aus der Schule/aus Kindereinrichtungen über den Störungsverlauf (Verschlechterung der Schulleistungen, Veränderung im Verhalten gegenüber Lehrern und Mitschülern).

2.3 Psychiatrische Komorbidität und Begleitstörungen

Exploration von Eltern, Patient, Informationen aus Schule/Kindereinrichtungen im Hinblick auf:
- Depressive Episoden
- Angststörungen
- Persönlichkeitsstörungen
- Zwangsstörungen
- Essstörungen
- Störungen des Sozialverhaltens
- Hyperkinetisches Syndrom
- Substanzmissbrauch.

Komorbidität in der angegebenen Reihenfolge in eher abnehmender Wahrscheinlichkeit.

2.4 Störungsrelevante Rahmenbedingungen

Exploration der Eltern hinsichtlich abnormer psychosozialer Bedingungen und familiärer Ressourcen (ggf. ergänzt durch Familiendiagnostik und Hausbesuche durch Sozialarbeiter):
- Affektiver Störungen in der Familie
- Alkoholabhängigkeit in der Familie
- Dissozialer Persönlichkeitsstörungen in der Familie
- Chaotischer familiärer Beziehungen
- Mangelnder Wärme in den familiären Beziehungen
- Inkonsistentem Erziehungsverhalten
- Problemlösungsstrategien der Eltern
- Erziehungskompetenzen der Eltern
- Kommunikationsverhalten in der Familie.

2.5 Apparative, Labor- und Testdiagnostik

Körperliche Untersuchung des Patienten
- Physische und neurologische Untersuchung unbedingt erforderlich
- Andere medizinische Untersuchungen, falls indiziert
- Kontakt/Kooperation mit Haus- bzw. Kinderarzt.

Apparative Diagnostik. Ein EEG ist empfehlenswert.

Testpsychologische Diagnostik
- Intelligenz-, Persönlichkeitsdiagnostik, Depressionsfragebögen notwendig
- Neurotizismusdiagnostik, projektive Verfahren im Einzelfall ratsam.

2.6 Weitergehende Diagnostik und Differentialdiagnostik

- Rezidivierende depressive Störungen
- Bipolare affektive Störungen
- Schizophrene Störungen
- Schizoaffektive Störungen
- Persönlichkeitsstörungen
- Angststörungen
- Essstörungen
- Emotionale Störungen des Kindesalters
- Störungen des Sozialverhaltens
- Hyperkinetische Störungen
- Reaktionen auf schwere Belastung/Anpassungsstörungen
- Substanzmissbrauch
- Organisch bedingte affektive Störungen
- Zustand nach sexuellem Missbrauch.

2.7 Entbehrliche Diagnostik

Entfällt.

3 Multiaxiale Bewertung

3.1 Identifizierung der Leitsymptome

Zusammenfassung der diagnostischen Ergebnisse und Überprüfung des Vorliegens der Leitsymptome und ihrer Dauer.

3.2 Identifizierung weiterer Symptome und Belastungen

Feststellung von umschriebenen Entwicklungsstörungen, von organischen Erkrankungen, der intellektuellen Befähigung, von begleitenden psychosozialen Bedingungen (s. Kap. 2.4) und Beurteilung der psychosozialen Anpassung im Hinblick auf Familie, Schule/Beruf, Freizeit u.a.

3.3 Differentialdiagnosen und Hierarchie des diagnostischen und therapeutischen Vorgehens

Siehe Abbildung 10.

4 Intervention

4.1 Auswahl des Interventions-Settings

Die Behandlung kann meist ambulant durchgeführt werden. Eine stationäre oder teilstationäre Therapie kann indiziert sein bei
- mangelnden Ressourcen in der Familie bzw. in der Schule oder besonders ungünstigen psychosozialen Bedingungen
- besonders schwer ausgeprägten komorbiden Störungen
- unzureichendem ambulantem Therapieeffekt
- latenter oder manifester Suizidalität.

4.2 Hierarchie der Behandlungsentscheidung und Beratung

Die Therapie wird in der Regel als komplexe Behandlung durchgeführt. Sie kann folgende Interventionen umfassen (s. Abb. 11):
- Aufklärung und Beratung der Eltern und des Kindes/Jugendlichen
- Interventionen in der Familie (ggf. einschließlich Familientherapie) zur Verminderung der Symptomatik, Beziehungsklärung und -verbesserung
- Pharmakotherapie zur Verbesserung der psychopathologischen Symptomatik
- Kognitive bzw. verhaltenstherapeutische Maßnahmen
- Aufklärung und Beratung des/der Klassenleiters/Klassenleiterin bzw. des/der Erziehers/Erzieherin und ggf. Intervention in der Schule
- Die Wirksamkeit psychodynamischer Verfahren konnte bisher nicht belegt werden.

4.3 Besonderheiten bei ambulanter Behandlung

Aufklärung und Beratung. Die alters- bzw. entwicklungsadäquate Aufklärung des Kindes/Jugendlichen sowie der Eltern wird immer durchgeführt. Die Beratung der Erzieher und Lehrer wird mit Einverständnis der Eltern immer dann vorgenommen, wenn in Kindereinrichtungen/Schulen Beeinträchtigungen durch die Symptomatik spürbar sind.

Die Aufklärung und Beratung der Eltern und Erzieher/Lehrer oder anderer wichtiger Bezugspersonen umfasst:

4 Interventionen

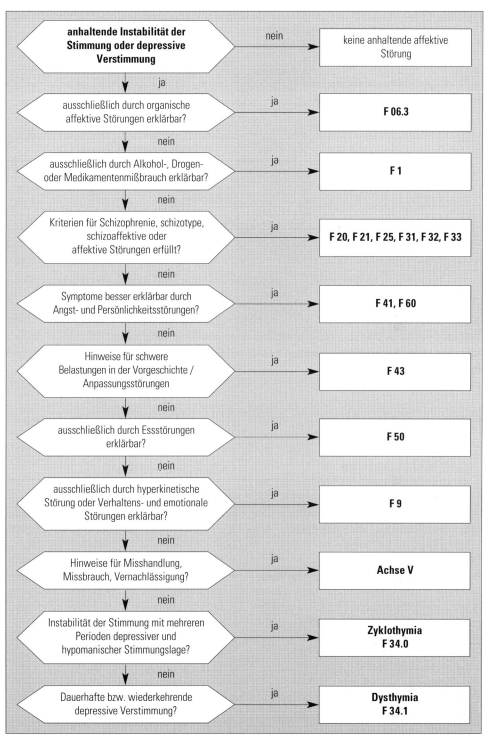

Abbildung 10: Differentialdiagnosen und Hierarchie des diagnostischen und therapeutischen Vorgehens bei anhaltenden affektiven Störungen

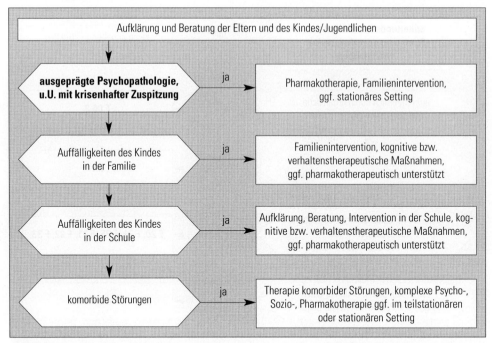

Abbildung 11: Hierarchie der Behandlungsentscheidung und diesbezügliche Beratung bei anhaltenden affektiven Störungen

- Information hinsichtlich der Symptomatik, der vermuteten Ätiologie und des vermutlichen Verlaufs sowie der Behandlungsmöglichkeiten
- Beratung hinsichtlich pädagogischer Interventionen zur Bewältigung von Krisen, insbesondere durch Schaffung von Erfolgserlebnissen und Förderung der Integration in die Gruppe.

Psychotherapie. Unter den psychotherapeutischen Interventionen zur Behandlung depressiver Störungen bei Kindern und Jugendlichen stehen zusammenfassend folgende Ansätze im Vordergrund:
- Kognitive Verhaltenstherapie (I)
- Interpersonale Therapie (II)
- Familientherapie (IV-V)
- Klientenzentrierte Spieltherapie (IV-V)
- tiefenpsychologische Therapie (IV-V).

Einigkeit besteht darüber, dass Kinder und Jugendliche mit schwer ausgeprägter depressiver Symptomatik weniger von psychotherapeutischen Interventionen profitieren als Betroffene mit leichter bis mittlerer Symptomausprägung.

Die Effizienz *kognitiver Verhaltenstherapie* ist durch Metaanalysen randomisierter Therapiestudien gesichert. Zum Einsatz kommen folgende Therapiebausteine:
- Kognitive Techniken (Methoden der kognitiven Umstrukturierung, Selbstinstruktionstraining, Problemlösetraining, Selbstmanagement: Selbstbeobachtung, Selbstbewertung, Selbstverstärkung)
- Familienbezogene Techniken (Kommunikationstraining, Elterntraining)
- Verhaltensorientierte Techniken (Aktivitätsaufbau, Selbst- und Fremdverstärkung, soziales Kompetenz- und Problemlösetraining)

- Emotionsbezogene Techniken (Training der Emotionserkennung, Ärgerkontrolltraining, Entspannungsverfahren).

Die differenzielle Wirksamkeit der einzelnen Komponenten kognitiv-verhaltenstherapeutischer Interventionen ist jedoch nicht hinreichend bekannt. Bei Kindern sind verhaltensbezogene, bei Jugendlichen kognitive Techniken zu fokussieren. Unklar ist, in welchen Fällen das Einbeziehen der Eltern die Effizienz der Therapie erhöht. Psychoedukative Komponenten erhöhen die Akzeptanz und die Bereitschaft zur aktiven Mitarbeit in der Therapie. Die nachgewiesene Effizienz der kognitiven Verhaltenstherapie gilt für den kurz- bis mittelfristigen Verlauf. Bisherige Erkenntnisse sprechen dafür, dass zur Aufrechterhaltung des Therapieerfolgs und zur Rückfallprävention in einigen Fällen eine langfristige (niederfrequente) therapeutische Begleitung und/oder Auffrischungssitzungen ("booster sessions") nötig sind. Ein deutschsprachiges Therapiemanual wurde von Harrington (2001) publiziert.

Zur *Interpersonalen Therapie* liegen inzwischen ebenfalls randomisierte Therapiestudien vor, in denen die Effizienz dieses Ansatzes nachgewiesen wurde. Die Interpersonale Therapie konzentriert sich auf psychosoziale und interpersonelle Erfahrungen im Zusammenhang mit der Entwicklung, wie aber auch der Bewältigung von psychischen Störungen. Ziel ist daher die Gewinnung von Handlungsspielräumen zur Beherrschung von sozialen Aufgabenstellungen, die mit der Depression in einem Zusammenhang gesehen werden.

In mehreren Therapiestudien konnte keine Erhöhung der Effizienz kognitiv-verhaltenstherapeutischer Therapie durch zusätzliche *Familientherapie* belegt werden. Eine Überlegenheit der Familientherapie gegenüber Kontrollbehandlungen konnte bislang nicht gesichert werden. Aus den bislang in randomisierten Studien fehlenden positiven Befunden kann jedoch keinesfalls abschließend auf eine fehlende Wirksamkeit der familientherapeutischen Interventionen geschlossen werden.

Zur *spieltherapeutischen und tiefenpsychologischen Behandlung* depressiver Kinder und Jugendlicher liegen keine kontrollierten Studien vor. Wie auch für familientherapeutische Interventionen gilt: bislang fehlende Wirksamkeitsnachweise bedeuten nicht abschließend fehlende Wirksamkeit.

Pharmakotherapie. Bei der Behandlung depressiver Störungen im Kindes- und Jugendalter werden Antidepressiva mit unterschiedlichen chemischen Wirkmechanismen und pharmakologischen Eigenschaften eingesetzt.

Grundlegende Aspekte des pharmakologischen Vorgehens:
- Nur als Teil eines therapeutischen Gesamtplans nach eingehender kinder- und jugendpsychiatrischer Diagnostik und Erhebung des somatischen Status
- Orientierung am klinischen Bild und Schweregrad, nicht an ätiologischen Hypothesen
- Besonders bei schweren Formen und bei Suizidalität zu erwägen
- Umfassende Aufklärung der Patienten und Eltern auch über unerwünschte Nebenwirkungen
- Einschleichende Dosierung, in sehr schweren Fällen aber auch Infusionstherapie (stationär). Pulsmessung, Routine- (bzw. spezifische) Laboruntersuchungen, EEG und EKG vor Therapiebeginn und zur Verlaufsdokumentation, Kontrolle des Zahnstatus
- Zeitlich begrenzte, aber ausreichend lange verabreichte Medikation (mindestens 3 Wochen). Bei Nichtansprechen der Medikation Wechsel in eine andere Medikamentengruppe
- Zurückhaltung beim Einsatz von Tranquilizern

- Vermeidung von Kombinationspräparaten
- Bestimmung von Serumspiegel, wenn Hinweise auf Toxizität oder mangelnde Compliance vorliegen.

Zur Behandlung affektiver Störungen im Kindes- und Jugendalter werden folgende Antidepressiva eingesetzt:
Trizyklische Antidepressiva (TZA) (IV–V)
Serotonin-Wiederaufnahmehemmer (SSRI) (II–III)
MAO-Hemmer (MAOH) (V)
Serotonin- und Noradrenalin-Wiederaufnahmehemmer (SNRI) (V)
Serotonin-2-Antagonisten/Serotonin-Wiederaufnahmehemmer (SARI) (IV–V)
Noradrenerge und selektiv serotonerge Antidepressiva (NaSSA) (V)
Noradrenalin- und Dopamin-Wiederaufnahmehemmer (NDRI) (V)
Johanniskrautextrakte (V)

Trizyklische Antidepressiva (IV-V) blockieren die Wiederaufnahme von Noradrenalin und Serotonin. Die wichtigsten unerwünschten Wirkungen sind Obstipation, Akkomodationsstörungen, Harnverhalt, Mundtrockenheit, Gewichtszunahme, Schläfrigkeit, orthostatische Regulationsstörungen und Schwindel. CAVE kardiale Nebenwirkungen in Form einer Verlangsamung der Erregungsleitung.

Serotonin-Wiederaufnahmehemmer (II–III) hemmen die Wiederaufnahme von Serotonin. Die häufigsten unerwünschten Wirkungen sind Unruhe, Schlaflosigkeit, sexuelle Funktionsstörungen; Schwindel und Ängste.

Bei *MAO-Hemmern* (V) wird zwischen reversiblen und irreversiblen Hemmern unterschieden. Sie wirken über die Monoaminooxidase, die wiederum bei der Metabolisierung der biogenen Amine beteiligt ist. Unerwünschte Wirkungen zeigen sich besonders bei der Aufnahme von Tyramin-haltigen Nahrungsmitteln in Form von hypertensiven Krisen. Des Weiteren kommt es zu orthostatischen Regulationsstörungen und Schlafstörungen. Selektiv, wie das Moclobemid, wirkende MAOH sind deutlich nebenwirkungsärmer.

Serotonin- und Noradrenalin-Wiederaufnahmehemmer (V) hemmen dosisabhängig die Wiederaufnahme von Serotonin, Noradrenalin und Dopamin. Dosisabhängig kommt es zu unerwünschten Wirkungen wie: Übelkeit, Unruhe, Schlafstörungen, sexuelle Funktionsstörungen sowie Hypertonie und Kopfschmerzen.

Serotonin-2-Antagonisten/Serotonin-Wiederaufnahmehemmer (IV–V) bewirken eine Hemmung der Wiederaufnahme von Serotonin und eine Blockade der 5-HT-2-Rezeptoren sowie Alpha-1-Rezeptoren. Im Unterschied zu den SSRI's soll zusätzlich eine anxiolytisch-sedierende Komponente bestehen. Unerwünschte Wirkungen sind Schwindel, Übelkeit, Unruhe und Schlaflosigkeit.

Zu den *noradrenergen und selektiv serotonergen Antidepressiva* (V) und *Noradrenalin- und Dopamin Wiederaufnahmehemmer* (V) liegen nur wenige Erfahrungen vor, und sie sollten deshalb mit Zurückhaltung verordnet werden.

Zu *Johanniskrautextrakten* (V) liegen erste ermutigende Erfahrungen bei leichten bis mittelschweren Depressionen vor.

Neuroleptika (V). Vor allem niedrigpotente Neuroleptika werden bevorzugt eingesetzt, insbesondere bei hypomanischen Zuständen.

Tranquilizer
Eine gezielte Pharmakotherapie komorbider Störungen ist zu empfehlen.

Verlaufskontrolle. Überprüfung des Verlaufs hinsichtlich folgender Symptome/Bereiche:

- Depressivität/Suizidalität
- Schlafstörungen
- Verlust des Selbstvertrauens/Gefühl von Unzulänglichkeit
- Schulische Leistungen
- Beziehungen zu Gleichaltrigen
- Freizeitaktivitäten
- Familiäre Interaktionen und familiäre Beziehungen
- Bei medikamentöser Behandlung Kontrolle von Blutdruck, Pulsfrequenz, Laborwerten, Appetit u.a. Nebeneffekte.

4.4 Besonderheiten bei teilstationärer Behandlung

- Besondere Berücksichtigung der Indikationen für teilstationäre und stationäre Behandlung (s. Kap. 4.1) im therapeutischen Procedere
- Intensivierung des komplexen therapeutischen Vorgehens (Pharmako-, Psycho-, Soziotherapie) möglich
- Besondere Schutzfunktion der Klinik, z.B. bei bestehender Suizidalität.

4.5 Besonderheiten bei stationärer Behandlung

Siehe Kapitel 4.4.

4.6 Jugendhilfe- und Rehabilitationsmaßnahmen

- Besondere Beachtung einer zielgerichteten und behutsamen Reintegration in den familiären, schulischen bzw. sozialen Kontext
- Im Einzelfall Maßnahmen nach dem KJHG bedenken.

4.7 Entbehrliche Therapiemaßnahmen

Entfällt.

5 Literatur

AMBROSINI PJ: A review of pharmacotherapy of major depression in children and adolescents. Psychiatric Services 51 (2000) 627–633

BRUNELLO N, AKISKAL H, BOYER P, GESSA GL, HOWLAND RH, LANGER SZ, MENDLEWICZ J, PAES-DE-SOUZA M, PLACIDI GF, RACAGNI G, WESSELY S: Dysthymia: clinical picture, extent of overlap with chronic fatigue syndrome, neuropharmacological considerations, and new therapeutic vistas. Journal of Affective Disordorders 52 (1999) 275–90

DUNNER DL, HENDRICKSON HE, BEA C, BUDECH CB, O'CONNOR E: Dysthymic disorder: treatment with mirtazapine. Depression Anxiety 10 (1999) 68–72

DURBIN CE, KLEIN DN, SCHWARTZ-JE: Predicting the 2 $^{1}/_{2}$-year outcome of dysthymic disorder: the roles of childhood adversity and family history of psychopathology. Journal of Consulting and Clinical Psychology 68 (2000) 57–63

FINDLING RL, REED MD, BLUMER JL: Pharmacological treatment of depression in children and adolescents. Paediatric Drugs 1 (1999) 161–182

HARRINGTON R, WHITTACKERL J, SHOEBRIDGE P: Psychological treatment of depression in children and adolescents — a review of treatment research. British Journal of Psychiatry 173 (1998) 291–298

HARRINGTON RC: Kognitive Verhaltenstherapie bei depressiven Kindern und Jugendlichen — aus dem Englischen übersetzt, überarbeitet und ergänzt von Th. Jans, A. Warnke und H. Remschmidt. Göttingen Hogrefe 2001.

LEWINSOHN PM, CLARKE GN, HAUTZINGER M: Psychologische Interventionen bei Depressionen im Jugendalter. Verhaltenstherapie 9 (1999) 124–130

REINECKE MA, RYAN NE, DUBOIS DL: Cognitive-behavioral therapy of depression and depressive symptoms during adolescence: a review and meta-analysis. Journal of the American Academy of Child and Adolescent Psychiatry 37 (1998) 26–34

WAGNER KD & AMBROSINI PJ: Childhood depression: Pharmacological therapy/treatment. Journal of Clinical Child Psychology 30 (2001) 88–97

WASLICK BD, WALSH BT, GREENHILL LL, EILENBERG M, CAPASSO L, LIEBER D: Open trial of fluoxetine in children and adolescents with dysthymic disorder or double depression. Journal of Affective Disorders 56 (1999) 227–36

Bearbeiter dieser Leitlinie:
Michael Scholz, Frank Oswaldt, Krassimir Gantchev

Zwangsstörungen (F42)

1 Klassifikation

1.1 Definition

Die Zwangsstörung ist gekennzeichnet durch sich wiederholende unangenehme Gedanken, Impulse oder Handlungen, die nach ICD-10 wenigstens 2 Wochen lang an den meisten Tagen bestehen müssen, als zur eigenen Person gehörig erlebt werden und gegen die zumindest partiell Widerstand geleistet wird (häufig erfolglos), da der Betroffene sie als sinnlos empfindet. Die ständige stereotype Wiederholung erscheint den Betroffenen an sich nicht angenehm, meist bestehen Angst, Leidensdruck und eine deutliche Beeinträchtigung der allgemeinen Aktivität.

Aufgrund der kognitiv-mentalen Voraussetzungen bezüglich der o.g. Symptomatik dürften Zwangsstörungen erst bei Kindern ab dem Vorschulalter sinnvoll zu diagnostizieren sein.

1.2 Leitsymptome

Zwangsgedanken sind Ideen, Vorstellungen oder Impulse, die den Patienten immer wieder stereotyp beschäftigen. Zwangshandlungen oder -rituale sind ständig wiederkehrende Handlungsmuster, z.B. der Reinigung oder Kontrolle, an sich dysfunktional, die aus Sicht der Patienten oft der Abwehr einer vermeintlichen Gefahr dienen.

- Die Zwangssymptome müssen als eigene Gedanken oder Impulse für Patienten erkennbar sein
- Einem Gedanken oder einer Handlung muss noch, wenn auch erfolglos, Widerstand geleistet werden
- Zwangsgedanke oder Zwangshandlung dürfen nicht als angenehm erlebt werden.

Bei Kindern (ggf. auch bei Jugendlichen) müssen nach DMS-IV die Zwangssymptome nicht unbedingt als eigene Gedankenimpulse erkennbar sein.

1.3 Schweregradeinteilung

Ein Schweregrad lässt sich am ehesten durch die Beurteilung der psychosozialen Anpassung (Achse VI) bestimmen, eine Binnendifferenzierung nach Schweregrad auf der Achse I ist nicht bekannt. In mehreren Studien wird allerdings der Grad der Gestörtheit mit leicht/mittel/schwer v.a anhand der symptomatologischen Ausprägung angegeben.

1.4 Untergruppen

Vorwiegend Zwangsgedanken oder Grübelzwang (F42.0). Vorherrschend sind zwanghafte Ideen, bildhafte Vorstellungen oder Zwangsimpulse.

Zwanghafte Grübeleien bestehen manchmal in endlosen pseudophilosophischen Überlegungen unwägbarer Alternativen, häufig verbunden mit der Unfähigkeit, notwendige Entscheidungen des täglichen Lebens zu treffen.

Vorwiegend Zwangshandlungen (Zwangsrituale F42.1). Vorherrschend sind Zwangshandlungen. Sie beziehen sich häufig auf Reinlichkeit (Händewaschen), Ordnung, Sauberkeit und Kontrollen. Das Ritual ist ein wirkungsloser, symbolischer Versuch, eine subjektiv erlebte Gefahr (die objektiv nicht besteht) abzuwenden. Die rituellen Handlungen können täglich stundenlang, unentschieden und langsam ausgeführt werden.

Zwangsgedanken und -handlungen, gemischt (F42.2). Zwangsdenken und Zwangshandlungen treten gleichwertig und gleichzeitig auf.

Besondere diagnostische Probleme können bereiten:
- Zwanghafte Langsamkeit
- Die subklinische Form.

Ritualistische und repetitive Verhaltensweisen bei Kleinkindern können mit einer späteren Zwangsstörung assoziiert sein. Zwangssymptome scheinen bei Kindern stärker als andere psychische Beschwerden überwiegend auf den häuslich-familiären Bereich ausgerichtet zu sein. Zwangsgedanken mit sexuellen Inhalten finden sich häufiger in der Adoleszenz.

Mitunter werden in der Literatur Subtypen hinsichtlich der klinischen Symptome oder nach Komorbiditätsaspekten (z.B. in Verbindung mit einer Tic-Störung oder „Paediatric Autoimmune Neuropsychiatric Disorders Associated with Streptococcal Infections/ PANDAS") beschrieben.

1.5 Ausschlussdiagnose

- Tic-Störungen (F95)
- Abnorme Gewohnheiten und Störungen der Impulskontrolle (F63)
- Anankastische Persönlichkeitsstörung (F60.5).

2 Störungsspezifische Diagnostik

2.1 Symptomatik

- Eine Exploration von Eltern und Patient zur Abschätzung des Störungsausmaßes sollte zunächst gemeinsam, aufgrund des oftmals beschämenden Charakters der Symptomatik aber bald vorwiegend in getrennten Gesprächen vorgenommen werden
- Fremdbeurteilungen durch Eltern und Lehrer dienen der Erfassung der situativen Ausbreitung der Krankheit und Feststellung der Schwere und der Sicherheit der Symptomzuordnung. Mit der Fremdanamnese können vorwiegend Zwangshandlungen und allgemeine Handlungsmerkmale wie Verlangsamung, Innehalten, Wiederholungen und Alltagskonflikte erfasst werden, sofern der Patient nicht auch eine familiäre Vertrauensperson in einzelne Zwangsphänomene eingeweiht hat
- Zur Erhebung von Zwangsgedanken und deren kognitiver und emotionaler Verwobenheit mit alltäglichen Erlebnisbereichen ist alleine die Patientenexploration weiterführend
- Fragebogen können eine explorationserleichternde Funktion haben, bei Kindern etwa die Children's Yale-Brown Obsessive Compulsive Scale (CY-BOCS), bei älteren Jugendlichen das Hamburger Zwangs-Inventar (HZI, s. Kap. 2.4)
- Es wird in den Patientenexplorationen zunächst die aktuelle Zwangssymptomatik, beginnend mit den Zwangshandlungen, erfasst, nachfolgend die aktuellen Zwangsgedanken. Die einzelnen Symptome sind zu explorieren nach:
  – Beginn
  – Tägliche Häufigkeit
  – Zeitliche Ausdehnung

2 Störungsspezifische Diagnostik

- Begleitende Kognitionen
- Auslösende und aufrechterhaltende Stimuli (Angst-Hierarchie)
- Ausmaß der vor und während der Symptombildung auftretenden Angst
- Selbstkontrollversuche
- Einbindung anderer Bezugspersonen in Ritualisierungen
- Grad der erlebten Beeinträchtigung durch das jeweilige Symptom.

Es gehört zur Spezifität der Zwangserkrankungen, dass Diagnostik einen breiteren Raum einnimmt und weit in die therapeutische Phase hinein durchgeführt wird.

- Internistische/pädiatrisch-neurologische Untersuchung
- Beobachtung von Zwangshandlungen (unter ambulanten Bedingungen u.U. nicht möglich).

2.2 Störungsspezifische Entwicklungsgeschichte

- Eine Exploration der Eltern soll den Schwerpunkt auf Persönlichkeits- und Verhaltensauffälligkeiten in der Vorgeschichte richten: Ängstliche und perfektionistische Haltungen, Uneinsichtigkeit und Widerstand gegen Veränderungen, Unentschlossenheit und Zweifel, Rigidität, Ritualisierungen und Wiederholungstendenzen im Interaktions- und Spielverhalten, aber auch komorbide Störungen im Vorfeld der Zwangserkrankung (s. Kap. 2.3)
- Fragen nach dem Beginn der Leitsymptome sind zu erweitern in Richtung auf Hinweise auf oder Störungen der psychosexuellen Entwicklung, der sozialen Integration sowie aggressiver und autoaggressiver Auffälligkeiten
- Fragen nach dem Verlauf der Zwangssymptomatik (progredient oder intermittierend) sind ggf. um eine Einschätzung der Wirkung bisheriger Interventionsversuche zu ergänzen

- Bei zwischenzeitlicher Symptomremission Einschätzung von Verdeckungs- und Dissimulationstendenzen.

Informationen seitens der Schule über den Störungsverlauf können das Bild vervollständigen, insbesondere wenn sich eine deutliche Leistungsbeeinträchtigung etwa durch zwanghaftes Mehrfachlesen oder sonstige Rituale zeigt.

2.3 Psychiatrische Komorbidität und Begleitstörungen

Im Einzelnen siehe dazu Kapitel 3.3. Spezifische Komorbidität gibt es mit Depressionen, Angststörungen und Persönlichkeitsstörungen.

2.4 Störungsrelevante Rahmenbedingungen

- Bei der Befragung der Eltern hinsichtlich der Familienanamnese sollte besonderes Augenmerk auf Angst-, Zwangs- und Tic-Störungen bei anderen Familienmitgliedern (Eltern, Geschwister, Großeltern) gelegt werden
- Neben der Familienanamnese sollten die psychosozialen Bedingungen in der Familie und die familiären Ressourcen genauer eruiert werden. Das Augenmerk ist auf eine forcierte Sauberkeitserziehung oder sonstige einengende Erziehungshaltungen zu legen
- Grad der Einbindung der Familie (aggressive Konflikte zu Eltern oder Geschwistern; Grad der Anpassung familiären Verhaltens an die Zwänge).

2.5 Apparative, Labor- und Testdiagnostik

Laboruntersuchungen. Zusätzlich zur internistischen und neurologischen Untersuchung kommen ggf. eine EEG-Ableitung (z.B. zum Ausschluss von Anfallskrankheiten) und/oder neuroradiologische Verfahren – MRT – (zur Abklärung zerebraler Beeinträchtigungen) in Frage.

Psychologische Untersuchung. Die testpsychologische Untersuchung bei Zwangserkrankungen sollte, wie auch bei anderen Störungen, möglichst umfassend sein. Neben gängigen Verfahren zur Intelligenz- und Leistungsdiagnostik sollten Persönlichkeitstests vor allem zur Abklärung angst- und zwangsneurotischer sowie psychotischer Tendenzen eingesetzt werden. Als spezielles Verfahren zur Diagnostik von Zwangsstörungen ist das Hamburger Zwangs-Inventar (HZI) von ZAWORKA und HAND zu erwähnen, das auch in einer Kurzform (HZI-K) vorliegt (s. Kap. 2.1).

2.6
Weitergehende Diagnostik und Differentialdiagnostik

Durch Exploration, Beobachtung, Untersuchung und Testdiagnostik sollen die in Kapitel 3.3 im Einzelnen aufgeführten Differentialdiagnosen geprüft werden.

2.7
Entbehrliche Diagnostik

Keine Angaben.

3
Multiaxiale Bewertung

3.1
Identifizierung der Leitsymptome

- Zwangssymptome sind als eigene Gedanken oder Impulse für den Patienten erkennbar. Wenigstens einem Gedanken oder einer Handlung muss noch Widerstand geleistet werden. Das Zwangssymptom darf an sich nicht angenehm erlebt werden; die Symptome müssen sich in unangenehmer Weise wiederholen

- Zusammenfassung der Befunde und Überprüfung von zeitlicher Dauer, Intensität und Konnotation der Leitsymptome, Zwangsgedanken und -handlungen nach ICD-10
- Bewertung der Begleitsymptome und Komorbidität. Differentialdiagnostische Abgrenzung siehe Kapitel 3.3.

3.2
Identifizierung weiterer Symptome und Belastungen

Während die Feststellung von umschriebenen Entwicklungsstörungen (Achse II) hinsichtlich Zwangsstörungen kaum differentialdiagnostische Valenz haben dürfte, lässt sich dies eher von Intelligenzminderungen (Achse III) und organischen Erkrankungen (Achse IV) sagen. Bei geistiger Behinderung und mangelnder sprachlicher Verständigungsmöglichkeit sind Zwangsgedanken u.U. nicht zu sichern und von Wahn nicht zu trennen, Zwangshandlungen von Stereotypien schwer abzugrenzen und ein Leidensdruck nicht unbedingt ersichtlich. Bezüglich der Interventionen erscheint die Beurteilung begleitender abnormer psychosozialer Bedingungen sowie der psychosozialen Anpassung (Schweregrad, Achse VI) von Relevanz. Das Ausmaß der Beeinträchtigung der Familie durch die Zwänge kann extrem sein.

3.3
Differentialdiagnosen und Hierarchie des diagnostischen und therapeutischen Vorgehens

Abbildung 12 differenziert fortschreitend die Basissymptomatik, unter differentialdiagnostischer Berücksichtigung anderer Störungen sowie eventueller Komorbidität.
- Zwischen einer Zwangsstörung und einer depressiven Störung kann die Differentialdiagnose schwierig sein

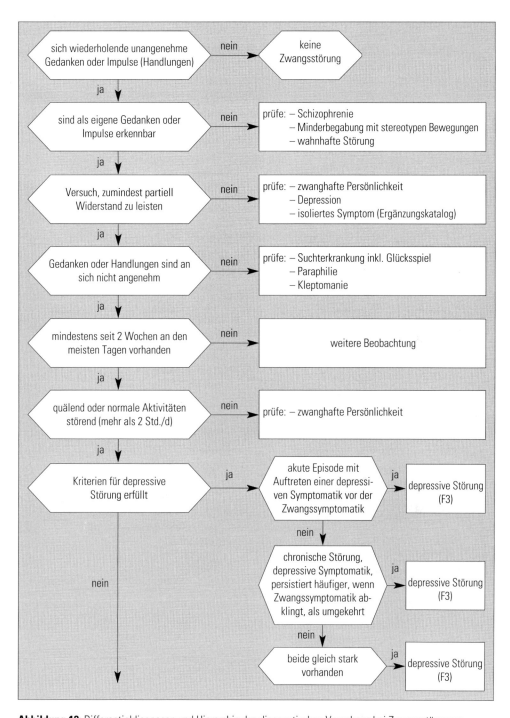

Abbildung 12: Differentialdiagnosen und Hierarchie des diagnostischen Vorgehens bei Zwangsstörungen

Fortsetzung **Abbildung 12:**

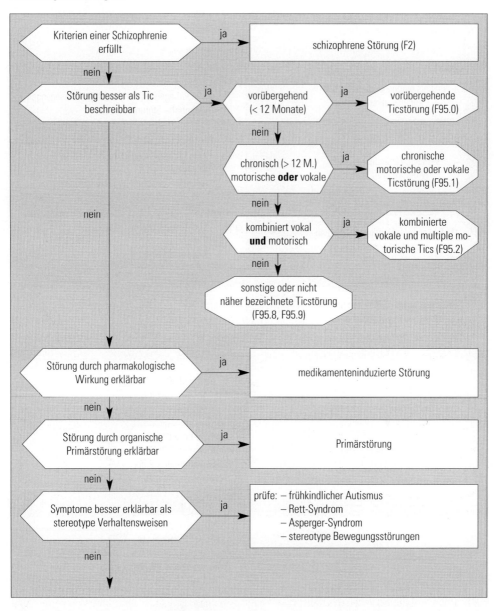

Fortsetzung **Abbildung 12**:

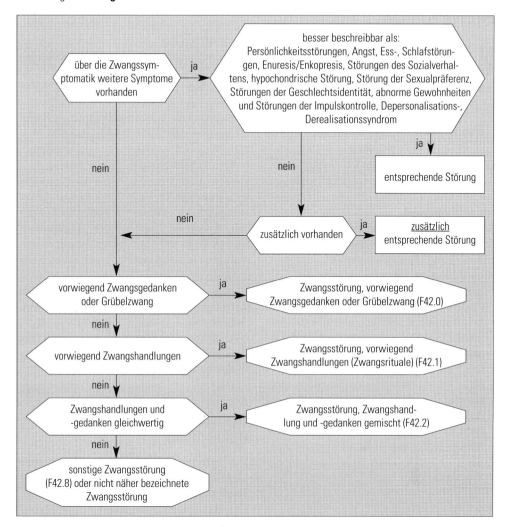

- Bei einer kurzen Episode soll diejenige Diagnose Vorrang haben, deren Symptome sich zuerst entwickelt haben
- Sind Zwangsstörungen und depressive Störungen gleich stark vorhanden, so ist die Depression als primär zu betrachten
- Bei chronischen Störungen sollten diejenigen vorrangig bezeichnet werden, deren Symptome häufiger persistieren, wenn das jeweils zweite Symptom abklingt

- Panikattacken oder leichte phobische Symptome (F40, F41) sprechen nicht gegen die Diagnose der Zwangsstörung.

Zwangssymptome bei Schizophrenie, bei Gilles de la Tourette-Syndrom oder bei organischen psychischen Störungen sollen jeweils als Teil dieser Krankheitsbilder betrachtet werden.

Differentialdiagnosen und Hierarchie des diagnostischen Vorgehens siehe Abbildung 12.

4 Interventionen

4.1 Auswahl des Interventions-Settings

Die Intervention bei Zwangsstörungen macht bei den schweren, zumeist erst in der Adoleszenz vorgestellten Fällen eine stationäre Behandlung erforderlich, während bei den leichten Formen, die sich vor allem im Kleinkind- und Grundschulalter manifestieren, mehrheitlich eine ambulante Beratung mit dem Ziel einer Veränderung des Erziehungsverhaltens der Eltern bzw. Bezugspersonen ausreicht. Eine stationäre Therapie ist indiziert:
- bei besonders schwer ausgeprägter Zwangssymptomatik
- bei besonders schwer ausgeprägten komorbiden Störungen (z.B. Anorexie, Depressionen, Tic, Hypochondrie)
- bei mangelnden Ressourcen in der Familie oder besonders ungünstigen psychosozialen Bedingungen bzw. krankheitsbegünstigenden und -aufrechterhaltenden Einflüssen, bei erheblicher Beeinträchtigung von Alltagsaufgaben, nach nicht erfolgreicher ambulanter Therapie.

4.2 Hierarchie der Behandlungsentscheidungen und Beratung

Die Behandlung wird in der Regel als multimodale Behandlung durchgeführt. Diese kann folgende Interventionen umfassen:
- Aufklärung und Beratung der Eltern, des Kindes oder Jugendlichen
- Intervention in der Familie zur Verminderung der Symptomatik mittels familiärer Kontrolle
- Psychotherapeutische Interventionen
- Pharmakotherapie zur Verminderung der Zwangssymptomatik.

Grundlage der multimodalen Behandlung ist die Aufklärung und Beratung der Eltern und des Kindes oder Jugendlichen, die immer durchgeführt werden muss. Sollten im Weiteren psychotherapeutische Methoden – wie oben aufgeführt – nicht zu einer ausreichenden Besserung der Symptomatik führen oder letztere einen erheblichen Schwere- bzw. Beeinträchtigungsgrad aufweisen, sollte eine medikamentöse Behandlung in Erwägung gezogen werden.

Bei der Entscheidung für eine bestimmte Therapiemethode ist zu berücksichtigen, dass sich im Falle von Zwangserkrankungen bei Kindern und Jugendlichen tiefenpsychologisch orientierte Therapieverfahren zwar individuell-kasuistisch (V) als erfolgreich herausstellten; eine empirische Effektivitäts- und Effizienzüberprüfung dieses Ansatzes steht aber noch aus. Es wird daher in den folgenden Darstellungen der Schwerpunkt auf Vorgehensweisen gelegt, deren Behandlungswirksamkeit bei Zwangsstörungen schon in größerem Umfange nachgewiesen ist.

4.3 Besonderheiten bei ambulanter Behandlung

Die gebräuchlichen Interventionsansätze beim Umgang mit Zwangsstörungen von Kindern und Jugendlichen bestehen – sofern sie pragmatisch auf eine Besserung der Symptomatik innerhalb und außerhalb der Familie ausgerichtet sind – aus den folgenden Elementen:
- Einleitende Beratung
- Intensive Motivierung des Patienten
- Familienzentrierte Interventionen zur Beeinflussung symptomerhaltender familiärer Bedingungen
- Expositionsbehandlung und Reaktionsverhinderung
- Interventionen zur Verminderung der Zwangsgedanken (kognitive Therapie)
- Pharmakotherapie.

Die aufgeführten Elemente kommen in ambulanten und stationären Behandlungssettings mit unterschiedlicher Schwerpunktsetzung zur Anwendung.

Einleitende Beratung. Jede Form der Behandlung wird durch die folgenden Beratungsmaßnahmen eingeleitet:

Aufklärung und Beratung der Eltern und Patienten werden immer durchgeführt. Dabei ist neben einer gemeinsamen Aufklärung immer auch eine störungsspezifische Beratung in getrennten Gesprächen mit Eltern und Kind zu empfehlen. Andere wichtige Bezugspersonen, hier vor allem Geschwister, aber auch Großeltern, sollten in die Beratung einbezogen werden, sofern sie von der Symptomatik betroffen sind.

In Fällen, in denen die Symptomatik die schulische Integration des Kindes gefährdet (z.B. chronisches Zuspätkommen; Verlangsamung) oder beeinträchtigt, ist auch eine Beratung der wichtigsten Lehrpersonen angezeigt.

Die *Aufklärung der Eltern* umfasst:
- Informationen hinsichtlich Symptomatik, vermuteter Ätiologie, des anzunehmenden Verlaufs, der Behandlungsmöglichkeiten und Prognose
- Versuche, familiäre Bedingungen, die die Symptomatik aufrechterhalten, herauszuarbeiten
- Beratung hinsichtlich pädagogischer Interventionen zur Bewältigung symptombedingter Konfliktsituationen:
  - Unter Beachtung der eingeschränkten Selbstkontrolle des Patienten sollte die elterliche Anforderung an ihn, die Symptomatik weitestgehend einzugrenzen, aufrechterhalten bleiben
  - Hinweis darauf, dass Nachgiebigkeit und Entlastungsbemühungen die Symptomatik eher verstärken als abschwächen
  - Suche nach Freiräumen für gemeinsame Aktivitäten abseits der Symptomatik.

Die *Aufklärung des Kindes/Jugendlichen* umfasst:
- Informationen hinsichtlich Symptomatik, vermuteter Ätiologie, des anzunehmenden Verlaufs, der Behandlungsmöglichkeiten und Prognose in altersentsprechender Form
- Informationen über Hinweise auf erhaltene Selbstkontrolle der Symptomatik und Motivierung, diese zu nutzen und ggf. auszubauen
- Betonung der Notwendigkeit von Selbstbeobachtung.

Motivierung. Der Einsatz der störungsspezifischen Therapieelemente setzt eine intensive Motivierungsphase zu Beginn der Behandlung voraus. Die gerade beim Umgang mit Zwangsstörungen unbestritten herausragende Bedeutung der therapeutischen Beziehung erhält ihre entscheidenden Impulse bereits in den ersten Kontakten. Ziel ist die Etablierung eines Arbeitsbündnisses, in welchem zum einen die Ambivalenz des Patienten gegenüber jeglichem Interventionsversuch aufgegriffen und auf rationalem Wege zugunsten wachsender Kooperation beeinflusst wird, zum anderen die ständige Tendenz zur schamhaften Verheimlichung problematischer Kognitionen und Zwangshandlungen eingegrenzt wird.

Familienzentrierte Interventionen. Sie haben als dominierende Vorgehensweise eine um so größere Bedeutung, je jünger die Patienten sind. Der Wert dieser Intervention wird auch darin erkennbar, dass nur in einem solchen Setting psychische Erkrankungen anderer Familienmitglieder in ihrer Beziehung zur Zwangsstörung des Indexpatienten reflektiert werden können, da zudem die Funktionsfähigkeit der Familie bei der Symptomkontrolle überprüft werden kann. Hier müssen auch die Grenzen vereinbart werden, innerhalb derer Toleranz gegenüber Teilen der Symptomatik geübt wird bzw. inwieweit Familienmitglieder in die Symptomatik einbezogen werden.

Im Vordergrund stehen zunächst gemeinsame Reflexionen der Auswirkungen der Zwangssymptomatik auf die Familie,

Erfahrungen mit bisherigen Bewältigungsversuchen sowie Gespräche über andere Probleme und Konflikte in der Familie. Das so zusammengetragene Material dient der Erarbeitung eines Krankheitskonzeptes, bei welchem die Funktionalität der Angst als Auslöser von Zwangshandlungen sowie der Angstvermeidung durch Rituale herauszuarbeiten ist. Ziel ist ein besseres Verständnis des inneren Zwanges, unter dem ein Patient steht, ein adäquater Umgang mit Symptomschwankungen und -veränderungen sowie ein Wissen um die Möglichkeiten und Grenzen der Selbstkontrolle des Patienten.

Weitere Schwerpunkte sind die kontinuierliche Beobachtung und Aufzeichnung der Symptomatik durch den Patienten, evtl. auch durch einzelne Bezugspersonen, der Aufbau von regelmäßigen, gemeinsamen familiären Aktivitäten, die durch das Auftreten von Zwangssymptomen beendet werden, sowie der direkte Umgang mit den Zwangshandlungen.

Eine Unterstützung bei der Durchführung von Zwangshandlungen sowie bei Versuchen des Patienten, symptomauslösende Situationen zu meiden, müssen vermieden werden.

Adäquate Bewältigungsbemühungen des Patienten sollen positiv verstärkt werden.

Expositionsbehandlung und Reaktionsverhinderung. Sofern nicht bereits beratende und familienzentrierte Interventionen zu einer deutlichen Besserung der Symptomatik führen, ist mit dem Kernelement der Verhaltenstherapie bei Zwangsstörungen, der Konfrontation des Patienten mit der gefürchteten Situation (Stimulus-Exposition) und der Verhinderung von Vermeidungsreaktionen, zu beginnen.

Grundlage der Expositionsbehandlung ist die sorgfältige Erstellung einer Hierarchie angstauslösender Situationen, auf welche üblicherweise vom Patienten mit Zwangsverhalten reagiert wird. Die Exposition selbst kann abgestuft mit zunehmender Angststärke (graduierte Exposition) oder in Form einer Reizüberflutung (sofortige Konfrontation mit intensivsten Angstauslösern) erfolgen. Aus Gründen der emotionalen Belastung der Patienten ist eine graduierte Exposition zu empfehlen. Eine Exposition in der Vorstellung (in sensu) ist je nach Art der Symptomatik (insbesondere Zwangsbefürchtungen mit katastrophalem Inhalt) gegenüber einer Exposition in vivo vorzuziehen; andererseits ist auch eine In-vivo-Exposition unverzichtbares Behandlungselement, insbesondere für das Einüben der Reaktionsverhinderung.

Die Reaktionsverhinderung gilt den vom Patienten üblicherweise zur Angstreduktion durchgeführten Zwangshandlungen und soll sicherstellen, dass der Patient im Verlauf der massiv belastenden Reizkonfrontation die Situation nicht verlässt. Der Patient wird instruiert, über einen festgelegten Zeitraum Handlungen, die zur Symptomatik gehören, zu unterlassen bzw. – im Falle von täglich notwendigen Verrichtungen – auf ein zeitlich begrenztes Minimum zu reduzieren. Für eine gelungene Reaktionsverhinderung im vereinbarten Rahmen sollte der Patient (insbesondere der kindliche Patient) durch soziale oder Verhaltensverstärkung angemessen belohnt werden.

Kognitive Therapieverfahren. Von kognitiven Therapieverfahren profitieren in besonderer Weise Patienten, die neben ihrer Zwangsstörung schwere Depressionssymptome und „überwertige Ideen" aufweisen. Kognitive Techniken zielen in Kombination mit Expositionsbehandlungen auf die Minderung der angstinduzierenden Gedanken und auf die kognitive Bewertung derselben. Folgende Techniken können zur Anwendung kommen:
- Selbstinstruktionstraining, um die Entstehung von Zwangsgedanken zu verhindern
- Bei adoleszenten Patienten mit einem Überwiegen von Zwangsgedanken ge-

genüber Zwangshandlungen empfiehlt sich zudem das Einüben von „Gedankenstop" zur Vermeidung kognitiver Rituale insbesondere als Prophylaxe in Stresssituationen
- Ein drittes Verfahren ist die kognitive Umstrukturierung der Bewertungsmuster und der gedanklichen Schlussfolgerungen des Patienten.

Da es zu kognitiv-behavioralen Verfahren in der Behandlung von Kindern und Jugendlichen mit Zwangsstörungen nur wenige Interventionsstudien mit unterschiedlichen Behandlungselementen gibt, die nicht als systematisch und kontrolliert anzusehen sind, weist der Forschungsstand hier einen Evidenzgrad von III–IV auf.

Pharmakotherapie zur Verminderung von Zwangssymptomen. Serotonin-Wiederaufnahmehemmer sind im Allgemeinen die Mittel der Wahl.

Die längsten Erfahrungen liegen für das trizyklische Antidepressivum Clomipramin vor. Die Dosierung sollte bei 3 mg/kg KG und Tag liegen, höchstens jedoch bei 200 mg Tagesdosis. Im Nebenwirkungsspektrum der vegetativen Störungen nimmt die Mundtrockenheit eine zentrale Stelle ein.

Selektive Serotonin-Wiederaufnahmehemmer (SSRI) haben sich inzwischen als vergleichbar effektiv herausgestellt und gelten aufgrund ihrer heterogenen und oft geringeren Nebenwirkungen als Präparate der ersten Wahl. Die Dosierung beträgt für Fluoxetin im Mittel 20–40 mg/d, bei Fluvoxamin und Sertralin bis 200 mg/d. Für das im Erwachsenenbereich angewandte Paroxetin liegen noch keine vergleichbaren Erfahrungen an Kindern und Jugendlichen vor.

Nebenwirkungen treten besonders zu Beginn der Behandlung auf und sind dosisabhängig und subjektiv störend. Daher wird mit niedriger Dosierung begonnen und schrittweise erhöht. Der Wirkungseintritt muss mindestens 4–6 Wochen abgewartet werden. Sollte nach 10–12 Wochen keine Veränderung zu erkennen sein, können ein Wechsel des Medikamentes oder eine Kombinationsbehandlung angezeigt sein. Bei sehr schweren Zwangserkrankungen hat sich die zusätzliche Gabe eines Neuroleptikums bewährt. Die Medikamente müssen langfristig eingenommen werden und bei Absetzwunsch langsam über Monate reduziert werden. Eine Rückfallgefährdung ist hoch. Die notwendigen Begleituntersuchungen (z.B. Labor und EKG) sind sicherzustellen.

Auch wenn die Effektivität der Pharmakotherapie von Zwangsstörungen bei Kindern und Jugendlichen oft primär über symptomatologische Selbsteinschätzungen erfolgt, liegen zu den erwähnten Substanzen gut kontrollierte randomisierte Studien vor, so dass von einem Evidenzgrad von I–II auszugehen ist.

4.4 Besonderheiten bei teilstationärer Behandlung

Hier liegen keine settingspezifischen Konzeptbildungen vor. Anzunehmen ist, dass verhaltenstherapeutische Maßnahmen, die aufgrund der Schwere der Störung ambulant nicht hinreichend strukturiert werden können, durch ein teilstationäres Management leichter durchzuführen sind. Gegenüber der stationären Therapie läge ein vermutlicher Vorteil in der geringeren Rückfallgefährdung bei Behandlungsende; umgekehrt ist gerade für schwer erkrankte Patienten die vollständige Herausnahme aus dem pathogenen Interaktionsfeld Familie ein wesentlicher – zumindest kurzfristiger – Genesungsfaktor.

4.5 Besonderheiten bei stationärer Behandlung

Sämtliche der für die ambulant durchgeführten Maßnahmen wichtigen Schritte und Behandlungsprinzipien finden auch im stationären Setting ihre Anwendung.

Die Entscheidung für eine stationäre Behandlung hängt sowohl von klinischen Aspekten, z.B. der Schwere der Zwangssymptomatik, als auch von pragmatischen, wie der Entfernung vom Wohnort, ab. Die Vorteile der stationären Therapie:
- Möglichkeit zur kurzfristigen Entlastung des Patienten, besonders bei schwerer sekundärer Depression oder Suizidalität
- Trennung von krankheitsaufrechterhaltenden Interaktionssystemen und Entlastung der Umgebung, besonders bei gravierenden Problemen
- Erleichterung der Kontaktaufnahme und Möglichkeit zur kontinuierlichen Verhaltensbeobachtung
- Kontrolle zwangsauslösender Stimuli
- Gewährleistung intensiver Exposition mit Reaktionsmanagement
- Station als Übungsfeld für den Problembereich „soziale Defizite"
- Vorhandensein verschiedener Coping-Modelle
- Breites Spektrum ergänzender Therapieangebote
- Kontrolle der medikamentösen Behandlung und Verbesserung der Medikamentencompliance.

Bezüglich der für das ambulante Setting vorgeschlagenen Interventionselemente sind im Falle der stationären Behandlung keine formalen Veränderungen vorzunehmen (s. Kap. 4.3). Inhaltlich hat insbesondere die einleitende Beratung (vgl. Kap. 4.3) die Gründe einer stationären Behandlungsindikation herauszustellen und die Besonderheiten der Kooperation während der Behandlung zu erarbeiten. Hier sind beispielsweise die Vorteile einer effektiveren Kontingenzmanipulation unter stationären Bedingungen den verstärkten Rückfallgefahren zum Entlassungszeitpunkt gegenüberzustellen; der – bei stationären Therapien – Setting-bedingten Neigung zu passiven Veränderungserwartungen ist durch die Betonung der Notwendigkeit aktiver Mitarbeit im Zusammenhang mit Wochenendbeurlaubungen und den hierbei zu treffenden Vereinbarungen zur Kontrolle von Therapieeffekten zu begegnen; schließlich ist den – bei stationären Therapien oft hohen – Erwartungen an therapeutische Veränderungen eine der Schwere der Störung angemessene realistische Therapieprognose gegenüberzustellen.

4.6 Jugendhilfe- und Rehabilitationsmaßnahmen

Studien aus dem Erwachsenenbereich zeigen, dass – insbesondere bei stationären Therapien – nach Therapiebeendigung die Rückfallgefährdung deutlich anwächst; dies um so eher, je größer die Defizite der sozialen Fertigkeiten der Patienten sind. Es ist daher bei der Therapie schwerer Zwangsstörungen immer auch die Frage einer geeigneten außerfamiliären Unterbringung zu diskutieren.

4.7 Entbehrliche Therapiemaßnahmen

Keine Angaben.

5 Literatur

DÖPFNER M: Zwangsstörungen. In: STEINHAUSEN HC, von ASTER M (Hrg.): Verhaltenstherapie und Verhaltensmedizin bei Kindern und Jugendlichen. Weinheim: Psychologie Verlags Union, 2. Aufl. (1993) 271–313

JANS T, WEWETZER C, MÜLLER B, NEUDÖRFL A; BÜCHERL U, WARNKE A, HERPERTZ-DAHLMANN B, REMSCHMIDT H: Der Langzeitverlauf von Zwangsstörungen mit Beginn im Kindes- und Jugendalter: Psychosoziale Adaptation im Erwachsenenalter. Zeitschrift für Kinder- und Jugendpsychiatrie 29 (2001) 25–35

KNÖLKER U: Zwangssyndrome im Kindes- und Jugendalter. Göttingen: Vandenhoeck & Ruprecht 1987

Piccinelli M, Pini S, Bellantuono C, Wilkinson G: Efficacy of drug treatment in obsessive-compulsive disorder. A meta-analytic review. British Journal of Psychiatry 166 (1995) 424–443

Rapoport J, Inoff-Germain G: Practitioner Review: Treatment of Obsessive-Compulsive Disorder in Children and Adolescents. Journal of Child Psychology and Psychiatry 41 (2000) 419–431

Reinecker Hs: Zwänge – Diagnose, Theorien und Behandlung. Bern, Göttingen, Toronto, Seattle: Huber 1994

Riddle M: Obsessive-compulsive disorder in children and adolescents. British Journal of Psychiatry 173, Suppl. 35 (1998) 91–96

Wewetzer C, Hemminger U; Warnke A: Aktuelle Entwicklungen in der Therapie von Zwangsstörungen im Kindes- und Jugendalter. Nervenarzt 70 (1999) 11–19

Winkelmann G, Hohagen F: Zwangsstörungen – stationäre Verhaltenstherapie. Fortschritte Neurologie und Psychiatrie 63, Sonderheft 1 (1995) 19–22

Zaworka W, Hand I, Jauernig G, Lünenschloss K: Hamburger Zwangsinventar, HZI. Weinheim: Beltz Test Gesellschaft 1983

Bearbeiter dieser Leitlinie:
Gerd Schütze und Günter Hinrichs, Anja Aldenhoff-Zöllner, Reinhard Arndt, Christian Haase, Bernard Hobrücker, Renate Kühl, Günter Schmitz

Reaktionen auf schwere Belastungen und Anpassungsstörungen (F43)

1 Klassifikation

1.1 Definition

Es handelt sich um eine vorübergehende Störung von beträchtlichem Schweregrad, die als Reaktion auf eine außergewöhnliche körperliche und/oder seelische Belastung auftritt und im Allgemeinen innerhalb von Stunden oder Tagen abklingt.

Posttraumatische Belastungsstörung (F43.1). Es handelt sich um eine verzögerte oder protrahierte Reaktion auf ein belastendes Ereignis oder eine Situation außergewöhnlicher Bedrohung. Die Störung folgt dem Trauma mit einer Latenz, die Wochen oder Monate (selten mehr als sechs) dauern kann.

Anpassungsstörungen (F43.2). Es handelt sich um Zustände von subjektivem Leid und emotionaler Beeinträchtigung, die soziale Funktionen und Leistungen behindern und während des Anpassungsprozesses nach einer entscheidenden Lebensveränderung auftreten. Die Störung beginnt im Allgemeinen innerhalb eines Monats nach dem belastenden Ereignis und hält meist nicht länger als 6 Monate an.

1.2 Leitsymptome

Als primäre Kausalfaktoren sind außergewöhnliche belastende Lebensereignisse oder Veränderungen im Leben vorhanden.

Akute Belastungsreaktion
- Gemischtes und gewöhnlich wechselndes Bild mit Depression, Angst, Ärger, Verzweifelung, Hyperaktivität und Rückzug
- Kein Symptom ist längere Zeit vorhanden
- Rasche Remission, längstens innerhalb von wenigen Stunden, wenn eine Entfernung aus der belastenden Umgebung möglich ist. Ansonsten klingen die Symptome in der Regel nach 24 bis 48 Stunden ab und sind gewöhnlich nach 3 Tagen nur noch minimal vorhanden.

Posttraumatische Belastungsstörung
Grundlegende Dimensionen der Symptomatik sind die 3 Faktoren Intrusionen und deren aktive Vermeidung, emotionale Taubheit und passive Vermeidung, emotional negative Aktivitäten sowie autonome Übererregung.
- Auftreten innerhalb von 6 Monaten nach einem traumatischen Ereignis ungewöhnlicher Schwere
- Wiederholte unausweichliche Erinnerung oder Wiederinszenierung der Ereignisse in Gedächtnis, Tagträumen, Traum
- Deutlicher emotionaler Rückzug, Gefühlsabstumpfung, Vermeidung von Reizen, die eine Wiedererinnerung an das Trauma hervorrufen könnten
- Vegetative Störungen und die Beeinträchtigung der Stimmung tragen zur Diagnosestellung bei
- Die Diagnose hängt ab von einer sorgfältigen Bewertung der Beziehung zwischen
  - Art, Inhalt und Schwere der Symptome

- Anamnese und Persönlichkeit sowie belastendem Ereignis, Situation oder Lebenskrise
- Die Störung wäre ohne das belastende Ereignis nicht aufgetreten.

1.3 Schweregradeinteilung

Akute Belastungsreaktion
- Leicht: Rasche Remission innerhalb weniger Stunden
- Schwer: Symptomatik hält über mehrere Tage an.

Posttraumatische Belastungsstörung
- Leicht: Wechselhafte Symptome über einige Wochen
- Schwer: Ausgeprägte Symptomatik über viele Jahre mit chronischem Verlauf.

Anpassungsstörung (s.a. bei Untergruppen)
- Leicht: Wenig stark ausgeprägte Symptomatik, die nur wenige Monate anhält
- Schwer: Ausgeprägte Symptome länger als 6 Monate.

1.4 Untergruppen

Akute Belastungsreaktion, keine posttraumatische Belastungsstörung
- Typ I: einmaliges plötzliches und sehr erschreckendes Trauma
- Typ II: anhaltende, vorhersagbare unerträgliche Erlebnisse.

Anpassungsstörung
- **Kurze depressive Reaktion (F43.20):** Vorübergehend leichter depressiver Zustand, nicht länger als einen Monat
- **Längere depressive Reaktion (F43.21):** Leichter depressiver Zustand auf eine länger anhaltende Belastungssituation, nicht länger als zwei Jahre andauernd
- **Angst und depressive Reaktion gemischt (F43.22):** Die Symptome betreffen affektive Qualitäten wie Angst, Depression, Sorge, Anspannung und Ärger
- **Mit vorwiegender Störung des Sozialverhaltens (F43.24):** Die hauptsächliche Störung betrifft hierbei das Sozialverhalten
- **Gemischte Störung von Gefühl und Sozialverhalten (F43.25):** Es bestehen sowohl Störungen der Gefühle als auch des Sozialverhaltens.

1.5 Ausschlussdiagnosen

- Persönlichkeitsstörungen
- Dissoziative Störungen
- Angststörungen
- Affektive Störungen
- Somatoforme Störungen
- Trennungsangst in der Kindheit.

2 Störungsspezifische Diagnostik

2.1 Symptomatik

Exploration des Kindes
- Art und Ausmaß der erlebten traumatischen Erfahrung mit den daraus resultierenden Veränderungen für die gegenwärtige psychosoziale Situation
- Ausmaß der initialen Angstreaktion und das sich anschließende Bewältigungsverhalten
- Wie wurde der Kontakt zu wichtigen Bezugspersonen erlebt?
- Gab es einen Symptomwandel?
- Sind wiederkehrende Erinnerungen, Träume, Spielszenen vorhanden?

Exploration der Bezugspersonen
- Angaben über Art und Dauer sowie Schwere des Traumas und die sich

anschließende Reaktion und Verarbeitung durch das Kind/den Jugendlichen
- Zeitlicher Abstand zwischen Auftreten der Symptomatik und dem traumatischen Ereignis
- Bestehen umschriebene Ängste, Vermeidung von Situationen mit somatischen Symptomen?
- Kam es zum Verlust der gewohnten Wohnumgebung oder anderer Veränderungen des Lebensalltags?
- Kam es zu deutlichen psychosozialen Belastungen und Einschränkungen?
- Kam es zum Verlust bereits erworbener Fähigkeiten wie Sprache, Sauberkeit etc.?
- Kam es zu nächtlicher Furcht, Problemen vor dem Einschlafen und nächtlichem Erwachen?

Beobachtung. Auffälligkeiten im Spielverhalten mit vermehrter Ängstlichkeit und Reinszenierung der traumatischen Erfahrung bzw. Situation.

2.2
Störungsspezifische Entwicklungsgeschichte

Prädisponierende Faktoren sind
- frühere Angststörungen sowie eine
- Aufmerksamkeitsdefizit-/Hyperaktivitätsstörung
- Das Erleben sexueller Gewalt bewirkt generell ein gegenüber anderen Formen der Traumatisierung deutlich höheres Risiko für posttraumatische Belastungsstörungen (Breslau et al. 1991)
- Multiple Traumatisierungen erhöhen das Risiko darüber hinaus (Deykin und Buka 1997).

2.3
Psychiatrische Komorbidität und Begleitstörungen

- Depressive Störungen
- Substanzmittelabusus
- Aggressives Verhalten mit hyperkinetischen Störungen
- Persönlichkeitsstörungen, insbesondere Borderline-Störungen
- Suizidgedanken und Suizidversuche
- Somatoforme Störungen
- Angststörungen.

2.4
Störungsrelevante Rahmenbedingungen

- Exploration des Kindes und der Bezugsperson sowie Beobachtung der Interaktion innerhalb der Familie
- Prämorbide Persönlichkeitsentwicklung mit Hinweisen für eine erhöhte Vulnerabilität auf Stress
- Gab es nach dem Trauma einen Beistand durch die Eltern oder nahe Bezugspersonen?
- Sind Zusammenhalt in der Familie und ausreichende Kommunikation vorhanden?
- Besteht weiterhin eine räumliche/personelle Nähe zum primären Trauma bzw. dem auslösenden Ereignis/Person?
- Kommen weitere traumatische Erlebnisse oder negative Lifeevents hinzu?

2.5
Apparative, Labor- und Testdiagnostik

- Somatische Abklärung, insbesondere bei Traumen mit körperlichen Auswirkungen
- Angst- und Depressionsfragebögen
- Fragebogen zum Copingverhalten/Reaktion auf Stress
- Spezielle Screening-Verfahren liegen bislang nur englischsprachig vor wie Children-Posttraumatic-Stress-Disorder-Reaction-Test oder Impact of Events-Scale.

2.6 Differentialdiagnostik

Differentialdiagnostik siehe Entscheidungsbaum (Abb. 13).

2.7 Entbehrliche Diagnostik

Wiederholte Organdiagnostik wegen vorhandener körperlicher/vegetativer Symptome, um eine Fixierung auf die somatischen Beschwerden zu vermeiden.

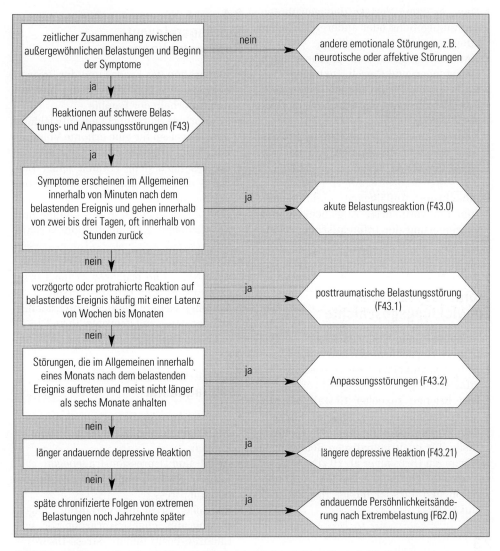

Abbildung 13: Diagnostischer und differentialdiagnostischer Entscheidungsbaum bei Reaktionen auf schwere Belastungen und Anpassungsstörungen

3 Multiaxiale Bewertung zwecks Entwicklung eines Therapieplanes

3.1 Identifizierung der Leitsymptome für Achse I (siehe 1.2)

Siehe Tabelle 3.

Tabelle 3:
Identifizierung der Leitsymptome bei Reaktionen auf schwere Belastungen und Anpassungsstörungen, Bewertung der Achse I

Achse	Bewertung	Bedeutung für Therapie
Achse I	Das auslösende Ereignis mit den sich daraus ergebenden Verhaltensänderungen muss positiv belegt sein	Kausale Zuordnung möglich
	Differentialdiagnostische Abklärung, insbesondere Ausschluss von Persönlichkeitsstörungen	Behandlungsumfang sowie Auswahl der Therapiemaßnahmen
	Schweregrad	Wahl und Intensität des Behandlungssettings (ambulant/teilstationär/stationär)

3.2 Bewertung der Achsen II – IV (siehe Tabelle 4)

Tabelle 4:
Identifizierung weiterer Symptome und Belastungen bei Reaktionen auf schwere Belastungen und Anpassungsstörungen, Bewertung der Achsen II–IV

Achse	Bewertung	Bedeutung für Therapie
Achse II	Umschriebene Entwicklungsstörungen	Ggf. zusätzliche Maßnahmen mit dem Ziel einer besseren Bewältigung (z.B. Sprachrückstand)
Achse III	Intellektuelles Leistungsniveau	Behandlungsvorgehen und Auswahl von Interventionsstrategien (verbal/nonverbal)
Achse IV	Körperliche Folgen des Traumas	Somatische Therapie
Achse V	Lebensumstände, Qualität der Bezugssysteme, Ressourcen und Kommunikationsverhalten in der Familie; aktuelle und chronische Belastungen	Intervention bezogen auf familiäre Interaktion und Kommunikation Änderung des psychosozialen Umfeldes in Abhängigkeit von der Persistenz weiterer traumatischer Erfahrungen
Achse VI	Prämorbide Anpassung Funktionsbeeinträchtigung	Verstärkung sozialer Kompetenzen und Bewältigungsverhalten Unterstützende Maßnahmen zur Traumabewältigung

3.3
Hierarchie des Vorgehens

siehe dazu Abbildung 14.

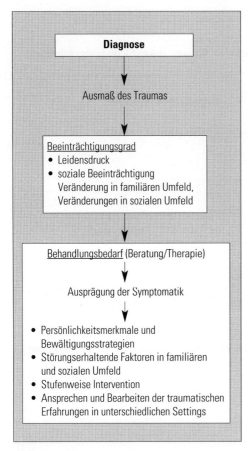

Abbildung 14: Entwicklung eines Therapieplans bei Reaktionen auf schwere Belastungen und Anpassungsstörungen

4
Interventionen

4.1
Auswahl des Interventionssettings und der Therapiemaßnahmen

Interventionssetting/Behandlungsmodalitäten. Ambulante Behandlung von akuten Belastungsreaktionen, posttraumatischen Belastungsstörungen und Anpassungsstörungen sollte grundsätzlich bei nicht zu ausgeprägter Symptomatik und guter Kooperation des Patienten sowie seines Umfeldes versucht werden.

Teilstationäre Behandlung empfiehlt sich, wenn in der akuten Phase massive Angstzustände so ausgeprägt sind, dass wichtige soziale Funktionen nicht mehr möglich bzw. weitgehend eingeschränkt sind.

Stationäre Behandlung ist erforderlich bei starker Beeinträchtigung der Alltagsfunktionen, verbunden mit ausgeprägten depressiven und/oder Panikreaktionen, die zu einer Einschränkung der Selbststeuerung führen.

Therapiemethoden
Psychotherapie
- Rasche Frühintervention mit Beratung und Aufklärung des Umfeldes über die Folgen (IV)
- Einzeltherapie mit supportivem Vorgehen sowie vorsichtigem Durcharbeiten des Erlebten (IV)
- Expositionstechniken, um das Trauma in korrigierter Form emotional bewältigen zu können (traumaorientiertes Vorgehen) (IV)
- Verhaltenstherapeutisch/kognitive Vorgehensweisen im Sinne einer multimodalen Traumatherapie (MMTT), um die Habituierung von Angststrukturen abzubauen (III)
- Kognitiv orientiertes Eye-Movement-Desensitisation and Reprocessing-Training (EMDR)
- Familienberatung/-therapie (Verringerung der expressed emotions)
- Gruppeninterventionen auch unter Einbeziehung nonverbaler Verfahren, wie Gestaltung, Erzählen, Rollenspiel, Entspannungsverfahren (III)

Pharmakotherapie
- Relative Indikation
- Empfohlene Substanzen (IV):
  Propanolol (Typ II Kinder)
  Fluoxetin
  Carbamazepin
  Clonidin.

Beratung und Information der Betroffenen und der Bezugspersonen über
- die Notwendigkeit, über das Trauma zu reden
- schnelle und erreichbare Soforthilfe
- normale Stressreaktion und Abgrenzung von pathologischen Reaktionen
- Vor- und Nachteile verschiedener Therapiemethoden.

4.2
Hierarchie der Behandlungsentscheidung und Beratung darüber

Siehe Abbildung 15.

4.3
Vorgehens- und Behandlungsweisen und Besonderheiten bei ambulanter Behandlung

Bei leichter bis mäßiger Krankheitsausprägung ist das Belassen im häuslichen Umfeld hilfreich:
- Aktivierung von familiären Ressourcen
- Stärkung durch das soziale Umfeld:
  – Wenn z.B. soziale Gruppen wie Schulklassen betroffen sind, Gruppenintervention
  – Information von Lehrern, um über die Reaktionen auf das Trauma bzw. die Belastung aufzuklären.

4.4
Vorgehensweise und Besonderheiten bei teilstationärer Behandlung

- Bessere Entlastung und Einzeltherapie möglich
- Expositionstechniken besser durchführbar
- Falls sozialer Rückzug vorhanden ist, leichtere Integration in die Tagesgruppe.

4.5
Vorgehensweise und Besonderheiten bei stationärer Behandlung

- Bei mangelnder Unterstützung durch das soziale Umfeld, insbesondere die Familie
- Neue Unterbringungsmöglichkeiten notwendig, die ambulant nicht eingeleitet werden können
- Die Angstreaktion bzw. der hieraus resultierende soziale Rückzug ist so ausgeprägt, dass ambulante und teilstationäre Behandlungen nicht möglich sind.

4.6
Rehabilitationsmaßnahmen und präventive Maßnahmen

Die Prävention von Ängsten bzw. pathologischen Reaktionen auf das belastende Ereignis verlangt eine intensive Beratung der Eltern bzw. des Umfeldes mit dem Ziel, den Betroffenen die Möglichkeit zu geben, die traumatischen Erfahrungen mitzuteilen.
- Um langfristige Folgen zu vermeiden, ist eine Frühintervention notwendig
- Eine aktiv aufsuchende Haltung, auch der psychiatrisch-psychotherapeutischen Professionellen, wird empfohlen
- Sind mehrere Kinder betroffen bzw. von entsprechenden psychischen Folgen bedroht, sind Gruppeninterventionen indiziert, um das Selbsthilfepotential und den Peer-Effekt zu verstärken.

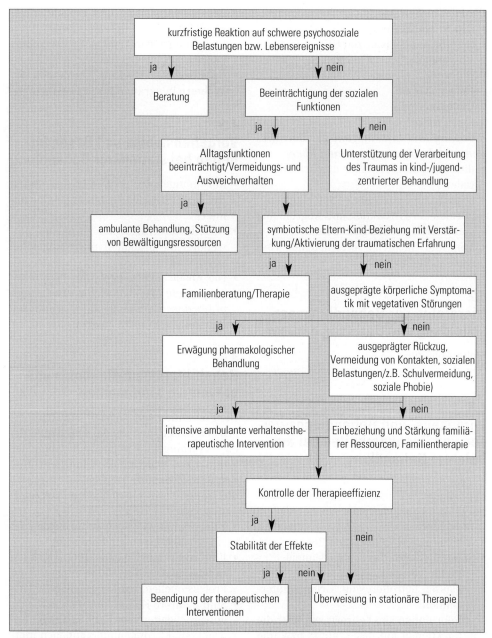

Abbildung 15: Hierarchie der Behandlungsentscheidung bei Reaktionen auf schwere Belastungen und Anpassungsstörungen

4.7
Entbehrliche Therapiemaßnahmen und häufige Fehler

- Verschweigen der zugrunde liegenden traumatischen Erfahrung
- Frühinterventionen werden nicht durchgeführt
- Überwiegend somatische bzw. psychopharmakologische Behandlung.

5
Literatur

ANTHONY JL, LONIGAN CJ, HECHT SA: Dimensionality of Posttraumatic Stress Disorder symptoms in children exposed to disaster: Results from confirmatory factor analysis. Journal of Abnormal Psychology 108 (1999) 326–336

BRADY K, PEARLSTEIN T, ASNIS GM, BAKER D, ROTHBAUM B, SIKES CR, FARFEL GM: Efficacy and safety of sertraline treatment of posttraumatic stress disorder. A randomised controlled trial. JAMA 283 (2000) 1837–1844

BRESLAU N, DAVIS GC, ANDRESKI P, PETERSON E: Traumatic events and posttraumatic stress disorder in an urban population of young adults. Archives of General Psychiatriy 48 (1991) 216–222

BRONISH T: Posttraumatische Belastungsstörung. Klinische Erscheinungsbilder – Epidemiologie – Therapiestudien. Psychotherapie 2 (1997) 9–14

DEYKIN EYA, BUKA SL: Prevalence and risk factors for posttraumatic stress disorder among chemically dependent adolescents. American Journal of Psychiatry 154 (1997) 752–757

HEEMANN A, SCHULTE-MARKWORT M, RUHL U, KNÖLKER U: Posttraumatische Belastungsstörung bei Kindern und Jugendlichen. Kindheit und Entwicklung 7 (1998) 129–142

LIPSCHITZ DS, RASMUSSON AM, ANYAN W, CROMWELL P, SOUTHWICK SM: Clinical and Functional Correlates of Posttraumatic Stress Disorder in Urban Adolescent Girls at a Primary Care Clinic. J.Am.Acad.Child Adolesc.Psychiatry 39 (9) (2000) 1104–1111

MARCH JS, AMAYA-JACKSON L, MURRAY MC, SCHULTE A: Cognitive-behavioral Psychotherapy for Children and Adolescence with Posttraumatic Stresdisorder after a single Incident Stressor. J. Am.Acad.Child and Adolesc.Psychiatry 37 (1998) 585–593

SCHEPKER R: Posttraumatische Belastungsstörungen im Kindesalter. Z Kinder-Jugendpsychiat 25 (1997) 46–56

STEIL R, STRAUBE ER: Die Posttraumatische Belastungsstörung bei Kindern und Jugendlichen – ein Überblick. Zeitschrift für Klinische Psychologie (i.E.)

UDWIN O: Annotation: Children's Reactions to Traumatic Events. J.Child Psychol. Psychiatry 34 (1993) 115–127

Bearbeiter der Leitlinie:

Gerd Lehmkuhl

Dissoziative Störungen, Konversionsstörungen (F44)

1 Klassifikation

1.1 Definition

Diese Störungen wurden früher als verschiedene Formen der Konversionsneurose oder Hysterie klassifiziert. Vor allem der Terminus Hysterie wird jedoch heute wegen seiner historischen Belastung und Unschärfe soweit wie möglich vermieden. Das allgemeine Kennzeichen der dissoziativen oder Konversionsstörungen ist der teilweise oder völlige Verlust der normalen Integration im Hinblick auf Erinnerungen an die Vergangenheit, das Identitätsbewusstsein, unmittelbare Empfindungen sowie die Kontrolle von Körperbewegungen. Der Verlust bewusster und selektiver Kontrolle über normalerweise willkürlich beherrschbare körperliche Funktionen (im Wesentlichen: willkürmotorische Bewegungen, Sinneswahrnehmungen, Gedächtnisleistungen) kann hinsichtlich Ausmaß und Tempo des Ablaufs stark schwanken. Vegetativ vermittelte Reaktionen werden im Allgemeinen nicht hierunter gefasst, diese Abgrenzung wird jedoch nicht einheitlich gehandhabt. Ein erster Häufigkeitsgipfel dissoziativer Symptome tritt im Jugendalter auf, vor dem Schulalter sind so klassifizierbare Phänomene selten. Diagnosebegründend ist das Fehlen einer organischen Störung, welche das/die Symptom/e kausal erklären könnte, sowie der (nicht immer leicht zu führende) Beleg für eine psychische Verursachung. Eine nahe zeitliche Verbindung zu traumatisierenden Ereignissen, unlösbaren oder unerträglichen Konflikten oder gestörten Beziehungen sollte bestehen.

1.2 Leitsymptome

Angesichts eines inter- wie intraindividuell oft variablen Bildes kann man bei dieser Gruppe von Störungen schlecht von hervorgehobenen Leitsymptomen sprechen. Die in Kapitel 1.1 bereits formulierten diagnostischen Leitlinien gelten aber für die gesamte Gruppe der dissoziativen Störungen.

1.3 Schweregradeinteilung

Eine allgemein akzeptierte Schweregradeinteilung gibt es nicht, die Ausprägung kann v.a. im Jugendalter von (oft) einmalig bis wenige Male über intermittierende Häufungen bis zur Chronifizierung reichen. Im letzteren Falle liegt mit Sicherheit eine gravierende psychiatrische Störung zugrunde (s.a. Kap. 2.3). Bei variabler, vorübergehender, insgesamt leichtergradiger Symptomatik ohne gravierende psychiatrische Komorbidität, welche auch gemischt mit Symptomen aus dem Formenkreis F45 (somatoforme Störungen) auftreten kann, ist auch die Diagnose „vorübergehende dissoziative Störungen (Konversionsstörungen) in der Kindheit und Jugend" zu erwägen. (F44.82) Dabei müssen aber stets die unter 1.1 aufgeführten allgemeinen Kriterien erfüllt sein.

1.4
Untergruppen

Nach ICD-10 sind folgende Subgruppen zu unterscheiden:

Dissoziativer Stupor (F44.2). Kernpunkt: Beträchtliche Verringerung oder Fehlen willkürlicher Bewegungen und normaler (reflektorischer) Reaktionen auf Reizung durch Licht, Geräusche oder Berührung. Der Patient verharrt in einer individuellen Haltung überwiegend bewegungslos, er ist mutistisch. Muskeltonus, Haltung, Atmung, gelegentliches Öffnen der Augen und koordinierte Augenbewegung sowie in unbeobachteten Momenten spontane Bewegungen lassen erkennen, dass der Patient weder schläft noch bewusstlos ist. Aktuell fehlen körperliche oder spezifische psychiatrische Störungen, die den Stupor erklären könnten.

Dissoziative Bewegungsstörungen (F44.4). Kernpunkte: Störung ganzer Funktionsabläufe im Bereich der Extremitäten, besonders in den Beinen mit der Folge von Gangstörungen bzw. -unfähigkeit (Abasie) oder Unfähigkeit zu stehen (Astasie), Aktivierung jeweiliger Antagonisten, übertrieben wirkende, ausfahrende (ataktische) Bewegungen.

Dissoziative Krampfanfälle (F44.5). Kernpunkte: Variantenreiche Imitation epileptischer Anfälle mit großer Bandbreite der Dauer, die auch von sozialen Stimuli (Zuwendung) abhängen kann. Selten kommt es zu Verletzungen (Zungenbiss), Stürzen, Inkontinenz. Die Bewusstseinslage wirkt zumindest nach außen eingetrübt, die Patienten bleiben meist ansprechbar.

Dissoziative Sensibilitätsstörungen der Haut (z.B. Parästhesien) und Empfindungsstörungen (Sehen, Hören, Riechen) (F44.6). Kernpunkte: Inter- wie intraindividuell sehr variable Ausprägung der als sensibel gestört wahrgenommenen Hautareale, die überwiegend nicht neurologisch definierten Segmenten, sondern laienhaften Vorstellungen entsprechen, evtl. neurologisch unwahrscheinliches Mischungsverhältnis gestörter Sinnesmodalitäten, Klagen über Parästhesien. Dissoziative Empfindungsstörungen sind insgesamt selten, Sehstörungen (Verschwommen- oder Tunnel-Sehen) wie Hörstörungen sind überwiegend partiell ausgeprägt. Selten sind im Jugendalter folgende dissoziativen Phänomene:
- Dissoziative Amnesie (F44.0)
- Dissoziative Fugue (F44.1)
- Trance- und Besessenheitszustände (F44.3).

1.5
Ausschlussdiagnose

Simulation (Z76.5)

Dissoziative Amnesie
- Amnestisches Syndrom, durch Alkohol oder sonstige psychotrope Substanzen bedingt (F10.6–F19.6)
- Anterograde Amnesie (R41.1)
- Nicht näher bezeichnete Amnesie (R41.3)
- Organisches amnestisches Syndrom, nicht durch Alkohol oder sonstige psychotrope Substanzen bedingt (F04)
- Postiktale Amnesie bei Epilepsie (G40)
- Retrograde Amnesie (R41.2).

Dissoziative Fugue. Postiktale Fugue, besonders bei Temporallappenepilepsie.

Dissoziativer Stupor. Katatoner, depressiver oder manischer Stupor.

2 Störungsspezifische Diagnostik

2.1 Symptomatik

Exploration der Eltern sowie des Kindes bzw. des Jugendlichen
- Bisherige ärztliche und/oder psychologische Bemühungen (Diagnosen wie therapeutische Interventionen)
- Gesamtdauer, Ausprägung, Variabilität der Symptomatik, insbesondere evtl. Situationsspezifität, Wandlung in zeitlichem Zusammenhang mit Interventionen oder akuteren, im weiteren Sinn als Stress verstehbaren Ereignissen
- Bisherige, subjektive Hypothesenbildung von Patient und Eltern.

Gemeinsame Verhaltens- (Interaktions-) Beobachtung von Eltern und Kind während der Exploration
- Ausgeprägtes elterliches Misstrauen und/oder Ängstlichkeit?
- Spezifisches Misstrauen v.a. des Jugendlichen bzgl. Unterstellung psychischer Probleme bei entsprechender Vorsensibilisierung durch vorausgegangene Kontakte mit anderen Helfern?
- Im Kontrast zu den Eltern wie auch angesichts des Symptoms (Anfall, Lähmung) auffallende Indifferenz, scheinbare Unberührtheit des Kindes/Jugendlichen?

Wenn möglich, unmittelbare Beobachtung des Symptoms, wobei eine deutliche Diskrepanz zwischen Schweregrad, Dramatik des Symptoms und entsprechender elterlicher Sorge sowie Ausdrucksverhalten des Patienten bestehen kann, aber nicht muss (sog. belle indifference).

Körperliche Untersuchung des Patienten.
Allgemeine Vorbemerkungen: Die körperliche Untersuchung sollte durchgeführt werden, auch wenn bereits eine ausführliche somatische Diagnostik erfolgt ist (Hinweise auf Misshandlung, insbesondere sexuellen Missbrauch (IV); Selbstverletzungszeichen). Im weiteren Verlauf sollte damit aber generell sparsam umgegangen werden; allerdings darf eine adäquate (Verlaufs-)Diagnostik einer evtl. organischen (Vor-)Erkrankung nicht vernachlässigt werden. Wesentlich ist die Verhaltensbeobachtung. Die neurologische Untersuchung sollte besonders sorgfältig und nötigenfalls wiederholt erfolgen, apparative Zusatzuntersuchungen sollten dagegen möglichst sparsam zum Einsatz kommen.

Einige spezifische Hinweise:
- Neurologische Untersuchung: Im Liegen sind die grobe Kraft und Motilität in der Regel seitengleich o.B., Sensibilität siehe Kapitel 1.4 und 2.1
- Pädiatrisch-interne Untersuchung: Beim dissoziativen Krampfanfall werden sich im Allgemeinen keine Verletzungsfolgen, wie z.B. Zungenbiss, finden
- Bei spezifischer Indikation: Seh- bzw. Hörtest mit den in der Regel hierbei gegebenen ziemlich sicheren Ausschlussmöglichkeiten organisch determinierter Funktionsausfälle. Cave: vorherige Sensibilisierung des fachärztlichen Kollegen in Richtung einer wünschenswerten therapeutischen Grundhaltung (s.a. Kap. 4) kann für die spätere therapeutische Arbeit hilfreich sein
- Bei sog. „Hysteroepilepsie" (Mischbild genuiner und aufgepfropfter psychogener Anfälle): unmittelbar postiktal Bestimmung des Serum-Prolactin (IV), dessen Spiegel bei einem psychogenen Anfallsgeschehen im Vergleich zu einem im anfallsfreien Intervall erhobenen Basalwert im Gegensatz zum epileptischen Anfall nicht erhöht ist.

Hinzuziehung auswärtiger Befunde, Verlaufsberichte
Hierbei ist v.a. Hinweisen auf sexuellen Missbrauch (IV), Misshandlung und Vernachlässigung nachzugehen.

Gewinnung fremdanamnestischer Angaben (nach Vertrauensanbahnung) zu den familien- und eigenanamnestisch berührten Punkten

Spezifische diagnostische Hinweise
- Beobachtung von Lähmungserscheinungen: Im Bereich der oberen Extremitäten ist in der Regel die nichtdominante Seite betroffen bzw. vergleichsweise stärker betroffen. Bei Störungen des Stehens und Gehens sind evtl. überkreuzende, eine aktive Innervation erfordernde antagonistische Bewegungen zu beobachten. Stützen oder auch instrumentelle Hilfen werden in der Regel selbstverständlich angenommen, Stürze durch phantasievolle, variantenreiche Einbeziehung der Umgebung meist vermieden. Insgesamt entsteht ein Eindruck energieaufwendiger, evtl. bis zur Groteske unökonomischer bis artistischer Bewegungsabläufe, die in ihrer Ausprägung meist von der aktuellen sozialen Situation (Zuwendungschancen) mit abhängig sind (s.a. Kap. 2.4)
- Beobachtung von Anfällen: Die Bewegungsabläufe wirken meist grob konturiert, evtl. um sich schlagend, variantenreich, d.h. nicht reduziert auf monotone Grundmuster.
Die Bewusstseinslage ist, wenn überhaupt, allenfalls leicht eingetrübt, der Patient ist daher in der Regel ansprechbar. Die Ausprägung der Symptomatik kann ebenfalls deutlich von Zu- bzw. Abwendung abhängen
- Beobachtung von Sensibilitätsstörungen: Unsicherheiten, Widersprüche beim Zeigenlassen gestörter Areale bzw. Erklären gestörter Modalitäten können hinweisend sein. In der Regel weichen die Angaben zur Ausdehnung eindeutig von neurologisch definierbaren Segmenten ab (Extremfall: handschuhförmige Sensibilitätsstörung in Verbindung mit schlaffer Lähmung einer Hand).

2.2 Störungsspezifische Entwicklungsgeschichte

Exploration der Eltern
- Vorkommen von Symptomen (z.B. sog. vegetative Labilität) im gesamten familiären Umfeld, mit dem der Patient Berührung hat(te)
- Bisheriger Umgang mit gesundheitlichen Sorgen (inkl. Symptomen) in der engeren Familie
- Belastungen, individuell verstehbare Stressoren je nach zeitlicher Ausdehnung der Symptomatik (z.B. innerfamiliäre Umlenkung von Beachtung durch Erkrankung eines anderen Familienmitgliedes)
- Bekannt gewordene Stressoren sowie bisherige Umgangsweisen des Patienten damit
- Evtl. modellierend wirkende Symptome einer vorliegenden organischen Grunderkrankung (z.B. Anfallsleiden) beim Patienten selbst oder aber bei wichtigen Bezugspersonen
- Generell hinsichtlich bedrohlicher Erkrankungen bei wichtigen Bezugspersonen
- Ähnliche Symptome im weiteren Umfeld.

Bei überwiegend oder ausschließlich extrafamiliärem Auftreten ergänzende, besonders gründliche Fremdanamnese (Schule, Freizeitumfeld) nach Vertrauensanbahnung.

Ferner
- Entwicklung des Kindes/Jugendlichen
- Diagnostisches Interview mit dem Kind/Jugendlichen, Eigenanamnese
- Familienanamnese

- Schullaufbahn und Entwicklung etwaiger schulischer Leistungsschwierigkeiten, schulische Leistungsfähigkeit.

2.3
Psychiatrische Komorbidität und Begleitstörungen

Exploration von Eltern und Patient (ggf. von Bezugspersonen im weiteren Umfeld)
- Angststörungen als häufigste komorbide Störungen (IV)
- Depressive Störungen
- Krisen im Umgang mit vorgegebener organischer Grunderkrankung
- Variables Auftreten weiterer Symptome aus dem gesamten Formenkreis der somatoformen Störungen (z.B. Hyperventilation) (V)
- V.a. bei Jugendlichen: Erfragen endemischer Nachahmungsphänomene.

Exploration und ggf. Untersuchung
- Lernbehinderung
- Teilleistungsschwächen.

2.4
Störungsrelevante Rahmenbedingungen

Exploration der Eltern bzw. auch des Patienten hinsichtlich (vor allem neu aufgetretener) sog. abnormer psychosozialer Bedingungen, v.a. im innerfamiliären Bereich gemäß Achse V des MAS, insbesondere:
- Qualität, Krisen der elterlichen Beziehungen
- Hinweise auf mangelnde Wärme in den innerfamiliären Beziehungen
- Belastung durch psychische oder somatische Erkrankung eines Familienmitgliedes
- Verlust eines Familienmitgliedes oder engen Freundes/Freundin
- Bisheriger Umgang mit aufgetretenen Symptomen, gibt es diesbezüglich elterliche Differenzen?
- Bisher entwickelte Störungskonzepte bei Eltern wie Patient
- Bei Ausländern: Berücksichtigung des kulturellen Hintergrundes, Beachtung von Hinweisen auf Kultur- bzw. resultierende Identitätskonflikte
- Hinweise auf sexuellen Missbrauch (IV), körperliche Misshandlung, Vernachlässigung.

Informationen aus Schule sowie Freundes- und Bekanntenkreis
- Schwankungen der Integration/Anpassung in letzter Zeit
- Hinweise auf leistungsmäßige Überforderung
- Hinweise auf neuere, soziale Belastungsfaktoren, z.B. Diskriminierungen, traumatisierende Erfahrungen (aggressiv, sexuell)
- Erfragen relevanter Störungskonzepte von Erziehern bzw. Gleichaltrigen (v.a. bei Jugendlichen).

Ferner
- Einschlägige Familienanamnese
- Positive Familienanamnese bezüglich psychischer Auffälligkeiten
- Gefährdende Umfeldbedingungen.

2.5
Apparative, Labor- und Testdiagnostik

Testpsychologische Diagnostik
- Immer orientierende, bei Bedarf aber auch spezifischere Leistungsdiagnostik
- Erst nach gelungener Vertrauensanbahnung projektive Diagnostik und/oder psychologische Fragebögen zur Annäherung an (evtl. bewusstseinsfernere) Konflikte, Ängste
- Einsatz spezifischer Fragebögen zu dissoziativen Symptomen
- Familiendiagnostik.

Bei anhaltender, prinzipieller diagnostischer Unsicherheit sollen somatische wie auch psychiatrische Diagnostik stets parallel fortgeführt werden, v.a. zum Ausschluss progressiver neurologischer Erkrankungen (z.B. Multiple Sklerose, ZNS-Beteiligung bei systemischem Lupus Erythematodes).

EEG, soweit angemessen bildgebende Verfahren.

Serologische Diagnostik (Blut, Liquor). (s. aber 2.1)

2.6
Weitergehende Diagnostik

Differentialdiagnostik. Exploration von Eltern, Patient und ggfs. weiteren Bezugspersonen:
- (Vorübergehende) Adoleszentenkrise
- Seltener: Entwicklung einer gravierenderen neurotischen Störung (Angststörung, depressive Störung, hysterische Fehlentwicklung)
- Selten: isoliertes Auftreten dissoziativer Symptome im Rahmen schwerer psychischer Erkrankungen, wie z.B. einer Schizophrenie
- Simulation: eine in der Regel seltene und schwierige Differentialdiagnose, die meist längerfristige Verhaltensbeobachtungen nötig macht und immer Hinweis auf eine gravierende psychiatrische Störung ist
- Genuine Anfallsleiden
- Somatoforme Störungen, v.a. aus F45.3 (z.B. Hyperventilation) bzw. aus F45.4 (Schmerzen)
- Hypochondrische Störung (s. F45.2)
- Generell: organische Grunderkrankungen, deren Symptomatik sich mit derjenigen der Formenkreise F44.0–F44.5 phänomenologisch überlagern kann.

2.7
Entbehrliche Diagnostik

Generell gilt: Bei deutlichen, aus verschiedenen Quellen stammenden positiven Belegen für eine Psychogenese und - in der Regel bereits vorhandenen - negativen somatischen Befunden sollte somatische Diagnostik nur nach strenger Indikation wiederholt werden.

3
Multiaxiale Bewertung

3.1
Identifizierung der Leitsymptome

Zusammenfassung der diagnostischen Resultate unter Berücksichtigung aller aktuellen wie anamnestischen negativen aber auch positiven somatischen Befunde, Gewichtung aller emotionalen, leistungsbezogenen sowie sozialen Auffälligkeiten als evtl. Hintergrund der Symptomentwicklung. Die diagnoseentscheidenden Leitsymptome sind interpretierbar als Verlust der Integration von Erinnerungen, Identitätsbewusstsein, Empfindungen sowie der willkürlichen Körperbewegung (früher als Konversionsneurose unter Hysterie klassifiziert). Es wird eine nahe zeitliche Verbindung zu traumatisierenden Ereignissen oder unlösbaren und unbewältigten Konflikten oder gestörten Beziehungen oder Überforderungserlebnissen angenommen und insofern die Störung als psychogen angesehen. Es liegt keine körperliche Erkrankung vor, welche die Symptome erklären könnte.

3.2
Identifizierung weiterer Symptome und Belastungen

Synoptische Bewertung des evtl. Stellenwerts folgender Faktoren:
- Leistungsmäßige Überforderung auf dem Hintergrund von umschriebenen Entwicklungsstörungen (Achse II) und/oder Intelligenzminderung (Achse III)
- Evtl. symptomatisch bahnende, durchaus auch banale aktuelle wie weiter zurückliegende Erkrankungen (z.B. In-

fekte), auch in der Umgebung (Achse IV), gegebenenfalls modellierende Effekte chronischer Erkrankungen (Achse IV und V)
- Begleitende Symptome (Formenkreis somatoforme Störungen, F45) (Achse IV)
- In Kapitel 2.4 aufgeführte abnorme, psychosoziale Bedingungen (Achse V), insbesondere Vernachlässigung, Misshandlung, sexueller Missbrauch
- Endemische Häufung bestimmter Symptome unter Gleichaltrigen (Achse V)
- Entwicklung der psychosozialen Anpassung im symptombelasteten Zeitraum (Achse VI).

3.3
Differentialdiagnosen und Hierarchie des Vorgehens

Siehe Kapitel 2.1–2.7 und 4.

4
Interventionen

4.1
Auswahl des Interventions-Settings

Je nach Dauer, Ausprägung, Schweregrad der Symptomatik (Behinderung normaler Lebensvollzüge, psychiatrische Komorbidität) kann die Behandlung ambulant bzw. muss sie teilstationär oder stationär sein. Ambulante Beratung/Behandlung erscheint indiziert
- bei endemischer Häufung relativ isolierter Symptome
- bei Pubertätskrisen ohne weitere, gravierendere psychiatrische Vorgeschichte.

Stationäre Therapie erscheint insbesondere indiziert, wenn ambulante Diagnostik bzw. Therapie nicht hinreichend durchführbar bzw. nicht verantwortbar erscheinen.

- Bei schweren ausgeprägten komorbiden Störungen (emotionale Störungen, neurotische Entwicklungen)
- Bei Symptomen, die die nähere Umgebung stark tangieren (ängstigen) bzw. die subjektiv unmittelbar behindern (Anfälle, Lähmungen), vor allem, wenn diese schon länger bestehen
- Wenn der Alltag (v.a. die Schule) nicht mehr bewältigt wird bzw. nur unter Einsatz therapeutisch kontraindizierter, weil symptomfixierender Hilfen (z.B. Rollstuhl)
- Wenn symptombestärkende familiäre Interaktionen ambulant nicht zu ändern sind
- Bei Verdacht auf sexuellen Missbrauch, Misshandlung, Vernachlässigung.

4.2
Hierarchie der Behandlungsentscheidung und Beratung

Folgende Interventionen kann eine in der Regel mehrdimensionale Behandlung umfassen:
- Versuch einer Aufklärung mit anschließender Beratung bei den Rahmenbedingungen für eine ambulante Behandlung, bei Bedarf bzw. Motivation Anbahnung ambulanter Psychotherapie bzw. stützender Maßnahmen im Umfeld
- Bei stationärer Behandlungsindikation in der Regel aufwändiges Vorgespräch mit anschließender Bedenkzeit, da meist viel Misstrauen und/oder Angst zu überwinden sind. Bei Verdacht auf sexuellen Missbrauch, Misshandlung bzw. Vernachlässigung ist von vornherein an eine juristische Absicherung der stationären Unterbringung zu denken.

Innerhalb des stationären Rahmens wird stets multidimensional vorgegangen:
- Prinzipielles Annehmen des Symptoms als emotional bedeutsame Investition des Patienten
- Symptomzentrierte Therapie zur Unterstützung der Aufgabe eines Symptoms

durch den Patienten unter Wahrung des Gesichts (z.B. schrittweise aufbauende Krankengymnastik insbesondere auch zur Vermeidung von Langzeitfolgen (Kontrakturen) bei Lähmungen, Bewegungsstörungen)
- Verhaltensorientierte Gestaltung des stationären Milieus: Ignorieren appellativ dargebotener Symptome, wiederholte Ermutigung zur Aufgabe derselben, Verstärkung symptomantagonistischer Verhaltensweisen, mithin Anbahnung grundlegender Veränderungen der bisherigen (auch familiären) Kommunikation um das Symptom
- Vorsichtig einschleichende, individuelle Deutungsangebote, allmählich sich steigernde Einbeziehung der Familie nach anfänglich auferlegter Distanzierung wegen häufig überenger Bindungen
- Sorgfältige Gestaltung der Rückgliederung in das Herkunftsmilieu unter Beachtung individuell identifizierter Stressoren (Schule, Gleichaltrige)
- Unterstützend bei Bedarf, je nach Komorbidität: Training sozialer Kompetenzen bei entsprechenden Defiziten, Einzel- und Gruppenpsychotherapie, bei Bedarf (z.B. fortwirkende Entwicklungsstörungen) entsprechende Übungsbehandlungen bzw. Reduktion von (Selbst-)überforderungen
- Definitive Entlastung bei objektivierten Überforderungssituationen, ansteigende Belastungserprobungen im Alltagsmilieu

4.3
Besonderheiten bei ambulanter Behandlung

Die Behandlung ist stets multidimensional.
- Prinzipielles Annehmen des Symptoms als emotional bedeutsame Investition des Patienten
- Symptomzentrierte Therapie zur Unterstützung der Aufgabe eines Symptoms durch den Patienten unter Wahrung des Gesichts

- Vorsichtige, einschleichende Deutungsangebote
- Entlastung von Überforderungen (Fehlbeschulung!)
- Training alltagspraktischer und sozialer Fertigkeiten
- Elternberatung, Elterntraining und Familientherapie (Aufklärung, Nutzung familiärer erzieherischer Qualitäten, Schulung in der Zuwendung symptominkompatibler Reaktionsweisen, Vermeidung sekundären Krankheitsgewinns, Klärung von Modell-Einflüssen, Klärung familiärer Konflikte).

4.4
Besonderheiten bei teilstationärer Behandlung

Keine.

4.5
Besonderheiten bei stationärer Behandlung

Ergänzend zu den Prinzipien bei ambulanter Therapie:
- Verhaltensorientierte Gestaltung des stationären Milieus: Ignorieren appellativ dargebotener Symptome, wiederholte Ermutigung zur Aufgabe derselben, Verstärkung symptomantagonistischer Verhaltensweisen, mithin Anbahnung grundlegender Veränderungen der bisherigen (auch familiären) Kommunikation um das Symptom
- Allmählich sich steigernde Einbeziehung der Familie nach anfänglich auferlegter Distanzierung wegen häufig überenger Bindungen
- Sorgfältige Gestaltung der Rückgliederung in das Herkunftsmilieu unter Beachtung individuell identifizierter Stressoren (Schule, Gleichaltrige)
- Unterstützend bei Bedarf, je nach Komorbidität: Training sozialer Kompetenzen bei entsprechenden Defiziten, Einzel- und Gruppenpsychotherapie, bei Bedarf (z.B. fortwirkende Entwicklungs-

störungen) entsprechende Übungsbehandlung bzw. Reduktion von Selbstüberforderungen
- Definitive Entlastung bei objektivierten Überforderungssituationen (z.B. begabungsadäquate Beschulung)
- Behandlung somatischer Grunderkrankung wie Epilepsie, Schmerzen
- Ansteigende Belastungserprobung im Alltagsmilieu.

4.6 Jugendhilfe- und Rehabilitationsmaßnahmen

Jugendhilfemaßnahmen, die die Verselbstständigung unterstützen, sind sinnvoll und mit den therapeutischen Zielen abzustimmen, bei sexuellem Missbrauch bzw. Misshandlung können stationäre Jugendhilfemaßnahmen indiziert sein.

4.7 Entbehrliche Therapiemaßnahmen

- Alle symptomatischen Maßnahmen (z.B. Medikamente), die nicht die Eigenaktivität des Patienten unterstützen
- Sonstige Hilfen im Umfeld (z.B. Hausbeschulung), welche eine Flucht in die Krankheit oder symbiotische Eltern-Kind-Beziehung begünstigen.

Generell ist zu allen unter 4. beschriebenen therapeutischen Schritten bzw. Strategien festzuhalten, dass die wissenschaftliche Bewertung ihrer Wirksamkeit bislang weitgehend auf zusammengetragenem Erfahrungswissen respektierter Experten beruht (V).

5 Literatur

BLANZ B, LEHMKUHL G, LEHMKUHL U, BRAUN-SCHARM H: Hysterische Neurosen im Kindes- und Jugendalter. Zeitschrift für Kinder- und Jugendpsychiatrie und Psychotherapie 15 (1987) 97–111

BRUNNHUBER ST: Konversion, Dissoziation und Somatisierungsstörung aus affektpsychologischer Sicht. Zur Begriffsbestimmung, Differentialdiagnose und theoretischem Hintergrund dreier wichtiger psychosomatischer Syndrome. Zeitschrift für Klinische Psychologie, Psychiatrie und Psychotherapie 48(1) (2000) 57–71

GUDMUNDSSON O, PRENDERGAST M. ET AL: Outcome of pseudoseizures in children and adoles-cents: a 6-year symptom survival analysis. Developmental Medicine & Child Neurology 43(8) (2001) 547–551

JANS T, WARNKE A: Der Verlauf dissoziativer Störungen im Kindes- und Jugendalter – Eine Literaturübersicht. Zeitschrift für Kinder- und Jugendpsychiatrie und Psychotherapie 27 (1999) 139–150

KISIEL CL, LYONS JS: Dissociation as a mediator of psychopathology among sexually abused children and adolescents. American Journal of Psychiatry 158(7) (2001) 1034–1039

SCHMITT GM, KURLEMANN G: Bedeutung der Serumprolaktinbestimmung in der Differentialdiagnose psychogener Anfälle – dargestellt an zwei Fallbeispielen. Zeitschrift für Kinder- und Jugendpsychiatrie 18 (1990) 30–35

SPITZER C, FREYBERGER HJ ET AL: Hysterie, Dissoziation und Konversion. Eine Übersicht zu Konzepten, Klassifikation und diagnostischen Erhebungsinstrumenten Psychiatrische Praxis 23 (1996) 63–68

VON ASTER M, PFEIFFER E, GÖBBEL D, STEINHAUSEN HC: Konversionssyndrome bei Kindern und Jugendlichen. Praxis der Kinderpsychologie und Kinderpsychiatrie 36 (1987) 240–248

REMSCHMIDT H (HRG.): Psychotherapie im Kindes- und Jugendalter, Stuttgart, New York: Georg Thieme 1997

REMSCHMIDT H, SCHMIDT M, POUSTKA F: Multiaxiale Klassifikation für psychische Störungen des Kindes- und Jugendalters nach ICD-10 der WHO. Bern, Göttingen, Toronto, Seattle: Huber 2001.

VON UEXKÜLL T: Psychosomatische Medizin. München, Wien, Baltimore: Urban & Schwarzenberg, 4. Aufl. 1990

Bearbeiter dieser Leitlinie:
Emil Kammerer, Andreas Warnke, Thomas Bickhoff

Somatoforme Störungen (F45)

1 Klassifikation

1.1 Definition

Hauptcharakteristikum ist die wiederholte Darbietung körperlicher Symptome in Verbindung mit hartnäckigen Forderungen nach medizinischen Untersuchungen trotz wiederholter negativer Ergebnisse und Versicherung der Ärzte, dass die Symptome nicht körperlich begründbar sind. Bei Kindern und Jugendlichen werden diese Forderungen zunächst von den Eltern, im weiteren Entwicklungsverlauf aber auch zunehmend von den Patienten selbst vorgetragen. Auch bei anamnestisch belegbarer enger Beziehung zu belastenden Lebensereignissen, Schwierigkeiten oder Konflikten sind sich alle Beteiligten gewöhnlich einig im Widerstand gegen eine psychische Erklärungsursache. Mit immer neuen Hinweisen auf erlebte Missverständnisse wird immer neue Aufmerksamkeit und Zuwendung durch Ärzte gesucht.

1.2 Leitsymptome

Siehe hierzu Kapitel 1.4.

1.3 Schweregradeinteilung

Entfällt angesichts eines in der Realität anzutreffenden Schweregradkontinuums von primären und sekundären Symptomen bzw. Problemen.

1.4 Untergruppen

Einige praktisch bedeutsame Subtypen lassen sich auch schon für das höhere Kindes- sowie für das Jugendalter differenzieren.

Somatisierungsstörung (F45.0). Wiederholte, multiple, wechselnde körperliche Symptome (Schmerzen, Schwindel, Gefühlsstörungen, Beschwerden aus dem Formenkreis F45.3 s.u.). Geforderte minimale Dauer: 2 Jahre (mithin Beginn einer Patientenkarriere mit reichlichen, negativen somatischen Untersuchungsresultaten). In der Regel liegen bereits erhebliche innerfamiliäre, schulische und das weitere Lebensumfeld berührende soziale Auswirkungen der Störung vor. Bei kürzerer Gesamtdauer (unter 2 Jahren) und evtl. schon von daher nicht zu ausgeprägten Interaktionen der Störung mit allen Lebensbereichen ist auch gerade für das Kindesalter die diagnostische Kategorie undifferenzierte Somatisierungsstörung (F45.1) zu erwägen. Die Anfänge der Störung sind jedoch anamnestisch nicht immer leicht definierbar, gerade wenn am Beginn der Entwicklung des Störungsbildes eine oder mehrere eher organische Erkrankungen gelegen haben.

Hypochondrische Störung (F45.2). Insgesamt seltene Störung, bei der die beharrliche Beschäftigung mit der Möglichkeit, an einer oder mehreren ganz bestimmten und fortschreitenden körperlichen Erkrankungen zu leiden, ganz im Vordergrund steht (sog. Nosophobie) (s.a. Kap. 2.6). Eine befürchtete körperliche Erkrankung wird von Eltern wie Kind bzw. Jugendlichem permanent benannt. Bei der für das Jugendalter relativ typischen Sonderform der sog. Dysmorphophobie (krankhaft gesteigerte Angst, wegen einer bestimmten körperlichen Eigenheit entstellt oder hässlich zu wirken) leiden die Betroffenen dagegen eher isoliert für sich, trotz vielfältiger, gegenteiliger Rückmeldungen auch aus dem familiären Umfeld.

Somatoforme autonome Funktionsstörung (F45.3). Überwiegend monosymptomatische Störungen im Bereich umrissener Organe bzw. Organsysteme (respiratorisch, kardiovaskulär, gastrointestinal, urogenital) bei ausgeprägt organischem subjektivem Krankheitskonzept von Eltern und Kind. Die Symptome sind überwiegend vegetativ vermittelt, d.h. sie beruhen auf objektivierbaren Symptomen der vegetativen Stimulation. Im höheren Kindes- sowie Jugendalter treten am häufigsten auf: Erröten, Schwitzen, Zittern, Herzklopfen, Hyperventilation, Aerophagie, Diarrhoe, Pollakisurie.

Anhaltende, somatoforme Schmerzstörungen (F45.4). Ein überwiegend permanent andauernder, als quälend erlebter Schmerz, der durch eine parallel mögliche körperliche Störung nicht völlig erklärbar ist und in Verbindung mit erlebten emotionalen Mangelsituationen und/oder akuten psychischen Belastungen verstärkt auftritt. Hauptlokalisation: Kopf, Bauch (V), Rücken. Die medizinische Befundlage ist gemäß Definition dürftig, d.h. den geklagten Beschwerden nicht angemessen bis negativ.

Sonstige somatoforme Störungen (F45.8).
Nicht näher bezeichnete somatoforme Störung (F45.9).

1.5 Ausschlussdiagnose

Es ist auf den sorgfältigen Ausschluss organisch determinierter Krankheitsbilder zu achten, die phänomenologisch entweder einer Somatisierungsstörung (F45.0), einer somatoformen autonomen Funktionsstörung (F45.3) oder aber einer anhaltenden somatoformen Schmerzstörung (F45.4) nahe kommen.
Siehe auch Kapitel 3.3.

2 Störungsspezifische Diagnostik

2.1 Symptomatik

- Fremdanamnestische Einbeziehung der in der Regel zahlreichen ärztlichen Voruntersucher
- Exploration von Eltern und Jugendlichen hinsichtlich bisheriger Diagnosen und therapeutischer Bemühungen
- Gesamtdauer, Ausprägung, Variabilität der Symptomatik, evtl. Situationsabhängigkeit, Wandlung in zeitlichem Zusammenhang mit Interventionen oder akuteren, als Stress im weiteren Sinn verstehbaren Ereignissen
- Gemeinsame Verhaltens-(Interaktions-)Beobachtung von Eltern und Kind während der Exploration
- Ausgeprägtes gemeinsames Leiden?
- Gemeinsame Unzufriedenheit mit bisherigen Behandlern?
- Gemeinsames sich verkannt fühlen, sich missverstanden fühlen?
- Gemeinsames Misstrauen gegenüber alternativen (psychosomatischen) Betrachtungsansätzen, trotz unbefriedigendem Erfolg Fixierung auf Medikamente?
- Abwertung, nicht Ernstnehmen des Patienten durch einen Elternteil?

- Zeigen lassen, beschreiben lassen aktueller Beschwerden: Variationen, Widersprüche evtl. schon in der anamnestischen Situation?
- Ergänzende Fremdanamnese (Schule, Freizeitumfeld) bei Hinweisen auf außerfamiliäre Beschwerdenhäufungen, wenn hierfür überhaupt eine Erlaubnis erteilt wird.

2.2 Störungsspezifische Entwicklungsgeschichte

- Exploration der Eltern hinsichtlich objektivierter somatischer Erkrankungen des Patienten
- Frühere, evtl. prädisponierende inner- und außerfamiliäre Belastungen (s.a. Kap. 2.4), erlebte Symptommodelle („Schmerzfamilie") (V)
- Auswirkungen bisheriger Diagnosen und Behandlungsbemühungen auf den gesamten Verlauf
- Sorgfältige Exploration der Rahmenbedingungen gesunder Lebensabschnitte
- Informationen aus dem familiären Umfeld über prämorbide Anpassungsfähigkeit, Kompetenzen, Belastbarkeit, soweit verfügbar
- Entwicklung des Kindes/Jugendlichen
- Erfassung bzw. Ausschluss schwerwiegender psychischer Traumatisierungen
- Diagnostisches Interview mit dem Kind/Jugendlichen: Eigenanamnese, Familienanamnese, Schullaufbahn und Entwicklung etwaiger schulischer Leistungsschwierigkeiten, schulische Leistungsfähigkeit
- Gegebenenfalls sorgfältige Schmerzanamnese von Eltern wie auch Kindern bzw. Jugendlichen. Vor allem bei älteren Kindern und Jugendlichen ist dabei auf Berichtsstil, Wortwahl, Umgang mit Schmerzparametern (Dauerhaftigkeit, Lokalisation(en), Intensität(swechsel), abschwächende/verstärkende Faktoren) zu achten (V).

2.3 Psychiatrische Komorbidität und Begleitstörungen

- Angststörungen
- Rezidivierende depressive Störungen
- Sozialer Rückzug
- Evtl. zusätzliches Auftreten dissoziativer Symptome (F44) von Krankheitswert.

2.4 Störungsrelevante Rahmenbedingungen

Exploration der Eltern hinsichtlich (vor allem neu aufgetretener) abnormer psychosozialer Bedingungen gemäß der psychosozialen Achse V des MAS, insbesondere:

- Sorgfältige Eigenanamnese der Eltern, vor allem hinsichtlich eigener ungeklärter Beschwerden, Schmerzen, aber auch ernsthafter organischer Erkrankungen („Schmerzfamilie") (V)
- Qualität, Krisen der elterlichen Beziehungen, resultierende emotionale Überforderungen des Kindes
- Hinweise auf mangelnde Wärme der innerfamiliären Beziehungen
- Verlusterlebnisse unter den bedeutsamen Bezugspersonen
- Bisheriger Umgang mit aufgetretenen Symptomen, Rolle der Schmerzen/Beschwerden in der innerfamiliären Kommunikation, diesbezügliche elterliche Differenzen?
- Bisher entwickelte Störungskonzepte bei Eltern wie Patient
- Bei ausländischen Jugendlichen: Berücksichtigung des kulturellen Hintergrundes, Hinweise auf Kultur- bzw. Identitätskonflikte
- Gezielte Exploration der Lebensbereiche, die durch die Symptomatik evtl. behindert, vermieden wurden
- Hinreichender Verdacht auf Vernachlässigung, Misshandlung, sexuellen Missbrauch?

Informationen aus Schule und weiterem sozialem Umfeld hinsichtlich:
- Schwankungen von Integration/Anpassung in letzter Zeit
- Hinweise auf Leistungsüberforderungen
- Hinweise auf aktuelle soziale Belastungsfaktoren: Diskriminationen, traumatisierende Erfahrungen (aggressiv, sexuell)
- Frage nach evtl. Störungskonzepten von Erziehern, Gleichaltrigen
- Ergänzende Angaben zum familiären Umfeld

2.5 Apparative, Labor- und Testdiagnostik

Wenn die Kinder vielfach schon voruntersucht sind – was häufig der Fall ist, wenn sie dem Kinder- und Jugendpsychiater vorgestellt werden –, ist dies abhängig von der bisherigen Beschwerdelokalisation. Das Problem wird es sein, die Familie vom Wunsch nach immer neuen Untersuchungen abzubringen, dies am besten in einem auch vor der Familie offenen kollegialen Austausch mit allen Voruntersuchern.

Testpsychologische Diagnostik
- Bei entsprechenden Hinweisen unbedingt orientierende, evtl. spezifischere Leistungsdiagnostik, sofern sie nicht unmittelbar vorher erfolgt ist
- Erst nach gelungener Vertrauensanbahnung projektive Diagnostik und/oder psychologische Fragebögen zur Annäherung an (evtl. bewusstseinsfernere) Konflikte und Ängste
- Gegebenenfalls Symptom-/Schmerzfragebögen
- Familiendiagnostik.

2.6 Weitergehende Diagnostik und Differentialdiagnostik

Prinzipiell gilt: Auch Patienten mit chronifizierten Somatisierungsstörungen können zusätzlich körperlich erkranken. Daher ist auch im Störungsverlauf auf neue Symptome zu achten, die freilich auch Ausdruck einer Symptomverschiebung bzw. einer Erweiterung der bestehenden Störung sein können.

2.7 Entbehrliche Diagnostik

Bei zunehmender diagnostischer Sicherheit im Verlauf des anamnestisch-diagnostischen Prozesses empfiehlt sich generell eine Zurückhaltung mit weiteren, vor allem bereits mit negativem Befund durchgeführten Untersuchungen. Veranlassung neuer Untersuchungen nur bei deutlicher Änderung von Betonung und Konstanz der Beschwerden.

3 Multiaxiale Bewertung

3.1 Identifizierung der Leitsymptome

Synopsis emotionaler und verhaltensmäßiger Symptome im Störungsverlauf. Diagnostisch entscheidend sind folgende Merkmale:
- Körperliche Symptome, meist wechselnd, werden wiederholt Vorstellungsanlass, verbunden mit der hartnäckigen Forderung nach medizinischen Untersuchungen auch dann, wenn negative Ergebnisse und die Versicherungen unterschiedlicher Ärzte besagen, dass die Symptome nicht körperlich begründbar sind
- Sind körperliche Symptome vorhanden, erklären sie nicht die Art und das Aus-

maß der von dem Patienten geäußerten Beschwerden, sein subjektives Leiden, oft weniger an einem umrissenen Symptom als vielmehr an einer subjektiv erlebten Krankheit (V)
- Der Patient widersetzt sich den Versuchen, die Möglichkeit einer psychischen Ursache oder Mitverursachung zu diskutieren
- Häufiger besteht ein Aufmerksamkeit suchendes (histrionisches) Verhalten.

3.2
Identifizierung weiterer Symptome und Belastungen

- Ausschluss bzw. Definition primärer oder sekundärer (Patientenkarriere!) Lern-/Leistungsprobleme im Verlauf der Störung (Achse II, Achse III des MAS)
- Zusammenfassende Gewichtung aller bisher und aktuell erhobenen körperlichen Befunde vor dem Hintergrund der diagnostischen Rahmenhypothese (Achse IV)
- Sorgfältige diagnostische Ausschöpfung der Kategorien von Achse V (aktuelle abnorme psychosoziale Umstände) unter (vorgeschriebener) Betonung der letzten 6 Monate: Insbesondere Komorbidität der Eltern, innerfamiliäre Rollenverteilungen, Qualitäten und Inhalte der innerfamiliären Kommunikation, Erfassung aktueller, primärer oder sekundär gewachsener Belastungen/Traumatisierungen
- Globale Bewertung der psychosozialen Anpassung (Achse VI) als sensibler Hinweis auf das mittlerweile erreichte Gewicht der Störung im ganzen Entwicklungsverlauf.

3.3
Differentialdiagnosen

- Angststörungen, depressive Störungen (auch komorbide)
- Sog. PTSD (Posttraumatic Stress Disorder) bei anamnestischen Anhaltspunkten
- Münchhausen by proxy Syndrom: Bei einem derartigen Verdacht ist sorgfältig nach weiteren Misshandlungstendenzen in der ganzen Vorgeschichte zu fahnden
- Simulation: Stets schwierig beurteilbare Differentialdiagnose, die nur aus einem längerfristigen, in der Regel stationären Verlauf heraus beurteilbar ist und auf eine gravierende psychische Belastung bzw. psychiatrische Störung hinweist
- Selten: Hypochondrische Störung, definiert durch Furcht vor einer bestimmten, von der Familie zugrundegelegten, immer wieder benannten Krankheit, die aus Sicht der Familie nicht ausreichend behandelt wurde/wird. Anamnestisch trifft man daher im Gegensatz zur somatoformen Störung eher auf Compliance-Probleme im Rahmen der vorausgegangenen somatischen Behandlungen (diese seltene Störung ist unter F45.2 kodierbar).

4
Interventionen

4.1
Auswahl des Interventions-Settings

Je nach Dauer, Ausprägung, Schweregrad (Behinderung normaler Lebensvollzüge, Ausmaß der Störung der sozialen Anpassung laut Achse VI), aber auch der erzielbaren Compliance kann die Behandlung ambulant bzw. muss sie stationär sein. Neben einer (wenn möglich) definierten Dauer sind als störungsspezifische Determi-

nanten einer stationären Behandlungsindikation vor allem zu nennen:
- Eine sehr enge oder gar symbiotische Eltern-Kind-Beziehung, die zum Teil auch störungsreaktiv begreifbar ist, mit Kommunikationsmustern, welche die Störung aufrecht erhalten können
- Ein besonders ausgeprägtes Misstrauen alternativen, nicht ausschließlich somatischen Behandlungsansätzen gegenüber
- Besonders schwer ausgeprägte Störungen der sozialen Anpassung mit sekundärem Leiden von Patient und Eltern daran
- Krisenintervention.

4.2 Hierarchie der Behandlungsentscheidung und Beratung

Eine ambulante und/oder stationäre Behandlung umfasst folgende Interventionen:
- Aufklärung aller Beteiligten über unerlässliche Rahmenbedingungen des (ggfs.) stationären Settings (evtl. Besuchspausen, Bestehen auf ausführlicher Beobachtung des Spontanverlaufs ohne immer neue medizinische Interventionen, Festlegung einer realistischen Mindestdauer der Behandlung von 2 – 3 Monaten, Dämpfung überhöhter Erwartungen an die Therapie)
- Erheben einer Baseline gemeinsam mit dem Patienten (Schmerztagebuch, Beschwerden notieren o.Ä.)
- Zurückhaltende medikamentöse Unterstützung am Anfang bei klarer Deklaration des Ziels völliger Medikamentenfreiheit
- Unterstützende roborierende Therapiemaßnahmen (z.B. individuell angepasste Krankengymnastik)
- Verhaltensorientierte Gestaltung des stationären Milieus: knappes Eingehen auf dargebotene, geklagte Symptome, Verstärkung gesunder Verhaltensweisen
- Gegebenenfalls Anwendung vorwiegend verhaltenstherapeutischer Schmerzbewältigungstechniken (IV)
- Je nach Symptomausprägung Erlernen beschwerdenantagonistischer Entspannungsverfahren (z.B. autogenes Training, progressive Muskelrelaxation u.a.) mit dem Lernziel: sich wohl fühlen lernen im eigenen Körper
- Erarbeitung eines veränderten, individuellen Störungskonzepts mit behutsamen Deutungsangeboten
- Eltern-, später Familiengespräche zum Stellenwert von Schmerzen in der familiären Kommunikation
- Hinsichtlich der ggfs. erlebten emotionalen Mangelsituation inhaltliche (nicht mehr krankheitsbezogene) Umstrukturierung der intrafamiliären Zuwendung zum Kind
- Sorgfältige Gestaltung der Rückgliederung in das Herkunftsmilieu mit steigender Frequenz von Belastungserprobungen
- Unterstützend je nach psychiatrischer Komorbidität: psychotherapeutische Bearbeitung individueller und relevanter familiärer Probleme, ggf. entwicklungsfördernde Übungsbehandlung bei leistungsmäßigen Überforderungen bzw. Schritte zu direkten Entlastungen.

4.3 Vorgehensweise und Besonderheiten bei ambulanter Behandlung

Siehe Kapitel 4.1 und 4.2.

4.4 Besonderheiten bei teilstationärer Behandlung

Siehe Kapitel 4.1 und 4.2.

4.5 Besonderheiten bei stationärer Behandlung

Siehe Kapitel 4.1 und 4.2.

4.6 Jugendhilfe- und Rehabilitationsmaßnahmen

- Jugendhilfemaßnahmen, die die Verselbstständigung unterstützen, sind sinnvoll und mit den therapeutischen Zielen abzustimmen
- Sekundär bzw. tertiär präventive Maßnahmen sind allenfalls bei schon eingetretener Chronifizierung und dann in der Regel massiv belastenden, abnormen psychosozialen Umständen (MAS Achse V) erforderlich.

4.7 Entbehrliche Therapiemaßnahmen

- Dauerhafte, symptomzentrierte medikamentöse Therapie
- Sonstige, nicht strikt gesundheitsorientierte Hilfen im Umfeld (z.B. Hausbeschulung, Bettruhe, Wärmflasche etc.)
- „Therapeutisch" gemeinte, immer neue diagnostische Schritte
- Mutter-Kind-Kuren.

Generell ist zu allen unter 4. beschriebenen therapeutischen Schritten bzw. Strategien festzuhalten, dass die wissenschaftliche Bewertung ihrer Wirksamkeit bislang weitgehend auf zusammengetragenem Erfahrungswissen respektierter Experten beruht. (V)

5 Literatur

ADLER RH, ZAMBONI P ET AL: How not to miss a somatic needle in the haystack of chronic pain. Journal of Psychosomatic Research 42(5) (1997) 499–505

FRITZ GK, FRITSCH S, HAGINO O: Somatoform disorders in children and adolescents: a review of the past 10 years. Journal of the American Academy of Child and Adolescent Psychiatry 36(10) (1997) 1329–1338

HEEMANN A, SCHULTE-MARKWORT M ET AL: Posttraumatische Belastungsstörung bei Kindern und Jugendlichen. Kindheit und Entwicklung 7 (1998) 129–142

HOTOPF M, CARR S ET AL: Why do children have chronic abdominal pain, and what happens to them when they grow up? Population based cohort study. British Medical Journal 18;316 (1998) 1196–1200

LIVINGSTON R, WITT A, SMITH GR: Families who somatize. Journal of developmental and behavioral Pediatrics 16(1) (1995) 42–46

NEMZER ED: Somatoform disorders. In: LEWIS M (ED.): Child and Adolescent Psychiatry. Baltimore: Williams & Wilkins, 1996, 693–702

PFEIFFER F: Somatoforme Störungen – eine Herausforderung im Grenzbereich zwischen Kinder- und Jugendpsychiatrie und Pädiatrie. In: FRANK F, MANGOLD B (Hrsg): Psychosomatische Grundversorgung bei Kindern und Jugendlichen, Stuttgart, Berlin, Köln: Kohlhammer 2001, S. 68–75

REMSCHMIDT H, SCHMIDT M, POUSTKA F: Multiaxiale Klassifikation für psychische Störungen des Kindes- und Jugendalters nach ICD-10 der WHO. Bern, Göttingen, Toronto, Seattle: Huber, 2001

RIEF W, HILLER W: Toward empirically based criteria for the classification of somatoform disorders Journal of Psychosomatic Research 64 (1999) 507–518

RUOSS M: Wirksamkeit und Wirkfaktoren psychologischer Schmerztherapie: Eine Übersicht. Verhaltenstherapie 8 (1998) 14–25

SHAPIRO EG, ROSENFELD AA: The somatizing child. Diagnosis and treatment of conversion and somatizing disorders. New York, Berlin: Springer 1987

VARNI JW, RAPOFF MA ET AL: Chronic pain and emotional distress in children and adolescents. Journal of developmental and behavioral Pediatrics 17(3) (1996) 154–161

Bearbeiter dieser Leitlinie:
Emil Kammerer, Thomas Bickhoff

Essstörungen (F50)

1 Klassifikation

Die Leitlinien beziehen sich auf folgende Störungsbilder:
- Anorexia nervosa (F50.0)
- Atypische Anorexia nervosa (F50.1)
- Bulimia nervosa (F50.2)
- Atypische Bulimia nervosa (F50.3)

1.1 Definition

Anorexia nervosa. Selbstverursachter bedeutsamer Gewichtsverlust, Beibehaltung eines für das Alter zu niedrigen Körpergewichtes oder unzureichende altersentsprechende Gewichtszunahme, die mit der überwertigen Idee einhergeht, trotz Untergewicht zu dick zu sein. Der Häufigkeitsgipfel liegt bei 14 Jahren.

Bulimia nervosa. Häufig auftretende Essattacken gefolgt von dem Versuch, dem dickmachenden Effekt der Nahrung durch unterschiedliche Verhaltensweisen (Erbrechen, Laxantienabusus, Fasten, etc.) entgegenzuwirken vor dem Hintergrund einer krankhaften Furcht, zu dick zu werden bzw. zu sein. Der Häufigkeitsgipfel der Störung liegt bei 18–20 Jahren.

1.2 Leitsymptome

Anorexia nervosa. Körpergewicht unterhalb 85% des zu erwartenden Gewichtes (Body Mass Index < 10. Alterszperzentile).

$$Body\ Mass\ Index\ (BMI) = \frac{Gewicht\ in\ kg}{(Körpergröße\ in\ m)^2}$$

- Absichtliche Gewichtsabnahme, unzureichende Gewichtszunahme oder Bestehen auf einem für das Lebensalter zu niedrigen Körpergewicht
- Gewichtsphobie
- Vermeidung hochkalorischer Speisen oder fast vollständiger Verzicht auf Nahrung und/oder Beschränkung auf spezifische Lebensmittel (z.B. Vegetarismus)
- Extrem langsames und auffälliges Essverhalten, Rituale beim Essen, Horten von Lebensmitteln
- Erbrechen und/oder Laxantienabusus und/oder Missbrauch anderer Substanzen zur Gewichtsreduktion
- Exzessive Gewichtskontrollen (z.B. mehrfach tägliches Wiegen)
- Übertriebene körperliche Aktivität, die von einigen Patienten wie ein Zwang erlebt wird
- Mangelnde Krankheits- und Behandlungseinsicht
- Perzeptionelle und konzeptionelle Störung des eigenen Körperschemas
- Amenorrhoe über mindestens drei aufeinander folgende Zyklen (gilt nicht bei medikamentöser Hormonsubstitution)
- Libidoverlust
- Somatische Folgen des Hungerns (s.u.).

Bulimia nervosa
- Wiederholte „objektive" Essattacken, bei denen große Nahrungsmengen konsumiert werden
- Erbrechen im Anschluss an Heißhungerattacken
- Missbrauch von Laxantien und/oder Diuretika und/oder Appetitzüglern und/oder anderen Medikamenten zur Gewichtsreduktion
- Episoden restriktiver Nahrungszufuhr
- Ggf. Menstruationsstörungen

- Störung des eigenen Körperbildes (Patientin hält sich trotz Normal- oder Untergewicht für zu dick)
- Bei einem Teil der Patienten zusätzliche Störung der Impulskontrolle
- Ladendiebstähle (in der Mehrzahl Nahrungsmittel)
- Alkohol-, Tabletten-, Drogenabusus
- Unkontrolliertes Geldausgeben
- Selbstverletzendes Verhalten.

1.3 Schweregradeinteilung

Anorexia nervosa. Ein BMI ≤ 13 ist bei jugendlichen Patienten als prognostisch äußerst ungünstig einzuschätzen.

Bulimia nervosa. Der Schweregrad nimmt mit der Anzahl der Heißhungerattacken und der Häufigkeit des Erbrechens zu.

1.4 Untergruppen

Untergruppen der Anorexia nervosa
- Restriktive Anorexia nervosa:
  - Gewichtsverlust wird ausschließlich durch Einschränkung der Nahrungszufuhr und/oder verstärkte körperliche Aktivität erreicht
- Anorexia nervosa mit zusätzlichen Gewichtsreduktionsmethoden:
  - Neben restriktivem Essen wird selbstinduziertes Erbrechen, Laxantienabusus und/oder anderer Medikamentenmissbrauch mit dem Ziel der Gewichtsabnahme durchgeführt
- Anorexia nervosa mit bulimischen Attacken:
  - Die Episoden eingeschränkter Nahrungszufuhr werden durch „objektive" Essattacken unterbrochen, bei denen große Mengen an Nahrung verzehrt werden. Eine Gewichtszunahme wird durch gewichtsreduzierende Maßnahmen (s.o.) vermieden (ggf. werden sowohl die Diagnose einer Anorexia als auch Bulimia nervosa vergeben).

Die beiden zuletzt genannten Untergruppen haben eine höhere Rate an medizinischen Komplikationen und eine schlechtere Prognose als der restriktive Typ.

Kindliche Anorexia nervosa. Diese Erkrankung beginnt vor Eintritt der Pubertät (präpuberale Form) oder vor Eintritt der Menarche (prämenarchale Form) und geht mit einem Stillstand oder einer Verzögerung der pubertären Entwicklung und/oder des Wachstums einher.

Untergruppen der Bulimia nervosa
- Bulimia nervosa mit Anorexia nervosa in der Vorgeschichte:
  - In der Vorgeschichte lässt sich eine Anorexia nervosa eruieren, die direkt oder nach einem zeitlich unterschiedlichen Intervall in eine Bulimie überging
- Bulimia nervosa ohne Anorexia nervosa in der Vorgeschichte
- Bulimia nervosa ohne zusätzliche Gewichtsreduktionsmethoden:
  - Gegenregulation erfolgt ausschließlich durch verminderte Nahrungszufuhr und/oder körperliche Aktivität
- Bulimia nervosa mit zusätzlichen Gewichtsreduktionsmethoden:
  - Gegenregulation erfolgt (auch) durch selbstinduziertes Erbrechen, Laxantienabusus und/oder Medikamentenmissbrauch.

Unspezifische Essstörung. Vor allem bei jüngeren Patienten werden unterschiedliche klinisch relevante Essstörungssymptome beobachtet, die weder einer Anorexia oder Bulimia nervosa eindeutig zugeordnet werden können.

2 Störungsspezifische Diagnostik

In jedem Falle ist eine sorgfältige körperliche Untersuchung zwingend erforderlich.

2.1 Symptomatik

Interview [mit Eltern (oder Stellvertreter) und Patientin getrennt]
- Allgemeine Anamnese des Jugendlichen
- Spezielle Anamnese
- ICD-10 Leitsymptome
- Entwicklung der Symptome, insbesondere:
- Charakterisierung des Essverhaltens
- Gewichtsanamnese (einschl. genauer Eruierung des Zeitraumes, in dem die Gewichtsabnahme erfolgte)
- Gewichtsphobie
- Aktuelle Ernährung und Trinkmenge
- Kaloriengrenzen
- Körperschemastörung
- Heißhungerattacken
- Subjektives Zielgewicht

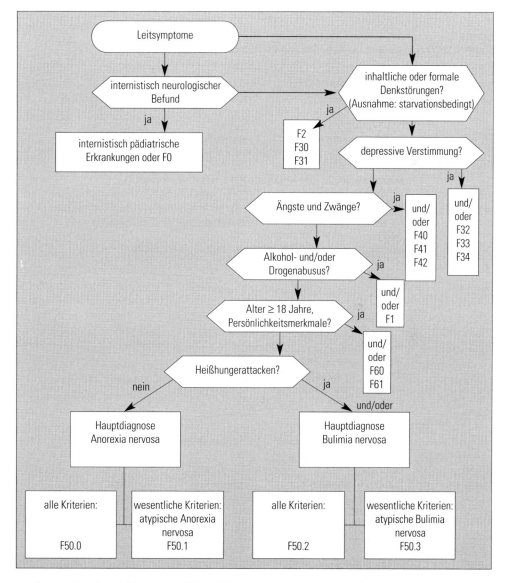

Abbildung 16: Differentialdiagnose und Komorbidität bei Anorexia und Bulimia nervosa

- Gewichtsreduzierende Methoden
- Sexualanamnese
- Soziale Beziehungen (Rückzug, Isolation)
- Leistungsverhalten
- Körperliche Aktivität.

Internistisch/pädiatrisch-neurologische Untersuchung einschließlich Zahnstatus zur Diagnostik der in Tab. 5 aufgeführten somatischen Veränderungen

Beobachtung des Essverhaltens. Unter ambulanten Bedingungen nicht immer aufrichtige Angaben, Ernährungstagebuch (s.u.) empfehlenswert. Insbesondere jüngere Patienten schränken oft die Flüssigkeitszufuhr ein.

Tabelle 5:
Körperliche Veränderungen bei Anorexia und Bulimia nervosa

Inspektion	Trockene, schuppige Epidermis (A*)
	Lanugobehaarung
	Akrozyanose, Cutis marmorata (A)
	Haarausfall
	Ausgeprägte Karies (B) Speicheldrüsenschwellung
	Schwielen an den Fingern oder Läsionen am Handrücken (durch wiederholtes manuelles Auslösen des Würgereflexes)
	Minderwuchs (A) und verzögerte Pubertätsentwicklung (A)
Labor	Blutbildveränderungen (Neutropenie mit relativer Lymphozytose, bei Anämie und Thrombozytopenie, bei verminderter Flüssigkeitszufuhr erhöhter Haematokrit) (A)
	Elektrolytstörungen (Dehydratation)
	Hypophosphatämie (insbesondere in der Phase der Realimentation)
	Erhöhung von Transaminasen, Amylase, Lipase und harnpflichtigen Substanzen
	Veränderungen im Lipidstoffwechsel (Hypercholesterinämie)
	Erniedrigung von Gesamteiweiß und Albumin
	Zinkmangel
	Hypoglykämie (selten)
Endokrinologie	Störung der Hypothalamus-Hypophysen
	-Nebennierenrinden-Achse
	-Schilddrüsen-Achse (erniedrigtes T3)
	-Gonaden-Achse (praepubertäres Gonadotropin-Muster)
	Erhöhung des Wachstumshormons
	Erniedrigung von Leptin
Übrige	CT (Vergrößerung der Ventrikel)-, MRT (reduzierte graue und weiße Substanz)
	-Veränderungen (Pseudoatrophia cerebri)
	Ösophagitis
	Flatulenz, Obstipation
	EKG-Veränderungen: Bradykardie, Hypotonie (cave: Q-T-Verlängerung)
	durch Laxantienabusus induzierte Komplikationen (z.B. Osteomalazie,
	Malabsorptions-Syndrome, schwere Obstipation, hypertrophe Osteoarthropathie)
	Osteoporose

* Symptome, die sich ausschließlich auf eines der beiden Krankheitsbilder beziehen, sind mit dem jeweiligen Buchstaben (A oder B) gekennzeichnet. Veränderungen, die normalerweise bei kindlichen oder adoleszenten anorektischen Patientinnen auftreten, sind fett gedruckt.
Nach Herpertz-Dahlmann und Remschmidt, 1994

2.2 Störungsspezifische Entwicklungsgeschichte

Befragung von Eltern oder Stellvertreter
- Insbesondere: Auftreten von auffälligem Essverhalten und/oder Essstörungen im Säuglings- und/oder Kleinkindesalter und/oder frühem Schulalter
- Trennungsangst (Kindergarten-, Schulbeginn)
- Soziale Überempfindlichkeit
- spezifische Ängste (Phobien)
- Zwangssymptome
- Depressive Symptome
- Bei Bulimie: Störungen der Impulskontrolle.

2.3 Psychiatrische Komorbidität und Begleitstörungen

Befragung von Eltern und Patientin
- Insbesondere: Stimmungsveränderung (Depression)
- Ängste (Phobien, vor allem soziale Phobie, Panikattacken)
- Zwänge
- Bei Bulimie: Störungen der Impulskontrolle und Persönlichkeitsstörungen (s. Entscheidungsbaum Abb. 16: Differentialdiagnose und Komorbidität).

2.4 Störungsrelevante Rahmenbedingungen

Befragung von Eltern und Patientin

Familieninteraktion
- Insbesondere: Harmoniebedürfnis und Konfliktvermeidung
- Empathie
- Überbehütung
- Autorität der Eltern
- Interaktion bei den Mahlzeiten (gemeinsame Mahlzeiten? Streit und Auseinandersetzungen beim Essen? Wer bestimmt, was gegessen wird?).

Familienanamnese bezüglich psychischer Auffälligkeiten, insbesondere Vorkommen folgender Störungen in der Familie:
- Essstörungssymptome
- Affektive Störungen
- Zwangserkrankungen
- Angststörungen
- Missbrauch psychoaktiver Substanzen
- Persönlichkeitsstörungen, vor allem zwanghafte Persönlichkeitsstörung.

Diagnostisches Familieninterview (fakultativ)

2.5 Apparative, Labor- und Testdiagnostik

Laboruntersuchungen. Die genannten Laboruntersuchungen sollten bei rapider und/oder ausgeprägter Gewichtsabnahme bzw. häufigem Erbrechen auch unter ambulanten Bedingungen durchgeführt werden.
- Blutbild
- Blutzucker
- Elektrolyte einschl. Calcium, Phosphat, Magnesium
- Harnstoff, Kreatinin
- Transaminasen
- Gesamteiweiß
- Cholesterin
- Amylase, Lipase
- Zink
- LDH, Harnsäure
- Fakultativ: endokrinologische Parameter: T3, T4, TSH, Cortisol, FSH, LH, Östradiol, Leptin. Bestimmung der Fettmasse und fettfreier Masse (z.B. durch bioelektrische Impedanzmessung).

Bei Indikation EKG (Bradykardie, Rhythmusstörungen, Elektrolytveränderungen) und/oder EEG (z.B. bei Konsum großer Flüssigkeitsmengen, Ausschluss organischer Ursachen) sowie Sonographie des Abdomens zum Ausschluss von Malignomen.
- CT, MRT bei Erstmanifestation empfehlenswert (notwendig bei neurologischen Auffälligkeiten und untypischen Verlaufs-

formen, z.B. kindlicher oder männlicher Anorexia nervosa, Fehlen einer Körperschemastörung etc.).
- Knochendichtemessung bei längerer Erkrankungsdauer und/oder anhaltender Amenorrhoe. Bereits bei einer Amenorrhoedauer von wenigen Monaten wird eine Osteopenie gefunden.

Psychologische Untersuchung
- Allgemeine Testdiagnostik (Leistungstests, Persönlichkeitstests)
- Spezifische Diagnostik mit Hilfe von Fragebögen (z.B. Eating Disorder Inventory, Anorexia Nervosa Inventar zur Selbstbeurteilung, Eating Attitudes Test) und strukturiertem Interview (z.B. SIAB-Jugendlichenversion)
- Komorbiditätsdiagnostik (Fragebögen, Interview).

2.6 Weitergehende Diagnostik

Siehe 3.3.

2.7 Entbehrliche Diagnostik

Siehe 2.5.

3 Multiaxiale Bewertung zur Entwicklung eines Therapieplanes

3.1 Identifizierung der vorhandenen ICD-10-Leitsymptome (MAS-Achse I)

Siehe 1.2.
Besondere Berücksichtigung der somatischen Folgezustände der reduzierten Nahrungszufuhr und Einstufung der gesundheitlichen Gefährdung!

3.2 Identifizierung weiterer Symptome und Belastungen (MAS-Achse II – VI)

Besonders zu beachten sind auch die abnormen psychosozialen Umstände (V. Achse des MAS), die für die Einleitung und Durchführung von Therapiemaßnahmen von großer Bedeutung sind.

3.2 Differentialdiagnosen und Hierarchie des diagnostischen und therapeutischen Vorgehens

(siehe Entscheidungsbaum Abb. 16)

- Internistisch/Pädiatrische Erkrankungen
- Neurologische Erkrankungen
- Organische psychische Störungen (F0)
- Schizophrenie (F2)
- Affektive Störungen (F32, F33, F34)
- Zwangsstörungen (F42)
- Angststörungen (F40, F41)
- Akute Anpassungsstörungen (F43.2)
- Substanzmissbrauch (F1)
- Störungen des Sozialverhaltens (F91, F92), vor allem bei Bulimie
- Persönlichkeitsstörungen (F60, F61), insbesondere bei Anorexia nervosa ängstliche (vermeidende) Persönlichkeitsstörung (F60.6)
- Abhängige (dependente) Persönlichkeitsstörung (F60.7)
- Zwanghafte Persönlichkeitsstörung (F60.5)
- Bei Bulimie histrionische Persönlichkeitsstörung (F60.4)
- Emotional instabile Persönlichkeitsstörung, impulsiver Typ (F60.30)
- Emotional instabile Persönlichkeitsstörung, Borderline-Typus (F60.31)
- Weitere Impulskontrollstörungen (F63).

4 Interventionen

4.1 Auswahl des Interventions-Settings

Anorexia nervosa. Ambulant oder tagesklinisch: Eine ambulante oder tagesklinische Behandlung wird durchgeführt, sofern nicht die folgenden Kriterien für eine stationäre Behandlung erfüllt sind.

Indikationen für die stationäre Behandlung
Medizinische Kriterien
- Insbesondere kritisches Untergewicht, Gewichtsverlust oder keine hinreichende Gewichtszunahme, keine ausreichende Flüssigkeitszufuhr, häufiges Erbrechen
- Somatische Komplikationen
- Suizidgefahr
- Komorbidität mit schwerwiegenden anderen psychiatrischen Erkrankungen
- Ausgeprägtes Selbstverletzungsverhalten.

Bulimia nervosa. Ambulant oder tagesklinisch: Eine ambulante oder tagesklinische Behandlung wird durchgeführt, sofern nicht die folgenden Kriterien für eine stationäre Behandlung erfüllt sind.

Indikationen für die stationäre Behandlung
Medizinische Kriterien
- Insbesondere somatische Komplikationen (z.B. ausgeprägte Elektrolytstörung)
- Hohe Essattackenfrequenz (fakultativ) oder häufiges Erbrechen
- Bulimie mit anderen Störungen der Impulskontrolle
  - Insbesondere Automutilation
  - Substanzmissbrauch
  - Borderline-Persönlichkeitsstörung.

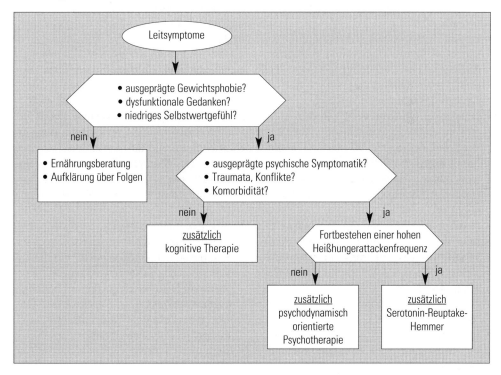

Abbildung 17: Gestaffelte Therapie der Bulimia nervosa

Psychosoziale Kriterien (gelten für beide Essstörungen)
- Insbesondere festgefahrene familiäre Interaktion
- Dekompensation der Eltern
- V.a. Misshandlung oder Missbrauch
- Soziale Isolation
- Scheitern ambulanter und/oder tagesklinischer Behandlungsversuche.

4.2 Hierarchie der Behandlungsentscheidung und diesbezügliche Beratung

Bei den Essstörungen empfiehlt sich grundsätzlich ein multimodaler Ansatz. Dabei ist zunächst auf die lebensbedrohlichen Faktoren zu achten. Die Patientinnen und Patienten müssen in einen Zustand gebracht werden, der einen psychotherapeutischen Zugang möglich macht.

Spezifische Essstörungstherapie
Anorexia nervosa
- Ernährungsprotokoll der Patientin (Zusammensetzung, Menge und Zeitpunkte der verzehrten Nahrung) (essentiell bei ambulanter Behandlung, s.u.)
- Bewegungsprotokoll
- Hilfestellung beim Essen (z.B. durch Erstellen eines Essensplanes, „Modellessen" von Betreuern, bei stationärer Behandlung evtl. Überwachung der Nahrungszufuhr, Kontrolle gewichtsreduzierender Maßnahmen, z.B. von Erbrechen)
- Psychoedukation und Ernährungsberatung (Information über adäquate Nahrungszusammensetzung und essentielle Nährstoffe sowie körperliche Folgen der Magersucht), Einhalten von 5–6 Mahlzeiten bei ausgewogener Nahrungszusammensetzung
- Regelmäßige Gewichtskontrollen in Unterwäsche (ein- bis zweimal wöchentlich)
- Bei anhaltendem Verdacht auf Gewichtssteigerung durch Flüssigkeitszufuhr Kontrolle des spezifischen Gewichts (Urin).

Bulimia nervosa (s. Abb. 17)
- Ernährungstagebuch (s.a. Anorexia nervosa): Neben der Protokollierung der Speisen sollen Zeitpunkte, Menge, Dauer sowie situative Besonderheiten von Essattacken notiert werden
- Ernährungsberatung: Aufklärung über den Zusammenhang von restriktivem Essen und Heißhungerattacken, Aufgeben sogenannter „verbotener Speisen"
- Essensplan: regelmäßige Mahlzeiten, Einführung von Zwischenmahlzeiten zur Prävention des Heißhungergefühls.

Bei erwachsenen bulimischen Patientinnen erwies sich eine ausschließliche **Ernährungsberatung** zwar als weniger effektiv als kognitiv-behaviorale Psychotherapie, führte aber bei mindestens einem Viertel der Patienten zu einem signifikanten Rückgang der Essstörungssymptomatik (II).

Obwohl die Mehrzahl der bulimischen Patienten ein altersentsprechendes Gewicht aufweist, haben manche ein geringeres Gewicht, als es ihrem individuellen biologischen „set point" entspricht. Diese Patienten müssen eine Gewichtszunahme in Kauf nehmen, um ihr physiologisches (z.B. regelmäßige Menstruation) oder emotionales „Gleichgewicht" (z.B. Rückgang depressiver Symptome) zu erreichen.

Psychotherapie
Anorexia nervosa
- Bei kritischem Untergewicht empfehlen sich stützende Gespräche. Bevor mit Psychotherapie im engeren Sinne begonnen werden kann, sind ein Ausgleich der akuten Hungersituation und eine erste Gewichtszunahme erforderlich
- Kognitive Therapie: Gewichtsphobie, Gewicht und Figur betreffende dysfunktiona-

le Gedanken, chronifizierte Essstörung, Störung des Selbstwertgefühls
- Psychodynamisch orientierte Therapie: Störungen des Selbstwertgefühls, Traumata in der Anamnese, akute oder chronische Konflikte, Reifungskrisen
- Bei kindlichen und adoleszenten Patientinnen ohne chronifizierte Störung Elternberatung und/oder Familientherapie
- Bei ausgeprägten sozial-phobischen Symptomen Exposition mit Reaktionsverhinderung sowie soziales Kompetenztraining.

Ziel der Eltern- bzw. familienorientierten Behandlung ist die Steigerung der elterlichen Kompetenz im Umgang mit krankheitsspezifischen Alltagssituationen (Essensverweigerung, Diät, Erbrechen, körperliche Hyperaktivität etc.), um eine Gewichtszunahme einzuleiten und/oder mittelfristig das erreichte Gewicht zu halten. Darüber hinaus soll eine Verbesserung der familiären Konfliktfähigkeit erreicht werden.

Die **Familientherapie** (mit systemischen und verhaltenstherapeutischen Elementen) erwies sich im Vergleich zur Individualtherapie bei jugendlichen Patienten mit einer kurzen Erkrankungsdauer (< 3 Jahre) als effektiver (III).

Weitere kontrollierte Studien zur Effizienz einzelner Behandlungsmethoden bei der Anorexia nervosa liegen nicht vor.

Bulimia nervosa
- Kognitive Therapie (s.a. Anorexia nervosa): dysfunktionale Gedanken bezüglich Figur und Gewicht, depressive Einbrüche bei Gewichtsschwankungen, dichotomes Denken
- Interpersonale Therapie: versucht, die Beziehungsfähigkeit des Patienten zu verbessern
- Psychodynamisch orientierte Psychotherapie: Vorausgegangene Traumata (z.B. sexueller Missbrauch), komorbide psychiatrische Störung (z.B. ausgeprägte Depression, Borderline-Persönlichkeitsstörung), akute oder chronische Konflikte
- Einbeziehung der Eltern je nach Alter der Patientin und Problematik (Elternberatung oder Familientherapie).

In den meisten Fällen empfiehlt sich eine **Kombination** dieser Verfahren.

Die meisten kontrollierten Studien überprüften bisher die Effektivität kognitiv-behavioraler Psychotherapie (CBT) nach Behandlungsabschluss im Vergleich zu Patienten auf einer Warteliste, in einigen Studien auch im Vergleich zu anderen Therapieformen. Zur Beurteilung der Effektivität wurde die Reduktion der bulimischen Symptomatik (Heißhungerattacken und „Purging-Verhalten") herangezogen. Sowohl im Einzel- als auch im Gruppensetting erwies sich die CBT als wirksam.

Obwohl nur in wenigen Studien überprüft, waren auch andere Psychotherapieformen (vor allem interpersonale Psychotherapie) effizient. Beim Vergleich der einzelnen Psychotherapiemethoden ließ sich eine Überlegenheit der CBT nicht eindeutig nachweisen, insbesondere nicht im Langzeitverlauf. Die Effizienz der CBT konnte durch zusätzliche Exposition mit Reaktionsverhinderung nicht gesteigert werden. Zwischen der Wirksamkeit von CBT, die durch Therapeuten oder in Form von hoch strukturierten CBT-Manualen in Selbsthilfegruppen vermittelt wurde, zeigte sich kein signifikanter Unterschied (cave: wenige Studien und nur bei Erwachsenen!).

Eine Beeinflussbarkeit des Körpergewichtes von Patienten mit Bulimie oder Binge-Eating-Störung durch ausschließlich psychotherapeutische Methoden konnte nicht nachgewiesen werden (für alle Ergebnisse gilt: I).

Beachte: Die bei diesen Ergebnissen herangezogenen kontrollierten Studien wurden fast ausschließlich bei Erwachsenen und vornehmlich mit Probandinnen, die über Zeitungsannoncen gewonnen wurden, durchgeführt, d.h., es handelte sich bei der Mehrzahl um **nicht klinische Stichproben**.

Psychosoziale Integration
- Reintegration in die Schule (Relativierung des Leistungsanspruches)
- Aufhebung der Isolation von Gleichaltrigen
- Teilnahme an altersentsprechenden Aktivitäten (unter Einbeziehung der Behandlung **sozial-phobischer** Symptome, z.B. durch soziales Kompetenztraining).

Medikamentöse Therapie
Anorexia nervosa
- Bei anhaltender depressiver Verstimmung **nach ausreichender Gewichtszunahme:** Serotonin-Reuptake-Hemmer. Es gibt keine Anhaltspunkte dafür, dass eine zusätzliche Gabe von Antidepressiva bei Untergewicht (< 10. BMI-Perzentile) den Behandlungsverlauf beschleunigt oder verbessert (III)
- Bei ausgeprägten Zwängen: Serotonin-Reuptake-Hemmer
- Osteoporoseprophylaxe: ausreichende Calciumzufuhr (mindenstens 1200 mg täglich), Vitamin D
- Die Wirksamkeit einer hormonellen Substitution ist nicht bewiesen. Die beste Osteoporoseprophylaxe ist eine ausgewogene Ernährung und Gewichtsnormalisierung mit Restitution des menstruellen Zyklus
- Typische Neuroleptika, z.B. Thioridazin, *nur* in Ausnahmefällen bei ausgeprägter Hyperaktivität!
- Atypische Neuroleptika: Bei extrem ausgeprägter Gewichtsphobie und wahnhaft anmutender Körperschemastörung kann ein Therapieversuch mit atypischen Neuroleptika in Erwägung gezogen werden. Die meisten Erfahrungen bei jugendlichen Patienten liegen mit Olanzapin (5–10 mg) vor (V)
- Prophylaxe: Unter Umständen längerfristige Prophylaxe (ca. 1 Jahr) mit SSRI. Die meisten Erfahrungen liegen mit Fluoxetin vor
  - Eine kontrollierte Studie ergab eine signifikant höhere Gewichtszunahme und eine Verminderung der Essstörungssymptomatik unter der Gabe von Fluoxetin (Dosierung: 20 mg jeden 2. Tag bis 60 mg täglich) (II–III).

Bulimia nervosa
- Psychopharmaka nie ohne zusätzliche Psychotherapie und Ernährungsberatung!

Aufgrund geringer Toxizität und Nebenwirkungen werden SSRI bei der jugendlichen Bulimie als Medikamente der ersten Wahl empfohlen. Allerdings sind zur Behandlung bulimischer Essstörungen höhere Dosen als zur Behandlung depressiver Erkrankungen erforderlich, z.B. Fluoxetin 60 mg in einer Dosis morgens, Fluvoxamin 3 × 50 mg täglich (II).

Eine Metaanalyse von 16 kontrollierten Studien zeigt auf, dass sich eine Behandlung mit Antidepressiva (u.a. untersucht: Trizyklika (Desipramin, Amitriptylin, Imipramin), Fluoxetin, Phenelzin, Mianserin, etc.) im Kurzzeitverlauf wirksamer als Placebo erweist (I). Zwischen den einzelnen Antidepressiva konnte kein signifikanter Wirksamkeitsunterschied beobachtet werden.

Beachte: hohe „Drop out"-Raten für Verum und Placebo. Die Probanden wurden vorwiegend durch Zeitungsanzeigen gewonnen und wiesen keine schweren psychiatrischen Begleiterscheinungen wie Depressionen, Persönlichkeitsstörungen und Drogenmissbrauch auf.

Ein Vergleich von Psychotherapie vs. Antidepressivum bei der Behandlung bulimischer Essstörungen ergab keine signifikanten Unterschiede. Untersucht wurden die Antidepressiva Desipramin, Fluoxetin und Imipramin im Vergleich zu kognitiv-behavioraler Therapie und Ernährungsberatung. Die Remissionsrate bei psychotherapeutischer Behandlung war höher als bei medikamentöser Behandlung; eine statistische Signifikanz wurde geringfügig unterschritten. Dabei war die Abbruchrate bei den Patienten, die mit einem Antidepressivum behandelt wurden, deutlich höher als bei den psychotherapeutisch behandelten Patienten (I).

In einer weiteren Metaanalyse wurde die Kombination von psychotherapeutischer und medikamentöser Therapie im Vergleich zu jeweils einem therapeutischen Element überprüft.
- Vergleich (ausschließlich) Antidepressivum vs. Kombination: höhere Remissionsraten bei der Kombination von Medikation und Psychotherapie als bei Antidepressivum allein; die statistische Signifikanz wurde gerade verfehlt.
- Vergleich (ausschließlich) Psychotherapie vs. Kombination: signifikant höhere Remissionsraten bei der Kombinationsbehandlung im Vergleich zu alleiniger Psychotherapie; deutlich höhere Abbruchraten bei der Kombinationsbehandlung im Vergleich zu ausschließlicher Psychotherapie

Beachte: mittleres Alter der Patientinnen 25 Jahre, bis auf eine Studie ambulante Patienten oder durch Anzeigen gewonnene Probanden.

Prophylaxe:
Bei einer bereits länger dauernden oder rezidivierenden bulimischen Essstörung empfiehlt sich eine Prophylaxe mit SSRI. Zu Fluvoxamin liegt eine kontrollierte Studie nach stationärer Therapie vor (II–III). Fluvoxamin wurde in einer Dosis von 3 × 50 mg täglich verabreicht.

4.3
Vorgehensweise und Besonderheiten bei ambulanter Behandlung von Anorexia nervosa

- Nach stationärer Therapie ist eine ambulante Behandlung **unerlässlich!**
- Regelmäßige Gewichtskontrollen
- Mindestens einmal wöchentlich stattfindende Termine (auch als Gruppentherapie)
- Gewichtsüberwachung und Psychotherapie liegen in der Hand eines Therapeuten
- Besprechung des wöchentlichen Ernährungsprotokolls der Patientin und ggf. Modifikation des Essensplanes
- Erledigung von Hausaufgaben mit wachsendem Schwierigkeitsgrad, z.B. Integration „verbotener" Speisen in den Essensplan, an definierten Tagen strikte Durchführung des Essensplanes und Dokumentation der dabei auftretenden Gedanken und Gefühle, Kauf und Tragen „verbotener" Kleidungsstücke (z.B. Badeanzug)
- Regelmäßige Einbeziehung der Eltern in die Therapie. Zu Vorgehensweise und Besonderheiten bei ambulanter Behandlung von Bulimia nervosa siehe Abbildung 17.

4.4
Vorgehensweise und Besonderheiten bei teilstationärer Behandlung

- Entspricht Vorgehen unter 4.5 bei Essstörungen mit weniger ausgeprägtem Schweregrad und entsprechender Kooperation der Familie, insbesondere zur stationären Nachbehandlung.

4.5
Vorgehensweise und Besonderheiten bei stationärer Behandlung von Anorexia nervosa

- Wöchentliche Gewichtszunahme bei stationärer Behandlung zwischen 0,5 und 1,5 kg (höhere Gewichtszunahme eher bei Beginn der Behandlung)
- Einsatz von Verstärkern zur Anhebung des Gewichtes
- Bei Stagnation der Gewichtszunahme evtl. zeitlich begrenzte Bettruhe, niemals über mehrere Tage anhaltende Bettruhe (cave Osteoporose!)

- In schweren Fällen Nasen-Magen-Sonde, nur bei somatischen Notfällen parenterale Ernährung
- Zielgewicht: optimaler Bereich 25. Altersperzentile, BMI nach Möglichkeit oberhalb 10. Altersperzentile
- Bei Kindern und jugendlichen Patienten Zielgewicht an Wachstumskurve „anpassen" bei wiederholter Körperlängenbestimmung.

4.6 Vorgehensweise und Besonderheiten bei stationärer Behandlung von Bulimia nervosa

- Vorrangiges Ziel ist die Reduktion der Heißhungerattacken und des Erbrechens.

4.7 Jugendhilfe- und Rehabilitationsmaßnahmen

Sie sind in jenen Fällen erforderlich, in denen die stationäre Behandlung nicht zu einer Stabilisierung der Symptomatik und der Lebenssituation geführt hat, die eine Reintegration in das Lebensumfeld ermöglicht, welches vor Beginn der Erkrankung bestand. Bei wiederholten Rezidiven ist vielfach eine außerhäusliche Unterbringung in einer Einrichtung, die über Erfahrung mit essgestörten Patienten verfügt, hilfreich.

4.8 Entbehrliche Therapiemaßnahmen

Entfällt.

5 Literatur

BACALTCHUK J, HAY P, MARI JJ: Antidepressants versus placebo for the treatment of bulimia nervosa: a systematic review. Austr New Zeeland J Psychiatry 34 (2000) 310–317

BACALTCHUK J, TREFIGLIO RP DE OLIVEIRA IR, LIMA MS, MARI JJ: Antidepressants versus psychotherapy for bulimia nervosa: a systematic review. J Clin Pharma Therapeutics 24 (1999) 23–31

BACALTCHUK J, TREFIGLIO R.P, DE OLIVEIRA HAY, P, LIMA M.S, MARI J.J.: Combination of antidepressants and psychological treatments for bulimia nervosa: a systematic review. Acta Psychiatr Scand 101 (2000) 256–267

FAIRBURN CH G, BROWNELL KD (Hrsg.): Eating disorders and obesity. A comprehensive handbook. The Guilford Press, New York-London (2001)

EISLER I, DARE C, RUSSELL GF, SZMUKLER G, LE GRANGE, D, DODGE, E: Family and individual therapy in anorexia nervosa. A 5-year follow-up. Arch Gen Psychiatry; 54 (1997) 1025–30

FICHTER M KRÜGER R, RIEF W, HOLLAND R DÖHNE J.: Fluvoxamine in prevention of relapse in bulimia nervosa: effects on eating-specific psychopathology. J Clin Psychopharmacol 16 (1996) 9–18

HAY PJ, BACALTCHUK J Psychotherapy for bulimia nervosa and binging (Cochrane Review). In: The Cochrane Library, 1, Oxford: update software (2001)

KAYE WH, NAGATA T, WELTZIN TE, HSU L.K:, SOKOL, M.S, MCCONAHA C, PLOTNICOV K.H. WEISE J, DEEP D.: Double-blind placebo-controlled administration of fluoxetine in restricting- and restricting-purging-type anorexia nervosa. Biol Psychiatry 49 (2001) 644–652

LAESSLE RG., BEUMONT P.J., BUTOW P., LENNERTS W., O'CONNOR M., PIRKE KM, TOUYZ S.W, WAADT S.: A comparison of nutritional management with stress management in the treatment of bulimia nervosa. Br J Psychiatry 159 (1991) 250–361

MEHLER C, WEWETZER C, SCHULZE U, WARNKE, A., THEISEN, F, DITTMANN, RW: Olanzapine in children and adolescents with chronic anorexia nervosa. A study of five cases. Eur Child Adolesc Psychiatry 10 (2001) 151–157

MITCHELL JE, PETERSON CB, MYERS T, WONDERLICH, S: Combining pharmacotherapy and psychotherapy in the treatment of patients with eating disorders. Psychiatr Clin North Am 24 (2001) 315–323

OLMSTEDT MP, DAVIS R, GARNER DM, EAGLE M, ROCKERT W, IRVINE MJ.: Efficacy of a brief group psychoeducational intervention for bulimia nervosa. Behav Res Ther 29 (1991) 71–83

Practice guideline for the treatment of patients with eating disorders. Am J Psychiatry 157: supplement (2000)

ROBIN AL, SIEGEL PT, MOYE AW., GILROY, M, BAKER DENNIS, A, SIKAND, A: A controlled comparison of family versus individual therapy for adolescents with anorexia nervosa. J Am Acad Child Adolesc Psychiatry 38 (1999) 1482–1489

RUSSELL GFM, SZMUKLER GI, DARE, C, EISLER, I.: An evaluation of family therapy in anorexia nervosa and bulimia nervosa. Arch Gen Psychiatry 44 (1987) 1047–1056

STROBER M, PATAKI C, FREEMAN, R, DEANTONIO, M: No effect of adjunctive fluoxetine on eating behavior or weight phobia during the inpatient treatment of anorexia nervosa: an historical case-control study. J Child Adolesc Psychopharmacol 9 (1999) 195–201

Bearbeiter dieser Leitlinie:
Beate Herpertz-Dahlmann, Johannes Hebebrand, Helmut Remschmidt

Nichtorganische Schlafstörungen (F51)

1 Klassifikation

Die ICD-10-Kriterien der Dyssomnien sind vor allem auf die im Kindes- und Jugendalter sehr seltenen intrinsischen Schlafstörungen ausgerichtet, und die extrinsischen nichtorganischen Schlafstörungen sind nur unzureichend operationalisiert. Bei Säuglingen und sehr jungen Kleinkindern sind Schlafstörungen häufig mit anderen Störungen des circadianen Rhythmus wie z.B. Fütterstörungen verbunden. Diesen „Regulationsstörungen im Säuglingsalter" ist ein eigenes Kapitel der Leitlinien gewidmet.

1.1 Definition

Dyssomnien. Primär psychogene Zustandsbilder mit einer Störung von Dauer, Qualität oder Zeitpunkt des Schlafes, die deutlichen Leidensdruck verursacht oder sich störend auf die soziale und schulisch-berufliche Leistungsfähigkeit auswirkt. Das Häufigkeitsmaximum der Insomnien liegt im Kleinkindalter, das der übrigen Dyssomnien in der Adoleszenz.

Die hierunter beschriebenen Schlafstörungen sind häufig Symptome anderer psychischer oder körperlicher Erkrankungen, bzw. zusätzliche psychische und/oder körperliche Faktoren können die Schlafstörung beeinflussen. Nichtorganische Schlafstörungen werden als eigenständiges Störungsbild diagnostiziert, wenn die Schlafbeschwerden im Vordergrund der Symptomatik stehen. Organische Ursachen der Schlafstörung müssen ausgeschlossen sein.

Parasomnien. Abnorme Episoden von Verhaltensmustern oder physiologischen Ereignissen, die während des Schlafs oder des Schlaf-Wach-Übergangs auftreten. Das Häufigkeitsmaximum liegt in der Kindheit, nach der Pubertät treten die Parasomnien nur noch selten, meist in Verbindung mit psychopathologischen Auffälligkeiten auf.

1.2 Leitsymptome

Nichtorganische Insomnie (F51.0)
- Ungenügende Dauer und/oder Qualität des Schlafs
- Übertriebene Beschäftigung mit der Schlafstörung tagsüber
- Erhöhte Angst und Anspannung in der Einschlafsituation
- Beeinträchtigung der psychosozialen Leistungsfähigkeit.

Nichtorganische Hypersomnie (F51.1)
- Übermäßige Schlafneigung
- Schlafanfälle tagsüber
- Beeinträchtigung der psychosozialen Leistungsfähigkeit.

Nichtorganische Störung des Schlaf-Wach-Rhythmus (F51.2)
- Mangelnde Synchronisation zwischen dem individuellen, endogenen Schlaf-Wach-Rhythmus und dem Schlaf-Wach-Rhythmus der Umgebung
- Insomnie in der Hauptschlafperiode
- Hypersomnie während der Wachperiode
- Beeinträchtigung der psychosozialen Leistungsfähigkeit.

Schlafwandeln (F51.3)

- Aus dem Tiefschlaf heraus auftretendes Umhergehen während des Schlafs
- Meist starre Mimik, wenig Reagibilität auf Außenreize, erschwerte Erweckbarkeit
- Bei Verlassen des Schlafraumes (oder des Hauses) beträchtliches Verletzungsrisiko
- Extrem selten auch fremdaggressive Handlungen
- Triggerung durch z.B. fiebrige Erkrankungen, psychischen Stress, Alkohol, Lärm
- Wenige Minuten nach Erwachen von der Episode keine psychische Beeinträchtigung mehr nach gelegentlicher kurzfristiger Desorientiertheit
- Amnesie nach dem Aufwachen (direkt nach der Episode oder am Morgen)
- Auftreten meist im ersten Drittel des Nachtschlafs.

Pavor nocturnus (F51.4)

- Ein- oder mehrmaliges plötzliches Erwachen aus dem Schlaf
- Beginn mit einem Panikschrei und gleichzeitigem Aufsetzen/Aufstehen
- Vegetative Erregung (Tachykardie, Tachypnoe, weite Pupillen, Schwitzen)
- Zeichen intensiver Angst (Fluchttendenzen, jedoch selten Verlassen des Bettes)
- Extrem selten bei Fluchttendenzen und Abwehrbewegungen Eigen- oder Fremdgefährdung
- Desorientiertheit und perseverierende Bewegungen
- Symptomatik durch Beruhigungsversuche kaum beeinflussbar, gelegentlich auch verstärkt
- Erschwerte Erweckbarkeit und sofortiges Wiedereinschlafen
- Völlige Amnesie für die Episode oder allenfalls fragmentarische Erinnerungen
- Tritt meist während des ersten Drittels des Nachtschlafs auf.

Alpträume (F51.5)

- Aufwachen aus dem Schlaf mit lebhafter und detaillierter Erinnerung an heftige Angstträume
- Trauminhalte mit Bedrohungen von Leben, Sicherheit oder Selbstwertgefühl
- Häufig Wiederholungen gleicher oder ähnlicher Träume
- Nach dem Aufwachen rasche Orientierung
- Ängste vor erneuten Alpträumen, dem Wiedereinschlafen, dem Zubettgehen
- Häufiger in Zusammenhang mit psychosozialem Stress
- Aufwachen zeitunabhängig vom Traumereignis meist in der zweiten Nachthälfte.

1.3 Schweregradeinteilung

Einteilung gemäß der Internationalen Klassifikation der Schlafstörungen ICDS.

Dyssomnien

- Leicht: sporadisches Auftreten der Symptomatik und geringe Beeinträchtigung von subjektivem Befinden und allgemeiner Leistungsfähigkeit des Betroffenen und/oder der Bezugsperson
- Mittel: tägliches Auftreten der Symptomatik und mittelgradige Beeinträchtigung von subjektivem Befinden und allgemeiner Leistungsfähigkeit des Betroffenen und/oder der Bezugsperson
- Schwer: tägliches Auftreten der Symptomatik und ausgeprägte Beeinträchtigung von subjektivem Befinden und allgemeiner Leistungsfähigkeit des Betroffenen und/oder der Bezugsperson.

Pavor nocturnus

- Leicht: tritt seltener als 1mal pro Monat auf
- Mittel: tritt seltener als 1mal pro Woche auf
- Schwer: tritt fast jede Nacht auf und/oder ggf. mit körperlicher Verletzung einhergehend.

Schlafwandeln
- Leicht: tritt seltener als 1mal pro Monat auf und weder der Patient noch andere werden dabei verletzt
- Mittel: tritt häufiger als 1mal pro Monat, aber nicht allnächtlich auf und weder der Patient noch andere werden dabei verletzt
- Schwer: tritt fast jede Nacht auf und/oder geht mit körperlicher Verletzung einher.

Alpträume
- Leicht: tritt seltener als 1mal pro Woche auf und führt zu keiner Beeinträchtigung des psychosozialen Leistungsniveaus
- Mittel: tritt häufiger als 1mal pro Woche, aber nicht jede Nacht auf und führt zu einer leichten Beeinträchtigung des psychosozialen Leistungsniveaus
- Schwer: fast allnächtliches Auftreten und mittlere bis schwere Beeinträchtigung des psychosozialen Leistungsniveaus.

1.4
Untergruppen

Bei den folgenden Schlafstörungen lassen sich Untergruppen bilden:

Nichtorganische Insomnie
- Insomnie durch inadäquate Schlafhygiene, charakterisiert durch unregelmäßige Einschlafzeiten, Verlust bzw. Nichtausbilden von Einschlafritualen und in der Folge Einschlafen erst bei Übermüdung und Schläfrigkeit am Tage
- Belastungsbedingte Insomnie: Schlafstörung im Zusammenhang mit emotionalem Stress (kindliche Ängste, akuter Stress, chronische Konfliktsituationen etc.)
- Umweltbedingte Schlafstörung: durch störende Umweltfaktoren (Lärm, Temperatur, unkomfortables Bett, unruhige Geschwister im gleichen Raum etc.) bedingte Schlafstörung/Schläfrigkeit am Tage

- Intrinsische Insomnie: Schlafstörung ohne erkennbare äußere Ursache, die teilweise durch ein konditioniertes Verhalten von Anspannung und Angst um die Schlafsituation aufrechterhalten wird und in der Kindheit sehr selten ist.

Nichtorganische Störungen des Schlaf-Wach-Rhythmus
- Verzögertes Schlafphasensyndrom: spätes Einschlafen und Schwierigkeiten, zu einer üblichen Zeit zu erwachen, bzw. übermäßige Schläfrigkeit am Morgen
- Vorverlagertes Schlafphasensyndrom: verfrühte Schläfrigkeit mit Unvermögen, bis zu einem üblichen Zeitpunkt wachzubleiben, und verfrühtes morgendliches Erwachen
- Unregelmäßiges Schlaf-Wach-Muster: Verlust des normalen Schlaf-Wach-Musters und Auftreten zeitlich desorganisierter, unregelmäßiger Episoden von Schlafen und Wachen.

1.5
Ausschlussdiagnose

Keine bekannt.

2
Störungsspezifische Diagnostik

2.1
Symptomatik

Befragung von Patient und/oder Bezugsperson (ggf. Schule, Kindergarten)
- Schlafgewohnheiten
- Abendliche Aktivitäten und Essgewohnheiten
- Vorbereitung auf das Zubettgehen, Bettgehzeit
- Rituale, evtl. geäußerte Ängste
- Dauer der Einschlafzeit, Verhalten und Befinden währenddessen

- Häufigkeit, Ursachen, Dauer von Aufwachphasen
- Schwierigkeiten beim Wiedereinschlafen
- Exakte Schilderung episodischer Ereignisse (Symptomatik, Häufigkeit, Dauer)
- Verhalten während des Schlafs (Unruhe, Schnarchen, Bettnässen etc.)
- Gesamtschlafdauer, Dauer ungestörter Schlafepisoden
- Aufwachzeit, spontanes Wachwerden, Erweckbarkeit
- Befindlichkeit nach dem Erwachen
- Verhalten tagsüber
- Müdigkeit, Schlafphasen
- Antrieb
- Konzentration und Leistungsfähigkeit
- Stimmung
- Hyperaktivität
- Reaktionen der Bezugspersonen.

Internistische und neurologische Untersuchung

Schlaftagebuch.

Ggf. ist eine stationäre Beobachtung zu erwägen (bei unklaren oder umfeldabhängigen Schlafstörungen).

2.2
Störungsspezifische Entwicklungsgeschichte

Befragung von Bezugsperson (und Patient)
- Beginn und Entwicklung der Symptomatik
- Bekannte Auslöser (emotionaler Stress, somatische Erkrankungen)?
- Symptomverschlechternde/-verbessernde Umstände
- Ängstlichkeit, Trennungsangst, soziale Überempfindlichkeit in der Vorgeschichte
- Oppositionelles Verhalten in der Vorgeschichte
- Substanzmissbrauch in der Vorgeschichte.

2.3
Psychiatrische Komorbidität und Begleitstörungen

Befragung von Bezugsperson (und Patient)
- Bei Insomnie v.a. Angststörungen, depressive Störungen, Zwänge, Substanzmissbrauch, Hyperkinetisches Syndrom
- Bei Hypersomnie v.a. Depression, Substanzmissbrauch
- Bei Schlaf-Wach-Rhythmusstörungen v.a. affektive Störungen, Persönlichkeitsstörungen (schizoid, schizotypisch, vermeidend)
- Bei Schlafwandeln und Pavor nocturnus v.a. gegenseitige Komorbidität
- Bei Alpträumen v.a. posttraumatische Belastungsstörung, Ängste, Depressionen, Insomnie, sensitive Persönlichkeit (bei Persistieren über die Adoleszenz).

2.4
Störungsrelevante Rahmenbedingung

Befragung von Bezugsperson (und Patient)
- Intelligenzminderungen
- Somatische Komorbidität (v.a. Schmerzzustände, Bettlägerigkeit)
- Psychosoziale Belastungsfaktoren (MAS-Achse V)
- Familienanamnese v.a. im Hinblick auf Schlafstörungen, Ängste, Depressionen, Persönlichkeitsstörungen
- Erziehungsverhalten, Umgang mit dem Symptom
- Schlafumgebung
- Nächtliche Abwesenheit der Bezugsperson (z.B. bei Schichtarbeit).

2.5
Apparative, Labor- und Testdiagnostik

Apparativ-technische Untersuchungen.
EEG-Ableitung bei Pavor nocturnus und Schlafwandeln, Schlaflaboruntersuchung immer bei Hypersomnien.

Ansonsten ggf. zur Objektivierung der Symptomatik
- Polysomnographie
- (Video)beobachtung
- Temperaturmessung (bei cirkadianer Rhythmusverschiebung)
- Bestimmung atemphysiologischer Parameter (bei Hypersomnie)
- HLA-Typisierung bei Hypersomnie zur Differentialdiagnostik einer Narkolepsie.

Testpsychologie allgemein. Darüber hinaus
- Ggf. Leistungsdiagnostik (bei V.a. Intelligenzminderung)
- Ergänzende Komorbiditätsdiagnostik entsprechend dem vermuteten Störungsbild
- Evtl. Beschwerdefragebögen, Persönlichkeitstests, Konzentrationstest.

2.6
Weitergehende Diagnostik und Differentialdiagnostik

Gezielte Befragung von Patient und/oder Bezugsperson bezüglich der wichtigsten Differentialdiagnosen:
- Durch nächtliches Füttern bedingte Schlafstörungen
- Schlafstörungen bei Nahrungsmittelallergien
- Narkolepsie
- Atmungsbezogene Schlafstörungen
- Epileptische Anfälle
- Dissoziative Störungen
- Medikamentös bedingte Schlafstörungen.

Das Schlaflabor wird eingesetzt bei Verdacht auf ein epileptisches Geschehen und zur Differentialdiagnose einer dissoziativen Störung gegenüber Schlafwandeln. Eine spezifische EEG-Diagnostik (Langzeit-EEG, Schlafentzugs-EEG) ist notwendig bei Verdacht auf ein epileptisches Geschehen, CCT oder MRT bei Verdacht auf eine neurologische Erkrankung. Bei vermuteter Nahrungsmittelallergie ist eine Allergietestung sinnvoll.

2.7
Entbehrliche Diagnostik

Eine Schlaflaboruntersuchung ist bei anamnestisch und/oder durch Beobachtung gut erhebbarer Symptomatik entbehrlich bzw. bei seltenem Auftreten der Störung wenig erfolgversprechend.

3
Multiaxiale Bewertung

3.1
Identifizierung der Leitsymptome

Nichtorganische Insomnie (F51.0)
- Ein- und Durchschlafstörungen bzw. Früherwachen
- Anwesenheit der Bezugsperson zum Einschlafen/Wiedereinschlafen notwendig
- Auftreten mindestens 3mal pro Woche mindestens einen Monat lang
- Überwiegendes Beschäftigtsein mit der Schlafstörung bzw. deren Konsequenzen
- Morgendliche Müdigkeit
- Ängstlich-angespannte oder depressive Stimmung zur Schlafenszeit
- Verursacht deutliche Erschöpfung oder Beeinträchtigung der Leistungsfähigkeit
- Bei Vorhandensein anderer psychiatrischer Symptome steht die Insomnie im Vordergrund
- Fehlen organischer Ursachen.

Nichtorganische Hypersomnie (F51.1)
- Verlängerter Nachtschlaf
- Exzessive Schläfrigkeit während des Tages (nicht nur als Folge ungenügenden Nachtschlafs oder verlängerter Schlaf-Wach-Übergangszeiten)
- Verlängerte Übergangszeiten vom Aufwachen zum völligen Wachsein
- Längerdauernde (bis zu 1 Stunde), wenig erholsame Schlafanfälle tagsüber
- Verhindern der Schlafanfälle möglich

- Tägliches Auftreten über einen Monat lang oder wiederholt in kürzeren Perioden
- Verursacht deutliche Erschöpfung oder Beeinträchtigung der Leistungsfähigkeit
- Tritt oft im Zusammenhang mit anderen psychiatrischen Störungen (z.B. affektive Störungen) auf
- Fehlen neurologischer oder internistischer Ursachen.

Nichtorganische Störung des Schlaf-Wach-Rhythmus (F51.2)
- Fehlende Synchronizität des individuellen Schlaf-Wach-Rhythmus mit dem der Umgebung
- Insomnie während der Hauptschlafperiode und Hypersomnie in der Wachperiode
- Tägliches Auftreten über einen Monat lang oder wiederholt in kürzeren Perioden
- Meist zusätzliche Psychopathologie (Persönlichkeitsstörungen, affektive Störungen)
- Verursacht deutliche Erschöpfung oder Beeinträchtigung der Leistungsfähigkeit.

Pavor nocturnus (F51.4)
- (Wiederholte) Episoden plötzlichen Erwachens aus dem Tiefschlaf, beginnend mit einem Panikschrei
- Charakterisiert durch heftige Angst, vegetative Übererregbarkeit und Körperbewegungen
- Kein adäquater Kontakt mit der Umgebung währenddessen
- Dauer 1–10 Minuten
- Meist Auftreten im ersten Nachtdrittel
- Beruhigungsversuche meist ergebnislos
- Meist kurzfristige Desorientiertheit im Anschluss
- Meist völlige Amnesie für das Ereignis, gelegentlich fragmentarische Erinnerungen
- Fehlen körperlicher Erkrankungen (Hirntumor, Epilepsie).

Schlafwandeln (F51.3)
- Ein- oder mehrmaliges Verlassen des Bettes während des Schlafs und Umhergehen meist während des ersten Drittels des Nachtschlafs
- Meist starre Mimik, wenig Reagibilität auf Außenreize, erschwerte Erweckbarkeit
- Wenige Minuten nach Erwachen von der Episode keine psychische Beeinträchtigung (mehr) nach gelegentlicher kurzfristiger Desorientiertheit
- Amnesie nach dem Aufwachen (direkt nach der Episode oder am Morgen)
- Kein Hinweis auf organisch bedingte psychische Störung (Epilepsie, Demenz).

Alpträume (F51.5)
- Aufwachen aus dem Schlaf mit lebhafter, detaillierter Erinnerung an Träume mit extrem ängstigenden Inhalten
- Aufwachen zeitunabhängig vom Traum meist in der zweiten Nachthälfte
- Nach dem Erwachen rasche Orientierung
- Das Traumerlebnis und die Schlafstörung infolge des Aufwachens verursachen erheblichen Leidensdruck.

3.2 Identifizierung weiterer Symptome und Belastungen

- Intelligenzminderung im Hinblick auf Durchführbarkeit/Modifikationen pädagogisch-therapeutischen Vorgehens und der Mitverursachung durch nicht alterstypische Ängste
- Beeinflussung der therapeutischen Möglichkeiten durch die Behandlung zusätzlicher somatischer Erkrankungen (z.B. Schmerzzustände, Bettlägerigkeit, häufige Blutzuckerkontrollen bei Diabetes o.Ä.)
- Psychosoziale Belastung und Interventionen im häuslichen Rahmen (Compliance, störungsaufrechterhaltende Faktoren)

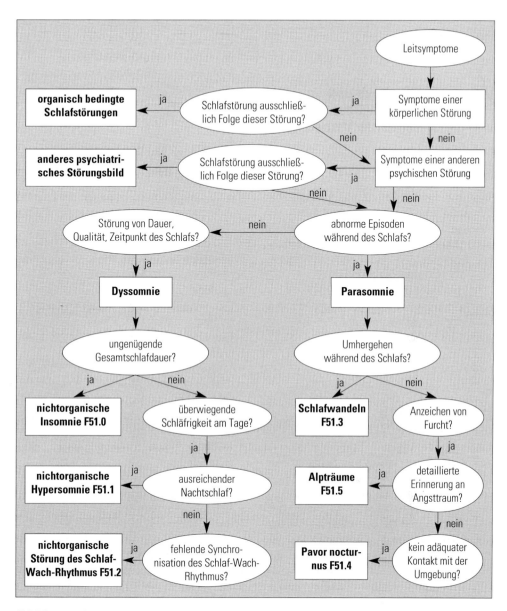

Abbildung 18: Diagnostischer Entscheidungsbaum bei Schlafstörungen

- Ausmaß der Entwicklungsbeeinträchtigung durch die Störung.

3.3
Differentialdiagnose und Hierarchie des diagnostischen und therapeutischen Vorgehens

Siehe auch Abbildung 18.

Tritt die Schlafstörung als wesentliches Symptom einer anderen psychiatrischen Störung auf (z.B. Alpträume bei posttraumatischer Belastungsstörung, Insomnie bei depressiver Störung), hat die Behandlung der Grundstörung Vorrang.

Bei autonom gewordenen, primär belastungsabhängigen Schlafstörungen Behandlung der Schlafstörung parallel zur evtl. noch vorhandenen Belastungsstörung.

4
Interventionen

Es existieren kaum kontrollierte Studien zur Behandlung kindlicher Schlafstörungen, so dass sich die meisten therapeutischen Empfehlungen in der Literatur auf die Meinung respektierter Experten stützen (V). Lediglich zu einigen verhaltenstherapeutischen Interventionen bei Ein- und Durchschlafstörungen findet sich eine kleine Anzahl kontrollierter Studien (III) Diese sind explizit erwähnt, ansonsten gilt für alle Interventionen evidence-Grad V.

4.1
Auswahl des Interventions-Settings

Primär ambulante Behandlung; stationäre Behandlung in folgenden Fällen:
- Schwierige psychosoziale Situation (z.B. Misshandlungsgefahr)

- Erschwerte Durchführbarkeit von Interventionen im häuslichen Milieu (Compliance, psychosoziale Belastung)
- Komorbidität mit anderen, schwerwiegenden psychiatrischen Erkrankungen
- Schwere Ausprägung der Dyssomnie.

4.2
Hierarchie der Behandlungsentscheidung und Beratung

Am Beginn steht die genaue Aufklärung von Bezugsperson und/oder Patient über das spezifische Störungsbild.

Wesentlichste Intervention ist bei allen Schlafstörungen eine ausführliche Beratung über:
- Charakteristika des normalen altersadäquaten Schlafs
- Entwicklungsspezifische potentielle, schlafbezogene kindliche Ängste
- Individuell unterschiedliches Schlafbedürfnis (Kurz-/Langschläfer, Früh-/Spätschläfer)
- Angemessene Schlafhygiene: regelmäßige Zeiten
- Keine aufregenden Aktivitäten vor dem Einschlafen
- Ruhige, abgedunkelte, angenehm temperierte Schlafumgebung
- Bequemer Schlafplatz, der nicht mit anderen Dingen assoziiert ist (Spielen, Bestrafung)
- Einschlafrituale
- Zubettbringen bei Müdigkeit des Kindes
- Fähigkeit des Kindes, in Abwesenheit der Eltern einzuschlafen
- Bereits in der frühen Kindheit Einführung eines Verhaltensmusters mit tagsüber gefüttert werden und nachts schlafen
- Vermeiden von Hunger und Durst, aber auch von größeren Mahlzeiten oder massiver Flüssigkeitszufuhr zur Einschlafzeit

- Nichteingehen auf Trink- oder Essenswünsche des Kindes, die nur der Verzögerung des Schlafens dienen
- Nicht zu große Mengen anregender Getränke über den Tag bzw. keine derartigen Getränke einige Stunden vor dem Schlafen
- Bei kleineren Kindern nicht zu viele/zu wenige oder zu frühe/zu späte zusätzliche Schlafphasen am Tag.

Weitere spezifische Therapie (falls notwendig)
Nichtorganische Insomnie:
Verhaltenstherapeutische Verfahren (s. Mindell, 1999; Ramchandani et al., 2000 (Übersichten) sowie Reid et al., 1999):
- Für die *Extinktion* (d.i. systematisches Ignorieren) und die *graduelle Extinktion* (Ignorieren über zunehmend lange Zeitabschnitte) existieren wenige kontrollierte Studien an Klein- und Vorschulkindern. Die Wirksamkeit dieser Verfahren wird hierin bei Vorschulkindern mit mittelgradig guter evidence (III) belegt. Allerdings ist die Bereitschaft der Eltern (bei der Extinktion noch mehr als bei der graduellen Extinktion), diese Therapieverfahren mitzutragen, aufgrund von Befürchtungen, das „Schreienlassen" schade den Kindern, oft eingeschränkt. Alternativ steht für diese Altersgruppe das Verfahren der *positiven Routinen* (d.i. angenehm besetzte Bettgehrituale) zur Verfügung, welches sich in einer Studie als der Extinktion vergleichbar wirksam zeigte
- Selten medikamentöse Behandlung zur vorübergehenden Entlastung: sedierende Neuroleptika (z.B. Pipamperon), Antihistaminika, Benzodiazepine (Adoleszenz).

Nichtorganische Hypersomnie
- Sozialpsychiatrisch (bei sozialen Problemen infolge der Störung)
- Vermeidung von Schlafentzug, sedierenden Pharmaka, Alkohol und Nikotin
- Medikamentöse Behandlung: MAO-Hemmstoffe, Stimulanzien.

Nichtorganische Störung des Schlaf-Wach-Rhythmus
Chronotherapie (allmähliche Verlagerung der Schlafphasen bis zum Erreichen der adäquaten Schlafzeit) mit Verzögerung oder mit Vorverlagerung der Schlafphasen.

Pavor nocturnus/Schlafwandeln
- Sicherung der Schlafumgebung, ansonsten in der Regel keine Therapie notwendig bzw. auch keine sicher wirksame Behandlung bekannt
- Bei starker Belastung durch die Störung ggf. Entspannungsverfahren
- Sehr selten bei starker Eigengefährdung/Fremdgefährdung Versuch einer Pharmakotherapie mit Benzodiazepinen oder Imipramin
- Bei allen Störungsbildern adäquate Therapie zusätzlicher psychopathologischer Auffälligkeiten (Komorbidität).

4.3
Besonderheiten bei ambulanter Behandlung

Wesentlich ist die Mitwirkung der Bezugsperson(en) und deren detaillierte Information und Anleitung sowie die Beurteilung der diesbezüglichen Ressourcen (s.a. Kap. 4.1). Ansonsten Vorgehen wie in Kapitel 4.2 beschrieben.

4.4
Besonderheiten bei teilstationärer Behandlung

Bei Einschlafproblemen ist eine nachtklinische Behandlung erforderlich. Bei weniger ausgeprägter Problematik stellt die teilstationäre Behandlung evtl. eine Alternative zur vollstationären Behandlungsindikation dar. Ansonsten Vorgehen wie in Kapitel 4.2 beschrieben.

4.5 Besonderheiten bei stationärer Behandlung

Belastungsinduzierte Schlafstörungen treten nach Rückkehr in eine belastete häusliche Situation wieder auf; die besondere Beachtung sozialpsychiatrischer Interventionsmöglichkeiten ist daher indiziert.

4.6 Jugendhilfe- und Rehabilitationsmaßnahmen

- Einbeziehung der Jugendhilfe (s.a. Kap. 4.5) bei persistierenden häuslichen Belastungen, falls Unterstützung der Erziehungspersonen oder Herausnahme aus einer chronischen Stresssituation notwendig sind
- Rehabilitationsmaßnahmen bei störungsbedingten sozialen Einbußen (z.B. Verlust des Ausbildungsplatzes bei schwerer Hypersomnie) oder schwerer psychiatrischer Komorbidität.

4.7 Entbehrliche Therapiemaßnahmen

Keine Angaben.

5 Literatur

ANDERS TF, EIBEN LA: Pediatric sleep disorders: A review of the past 10 years. Journal of the American Academy of Child and Adolescent Psychiatry 36 (1997) 9–20

BERGER M, RIEMANN D (Hrg.): Handbuch des normalen und gestörten Schlafs. Berlin: Springer 1992

COOKIE IE, SACKETT DL: Evidence-based obstetrics and gynecology. Clinical Obstetrics and Gynecology 10 (1996) 551–567

DAHL R: Parasomnias. In: AMMERMAN RT, Last CG, Hersen M (Hrg.): Handbook of prescriptive treatments for children and adolescents. Boston: Allyn & Bacon (1993) 281–299

DILLING H, MOMBOUR W, SCHMIDT M (Hrg.): Internationale Klassifikation psychischer Störungen ICD-1. Bern, Göttingen, Toronto: Huber 1993

MINDELL JA: Empirically supported treatments in pediatric psychology: bedtime refusal and night wakings in young children. Journal of Pediatric Psychology 24 (1999) 465–481

MINDELL JA, CASHMAN L: Sleep disorders. In: EISEN AR, KEARNEY CA, SCHAEFER CE (Hrg.) Clinical handbook of anxiety disorders in children and adolescents. Northvale: Jason Aronson (1995) 357–382

RAMCHANDANI P, WIGGS L, STORES G: A systematic review of treatments for settling problems and night waking in young children. British Medical Journal 320 (2000) 209–213

REID J, WALTER AL, O'LEARY S: Treatment of young children's bedtime refusal and nighttime wakings: a comparison of „standard" and graduated ignoring procedures. Journal of Abnormal Child Psychology 27 (1999) 5–16

REMSCHMIDT H, SCHMIDT M (Hrg.): Multiaxiales Klassifikationsschema für psychische Störungen des Kindes- und Jugendalters nach ICD-10 der WHO. Bern, Göttingen, Toronto: Huber 1994

ROSSMANN P: Schlafwandeln. Zeitschrift für Kinder- und Jugendpsychiatrie und Psychotherapie 14 (1986) 159–171

SCHRAMM E, RIEMANN D (Hrg.): Internationale Klassifikation der Schlafstörungen ICDS. Weinheim: Beltz 1995

SKUSE D: Feeding and sleeping disorders. In: RUTTER M, TAYLOR E, HERSOV L (Hrg.): Child and Adolescent Psychiatry, Oxford: Blackwell (1994) 467–489

STEINHAUSEN HC: Schlafstörungen. In: STEINHAUSEN HC, VON ASTER M (Hrg.) Handbuch Verhaltenstherapie und Verhaltensmedizin bei Kindern und Jugendlichen. Weinheim: Beltz (1999) 517–536

STORES G: Practitioner review: Assessment and treatment of sleep disorders in children and adolescents. Journal of Child Psychology and Psychiatry 37 (1996) 907–925

Bearbeiter dieser Leitlinie:
M. Pitzer, M. H. Schmidt, U. Rabenschlag

Persönlichkeitsstörungen (F60, F61)

1 Klassifikation

1.1 Definition

Persönlichkeitsstörungen erfassen für das Individuum typische stabile und beherrschende (pervasive) Verhaltensweisen, die sich als rigide Reaktionsmuster in unterschiedlichsten Lebenssituationen manifestieren und mit persönlichen Funktionseinbußen und/oder sozialem Leid einhergehen.

Diese Definition beinhaltet, dass die Diagnose einer Persönlichkeitsstörung in der Adoleszenz aufgrund der noch vorhandenen Entwicklungspotentiale zurückhaltend gestellt werden sollte. Andererseits lässt sich bei einigen Persönlichkeitsstörungen ein eindeutiges Kontinuum zwischen den Verhaltensmustern in Kindheit und Jugend und denen des Erwachsenenalters nachweisen, so dass auch aus klinisch-praktischen Erwägungen die Diagnose einer Persönlichkeitsstörung in der späten Adoleszenz sinnvoll sein kann.

1.2 Leitsymptome

Persönlichkeitsstörungen beginnen in der Kindheit und Jugend, nehmen eine lebenslange Entwicklung und manifestieren sich in typischer Form auf Dauer im frühen Erwachsenenalter.

Aufgrund des Entwicklungsaspektes einer psychischen Störung im Kindes- und Jugendalter darf in der ICD-10 die Diagnose einer Persönlichkeitsstörung vor Abschluss der Pubertät, d.h. vor dem 16.–17. Lebensjahr nur dann gestellt werden, wenn die geforderte Mindestzahl der Kriterien für die jeweilige Störung erfüllt ist und die Verhaltensmuster bereits in diesem Alter andauernd, durchgehend und situationsübergreifend auftreten. Die Stabilität der Diagnose einer Persönlichkeitsstörung im Jugendalter ist deutlich geringer als im Erwachsenenalter.

Die Zustandsbilder der Persönlichkeitsstörungen dürfen nicht auf andere psychiatrische Störungen zurückzuführen sein und nicht als Folge einer organischen Schädigung oder Erkrankung auftreten. Sie sind gekennzeichnet durch:

- Beeinträchtigungen mehrerer Bereiche wie Affektivität, Antrieb, Impulskontrolle, Wahrnehmung und Denken sowie der sozialen Interaktion
- Lange zeitliche Dauer der Verhaltensstörung
- Tiefgreifende Verwurzelung der Verhaltensweisen und situationsübergreifendes Auftreten
- Einschränkung der sozialen, schulischen und beruflichen Leistungsfähigkeit
- Persönliches Leid des Betroffenen, das aber in vielen Fällen erst im Erwachsenenalter auftritt; im Jugendalter ist eine ego-syntone Symptomatik nicht selten.

1.3 Schweregradeinteilung

Der Schweregrad hängt von der Anzahl der jeweils für die spezifische Persönlichkeitsstörung erfüllten Kriterien und von dem Ausmaß der individuellen und sozialen Beeinträchtigung ab.

So kann z.B. ein Patient mit einer ängstlich-vermeidenden Persönlichkeitsstörung leichteren Schweregrads Routineanforderungen in Beruf und Privatleben nachkommen, wohingegen eine schwere Persönlichkeitsstörung zu vollständiger Funktionseinbuße führt.

1.4 Untergruppen

Die ICD-10 weist für die einzelnen Persönlichkeitsstörungen Merkmalskataloge mit definierten Ein- und Ausschlusskriterien auf, die den jeweiligen Typus exemplarisch kategorisieren. Auf der Basis der o.g. Einschränkungen für die Diagnose von Persönlichkeitsstörungen im Kindes- und Jugendalter sollen im Folgenden nur diejenigen Erscheinungsbilder differenzierter dargestellt werden, bei denen aufgrund empirischer Studien eine klinisch relevante Prävalenz für das Kindes- und Jugendalter wahrscheinlich ist oder eine ausdrückliche Beziehung zu Störungen dieses Lebensalters gegeben ist (z.B. dissoziale Persönlichkeitsstörung).

Dissoziale Persönlichkeitsstörung (F60.2). Während das DSM-IV die Diagnose einer dissozialen Persönlichkeitsstörung ausdrücklich erst ab dem 18. Lebensjahr gestattet, gibt die ICD-10 keine entsprechend enge Grenze vor. Die ICD-10-Kriterien beschreiben neben sozialer Devianz charakterologische Besonderheiten, insbesondere Egozentrik, mangelndes Einfühlungsvermögen und defizitäre Gewissensbildung. Kriminelle dissoziale Handlungen sind also keine Bedingung sine qua non! Mindestens 3 der in der ICD-10 genannten Merkmale müssen erfüllt sein. Hierzu gehören:

- Mangelnde Empathie und Gefühlskälte gegenüber anderen
- Missachtung sozialer Normen
- Beziehungsschwäche und Bindungsstörung
- Geringe Frustrationstoleranz und impulsiv-aggressives Verhalten
- Mangelndes Schulderleben und Unfähigkeit zu sozialem Lernen
- Vordergründige Erklärung für das eigene Verhalten und unberechtigte Beschuldigung anderer
- Anhaltende Reizbarkeit.

Emotional instabile Persönlichkeitsstörung, Borderline-Typus (F60.3/ F60.31). Die Diagnose einer Borderline-Störung wird in der Kinder- und Jugendpsychiatrie vor allem bei Mädchen in der Adoleszenz gestellt. Die Borderline-Störung ist eine Untergruppe der emotional instabilen Persönlichkeitsstörung, wobei Impulsivität und Affektinstabilität im Vordergrund stehen. Der zweite, impulsive Subtypus scheint dagegen häufiger beim männlichen Geschlecht vorzukommen.

Für die emotional instabile Persönlichkeitsstörung müssen mindestens 2 der folgenden Merkmale erfüllt sein:

- Mangelhafte oder fehlende Impulskontrolle
- Affektinstabilität
- Unzureichende Handlungsplanung
- Neigung zu aggressivem oder streitsüchtigem Verhalten
- Wutausbrüche, insbesondere wenn impulsives Verhalten behindert oder kritisiert wird.

Zusätzlich muss ein weiteres, für die Borderline-Störung spezifisches Kriterium erfüllt sein:

- Unsicherheit über das eigene Selbstbild und die Identität sowie der „inneren Präferenzen" (einschl. der sexuellen)
- Intensives unbeständiges (in heterosexuellen Beziehungen häufig promiskuides) Beziehungsverhalten, das nicht selten Auslöser emotionaler Krisen ist
- Parasuizidale oder automutilative Handlungen.

Histrionische Persönlichkeitsstörung (F60.4). Hier handelt es sich um eine Persönlichkeitsstörung mit oberflächlicher und labiler Affektivität bei insgesamt starkem Verlangen nach Anerkennung und Aufmerk-

samkeit. Mindestens 3 der folgenden Kriterien müssen für die Diagnose vorliegen:
- Dramatisierung bezüglich der eigenen Person mit theatralischem Verhalten und übertriebenem Ausdruck von Gefühlen
- Suggestibilität durch andere Personen oder Umstände
- Oberflächliche und labile Affektlage
- Egozentrik, fehlende Bezugnahme auf andere
- Andauerndes manipulatives Verhalten zur Befriedigung eigener Bedürfnisse
- Andauerndes Verlangen nach Anerkennung und Wunsch, im Mittelpunkt zu stehen.

Als weiteres Merkmal findet sich oft ein unangemessen verführerisches Verhalten sowie ein übermäßiges Interesse an der eigenen körperlichen Attraktivität.

Ängstlich (vermeidende) Persönlichkeitsstörung (F60.6). Als Kernpunkt der ängstlich-vermeidenden Persönlichkeitsstörung wird eine Selbstwertproblematik angesehen, die sich insbesondere in einem Konflikt zwischen dem Wunsch nach Bindung und der Angst vor Beschämung durch andere manifestiert. Merkmale sind:
- Ständige Anspannung und Überbesorgtheit
- Tiefgreifende Störung des Selbstwertgefühls
- Angst vor Kritik oder Zurückweisung
- Kontaktscheu, außer man ist sich der Zuneigung der anderen sicher
- Einschränkung von Aktivitäten aus Angst vor Gefahren
- Vermeidung sozialer Situationen aus Angst vor Ablehnung.

3 der 6 Merkmale müssen für die Diagnose der ängstlich-vermeidenden Persönlichkeitsstörung erfüllt sein.

Kombinierte und sonstige Persönlichkeitsstörungen (F61). Die Kategorie F61.0 „Kombinierte Persönlichkeitsstörungen" bezeichnet eine Persönlichkeitsstörung, die Symptome unterschiedlicher Persönlichkeitsstörungen umfasst, ohne dem Gesamtbild einer der oben beschriebenen Persönlichkeitsstörungen zu entsprechen.

Die Kategorie F61.1 klassifiziert störende Persönlichkeitsänderungen, die nicht die Kriterien der spezifischen oder kombinierten Persönlichkeitsstörung oder einer andauernden Persönlichkeitsänderung erfüllen (s.u.) und als Folge einer affektiven Störung oder Angststörung anzusehen sind.

Andauernde Persönlichkeitsänderung, nicht Folge einer Schädigung oder Erkrankung des Gehirns (F62.0). Hierunter sind Persönlichkeitsstörungen zu verstehen, die sich nach extremer oder lang anhaltender Belastung oder nach einer lang dauernden psychischen Störung entwickeln.

Sie müssen mindestens über zwei Jahre bestehen.

Da Störungen unter F61 (Ausnahme: „Kombinierte Persönlichkeitsstörung") und F62 erst nach längerer Dauer einer Extrembelastung oder psychischen Erkrankung auftreten, wird eine solche Diagnose im Jugendalter nur in Ausnahmefällen gestellt. Aus diesem Grunde wird auf eine ausführliche Darstellung an dieser Stelle verzichtet.

2
Störungsspezifische Diagnostik

2.1
Symptomatik

Interview mit Eltern (oder Stellvertreter) und Patient/bzw. Patientin getrennt
- Allgemeine Anamnese des Jugendlichen
- Spezielle Anamnese.

Die Anamnese sollte Hinweise dafür liefern, dass
- die Symptomatik schon seit Kindheit bzw. Jugend besteht

- sie „typisch" für die Person der/des Jugendlichen ist und
- sie in unterschiedlichsten Lebenssituationen auftritt.

In der näheren Familie können ähnliche Persönlichkeitszüge vorkommen.

Liegen nur Informationen von Seiten der/des Jugendlichen vor, sollte eine Exploration bzw. ein diagnostisches Interview zu mehreren Zeitpunkten durchgeführt werden.

Spezielle Anamnese zur dissozialen Persönlichkeitsstörung
- Verschiedene dissoziale und kriminelle Handlungen in der Vorgeschichte
- Abbruch von Schule, Ausbildung oder Berufstätigkeit
- Leben auf Kosten anderer
- Materielle Schulden
- Alkohol- oder Drogenmissbrauch
- Fehlende Gewissensbildung und Schuldgefühle
- Fehlende Empathie
- Unzureichende Introspektionsfähigkeit
- Mangelnde Selbstkritik, Impulsivität.

Spezielle Anamnese zur Borderline-Persönlichkeitsstörung
- Instabilität in zwischenmenschlichen Beziehungen
- Impulsives Verhalten, Wut oder aggressive Durchbrüche sowie Selbstverletzungsverhalten und Suizidversuche
- Extreme, kurzwellige Stimmungsschwankungen
- Identitätskrisen bei inkonstanter Lebensplanung und häufigem Erleben von krisenhaften Situationen
- Depersonalisationserlebnisse, psychogene Amnesien, Tranceerlebnisse.

Spezielle Anamnese zur histrionischen Persönlichkeitsstörung
- Abhängigkeit von Lob, Bestätigung und Zustimmung durch andere
- Mittelpunktstreben, Suggestibilität und theatralisches Verhalten

- Übertriebener Ausdruck von Gefühlen, verführerische Erscheinung und Verhalten.

Spezielle Anamnese zur ängstlich-vermeidenden Persönlichkeitsstörung
- Angst vor Kritik oder Missbilligung
- Rückzugstendenzen im persönlichen und beruflichen Bereich
- Tiefgreifende Gefühle der eigenen Unfähigkeit
- Angst, zu versagen und sich lächerlich zu machen
- Ängste, Außenseiter zu sein
- Vermeidung unbekannter Aktivitäten oder Situationen.

2.2 Störungsspezifische Entwicklungsgeschichte

Befragung von Eltern und Patienten. Persönlichkeitsstörungen zeichnen sich durch eine überdauernde und konstante Symptomatik aus, die in vielen Fällen schon seit der Kindheit besteht und von der Umwelt als charakteristisch für den Patienten angesehen wird („War Ihr Sohn/Ihre Tochter schon immer so?").

Für die dissoziale und ängstlich-vermeidende Persönlichkeitsstörung ist ein Kontinuum zwischen Verhaltensweisen in der Kindheit und der Psychopathologie des Erwachsenenalters empirisch belegt.

Dissoziale Persönlichkeitsstörung
- Hyperkinetisches Syndrom im Kleinkindes- oder frühen Schulalter
- Aggressives und Normen missachtendes Verhalten in Kindergarten und Grundschule
- Wenige, oberflächliche und konfliktreiche Beziehungen zu anderen Kindern
- Keine tiefgreifenden Bindungen an Erwachsene.

Ängstlich-vermeidende Persönlichkeitsstörung
- Trennungsangst (Kindergarten-, Schulbeginn)

- Soziale Überempfindlichkeit
- Wenige Außenaktivitäten
- Ängste vor neuen Situationen.

2.3 Psychiatrische Komorbidität und Begleitstörungen

Befragung von Eltern und Patienten. Neben der Komorbidität mit Störungen aus F1 bis F50 hat die empirische Komorbiditätsforschung bei den Persönlichkeitsstörungen aufgezeigt, dass viele Patienten, die Merkmale einer Persönlichkeitsstörung erfüllen, zugleich auch Merkmalsträger anderer Persönlichkeitsstörungen sind. Je nach Persönlichkeitsstörung sind bestimmte Komorbiditäten typisch, die im einzelnen aufgeführt werden. Bei psychiatrischen Störungen im engeren Sinne

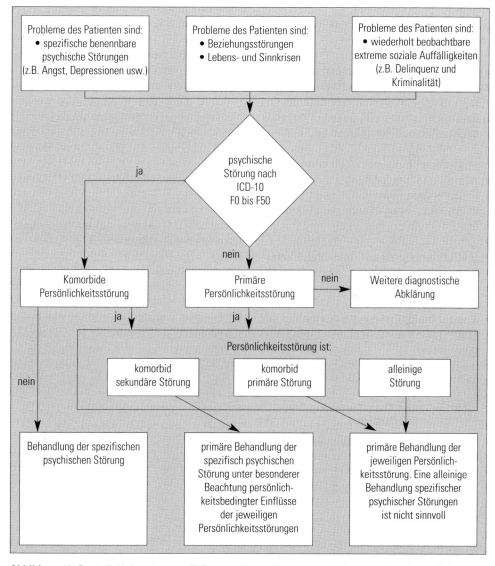

Abbildung 19: Persönlichkeitsstörungen. Differentialdiagnostik und Komorbidität nach ICD-10 (modifiziert nach FIEDLER, 1994)

(F1–F50) ist die Komorbidität mit einer Persönlichkeitsstörung als ungünstiger prognostischer Faktor anzusehen (s.a. Kap. 2.6 und Abb. 19).

Dissoziale Persönlichkeitsstörung
- Affektive Störung (F3)
- Alkohol- und Substanzmissbrauch (F1)
- Komorbidität/Kriterienüberlappung mit narzisstischer, histrionischer und Borderline-Persönlichkeitsstörung.

Emotional instabile Persönlichkeitsstörung, Borderline-Typus
- Affektive Störung (F3)
- Alkohol- und Substanzmissbrauch (F1)
- Essstörungen (vor allem Bulimie) (F50)
- Komorbidität/Kriterienüberlappung mit dissozialer, histrionischer und narzisstischer Persönlichkeitsstörung.

Histrionische Persönlichkeitsstörung
- Affektive Störungen (F3)
- Komorbidität/Kriterienüberlappung mit dissozialer, narzisstischer und Borderline-Persönlichkeitsstörung.

Ängstlich-vermeidende Persönlichkeitsstörung
- Affektive und hier besonders depressive Störungen (F3)
- Komorbidität/Kriterienüberlappung mit abhängiger und schizoider Persönlichkeitsstörung.

2.4 Störungsrelevante Rahmenbedingungen

Befragung von Eltern und Patienten zur Familienanamnese.

Familiäre Interaktion bei dissozialer Persönlichkeitsstörung
- Inkonsistentes Erziehungsverhalten
- Akzeptanz dissozialen Verhaltens
- Selbst erlebte elterliche Gewalt und Grausamkeit
- Gewalttätige Durchsetzung eigener Bedürfnisse durch die Eltern
- Mangelnde Wärme in den familiären Beziehungen, Ehestreitigkeiten
- Psychische Auffälligkeiten in der Familie, insbesondere affektive und schizophrene Störungen, Alkohol- und Drogenmissbrauch, Dissozialität oder Kriminalität, Störungen der Impulskontrolle.

Familiäre Interaktion bei emotional instabiler Persönlichkeitsstörung
- Mangelnde Wärme in den familiären Beziehungen
- Unberechenbares und feindseliges Erziehungsverhalten
- Frühe Trennungserfahrungen
- Erfahrungen durch körperliche Gewalt und/oder sexuellen Missbrauch
- Psychische Auffälligkeiten in der Familie wie schizophrene und affektive Störungen, Störungen der Impulskontrolle, Alkohol- und Drogenmissbrauch, Dissozialität.

Familiäre Interaktion bei der histrionischen Persönlichkeitsstörung
- Inkonsistentes Erziehungsverhalten
- Frühkindliche Erfahrung familiärer Gewalt und/oder sexuellen Missbrauchs
- Verzerrte familiäre Kommunikation
- Psychische Auffälligkeiten bei Familienangehörigen, insbesondere affektive Störungen, somatoforme Störungen, Konversionsstörungen, Alkohol- und Drogenmissbrauch, Dissozialität.

Familiäre Interaktion bei der ängstlich-vermeidenden Persönlichkeitsstörung
- Überbehütung durch die Eltern
- Trennungsprobleme bei den Eltern
- Harmoniebedürfnis und Konfliktvermeidung bei den Eltern
- Psychische Auffälligkeiten bei Familienangehörigen, insbesondere affektive Störungen und Angsterkrankungen.

Für die Therapieplanung kann ein Familieninterview bzw. die direkte Beobachtung

der familiären Interaktion empfehlenswert sein.
- Feststellung von Entwicklungsstörungen
- Feststellung kognitiver Probleme
- Eruierung körperlicher Erkrankungen.

2.5 Apparative, Labor- und Testdiagnostik

Testpsychologische Diagnostik. Allgemeine Test- und Leistungsdiagnostik. Fakultativ spezifische Diagnostik in Form strukturierter Interview-Verfahren oder Fragebögen zur Selbstbeurteilung, z.B.:
- International Personality Disorder Examination (IPDE)
- Structured-Clinical-Interview for DSM-III-R (SCID-P)
- MMPI oder Personality Disorder Questionnaire
- Freiburger Persönlichkeitsinventar (FPI-R)
- Rorschach-Test
- Thematischer Apperzeptionstest.

2.6 Weitergehende Diagnostik und Differentialdiagnostik

Befragung von Eltern und Patient, Beobachtung, Testdiagnostik. Persönlichkeitsstörungen müssen von akuten und chronischen psychiatrischen Erkrankungen im engeren Sinne, Residualsyndromen (nach Psychosen) sowie psychischen Störungen durch hirnorganische Veränderungen (im Jugendalter vor allem perinatale Hirnschädigung) abgegrenzt werden.

Überlappungen von Merkmalen mehrerer Persönlichkeitsstörungen sind häufig (s.a. Kap. 2.3).

Dissoziale Persönlichkeitsstörung
- Manische Episoden (F30)
- Störungen der Impulskontrolle (z.B. Pyromanie, Kleptomanie, F63)
- Störung des Sozialverhaltens (F91, F92).

Das DSM-IV legt für die Diagnose einer dissozialen Persönlichkeitsstörung ein Mindestalter von 18 Jahren fest. Obwohl ein Kontinuum antisozialer Verhaltensweisen im Kindes-, Jugend- und Erwachsenenalter wiederholt nachgewiesen werden konnte, ist bei Jugendlichen die Diagnose einer Störung des Sozialverhaltens vorzuziehen, um den Entwicklungsaspekt und damit die Notwendigkeit pädagogischer und psychotherapeutischer Interventionen zu betonen.

Emotional instabile Persönlichkeitsstörung, Borderline-Typus
- Schizophrene und affektive Störungen (F2, F3)
- Störung des Sozialverhaltens (F91, F92)
- Dissoziative Störung (F44)
- Artifizielle Störung (F68.1).

Histrionische Persönlichkeitsstörung
- Affektive Störungen (F3)
- Somatoforme (insbesondere Konversions-) Störungen (F45)
- Dissoziative Störung (F44)
- Artifizielle Störung (F68.1).

Ängstlich-vermeidende Persönlichkeitsstörung
- Affektive und hier besonders depressive Störung (F3)
- Angststörungen (z.B. vor allem soziale Phobien, Agoraphobie) (F40).

Die Abgrenzung von ängstlich-vermeidender Persönlichkeitsstörung zu sozialer Phobie ist in vielen Fällen schwierig. Patienten mit sozialer Phobie erleben diese mehr „ego-dyston" und auf definierbare Situationen begrenzt.

2.7 Entbehrliche Diagnostik

Entfällt.

3 Multiaxiale Bewertung

3.1 Identifizierung der Leitsymptome

Unbedingt ist das Alter des Patienten zu berücksichtigen (s. Kap. 1.2). Die Kriterien der jeweiligen Persönlichkeitsstörung müssen durchgehend und situationsübergreifend erfüllt sein. Bei der dissozialen Persönlichkeitsstörung ist die hohe Komorbidität mit Störungen des Sozialverhaltens, bei der ängstlich-vermeidenden Persönlichkeitsstörung die hohe Komorbidität mit der sozialen Phobie zu beachten. Bei allen Persönlichkeitsstörungen ist das Vorliegen weiterer psychiatrischer Diagnosen häufig.

3.2 Identifizierung weiterer Symptome und Belastungen

Feststellung von umschriebenen Entwicklungsstörungen, von Intelligenzminderung und abnormen psychosozialen Umständen, die unter Kapitel 2.4 dargestellt sind.

3.3 Differentialdiagnosen und Hierarchie des diagnostischen und therapeutischen Vorgehens

Siehe Kapitel 2.3 und Abbildung 19.

4 Interventionen

4.1 Auswahl des Interventions-Settings

Dissoziale Persönlichkeitsstörung. Überwiegend ambulant in enger Zusammenarbeit mit den Jugendhilfebehörden.
Für eine stationäre Maßnahme gibt es medizinische und psychosoziale Kriterien:
- Medizinische Kriterien sind Eigengefährdung im Rahmen von Suizidgefahr und Automutilationshandlungen sowie Komorbidität mit anderen psychiatrischen Erkrankungen (vor allem Drogenmissbrauch)
- Psychosoziale Kriterien liegen vor im Rahmen von Kriseninterventionen bei z.B. familiärer Dekompensation sowie bei Scheitern ambulanter Maßnahmen und Planung neuer Jugendhilfemaßnahmen (V).

Emotional instabile Persönlichkeitsstörung vom Borderline-Typ. Bei ausgeprägter Symptomatik ist häufig ein ambulantes Behandlungskonzept nicht ausreichend. Jugendliche mit Borderline-Persönlichkeitsstörung profitieren vielfach von der Überschaubarkeit und klaren Strukturierung einer psychiatrischen Station. Allerdings liegen aus dem Erwachsenenbereich gut evaluierte Therapieprogramme für den ambulanten teilstationären und stationären Bereich vor (II).

Medizinische Kriterien für eine stationäre Behandlung sind:
- Eigengefährdung in Form einer bestehenden Suizidalität
- Selbstverletzendes Verhalten, Fremdgefährdung, Komorbidität mit anderen psychiatrischen Erkrankungen, z.B. affektive Störungen, Essstörungen, Alkohol- und Drogenmissbrauch (II).

Ängstlich-vermeidende Persönlichkeitsstörung. Überwiegend ambulante Behandlungsmaßnahmen; bei ausgeprägter Symptomatik kann eine stationäre Behandlung sinnvoll sein, wenn besondere Defizite im Umgang mit Gleichaltrigen und in Gruppensituationen vorliegen (V).

Histrionische Persönlichkeitsstörung. Bei der Mehrzahl der Patienten ambulant; stationär bei ausgeprägter psychiatrischer Komorbidität (häufig), bei Patienten mit parasuizidalem oder suizidalem Verhalten und Konversionsstörungen (V).

4.2
Hierarchie der Behandlungsentscheidung und Beratung

Bei den Persönlichkeitsstörungen empfiehlt sich grundsätzlich ein multimodales Vorgehen. Bei Therapiestudien im Erwachsenenbereich hat sich gezeigt, dass strukturierte Therapiemanuale „offenen" Therapieangeboten überlegen sind. Verhaltensmodifikatorische und pädagogische Vorgehensweisen stehen bei der Mehrzahl der Patienten im Vordergrund, während eine medikamentöse Behandlung im Allgemeinen als supportive und zeitlich begrenzte Maßnahme anzusehen ist.

Dissoziale Persönlichkeitsstörung. Kognitiv-verhaltensmodifikatorisches Vorgehen (s.a. Leitlinie „Störungen des Sozialverhaltens"):
- Erforschung und Dokumentation des für den gestörten Jugendlichen typischen Auslösers für Impulsdurchbrüche und aggressives Verhalten
- Förderung und Verbesserung der Selbstwahrnehmung dieser individuellen Auslöser
- Festlegung und Einübung alternativer Möglichkeiten im Zusammenhang mit aggressionsstimulierenden Bedingungen
- Erlernen von Fertigkeiten, eigene Interessen aggressionsfrei zu artikulieren und adäquat durchzusetzen
- Einübung von Maßnahmen, um mit Kritik, Misserfolgen, Ärger, Wut, aber auch Lob angemessen umzugehen
- Stützend-psychotherapeutische und/-oder pädagogische Führung mit dem Ziel eines positiven Selbstkonzeptes
- Evtl. Behandlung mit Psychopharmaka, z.B. niedrigpotenten Neuroleptika, Lithium oder Carbamazepin bei ausgeprägt impulsivem und ungesteuertem Verhalten
- Intensive Beratung von Eltern und/oder Erziehungspersonen (obligat!) im Hinblick auf Erarbeitung und Erprobung alternativer Problem- und Konfliktlösungsmaßnahmen (V).

Emotional instabile Persönlichkeitsstörung vom Borderline-Typ. Kognitiv-verhaltenstherapeutisches Vorgehen zeigt sich in kontrollierten Studien bei Erwachsenen als effektiv, und zwar im ambulanten wie im stationären Setting (I). Dies gilt besonders für die „Dialektisch-Behavioral-Therapie" (DBT nach Linehan 1992).

Kognitiv-verhaltensmodifikatorisches Vorgehen dient der:
- Verbesserung der Selbstwahrnehmung und der Einschätzung nahestehender Personen
- Erforschung der auslösenden Situationen für Affektauslenkungen und (selbstschädigende) Impulshandlungen
- Erlernen affektregulierender Verhaltensweisen
- Einübung eines Krisenmanagements zur Suizidprophylaxe und zur Prophylaxe autodestruktiven Verhaltens
- Erlernen von Selbstkontrollmaßnahmen
- Kognitive Umstrukturierung und Abbau dichotomen Denkens
- Training sozialer Fertigkeiten.

Psychodynamisch-konfliktorientierte Psychotherapie zeigt sich ebenfalls in kontrollierten Studien bei Erwachsenen als effektiv (I). Hier liegen kontrollierte Studien für den ambulanten, teilstationären und stationären Bereich vor.

Psychodynamisch-konfliktorientierte Psychotherapie dient dem:
- Aufbau oder Reorganisation des Selbstbildes und der Eigenintegrität
- Verbesserung der Beziehungsfähigkeit durch korrektive emotionale Erfahrung
- Einsicht in Zusammenhänge zwischen biographischen Erfahrungen und aktuellen konflikthaften Beziehungen
- Bewältigung akuter oder chronischer Traumata und Reifungskrisen
- Förderung ambivalenter Erlebnisfähigkeit.

Pharmakologische Behandlung:
- Eine Indikation zur Pharmakotherapie besteht bei ausgeprägten Impulskontrollstörungen bei massiven Angstzuständen bis hin zu psychotischen Dekompensationen sowie bei schwerwiegenden affektiven Ausnahmezuständen
- SSRI bei ausgeprägten affektiven Störungen und/oder Impulsivität (unter Beachtung der Risiken)
- Carbamazepin bei starken Stimmungsschwankungen und Autoaggressivität
- Neuroleptika
- Insbesondere niederpotende Neuroleptika konnten in kontrollierten Studien einen Wirksamkeitsnachweis erbringen. Für atypische Neuroleptika liegen bisher überwiegend kasuistische und offene Studien vor, die ebenfalls positive Verbesserungen beschreiben
- Antidepressiva
- MAO-Hemmer beeinflussen Wut, Affekte und Impulskontrollstörungen in kontrollierten Studien positiv. SSRIs zeigen im Hinblick auf Impulshandlungen, Fremd- und Autoaggression ebenfalls positive Effekte
- Lithium, Carbamazephin oder Valproat können bei ausgeprägten impulshaften und aggressiven Symptomen eingesetzt werden.

Beratung von Eltern und/oder Erziehungspersonen (obligat für den Umgang mit dem und die Modifizierung des vom Jugendlichen gezeigten Problemverhaltens). Bestehen pathogene Interaktionsmuster in der Familie, kann eine strukturierende Familientherapie sinnvoll sein.

Ängstlich-vermeidende Persönlichkeitsstörung. Die Behandlungsmaßnahmen entsprechen vielfach denen bei sozialen Phobien, sollten aber längerfristiger angelegt sein, da die Reflexion allgemeiner Lebensprobleme und Lebensziele der Patienten mehr Raum einnimmt.

Kognitiv-verhaltensmodifikatorisches Vorgehen (s.a. Leitlinie Angststörungen)
- Training und Einübung sozialer Fertigkeiten („Social-Skills-Training")
- Aufbau eines positiven Selbstkonzeptes und Stärkung des Selbstwertgefühls (Selbstsicherheitstraining).

Medikation
- Positive Effekte zeigten sich in kontrollierten Studien für MAO-Hemmer und SSRIs, aber auch für potente Benzodiazepine wie Alprazolam und Clonazepam.

Entspannung
- Autogenes Training nach SCHULZ
- Progressive Muskelentspannung nach JACOBSON.

Psychodynamisch-konfliktorientierte Psychotherapie ist bei ausgeprägten zwischenmenschlichen Unsicherheiten und Beziehungsstörungen angezeigt.

Ferner sollte eine Beratung der Eltern und/oder Erziehungspersonen zur Unterstützung des Jugendlichen in der Beziehungsaufnahme und sozialen Kompetenz erfolgen.

Histrionische Persönlichkeitsstörung. Zur Behandlung der histrionischen Persönlichkeitsstörung gibt es nur wenige empirische Studien.

Kognitiv-verhaltenstherapeutisches Vorgehen
- Reduktion der Bedürfnisse des Patienten auf ein real erfüllbares Maß
- Entwicklung von Problemlösestrategien bei bestehenden Beziehungskonflikten.

Stützend, -edukative und konfrontative Maßnahmen
- Verbesserung der Selbstwahrnehmung im Hinblick auf Selbstbezogenheit, sofortige Bedürfnisbefriedigung und Verlangen nach Aufmerksamkeit.

Psychodynamisch-konfliktorientierte Psychotherapie ist bei Vorhandensein von Traumata in der Vorgeschichte und/oder Reifungskrisen indiziert.

Ferner sollte eine Beratung der Eltern und/oder Erziehungspersonen und/oder eine strukturierend stützende Familientherapie erfolgen.

4.3 Besonderheiten bei ambulanter Behandlung

Das Vorgehen in den unterschiedlichen Behandlungssettings unterscheidet sich nicht qualitativ, sondern in der Intensität der Betreuung des Patienten.

4.4 Besonderheiten bei teilstationärer Behandlung

Siehe Kapitel 4.3.

4.5 Besonderheiten bei stationärer Behandlung

Siehe Kapitel 4.3.

4.6 Jugendhilfe- und Rehabilitationsmaßnahmen

Bei der ängstlich-vermeidenden Persönlichkeitsstörung sind wohnortbezogene Maßnahmen in Form von Freizeitgestaltung zur Förderung von sozialer Kompetenz, Selbstsicherheit und Beziehungsaufbau sinnvoll.

Bei chronischen Interaktionsstörungen (insbesondere dissoziale, Borderline- und histrionische Persönlichkeitsstörungen) im häuslichen und sozialen Umfeld kann eine stationäre Behandlungsmaßnahme in einer spezifischen Jugendhilfeeinrichtung sinnvoll sein.

Bei erheblicher Fremd- und/oder Selbstgefährdung muss die Durchführung von stationären Jugendhilfemaßnahmen unter freiheitsentziehenden Bedingungen erwogen werden.

Bei entsprechender Indikationsstellung muss die Fortführung ambulanter jugendpsychiatrischer Behandlung sichergestellt werden.

5 Literatur

FIEDLER P: Persönlichkeitsstörungen. Weinheim: Psychologie Verlags Union 1995

GRILO C, BECKER DF, FEHON DC, WALKER ML, EDELL WS, MCGLASHAN TH: Gender differences in personality disorders in psychiatrically hospitalized adolescents. American Journal of Psychiatry 153 (1996) 1089–1091

KERNBERG OF, DULZ B, SACHSSE U: Handbuch der Borderline-Störung. Schattauer Verlag, Stuttgart, New-York (2000)

KERNBERG PF, WEINER AS, BARDENSTEIN KK: Persönlichkeitsstörungen bei Kindern und Jugendlichen. Klett-Cotta, Stuttgart (2001)

LINEHAN MM, HEARD HL: Dialectic behavior therapy for borderline personality disorder. In: CLARKIN JF, MARZIALI E, MUNROE-BLUM H (Hrg.): Borderline personality disorder. Clinical and empirical perspectives. New York: Guilford (1992) 248–267

MATTEJAT F: Indikationsstellung und Therapieplanung. In: REMSCHMIDT H (Hrg.): Psychotherapie im Kindes- und Jugendalter. Stuttgart, New York: Thieme (1996) 148–174

NISSEN G: Persönlichkeitsstörung, Ursachen-Erkennung-Behandlung. Verlag W. Kohlhammer (2000)

PERRY JC, BANON MD, EANNE F: Effectiveness of psychotherapy for personality disorders. American Journal of Psychiatry 156 (1999) 1312–1321

PETERMANN F, PETERMANN U: Training mit Jugendlichen. Förderung von Arbeits- und Sozialverhalten. Psychologie Verlags Union 1993

REMSCHMIDT H: Persönlichkeitsstörungen. In: REMSCHMIDT H, SCHMIDT MH (Hrg.): Kinder- und Jugendpsychiatrie in Klinik und Praxis, Bd. III, Stuttgart, New York: Thieme (1985) 204–211

SASS H, HERPERTZ S: Persönlichkeits- und Verhaltensstörungen. In: Gastpar MT, Kasper S, Linden M (Hrg.): Lehrbuch der Psychiatrie und Repetitorium. Berlin-New York: De Gruyter (1996) 188–206

Bearbeiter dieser Leitlinie:
Christoph Wewetzer, Sabine Herpertz, Beate Herpertz-Dahlmann

Abnorme Gewohnheiten und Störungen der Impulskontrolle (F63)

Pathologisches Glücksspiel (F63.0)

1 Klassifikation

1.1 Definition

Pathologisches Spielen ist durch die Unfähigkeit charakterisiert, dem Impuls zum Glücksspiel zu widerstehen, obwohl schwerwiegende persönliche, familiäre oder berufliche Konsequenzen drohen oder bereits eingetreten sind. Männer sind häufiger betroffen als Frauen.

1.2 Leitsymptome

- Häufiges und wiederholtes Spielen
- Ständige gedankliche Beschäftigung mit dem Glücksspiel (z.B. Spieltechniken, Möglichkeiten der Geldbeschaffung für neue Glücksspiele)
- Wiederholte erfolglose Versuche, dem Spieldrang zu widerstehen
- Fortgesetztes Spiel trotz schwerwiegender Konsequenzen wie Verarmung, Zerrüttung der persönlichen Beziehungen
- Das Spiel dient als Möglichkeit, Problemen oder einer depressiven Stimmung auszuweichen
- Das Spielverhalten wird oft gegenüber Familienangehörigen, dem Therapeuten oder anderen verheimlicht
- Kriminelle Handlungen wie Diebstahl zur Finanzierung des Spielens
- Spielen mit steigenden Geldmengen, um die erwünschte Spannung zu erzielen
- Unruhe oder erhöhte Irritierbarkeit bei dem Versuch, auf Spielen zu verzichten
- Vertrauen auf andere zur Begleichung der Schulden.

1.3 Schweregradeinteilung

Entfällt.

1.4 Untergruppen

Entfällt.

1.5 Ausschlussdiagnose

Entfällt.

2 Störungsspezifische Diagnostik

2.1 Symptomatik

- Interview (mit Eltern oder Stellvertreter und Patient bzw. Patientin getrennt)
  - Allgemeine Anamnese des Jugendlichen
  - Spezifische Anamnese, in der die in den Leitsymptomen genannten Verhaltensmuster erfragt werden.

2.2 Störungsspezifische Entwicklungsgeschichte

Befragung von Eltern oder Stellvertretern. Die folgenden Störungen werden in der Vorgeschichte von Patienten mit pathologischem Glücksspiel häufiger gefunden:
- Hyperkinetisches Syndrom im Kleinkind- oder frühen Schulalter
- Tourette-Syndrom
- Störung des Sozialverhaltens
- Drogen- und Alkoholmissbrauch bzw. -abhängigkeit
- Affektive und Angststörungen
- Die Störung tritt manchmal in Zusammenhang mit dem Tod einer wichtigen Bezugsperson, einer körperlichen Erkrankung, schulischen oder beruflichen Misserfolgen und Schwierigkeiten im sozialen Umfeld auf.

2.3 Psychiatrische Komorbidität und Begleitstörungen

Befragung von Eltern und Patienten
- Vor allem Alkohol- oder Drogenmissbrauch bzw. -abhängigkeit
- Hyperkinetisches Syndrom mit und ohne Störung des Sozialverhaltens
- Affektive Erkrankungen (pathologisches Spielen findet sich häufiger bei Patienten mit bipolarer Erkrankung)
- Angststörungen
- Persönlichkeitsstörungen
- Suizidalität!

2.4 Störungsrelevante Rahmenbedingungen

Befragung von Eltern und Patienten
- Familienanamnese
- Drogen- oder Alkoholabhängigkeit in der Familie, vor allem bei den Eltern
- Häufung von pathologischen Spielern in der Familie

- Feststellung von Entwicklungsstörungen
- Feststellung kognitiver Probleme
- Eruierung körperlicher Erkrankungen.

2.5 Apparative, Labor- und Testdiagnostik

- Allgemeine Leistungs- und Persönlichkeitsdiagnostik.

2.6 Weitergehende Diagnostik und Differentialdiagnostik

Befragung von Eltern und Patienten, Beobachtung, Testdiagnostik
- Gewohnheitsmäßiges Spielen oder soziales Spielen (Kontrollmöglichkeit durch den Betroffenen ist vorhanden)
- Spielen im Rahmen einer akuten Manie (F30)
- Spielen im Rahmen einer dissozialen Persönlichkeitsstörung (F60.2) (zusätzliche dissoziale oder aggressive Handlungen und mangelnde Empathie gegenüber anderen) oder Störung des Sozialverhaltens (F91) (Diese Störung ist im Jugendalter wesentlich häufiger als das pathologische Spielen)
- Spielen im Rahmen einer Borderline-Persönlichkeitsstörung.

3 Multiaxiale Bewertung

3.1 Identifizierung der Leitsymptome

Hierbei ist vor allem auf den für das pathologische Spielen typischen Kontrollverlust zu achten, außerdem Überprüfung der Kriterien einer zusätzlichen Störung des Sozialverhaltens.

3.2 Identifizierung weiterer Symptome und Belastungen

Auf der MAS-Achse V (aktuelle abnorme psychosoziale Umstände) sind eine psychische Störung eines Elternteils sowie akute belastende Lebensereignisse, z.B. Verlust einer liebevollen Beziehung, abzuklären.

3.3 Differentialdiagnostik und Hierarchie des diagnostischen und therapeutischen Vorgehens

- Soziales Spielen (im Freundeskreis mit vorher vereinbarten und begrenzten Verlusten)
- Professionelles Spielen (mit absehbaren Risiken)
- Spielen im Rahmen von bipolaren Erkrankungen, Störungen des Sozialverhaltens und antisozialer Persönlichkeitsstörung (s. Kapitel 2.3). Bei Suizidalität und psychiatrischen Erkrankungen (affektive Störungen, aber auch hyperkinetisches Syndrom) sind diese vorrangig zu behandeln.

4 Interventionen

4.1 Auswahl des Interventions-Settings

Eine stationäre Behandlung kann angezeigt sein, um eine Herausnahme aus dem Milieu des Patienten zu gewährleisten und längerfristige Behandlungsschritte zu planen. Weitere Indikationen können ausgeprägte depressive Verstimmung und Suizidalität sein.

4.2 Hierarchie der Behandlungsentscheidung und Beratung

Über die Wirksamkeit bestimmter Behandlungsmethoden liegen wenige empirische Befunde vor. Allgemeine Behandlungsprinzipien, die bei den meisten hier genannten Impulskontrollstörungen gelten, sind

- Aufklärung, Zielanalyse, Motivationsklärung
- Anleitung zur Selbstbeobachtung, Protokollierung von auslösenden Situationen, begleitenden Emotionen und Kognitionen
- Klärung und Bearbeitung der Hintergrundproblematik
- Verhaltenstherapeutische Techniken
  - Training zur Verbesserung des Problemlöseverhaltens und der sozialen Kompetenz
  - Systematische Desensibilisierung, bei der die Entspannung mit dem Gedanken an Spielverzicht gekoppelt wird
  - Kognitive Umstrukturierung
  - In-sensu- und In-vivo-Exposition (sukzessiver Ersatz anfänglich externer Kontrolle durch Selbstkontrolle)
- Evtl. pharmakologische Behandlung mit Clomipramin oder SSRI, in Einzelfällen auch Lithium
- Anschluss an eine Selbsthilfegruppe
- Beratung der Eltern und/oder stützendstrukturierende Familientherapie.

Es gibt nur ganz wenige kontrollierte Studien, die auf eine Wirksamkeit von Verhaltenstherapie oder kognitiv-behavioraler Therapie hinweisen. Beachte: Die Studien zeichnen sich durch kleine Fallzahlen und unzureichendes Design aus (V).

4.3 Besonderheiten bei ambulanter Behandlung

Siehe Kapitel 4.1 und 4.2.

4.4 Vorgehensweise und Besonderheiten bei teilstationärer Behandlung

Siehe Kapitel 4.1 und 4.2.

4.5 Vorgehensweise und Besonderheiten bei stationärer Behandlung

Siehe Kapitel 4.1 und 4.2.

4.6 Jugendhilfe- und Rehabilitationsmaßnahmen

Bei Auftreten von pathologischem Spielen in der Adoleszenz und Aufrechterhaltung der Symptomatik durch ein pathologisches Milieu ist eine stationäre Behandlungsmaßnahme in einer spezifischen Jugendhilfeeinrichtung sinnvoll. Eine Strukturierung des Alltags verbunden mit dem Wiedereinstieg in Schul- oder Berufsausbildung kann für jugendliche Patienten mit pathologischem Glücksspiel sehr hilfreich sein.

4.7 Entbehrliche Therapiemaßnahmen

Entfällt.

Pathologische Brandstiftung (Pyromanie) (F63.1)

1 Klassifikation

1.1 Definition

Unter Pyromanie versteht man wiederholte Brandstiftung, die meist in der Kindheit beginnt, ohne dass erkennbare Motive vorliegen (auszuschließen sind materieller Gewinn, Rache, politischer Extremismus sowie Spurenbeseitigung nach krimineller Handlung). Die echte Pyromanie ist selten, sie tritt häufiger bei Männern als bei Frauen auf.

Brandstiftung im Kindes- und Jugendalter ist praktisch immer nur im Rahmen von Störungen des Sozialverhaltens zu beobachten, die an dieser Stelle *nicht* gemeint sind. Neben Brandstiftung weisen diese Jugendlichen regelverletzendes, aggressives und delinquentes Verhalten auf, das im Allgemeinen schwerwiegender als bei dissozialen Jugendlichen ohne Brandstiftung in der Anamnese ist.

1.2 Leitsymptome

- Faszination von allen Themen, die mit Feuer und Feuerbekämpfung in Verbindung stehen
- Ein unwiderstehlicher Drang und wachsende Spannung vor der Feuerlegung sowie Erleichterung und Zufriedenheit nach ihrer Ausführung. Das Feuer wird nicht aus Wut, Rache oder einer profitablen Absicht gelegt.

1.3 Schweregradeinteilung

Entfällt.

1.4 Untergruppen

Entfällt.

1.5 Ausschlussdiagnose

Entfällt.

2 Störungsspezifische Diagnostik

2.1 Symptomatik

Eltern und Patient sollten nach den Leitsymptomen befragt werden. Das besondere Interesse an Feuer muss erfragt werden. Patienten mit echter Pyromanie halten sich häufig in der Nähe von Feuer oder Brandherden auf oder veranlassen falschen Feueralarm. Selten geben die Brandstifter zu, dass sie den Brand gelegt haben.

2.2 Störungsspezifische Entwicklungsgeschichte

Befragung von Eltern oder Stellvertretern. Das ausgeprägte Interesse an Feuer besteht im Allgemeinen schon seit der frühen Kindheit. Viele Patienten waren daher schon als Kinder oder Jugendliche an Brandstiftung beteiligt. In der Literatur wird berichtet, dass ein Teil der Eltern in Berufen arbeitet, die mit Feuer zu tun haben, oder die Brandstifter sind selbst Mitglied einer freiwilligen Feuerwehr.

2.3 Psychiatrische Komorbidität und Begleitstörungen

Befragung von Eltern und Patienten. Es gibt nur eine begrenzte Anzahl von Fallstudien, die darauf hinweisen, dass eine Komorbidität mit affektiven Störungen, Persönlichkeitsstörungen und Suchterkrankungen vorliegen kann.

2.4 Störungsrelevante Rahmenbedingungen

- Familienanamnese: Spezifische familiäre Befunde sind bei der Pyromanie nicht bekannt
- Feststellung von Entwicklungsstörungen
- Feststellung kognitiver Probleme
- Feststellung von akutem Drogen- oder Alkoholmissbrauch.

2.5 Apparative, Labor- und Testdiagnostik

- Allgemeine Leistungs- und Persönlichkeitsdiagnostik.

2.6 Weitergehende Diagnostik und Differentialdiagnostik

Befragung von Eltern und Patient, Beobachtung, Testdiagnostik
- Antisoziale Persönlichkeitsstörung (zusätzliche aggressive oder dissoziale Handlungen, mangelnde Empathie, F60.2)
- Hyperkinetische Störungen (F90)

- Entwicklungsbedingtes Experimentieren mit Feuer
- Im Kindes- und Jugendalter ist Brandstiftung fast immer ein Verhaltensmerkmal der Störung des Sozialverhaltens (F91), nur in seltenen Fällen liegt eine echte Pyromanie vor (s. Kap. 1.1). Vielfach ist der Übergang zwischen unbeabsichtigter Brandstiftung, Brandlegung im Rahmen einer Störung des Sozialverhaltens und der pathologischen Brandstiftung fließend
- Brandstiftung im Rahmen einer akuten Schizophrenie (F20) oder Manie (F30)
- Brandstiftung bei organisch bedingten psychiatrischen Störungen (F0) oder geistiger Behinderung
- Alkoholismus, Drogen- und Medikamentenintoxikation (F1).

3 Multiaxiale Bewertung

3.1 Identifizierung der Leitsymptome

- Verifizierung der für die Pyromanie typischen emotionalen Spannung im Zusammenhang mit Feuer

3.2 Identifizierung weiterer Symptome und Belastungen

Feststellung einer umschriebenen Entwicklungsstörung, einer Intelligenzminderung und von psychosozialen Belastungsfaktoren.

3.3
Differentialdiagnose und Hierarchie des diagnostischen und therapeutischen Vorgehens

Siehe Kap. 2.3 und 2.6 dieses Abschnitts. Unbedingt erforderlich ist der Ausschluss einer Störung des Sozialverhaltens und/oder hyperkinetischen Störung, die ein umfassenderes Vorgehen erforderlich macht. Bei einer Komorbidität von Pyromanie und hyperkinetischer Störung sollte primär die hyperkinetische Störung behandelt werden.

4
Interventionen

Über eine wirksame Behandlung bei Kindern und Jugendlichen gibt es keine gesicherten Erkenntnisse. Am ehesten sind verhaltenstherapeutische Maßnahmen empfehlenswert: Informationen über den sicheren Umgang mit Feuer, „Monitoring" (Dokumentation der Emotionen, die bei dem Wunsch nach Feuerlegung auftreten), Maßnahmen zur „Sättigung" (wiederholtes Feuermachen unter Aufsicht), Elterntraining und eventuell Aversions-Training.
　Jüngere kontrollierte und randomisierte Studien zeigen die Effektivität von kognitiv-behavioraler Therapie und Psychoedukation bei Kindern im Grundschulalter auf (II). Dabei handelt es sich jedoch nicht um Pyromanie im engeren Sinne.

Pathologisches Stehlen (Kleptomanie) (F63.2)

1 Klassifikation

1.1 Definition

Die betroffene Person versagt, dem Impuls zu widerstehen, Dinge (in Geschäften oder an anderen Orten) zu stehlen, die weder dem persönlichen Gebrauch noch der Bereicherung dienen. Gestohlene Gegenstände werden versteckt, weggegeben, gehortet oder zurückgegeben. Die echte Kleptomanie ist im Vergleich zum gewöhnlichen Ladendiebstahl extrem selten und scheint häufiger bei Frauen aufzutreten.

1.2 Leitsymptome

- Steigende Spannung vor der Handlung
- Freude, Erleichterung oder ein Gefühl der Befriedigung während und nach der Tat
- Der/die Betroffene handelt nicht aus Ärger oder Rache
- Zwischen den einzelnen Diebstählen können Angst und Schuldgefühle auftreten, verhindern aber nicht das erneute Stehlen.

1.3 Schweregradeinteilung

Entfällt.

1.4 Untergruppen

Entfällt.

1.5 Ausschlussdiagnose

Entfällt.

2 Störungsspezifische Diagnostik

2.1 Symptomatik

Eltern und Patient sollten nach den genannten Leitsymptomen befragt werden. Insbesondere ist es wichtig, die steigende Spannung vor der Handlung und den Spannungsabfall nach der Handlung zu erfragen, um die Kleptomanie von Störungen des Sozialverhaltens abzugrenzen. Patienten mit Kleptomanie sind sich fast immer darüber bewusst, dass ihr Verhalten falsch ist, und empfinden Scham und Schuldgefühle. Vielfach vermeiden sie Orte, wo das Stehlen eine besonders große Versuchung darstellt; manche betreten kein Geschäft mehr.

2.2 Störungsspezifische Entwicklungsgeschichte

Befragung von Eltern oder Stellvertretern

- Die meisten Patienten berichten über traumatische Lebensereignisse, aber die wenigsten können angeben, was dem ersten Stehlakt vorausging

- Bei einem Teil der Patienten verläuft die Erkrankung periodisch mit längerfristigen Remissionen, bei anderen chronisch ohne bedeutende Fluktuation.

2.3
Psychiatrische Komorbidität und Begleitstörungen

Befragung von Eltern und Patienten
- Monopolare und bipolare depressive Störungen
- Angststörung
- Essstörung, vor allem Bulimia nervosa
- Sexuelle Funktionsstörungen
- Drogen- und Alkoholmissbrauch.

2.4
Störungsrelevante Rahmenbedingungen

- Familienanamnese: Spezifische familiäre Befunde sind bei der Kleptomanie nicht bekannt
- Feststellung von Entwicklungsstörungen
- Feststellung von kognitiven Problemen.

2.5
Apparative, Labor- und Testdiagnostik

- Allgemeine Leistungs- und Persönlichkeitsdiagnostik.

2.6
Weitergehende Diagnostik und Differentialdiagnostik

Befragung von Eltern und Patienten, Beobachtung, Testdiagnostik
- Gewöhnliches Stehlen zu persönlichem Nutzen
- Störung des Sozialverhaltens (zusätzlich andere dissoziale Handlungen) (F91)
- Antisoziale Persönlichkeitsstörungen (Auftreten anderer aggressiver oder antisozialer Handlungen, mangelnde Empathie und Egozentrik) (F60.2)
- Stehlen im Rahmen einer akuten Manie (F30)
- Stehlen im Rahmen organischer psychiatrischer Störungen (F0), auch bei geistiger Behinderung
- Stehlen im Rahmen von depressiven Episoden (F31–33)
- Stehlen von Nahrungsmitteln im Rahmen einer Bulimia nervosa.

Stehlen wird bei Jugendlichen manchmal als Mutprobe, oppositionelles Verhalten oder Ritual beobachtet. Ein solches Verhalten ist nicht als Kleptomanie zu klassifizieren.

3
Multiaxiale Bewertung

Siehe Kapitel 1.2 dieses Abschnitts, insbesondere Abklärung eines ununterdrückbaren Impulses, den Diebstahl durchzuführen.

3.1
Identifizierung der Leitsymptome

Siehe Kapitel 1.2 dieses Abschnitts, insbesondere Abklärung eines ununterdrückbaren Impulses, den Diebstahl durchzuführen.

3.2
Identifizierung weiterer Symptome und Belastungen

Feststellung von umschriebenen Entwicklungsstörungen, von Intelligenzminderungen und psychosozialen Belastungen.

3.3
Differentialdiagnose und Hierarchie des diagnostischen und therapeutischen Vorgehens

- Unterscheidung von gewöhnlichem Diebstahl

- Unterscheidung von Diebstahl als Racheakt oder Mutprobe
- Vortäuschung einer Kleptomanie, um Strafverfolgung zu entgehen.

S. auch Kapitel 2.3 und 2.6 dieses Abschnitts.

Tiefgreifende psychiatrische Störungen, insbesondere affektive Erkrankungen und Essstörungen, sind vorrangig zu behandeln.

4 Interventionen

Es gibt nur wenige gesicherte Erkenntnisse. Verhaltenstherapeutische Interventionen (einschließlich aversiver Techniken) haben sich in Einzelfallstudien als wirksam erwiesen, in anderen Fällen wurden Serotonin-Wiederaufnahmehemmer mit Erfolg eingesetzt.

Kontrollierte Studien gibt es weder für das Erwachsenen- noch Jugendlichenalter. Zusammenfassend ist der Evidenzgrad aller verfügbaren Studien nicht höher als IV einzuschätzen.

Trichotillomanie (F63.3)

1 Klassifikation

1.1 Definition

Die betroffene Person wehrt sich vergeblich gegen den Impuls, ihre Haare auszureißen mit der Folge eines beträchtlichen Haarverlustes. Während die Störung im Kindesalter etwa gleich häufig bei Mädchen und Jungen beobachtet wird, zeigt sich im Jugend- und Erwachsenenalter ein Überwiegen des weiblichen Geschlechts.

In der Literatur besteht Uneinigkeit darüber, ob die Trichotillomanie als Störung der Impulskontrolle oder als eine Störung aus dem Spektrum der Zwangserkrankungen angesehen werden soll.

1.2 Leitsymptome

- Ein Gefühl steigender Spannung vor dem Ausreißen der Haare
- Freude, Zufriedenheit oder Erleichterung während oder nach dem Haareausreißen
- Spannung und Erleichterung müssen nicht immer vorhanden sein
- Das Ausreißen kann in allen behaarten Körperregionen, auch im Schambereich, erfolgen; am häufigsten betrifft es die Kopfhaare, Augenbrauen und Wimpern
- Neben der Trichotillomanie kann Trichophagie mit der Gefahr eines Bezoar auftreten
- Von einigen Patienten wird die Störung verleugnet.

1.3 Schweregrad

Die Trichotillomanie kann sich auf einige Stellen des behaarten Kopfes beschränken, kann aber auch den ganzen Kopf und weitere Haarregionen (s.o.) betreffen.

1.4 Untergruppen

In der neueren Literatur werden 2 Formen unterschieden:
- Eine frühe Form, die vielfach vor dem sechsten Lebensjahr auftritt, meist nur wenige Monate anhält und gut auf einfache verhaltenstherapeutische Maßnahmen anspricht
- Eine späte Form, die in der frühen Adoleszenz beginnt und zur Habitualisierung und späteren Chronifizierung neigt.

1.5 Ausschlussdiagnose

Entfällt.

2 Störungsspezifische Diagnostik

2.1 Symptomatik

Eltern und Patient sollten nach den genannten Leitsymptomen befragt werden. Insbesondere sollte geklärt werden, ob der Patient den Akt des Haareausreißens realisiert und welche Affekte vor, während und nach dem Haareausreißen auftreten. Viele Patienten leugnen ihre Störung und tragen Hüte oder Perücken, um die kahlen Stellen zu verdecken. An den betroffenen Lokalisationen finden sich im allgemeinen Haare unterschiedlicher Länge, manchmal Anzeichen von Verletzungen.

2.2 Störungsspezifische Entwicklungsgeschichte

Hier sollten Trennungserlebnisse und Deprivationserfahrungen eruiert werden.

2.3 Psychiatrische Komorbidität und Begleitstörungen

Befragung von Eltern und Patienten
- Angsterkrankung (soziale Phobie als Folge der Trichotillomanie)
- Zwangserkrankung (s. Kap. 1.1)
- Affektive Störungen (primär oder sekundär)
- Alkohol- und Drogenmissbrauch.

Fast alle Patienten erleben ihre Erkrankung als stigmatisierend und sozial isolierend.

2.4 Störungsrelevante Rahmenbedingungen

Befragung von Eltern und Patienten
- Familienanamnese: Bei den Familienangehörigen scheint eine erhöhte Prävalenz von Erkrankungen aus dem Formenkreis der Zwangserkrankungen, Ticstörungen oder Stereotypien vorzuliegen
- Feststellung von Entwicklungsstörungen
- Feststellung kognitiver Probleme
- Eruierung körperlicher Erkrankungen.

Bei einer Trichophagie sollte das Vorliegen eines Trichobezoars ultrasonographisch, radiologisch oder endoskopisch abgeklärt werden.

2.5 Apparative, Labor- und Testdiagnostik

In einigen Fällen wird das Vorliegen einer Trichotillomanie vom Patienten und der Familie verneint. Zur Abgrenzung von der Alopecia areata oder einer Tinea capitis ist daher in seltenen Fällen eine Biopsie erforderlich.
- Allgemeine Leistungs- und Persönlichkeitsdiagnostik.

2.6 Weitergehende Diagnostik und Differentialdiagnostik

Befragung von Eltern und Patient
- Haareausreißen nach einer Hauterkrankung
- Haareausreißen als Reaktion auf einen Wahn oder eine Halluzination (Schizophrenie, besonders Leibhalluzinationen) (F20)
- Haarezupfen oder Haaredrehen im Rahmen einer stereotypen Bewegungsstörung (ohne ein Gefühl der Entlastung nach dem Haareausreißen)
- Haareausreißen im Rahmen eines Münchhausen-Syndroms

- Haareausreißen bei Intelligenzminderung.

2.7 Entbehrliche Diagnostik

Entfällt.

3 Multiaxiale Bewertung

3.1 Identifizierung der Leitsymptome

Überprüfung des Vorliegens der Leitsymptome (s. Kap. 1.2), insbesondere des Spannungsgefühls vor und während des Haareausreißens. Weiterhin Überprüfung der Kriterien einer Zwangserkrankung.

3.2 Identifizierung weiterer Symptome und Belastungen

Abklärung von umschriebenen Entwicklungsstörungen, einer Intelligenzminderung und von körperlichen Erkrankungen (v.a. Hauterkrankungen) bzw. von Folgeerkrankungen (Trichobezoar) sowie von psychosozialen Belastungen (psychische Störung der Eltern).

3.3 Differentialdiagnose und Hierarchie des diagnostischen und therapeutischen Vorgehens

Bei Haareausreißen im Rahmen anderer Erkrankungen (Schizophrenie, geistige Behinderung, Autismus) sollten diese vordringlich behandelt werden.

4 Interventionen

4.1 Auswahl des Interventions-Settings

Bei jungen Kindern ist der Behandlungsmodus überwiegend ambulant in enger Zusammenarbeit mit den Eltern. Bei Jugendlichen kann eine stationäre Behandlung sinnvoll sein, wenn sich die Trichotillomanie im familiären Umfeld habitualisiert hat, eine Diagnostik bezüglich auslösender Situationen erfolgen soll und/oder eine Chronifizierung der Störung droht.

4.2 Hierarchie der Behandlungsentscheidung und Beratung

Bei Kindern reichen im Allgemeinen Aufklärung über das Problem, stützend-strukturierende Maßnahmen sowie einfache verhaltenstherapeutische Techniken. Immer ist zusätzlich eine intensive Beratung der Eltern erforderlich. Bei Jugendlichen mit bereits länger andauernder Störung liegen nur wenige Erkenntnisse über wirksame Therapiemaßnahmen vor. Für dieses Lebensalter existieren keine kontrollierten Studien. Am ehesten eignen sich kognitiv-behaviorale Therapie und Habit reversal (Einüben alternativer Verhaltensweisen als Antwort auf den Impuls). In behandlungsresistenten Fällen empfiehlt sich ein Versuch mit serotoninspezifischen Psychopharmaka wie Clomipramin und SSRI, obwohl der Effekt in der Literatur unterschiedlich beurteilt wird. In einer kontrollierten Studie bei Erwachsenen war die kognitiv-behaviorale Therapie signifikant wirksamer als Clomipramin und Clomipramin effektiver als Placebo (letzteres nicht signifikant) (II–III).

4.3 Besonderheiten bei ambulanter, teilstationärer oder stationärer Behandlung

Entfällt.

4.4 Jugendhilfe- und Rehabilitationsmaßnahmen

Bei Verstärkung der Symptomatik im familiären Umfeld kann eine zeitweilige außerfamiliäre Unterbringung notwendig werden. Hier ist die Mitwirkung von Einrichtungen der Jugendhilfe erforderlich.

4.5 Entbehrliche Therapiemaßnahmen

Entfällt.

5 Literatur

ADLER R, NUNN R, NORTHAM E, LEBNAN V, ROSS R: Secondary prevention of childhood firesetting. Journal of the American Academy of Child and Adolescent Psychiatry 33 (1994) 1194–1202

HERPERTZ S: Behandlung von abnormen Gewohnheiten und von Störungen der Impulskontrolle. In: MÖLLER HJ (Hrsg.): Therapie psychiatrischer Erkrankungen (2000), 1076–1086, Stuttgart: Thieme-Verlag

HOLLANDER E, BUCHALTER AJ, DECARIA CM: Pathological gambling. Psychiatric Clinics of North America 23 (2000) 629–642

KING RA, SCAHILL L, VITULANO LA, SCHWAB-STONE M, TERCYAK KP, RIDDLE MA: Childhood trichotillomania: clinical phenomenology, comorbidity, and family genetics. Journal of the American Academy of Child and Adolescent Psychiatry 34 (1995) 1451–1459

KOLKO DJ: Efficacy of cognitive-behavioral treatment and fire safety education for children who set fires: initial and follow-up outcomes. Journal of Child Psychology and Psychiatry 42 (2001) 359–369

NINAN PT, ROTHBAUM BO, MARSTELLER FA, KNIGHT BT, ECCARD MB: A placebo-controlled trial of cognitive-behavioral therapy and clomipramine in trichotillomania. Journal of Clinical Psychiatry 61 (2000) 47–50

OAKLEY-BROWN MA, ADAMS P, MOBBERLEY PM: Interventions for pathological gambling. Cochrane Database Systems Review 2 (2000) CD01521

WARNKE A: Störungen der Impulskontrolle und abnorme Gewohnheiten. In: SCHNEIDER S. (Hrsg.): Enzyklopädie der Psychologie, Bd. Störungen bei Kindern und Jugendlichen, Göttingen: Hogrefe-Verlag, im Druck

Bearbeiter dieser Leitlinien:
Beate Herpertz-Dahlmann, Christoph Wewetzer, Kristian Holtkamp, Sabine Herpertz

Störungen der Geschlechtsidentität (F64) sowie der sexuellen Entwicklung und Orientierung (F66)

Störungen der Geschlechtsidentität (F64)

1 Klassifikation

1.1 Definition

Störungen der Geschlechtsidentität sind durch ein anhaltendes und starkes Unbehagen über und/oder Leiden am eigenen biologischen Geschlecht charakterisiert. Sie gehen einher mit dem Wunsch oder der Beteuerung, dem anderen Geschlecht anzugehören und entsprechend leben zu wollen. Sie können bis zum Wunsch nach gegengeschlechtlicher hormoneller Behandlung und nach einer operativen Geschlechtsumwandlung führen.

1.2 Leitsymptome

Zwei Hauptsymptome sind wegweisend:
- Der Wunsch, dem anderen Geschlecht anzugehören
- Das Unbehagen über das eigene Geschlecht.

Die Darstellung der Leitsymptome für Störungen der Geschlechtsidentität im Kindesalter orientiert sich an den DSM-IV-Kriterien (die zwei Hauptsymptome werden in den ICD-10-Kriterien in unbefriedigender Weise miteinander vermischt); bei Jugendlichen wird auch auf ICD-10 Bezug genommen.

Erstes diagnostisches Hauptkriterium. Es besteht der dringliche und anhaltende Wunsch, dem anderen Geschlecht anzugehören.

Bei Kindern sollten vier der folgenden fünf Kriterien erfüllt sein:
- Wiederholt geäußerter Wunsch oder Beharren darauf, dem anderen Geschlecht anzugehören
- Bevorzugtes Tragen der Kleidung des anderen Geschlechts oder Nachahmung eines Erscheinungsbildes des anderen Geschlechts
- Dringliche und andauernde Bevorzugung der gegengeschlechtlichen Rolle im Spiel oder anhaltende Phantasien, dem anderen Geschlecht anzugehören
- Intensiver Wunsch, an den für das andere Geschlecht typischen Spielen und Aktivitäten teilzunehmen
- Starke Präferenz von gegengeschlechtlichen Spielkameraden.

Jugendliche äußern den Wunsch, dem anderen Geschlecht anzugehören, als Person des anderen Geschlechts zu leben und behandelt zu werden, oder die Überzeugung, dass sie die typischen Gefühle des anderen Geschlechts besitzen. Nicht selten treten Jugendliche auch real in der gegengeschlechtlichen Rolle auf und werden in dieser akzeptiert.

Zweites diagnostisches Hauptkriterium. Ein dauerndes Unbehagen über das eigene Geschlecht.

Bei Kindern werden die folgenden Symptome beobachtet:
Bei Jungen: Ablehnung der männlichen Genitalien; Wunsch nach Verschwinden der männlichen Genitalien; Äußerung, dass es schöner wäre, keinen Penis zu ha-

ben; und/oder Abneigung gegen Jungenspiele und -spielzeuge, insbesondere gegen körperliche Wettkampfspiele.
Bei Mädchen: Abneigung, im Sitzen zu urinieren; Versicherung, dass sie einen Penis hat oder einer bei ihr wachsen wird; Wunsch, dass Brustbildung und Menstruation nicht eintreten; und/oder ausgeprägte Ablehnung typisch weiblicher Kleidung.

Jugendliche sind vordringlich damit befasst, sich ihrer primären und sekundären Geschlechtsmerkmale zu entledigen und Merkmale des anderen Geschlechts zu entwickeln (z.B. Wunsch nach hormoneller und chirurgischer Behandlung, um möglichst weitgehend das Aussehen einer Person des anderen Geschlechts zu erreichen), oder sie glauben, im Körper des falschen Geschlechts geboren worden zu sein. Jugendliche zeigen oft Gefühle von Verzweiflung und Hass gegen den eigenen Körper und leiden an Depressionen, die bis zu Suizidversuchen führen können.

1.3
Schweregradeinteilung

Entfällt.

1.4
Untergruppen

Bis zur Pubertät ist die Diagnose „Störung der Geschlechtsidentität des Kindesalters" (F64.2) zu stellen.
Nach der Pubertät ist die Diagnose "Transsexualismus" (F64.0) zu stellen, wenn der Wunsch, als Angehöriger des anderen Geschlechts zu leben, und der Wunsch nach Geschlechtsumwandlung mindestens zwei Jahre durchgehend bestehen.
Sind die diagnostischen Kriterien nur teilweise erfüllt oder liegen gleichzeitig intersexuelle Fehlbildungen vor, so können die Diagnosen "sonstige Störung der Geschlechtsidentität" (F64.8) oder "nicht näher bezeichnete Störung der Geschlechtsidentität" (F64.9) zutreffen.

1.5
Ausschlussdiagnose

- Schizophrenie und wahnhafte Störungen (F2)
- Intersexuelle Störungen: unbestimmtes Geschlecht und Pseudohermaphroditismus (Q56.0 – Q56.4), Anomalien der Gonosomen (Q97), adrenogenitale Störungen (E25)
- Sexuelle Reifungskrise (F66.0), ich-dystone Sexualorientierung (F66.1): siehe Kapitel 2.6.

2
Störungsspezifische Diagnostik

2.1
Symptomatik

Exploration der Eltern und psychiatrische Untersuchung des Kindes/Jugendlichen
Bei Kindern
Befragung der Eltern bzw. Erziehungspersonen
- Besonderes Interesse an Kleidung, Schmuck, Kosmetik des anderen Geschlechts
- Tragen der Kleidung des anderen Geschlechts
- In besonderem Maße bevorzugte bzw. abgelehnte Spiele und Spielzeuge
- Interesse an Sport und körperlichen Kampfspielen
- Interesse an Tanz und Ballett
- Körpererleben
- Freunde und Spielkameraden: Hat das Kind Freunde und Spielkameraden? Wird es von ihnen akzeptiert? Wie reagieren diese auf geschlechtsatypisches Verhalten?

Bei Jugendlichen
Befragen der Eltern bzw. Erziehungspersonen:
- Körpererleben
- Wunsch des/der Jugendlichen, dem anderen Geschlecht anzugehören
- Führen eines Vornamens des anderen Geschlechts
- Öffentliches Auftreten als Person des anderen Geschlechts
- Wunsch nach medizinischer und chirurgischer „geschlechtsumwandelnder" Behandlung
- Freunde: Hat er/sie Freunde? Wird er/sie von ihnen akzeptiert? Wie reagieren Freunde auf geschlechtsatypisches Verhalten?

Untersuchung des Kindes/Jugendlichen
- Exploration entsprechend der Elternbefragung, soweit möglich. Exploration der Wünsche und Phantasiewelt des Kindes/Jugendlichen, z.B. „Drei Wünsche", „Magische Verwandlung", Fragen nach Träumen, Idealen, Vorbildern, Lieblingsschauspielern usw.
- Eine einseitige Exploration geschlechtstypischer bzw. -atypischer Verhaltensweisen soll vermieden werden, vielmehr soll das gesamte psychosoziale Umfeld Beachtung finden
- Der Schwerpunkt der ersten Untersuchungsgespräche sollte auf therapierelevanten Themen liegen: Leidensdruck, Einsichtsfähigkeit, Veränderungswunsch, Beziehungsfähigkeit, Fähigkeit zu verbaler psychotherapeutischer Arbeit im Vergleich zu symbolischer Arbeit
- Ein weiterer Schwerpunkt der ersten Gespräche sind das Körpererleben, Beziehungen zu anderen Kindern bzw. Jugendlichen und die soziale Akzeptanz
- Beobachtung des Kindes/Jugendlichen im Hinblick auf geschlechtstypische bzw. -atypische Kleidung, Schmuck, Kosmetik, Gestik und Mimik.

2.2 Störungsspezifische Entwicklungsgeschichte

Befragung von Eltern und Kind/Jugendlichem (soweit möglich):
- Erstes Auftreten geschlechtsatypischen Verhaltens
- Gegengeschlechtliche Wünsche
- Lebensereignisse, die das Kind als emotional traumatisierend erlebt haben kann (z.B. Geburt eines Geschwisters, Tod eines nahen Angehörigen oder einer den Eltern nahe stehenden Person, sexuelle Missbrauchserlebnisse)
- Wünsche und Erwartungen der Eltern hinsichtlich ihres Kindes
- Reaktionen der Eltern auf das Auftreten von geschlechtsatypischen Verhaltensweisen und Interessen
- Förderung/Einschränkung gegengeschlechtlicher Verhaltensweisen und Interessen durch die Eltern
- Hinweise auf intersexuelle Fehlbildungen
- Eine körperliche Untersuchung sollte mit besonderer Vorsicht durchgeführt werden (hohe Schambesetzung).

2.3 Psychiatrische Komorbidität und Begleitstörungen

- Emotionale Störung mit Trennungsangst (F93.0) (Kinder und Jugendliche)
- Emotional instabile Persönlichkeitsstörung, Borderline-Typ (F60.31) (Jugendliche).

2.4 Störungsrelevante Rahmenbedingungen

Besondere Bedeutung hat bei Geschlechtsidentitätsstörungen die emotionale Zuwendung der Eltern/Bezugspersonen zum Kind.
- Druck, sich entgegen dem subjektiven geschlechtsspezifischen Empfinden zu verhalten

- Förderung geschlechtsatypischen Verhaltens durch die Bezugspersonen
- Unsicherheiten bei geschlechtsatypischem Verhalten, Grenzen zu setzen
- Ächtung und demütigende Verspottung geschlechtsatypischen Verhaltens durch „Peers" (insbesondere bei Jungen während der ersten Schuljahre), auch wenn es dadurch oftmals zu einem Nachlassen offenkundig femininen Verhaltens bei Jungen kommt.

2.5
Apparative, Labor- und Testdiagnostik

- Screening-Verfahren: Child Behavior Checklist bzw. bei Jugendlichen: Youth Self Report (Achenbach; Fragen nach geschlechtsatypischen Verhaltensweisen und Interessen)
- Spezifischeres Screening-Instrument: Menschzeichnung; Kinder und Jugendliche mit Störungen der Geschlechtsidentität zeichnen signifikant häufiger spontan als erste eine Person des anderen Geschlechts.

2.6
Differentialdiagnostik

- Intersexuelle Störungen: körperliche Untersuchung, ggf. endokrinologische und genetische Untersuchung
- Störungen der Geschlechtsidentität bei Personen kurz vor oder während der Pubertät: Die betroffene Person leidet unter einer Unsicherheit hinsichtlich ihrer Geschlechtsidentität oder ihrer sexuellen Orientierung (F66.0: sexuelle Reifungskrise)
- Die Geschlechtsidentität oder sexuelle Präferenz ist eindeutig, aber die betroffene Person hat den Wunsch, diese wäre anders, und unterzieht sich möglicherweise einer Behandlung, um diese zu ändern; wichtig ist hier vor allem die Abwehr einer homosexuellen Orientierung (F66.1: ichdystone Sexualorientierung)

- Die Differentialdiagnose ist nach Exploration und psychiatrischer Untersuchung des/der Jugendlichen zu stellen
- Vorübergehende Geschlechtsidentitätsunsicherheit im frühen Kindesalter: Bei beiden Geschlechtern sind deutlich häufiger im Vorschulalter als später Wünsche, dem anderen Geschlecht anzugehören, und geschlechtsatypisches Verhalten, insbesondere Cross-dressing, zu beobachten. In der Regel verschwinden diese Wünsche und Verhaltensweisen spontan. Sie sind deutlich weniger intensiv ausgeprägt als bei Störungen der Geschlechtsidentität.

2.7
Entbehrliche Diagnostik

Eine genetische und endokrinologische Untersuchung sollte nur durchgeführt werden, wenn das Vorliegen einer intersexuellen Störung begründet vermutet wird.

3
Multiaxiale Bewertung

3.1
Identifizierung der Leitsymptome

Zusammenfassung der diagnostischen Ergebnisse und Überprüfung des Vorliegens der Leitsymptome: Dringlicher und anhaltender Wunsch, dem anderen Geschlecht anzugehören, und dauerndes Unbehagen über das eigene Geschlecht.

3.2
Identifizierung weiterer Symptome und Belastungen

Feststellung von umschriebenen Entwicklungsstörungen, von Intelligenzminderung, von organischen Erkrankungen und Beurteilung der psychosozialen Anpassung. Bei Intelligenzminderungen liegen die Symptome der Geschlechtsidentitätsstörung oftmals in besonders rigider Ausprägung vor, wodurch eine psychotherapeutische Behandlung sehr erschwert werden kann. Bei ausgeprägten Intelligenzminderungen werden seltener Geschlechtsidentitätsstörungen beobachtet.

3.3
Differentialdiagnose und Hierarchie des diagnostischen und therapeutischen Vorgehens

Siehe Abbildung 20 „Entscheidungsbaum".

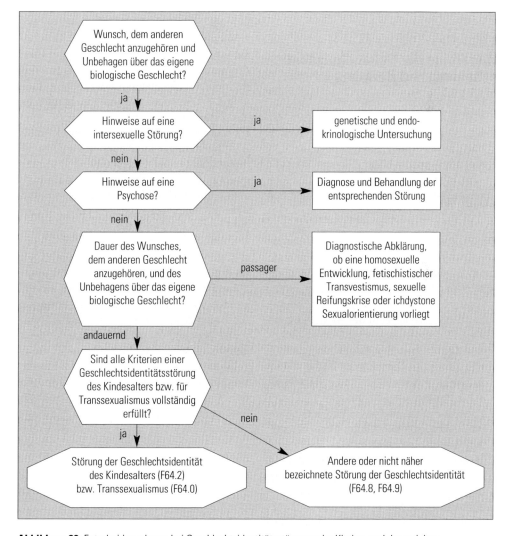

Abbildung 20: Entscheidungsbaum bei Geschlechtsidentitätsstörungen im Kindes- und Jugendalter

4 Interventionen

4.1 Auswahl des Interventions-Settings

- Die Behandlung kann meist ambulant durchgeführt werden
- Eine stationäre oder teilstationäre Therapie ist nur bei schwerwiegender psychiatrischer Komorbidität indiziert: Suizidversuche, Psychosen, schwere depressive Erkrankung.

4.2 Hierarchie der Behandlungsentscheidung und Beratung

- Die bei Störungen der Geschlechtsidentität generell indizierte Behandlung ist die individuelle tiefenpsychologisch oder kognitiv orientierte Psychotherapie
- Ziel der psychotherapeutischen Behandlung ist nicht die Beseitigung der Geschlechtsidentitätsstörung, dieses ist nur in Einzelfällen möglich.

Bei Jugendlichen mit der ICD-10-Diagnose „Transsexualismus" folgt die Behandlung den Grundregeln der Behandlung erwachsener transsexueller Patienten.
- Eine mindestens 1-jährige psychotherapeutische Arbeit dient der Abklärung, ob eine Unterstützung geschlechtsumwandelnder Maßnahmen (gegengeschlechtliche Hormonbehandlung, chirurgische Eingriffe, Namens- und Personenstandsänderung) indiziert ist
- Falls der Wunsch nach Geschlechtsumwandlung bestehen bleibt, muss ein sog. Alltagstest von mindestens 1-jähriger Dauer durchlaufen werden. Der Patient muss während dieses Alltagstests möglichst voll in der angestrebten Geschlechtsrolle leben, die psychotherapeutische Behandlung sollte hierzu begleitend durchgeführt werden
- Geschlechtsumwandelnde Maßnahmen sollten frühestens nach dem Erreichen des 18. Lebensjahres eingeleitet werden.

4.3 Besonderheiten bei ambulanter Behandlung

Bei Kindern ist das primäre Ziel der Psychotherapie, die sich aus dem „Anderssein", der psychischen und sozialen Außenseiterstellung entwickelnden Konflikte zu vermindern. Dieses kann auch durch eine konkrete Beratung der Eltern erreicht werden, denn diese zeigen häufig Unsicherheiten, ob und in welchem Umfang sie geschlechtsatypische Kleidung und Aktivitäten erlauben sollen. Die Eltern sollten über den wahrscheinlichen Verlauf von Störungen der Geschlechtsidentität im Kindesalter aufgeklärt werden: Bei Jungen kommt es meist zu homosexueller Partnerwahl oder bisexuellem Verhalten. Mädchen können auch nach längerdauernder und intensiver Symptomatik meist im Laufe der pubertären Entwicklung den Wunsch aufgeben, dem anderen Geschlecht anzugehören, und über ihr biologisches Geschlecht nicht länger Unbehagen empfinden.

Kindergartenerzieher und Lehrer sollten, optimal durch die Eltern, in Grundzügen über das Vorliegen einer Geschlechtsidentitätsstörung aufgeklärt werden, um zu vermeiden, dass auf das Kind Druck ausgeübt wird, sich geschlechtstypisch zu verhalten.

Die psychotherapeutische Arbeit sollte langfristig sein, d.h. über einen Mindestzeitraum von zwei Jahren 1–2mal wöchentlich geplant werden. Bei jüngeren Kindern ist sie nach den Regeln der Spieltherapie durchzuführen, gestaltendes und expressives Spiel hat Vorrang vor Regelspielen. Bei älteren Kindern sollte der Versuch verbaler psychotherapeutischer Arbeit gemacht werden.

4.4
Besonderheiten bei teilstationärer Behandlung

Entfällt.

4.5
Besonderheiten bei stationärer Behandlung

Bei jugendlichen Patienten mit einer Geschlechtsidentitätsstörung, die einer stationären Behandlung bedürfen, kann eine Unterbringung in einem Einzelzimmer notwendig sein.

4.6
Jugendhilfe- und Rehabilitationsmaßnahmen

Führt bei Jugendlichen die Symptomatik zu gravierenden unlösbaren Konflikten in Elternhaus, Schule oder Beruf, so kann eine Unterbringung des/der Jugendlichen in einer (ggf. therapeutischen) Wohngruppe notwendig werden, weiterhin ein Wechsel von Schule oder Arbeitsplatz, wobei Lehrer/Ausbilder in angemessener Weise vorab zu informieren sind.

4.7
Entbehrliche Therapiemaßnahmen

Liegt eine intersexuelle Störung nicht vor, so ist bei Störungen der Geschlechtsidentität eine Behandlung mit Sexualhormonen kontraindiziert. Eine psychopharmakologische Behandlung ist nur bei gleichzeitigem Vorliegen einer anderen psychiatrischen Störung indiziert, die eine solche Behandlung erfordert.

Generell ist zu allen unter 4. beschriebenen therapeutischen Schritten bzw. Strategien festzuhalten, dass die wissenschaftliche Bewertung ihrer Wirksamkeit bislang weitgehend auf zusammengetragenem Erfahrungswissen respektierter Experten beruht (V).

5
Literatur

BRADLEY SJ, ZUCKER KJ: Gender identity disorder: a review of the past 10 years. J. Am. Acad. Child Adolesc. Psychiatry 36 (1997) 872–880

MEYENBURG B: Geschlechtsidentitätsstörungen im Kindes- und Jugendalter. In: SIGUSCH V (Hrg.): Sexuelle Störungen und ihre Behandlung. Stuttgart: Thieme 2001

MEYENBURG B: Gender identity disorder in adolescence: outcomes of psychotherapy. Adolescence 34 (1999) 305–313

SIGUSCH V: Transsexuelle Entwicklungen. In: SIGUSCH V (Hrg.): Sexuelle Störungen und ihre Behandlung. 3. Aufl. Stuttgart: Thieme 2001

The Royal College of Psychiatrists, Council Report CR63, January 1998, Gender Identity Disorders in Children and Adolescents. IJT II,2, http://ijt/ijtc0402.htm

ZUCKER KJ, BRADLEY SJ: Gender identity disorder and psychosexual problems in children and adolescents. New York: Guilford Press 1995

Bearbeiter dieser Leitlinie:
Bernd Meyenburg

Psychische und Verhaltensprobleme in Verbindung mit der sexuellen Entwicklung und Orientierung (F66)

1 Klassifikation

1.1 Definition

- Bei psychischen und Verhaltensstörungen in Verbindung mit der sexuellen Entwicklung und Orientierung leiden Patienten unter einer Unsicherheit hinsichtlich ihrer Geschlechtsidentität oder der sexuellen Orientierung, die zu Ängsten oder Depressionen führt (Sexuelle Reifungskrise F66.0)
- Bei der ich-dystonen Sexualorientierung (F66.1) ist die sexuelle Ausrichtung klar, aber die Betroffenen wünschen, es wäre anders.

1.2 Leitsymptome

Die Symptome einer sexuellen Reifungskrise können sehr vielfältig sein:
- Bei einer Unsicherheit hinsichtlich der Geschlechtsidentität kann schon im frühen Kindesalter der Wunsch geäußert werden, dem anderen Geschlecht anzugehören, oder gar nach einer Geschlechtsumwandlung
- Unsicherheiten hinsichtlich der sexuellen Orientierung bestehen in der Regel erst ab der Pubertät
- Häufig sind Ängste, Depressionen, sozialer Rückzug als Folge der Unsicherheit der Geschlechtsidentität
- Typisch sind Ängste männlicher Jugendlicher, homosexuell zu sein.

Ich-dystone Sexualorientierung (F66.1):
- Jugendliche, die sich ihrer homosexuellen Orientierung bewusst werden; hierdurch ist starker Leidensdruck häufig (wegen Befürchtung von Ablehnung, Spott und Verschmähung durch Familie/Gesellschaft)
- In der Folge treten häufig Ängste und Depressionen bis hin zu Suizidversuchen und Wünschen nach Behandlung zur Veränderung der sexuellen Orientierung oder zu Wünschen nach Geschlechtsumwandlung auf
- Die homosexuelle Orientierung selbst ist nicht als Störung anzusehen.

1.3 Schweregradeinteilung

- Psychische und Verhaltensprobleme in Verbindung mit der sexuellen Orientierung können in unterschiedlich schwerer Ausprägung auftreten
- In besonders schweren Fällen können Selbstverstümmelungen, Wünsche nach operativer Geschlechtsumwandlung und Suizidversuche auftreten. Angesichts der Vielfalt der Symptome erscheint eine systematische Schweregradeinteilung nicht sinnvoll.

1.4 Untergruppen

Mit der 5. Stelle der ICD-10-Verschlüsselung können die problematische Entwicklungsphase und die sexuelle Orientierung gekennzeichnet werden:
- Heterosexuell: F66.x0
- Homosexuell: F66.x1
- Bisexuell: F66.x2
- Andere, einschl. präpubertär: F66.x8

1.5 Ausschlussdiagnose

Entfällt.

2 Störungsspezifische Diagnostik

2.1 Symptomatik

Bei allen psychischen und Verhaltensproblemen in Verbindung mit der sexuellen Entwicklung und Orientierung und bei der ich-dystonen Sexualorientierung ist in erster Linie eine eingehende psychiatrische Untersuchung des Kindes/Jugendlichen notwendig, in der spezifisch auf die Geschlechtsidentität und sexuelle Orientierung eingegangen werden muss. Daneben sind Eltern bzw. Bezugspersonen störungsspezifisch zu explorieren.

Bei Unsicherheiten der Geschlechtsidentität sind geschlechtstypische bzw. -atypische Verhaltensweisen, Interessen, Wünsche, Spiele, Freizeitaktivitäten und Berufswünsche zu beobachten bzw. zu explorieren (s. hierzu Leitlinie „Störungen der Geschlechtsidentität"). Bei Unsicherheiten hinsichtlich der Sexualorientierung bzw. bei der ich-dystonen Sexualorientierung sind in erster Linie die betroffenen Jugendlichen zu explorieren. Von besonderer Bedeutung sind die die Masturbation begleitenden sexuellen Phantasien. Dieses ist oft sehr schwierig, da dieses Thema in ganz erheblichem Maße schambesetzt ist. Eine hohe Sensibilität und großes Taktgefühl seitens des Untersuchers sind notwendig.

2.2 Störungsspezifische Entwicklungsgeschichte

Die störungsspezifische Entwicklungsgeschichte ist durch Exploration des Kindes bzw. Jugendlichen und der engeren Bezugspersonen zu erheben.

2.3 Psychiatrische Komorbidität und Begleitstörungen

Unsicherheiten hinsichtlich der sexuellen Orientierung oder Geschlechtsidentität treten nicht selten bei Zwangserkrankungen auf. Zwangssymptome können die Funktion haben, solche Unsicherheiten abzuwehren. Beobachtet wurde ebenfalls eine Komorbidität mit paranoiden schizophrenen Psychosen.

Die mit einer ich-dystonen Sexualorientierung einhergehenden Ängste und Depressionen können einen Schweregrad erreichen, der eine eigene Diagnose einer depressiven Störung notwendig macht.

Wird eine homosexuelle Orientierung vom sozialen Umfeld des Jugendlichen abgelehnt oder gar verfolgt oder bestraft, so ist die Diagnose einer Anpassungsstörung (F43.2) zu stellen.

2.4 Störungsrelevante Rahmenbedingungen

Von besonderer Bedeutung als Rahmenbedingung ist die Einstellung des sozialen Umfeldes gegenüber abweichender sexueller Orientierung, hier insbesondere die religiöse Einstellung. Angehörige religiöser Minderheitengruppen können eine abweichende Sexualorientierung als besonders belastend und unakzeptierbar erleben.

2.5
Apparative, Labor- und Testdiagnostik

Spezifische diagnostische Testverfahren zum Erfassen psychischer und Verhaltensstörungen in Verbindung mit der sexuellen Entwicklung und Orientierung existieren nicht.

2.6
Weitergehende Diagnostik und Differentialdiagnostik

Bei sexuellen Reifungskrisen mit Unsicherheit hinsichtlich der Geschlechtsidentität oder der sexuellen Orientierung und auch bei der ich-dystonen Sexualorientierung ist das Vorliegen einer Geschlechtsidentitätsstörung differentialdiagnostisch abzugrenzen (diagnostische Kriterien s. dort). Differentialdiagnostisch bedeutsam sind ferner das Vorliegen einer Zwangserkrankung und einer paranoiden schizophrenen Psychose (diagnostische Kriterien s. dort).

2.7
Entbehrliche Diagnostik

Entfällt.

3
Multiaxiale Bewertung

3.1
Identifizierung der Leitsymptomatik

Entfällt.

3.2
Differentialdiagnosen und Hierarchie des diagnostischen und therapeutischen Vorgehens

Entfällt.

4
Interventionen

4.1
Auswahl des Interventions-Settings

Indiziert ist meist eine ambulante Therapie, sofern nicht eine stationäre Behandlung aus folgenden Gründen notwendig ist:
- Komorbidität mit schwerwiegenden anderen psychiatrischen Erkrankungen
- Suizidgefahr
- Scheitern ambulanter Behandlungsversuche bei in erheblichem Ausmaß belastender Symptomatik (Angst, Depression).

4.2
Hierarchie der Behandlungsentscheidung und Beratung

Entfällt.

4.3
Besonderheiten bei ambulanter Behandlung

Therapiemethodisch indiziert sind eine tiefenpsychologische oder kognitive Psychotherapie. Bei schweren Ängsten oder ausgeprägter depressiver Symptomatik kann eine kurzfristige symptomatische anxiolytische respektive antidepressive medikamentöse Behandlung notwendig werden, insbesondere mit selektiven Serotonin-Reuptake-Hemmern. In der Regel ist auch eine Beratung der Eltern oder Erzieher notwendig. Hierbei ist unbedingt darauf zu achten, dass die Intimsphäre der Patienten gewahrt wird. Der Inhalt des Beratungsgesprächs sollte daher prinzipiell mit dem Patienten vorher abgesprochen werden.

Vorrangig ist die Beratung der Eltern und/oder Bezugspersonen bei einer vom Jugendlichen konflikthaft erlebten homosexuellen Orientierung. Sinnvoll kann eine Heranführung des Jugendlichen an eine homosexuelle Jugendgruppe sein, um das oftmals als besonders bedrückend erlebte Gefühl der Isolation zu vermindern.

4.4
Besonderheiten bei teilstationärer Behandlung

Entfällt.

4.5
Besonderheiten bei stationärer Behandlung

Entfällt.

4.6
Jugendhilfe- und Rehabilitationsmaßnahmen

Entfällt.

4.7
Entbehrliche Therapiemaßnahmen

Entfällt.

Generell ist zu allen unter 4. beschriebenen therapeutischen Schritten bzw. Strategien festzuhalten, dass die wissenschaftliche Bewertung ihrer Wirksamkeit bislang weitgehend auf zusammengetragenem Erfahrungswissen respektierter Experten beruht. (V)

5
Literatur

Düring S: Probleme der weiblichen sexuellen Entwicklung. In: SIGUSCH V (Hrg.): Sexuelle Störungen und ihre Behandlung. 3. Aufl. Stuttgart: Thieme, 2001

Schmauch U: Probleme der männlichen sexuellen Entwicklung. In: SIGUSCH V (Hrg.): Sexuelle Störungen und ihre Behandlung. 3. Aufl. Stuttgart: Thieme, 2001

Meyenburg B: Sexuelle Auffälligkeiten im Kindes- und Jugendalter. In: DANNECKER M, REICHE R (Hrg.): Sexualität und Gesellschaft. Frankfurt a. M. und New York: Campus, 2000

Friedrich WN, Grambsch PC, Broughton D et al.: Normative sexual behavior in children. Pediatrics 88 (1991) 456–464

Bearbeiter dieser Leitlinie:
Bernd Meyenburg

Intelligenzminderung (F7) und grenzwertige Intelligenz

1 Klassifikation

1.1 Definition

Gemäß ICD-10 wird unter einer Intelligenzminderung eine sich in der Entwicklung manifestierende, stehengebliebene oder unvollständige Entwicklung der geistigen Fähigkeiten verstanden, wobei besondere Beeinträchtigungen von Fertigkeiten vorliegen, die zum Intelligenzniveau beitragen, wie z.B. Kognition, Sprache, motorische und soziale Fähigkeiten. Ferner liegt stets eine Beeinträchtigung des Anpassungsverhaltens vor.

Die Lernbehinderung wird nicht als separate psychiatrische Kategorie der ICD-10 geführt. Sie ist gemäß internationaler Terminologie als grenzwertige Intelligenz im Bereich von IQ 85–70 definiert.

1.2 Leitsymptome

Für die Intelligenzminderung (geistige Behinderung) ist neben dem verminderten Intelligenzniveau die erschwerte Anpassung an die Anforderungen des alltäglichen Lebens bedeutsam. Dies gilt in geringerem Ausmaß auch für die Lernbehinderung (s. 1.3).

Die angegebenen IQ-Werte sind als Richtlinien gemeint und sollten im Hinblick auf die Problematik der transkulturellen Vergleichbarkeit nicht zu starr angewendet werden.

Personen mit Intelligenzminderungen sind nach Schweregrad in ihrer Unabhängigkeit in der Selbstversorgung, im Erlernen schulischer und beruflicher Fertigkeiten, in ihrer emotionalen und sozialen Entwicklung aufgrund von Lernschwierigkeiten beeinträchtigt.

Die medizinische Komorbidität und die Prävalenzraten für psychiatrische Störungen sind mindestens 3–4mal so hoch wie in der allgemeinen Bevölkerung (ergänzend hierzu s.u. 1.3).

1.3 Schweregradeinteilung

Leichte Intelligenzminderung (F70). Der IQ-Bereich liegt zwischen 50 und 69. Die Personen erwerben Sprache verzögert, jedoch in einem Umfang, dass eine alltägliche Konversation normal gelingt. Die meisten erlangen eine volle Unabhängigkeit in der Selbstversorgung (Essen, Waschen, Ankleiden, Darm- und Blasenkontrolle) und in praktischen und häuslichen Tätigkeiten, bei allerdings verlangsamter Entwicklung. Schwierigkeiten treten beim Erlernen schulischer Fertigkeiten, insbesondere beim Erlernen des Lesens und der schriftsprachlichen Äußerungen auf. Die meisten sind für eine Arbeit anlernbar, die praktische Fähigkeiten und angelernte Handarbeit verlangt. Eine emotionale und soziale Unreife kann bestehen, so dass sie u.U. eigenständig den Anforderungen einer Ehe oder Kindererziehung nicht nachkommen können.

Mittelgradige Intelligenzminderung (F71). Der IQ liegt gewöhnlich im Bereich zwischen 35 und 49. Die Leistungsprofile können sehr unterschiedlich sein. Das Ausmaß der Sprachentwicklung reicht von der

Fähigkeit, an einfachen Unterhaltungen teilzunehmen, bis zu einem Sprachgebrauch, der lediglich für die Mitteilung der Grundbedürfnisse ausreicht; einige lernen niemals sprechen, verstehen einfache Anweisungen, andere lernen Handzeichen. Die Fähigkeiten zur Selbstversorgung entwickeln sich verzögert, einige Personen benötigen lebenslange Beaufsichtigung. Schulisch lernen sie einige grundlegende Fertigkeiten im Lesen, Schreiben und Zählen. Als Erwachsene sind sie in der Lage, einfache praktische Tätigkeiten zu verrichten, wenn die Aufgaben einfach, gut strukturiert sind und eine Beaufsichtigung besteht. Ein völlig unabhängiges Leben im Erwachsenenalter wird selten erreicht.

Die Betroffenen sind in der Regel körperlich voll beweglich und aktiv, fähig, Kontakte zu pflegen, sich zu verständigen und einfache soziale Leistungen zu bewältigen.

Schwere Intelligenzminderung (F72). Die Störung ähnelt hinsichtlich des klinischen Bildes dem unteren Leistungsbereich der mittelgradigen Intelligenzminderung. Die meisten Personen mit schwerer Intelligenzminderung haben ausgeprägte motorische Beeinträchtigungen. Der IQ liegt gewöhnlich im Bereich zwischen 20–34.

Schwerste Intelligenzminderung (F73). Der IQ wird auf unter 20 eingeschätzt. Dies bedeutet, dass die betroffenen Personen unfähig sind, Aufforderungen oder Anweisungen zu verstehen oder sich danach zu richten. Meistens sind sie immobil oder sehr bewegungseingeschränkt, inkontinent und auch nonverbal nur zu sehr begrenzter Kommunikation fähig. Sie können weniger oder gar nicht für ihre Grundbedürfnisse sorgen und benötigen ständige Hilfe und Überwachung.

Sprachlich verstehen die Betroffenen im günstigsten Fall grundlegende Anweisungen und können bestenfalls einfache Forderungen formulieren.

Einfachste visuell-räumliche Fertigkeiten wie Sortieren und Zuordnen können erworben werden; mit Beaufsichtigung und Anleitung können sie in geringem Maße an häuslichen und praktischen Aufgaben beteiligt werden.

1.4 Untergruppen

Die verschiedenen Schweregrade der Intelligenzminderung können als Untergruppen gelten (s.u. 1.3). Trotz der Feststellung der ICD-10, dass intelligenzgeminderte Personen an allen psychiatrischen Störungen erkranken können, wird unter F84.4 die überaktive Störung mit Intelligenzminderung und Bewegungsstereotypien gesondert aufgeführt. Zugleich wird eingeräumt, dass es sich hierbei um eine schlecht definierte Störung von unsicherer nosologischer Validität handelt.

Überaktive Störung mit Intelligenzminderung und Bewegungsstereotypien (F84.4). Die Diagnose erfordert die Kombination einer entwicklungsbezogenen, unangemessen schweren Hyperaktivität mit motorischen Stereotypien und einer mittelgradigen/ schweren Intelligenzminderung (IQ unter 50). Die Kinder profitieren gewöhnlich nicht von Stimulanzien und können eine schwere dysphorische Reaktion zeigen, wenn ihnen Stimulanzien gegeben werden. In der Adoleszenz kann die Hyperaktivität in verminderte Aktivität übergehen.

Eine klassifikatorische Differenzierung kann nach ICD-10 durch das Ausmaß der ggf. begleitenden Verhaltensstörung erfolgen:

Liegt keine oder eine nur geringe Verhaltensstörung vor, wird F7x.0 kodiert; liegt eine deutliche Verhaltensstörung vor, die eine Beobachtung oder Behandlung erfordert, wird F7x.1 registriert.

1.5 Ausschlussdiagnose

- Demenz (F00)
- Andere desintegrative Störung des Kindesalters (F84.3).

2 Störungsspezifische Diagnostik

2.1 Symptomatik (s. Abb. 21)

Die Informationen über Entwicklungs-, Bildungs- und Krankheitsgeschichte müssen durch Befragung von mehreren zuverlässigen, unabhängigen Quellen erhoben werden.

Exploration der Eltern hinsichtlich des Entwicklungsstandes
- Kognitive Leistungsfähigkeit: Denken, Wahrnehmung, Gedächtnis
- Sprache, Motorik, Lernfähigkeit, Emotionalität
- Soziale Anpassungsfähigkeit (bezogen auf die jeweilige Entwicklungsstufe)
- Persönlichkeit, Temperament
- Kommunikation und zwischenmenschliche Fähigkeiten (Sprachverständnis, expressive Sprache)
- Eigenständigkeit, Selbstbestimmtheit
- Lebenspraktische Fertigkeiten, schulische Fertigkeiten, Freizeit, Körperhygiene, Ernährung (Essen, Trinken)
- Information von Kindergarten/Schule/Frühförderstellen/ärztlichen Praxen/Kliniken
- Untersuchung/klinischer Eindruck des Intelligenz- bzw. Entwicklungsniveaus (vgl. 2.5)

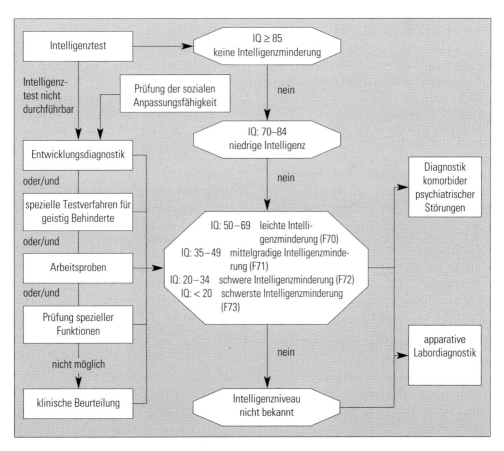

Abbildung 21: Diagnostik der geistigen Behinderung

- Beobachtung von Verhalten und Interaktion mit relevanten Bezugspersonen während Testung, Arbeitsproben, Spiel, anderen strukturierten Situationen im sozialen Kontext von Kindergarten/ Schule/anderen Einrichtungen
- Selbstschilderung in Abhängigkeit von der Beeinträchtigung und Kooperationsfähigkeit der jeweiligen Person
- Medizinische Untersuchung (internistisch-neurologisch).

2.2 Störungsspezifische Entwicklungsgeschichte

Intelligenzminderung. Exploration der Eltern/Bezugspersonen hinsichtlich
- Risiken während der Schwangerschaft, Geburt, Neugeborenenperiode
- Meilensteine der Entwicklung (motorische Entwicklung, Sprachentwicklung, Sauberkeitsentwicklung)
- Beginn, Intensität (Gesamtentwicklung, Teilbereiche) und Verlauf der Entwicklung (Stillstand, Abbau, auch Beeinflussung durch Belastungen)
- Entwicklungsstörungen und Behinderungen in der Familie.

Soziale Anpassungsfähigkeit. Exploration der Eltern:
- Soziale Kompetenz des Kindes und Integration in die Familie
- Belastende Bedingungen/Ressourcen in der Familie
- Förderungskonzepte und -möglichkeiten der Eltern
- Entwicklungs- und Bildungsverlauf; Krankheitsanamnese.

Informationen von Kindergarten/Schule/sonstigen Einrichtungen
- Soziale Kompetenz des Kindes und Integration in die Gruppe
- Belastende Bedingungen/Ressourcen im Kindergarten/Schule etc.
- Förderungskonzepte der Erzieher/Lehrer.

2.3 Psychiatrische Komorbidität und Begleitstörungen

Spezifische Komorbidität:
- Autismus
- Hyperkinetische Störung (Erethie)
- Stereotype Bewegungsstörungen und Automutilation
- Essstörungen (Pica, Rumination, Polyphagie, Polydipsie)
- Ausscheidungsstörungen (Enuresis/Enkopresis).

Unspezifische psychiatrische Komorbidität (jede andere psychische Störung kann auftreten).

2.4 Störungsrelevante Rahmenbedingungen

Umweltfaktoren wie Bildungsmöglichkeiten, soziokultureller Hintergrund, Anregung durch die Umwelt, Umgang mit der Störung selbst.

Exploration der Eltern/Bezugspersonen hinsichtlich psychosozialer Bedingungen und familiärer Ressourcen, insbesondere:
- Spezifische Bewältigungsstrategien
- Inkonsistentes/restriktives Erziehungsverhalten
- Mangelnde Wärme in den familiären Beziehungen/Zurückweisung/Überforderung
- Bereitschaft zur aktiven Mitarbeit bei der Förderung von Informationen vom Kindergarten/der Schule/sonstigen Einrichtungen hinsichtlich Förderungsmöglichkeiten und -konzepten
- Motivation, Persönlichkeitsmerkmale, Umfang der Beeinträchtigungen
- Krankheiten und Syndrome (z.B. Chromosomenaberrationen, Stoffwechselerkrankungen, Sinnesbehinderungen, Zerebralparese, Fehlbildungen, Epilepsie)
- Ausmaß begleitender Verhaltensstörungen.

2.5
Apparative, Labor- und Testdiagnostik

Der Schwerpunkt liegt bei der Intelligenz-, Entwicklungs- und Leistungsdiagnostik zur Abklärung der Intelligenzminderung. Erforderlich ist die individuelle Testung in Abhängigkeit von der Beeinträchtigung und Kooperationsbereitschaft der Person.

Bei der Auswahl der Instrumente und Interpretation der Ergebnisse müssen soziokultureller Hintergrund, bisherige Bildungsmöglichkeiten, kommunikative, motorische und sensorische Beeinträchtigungen berücksichtigt werden. In der Regel ist das Profil der Stärken und Schwächen einer Person in der Alltagsbewältigung eine präzisere Grundlage für die Abschätzung der Lernfähigkeit als die Bestimmung des Intelligenzquotienten.

Die medizinischen Zusatzuntersuchungen orientieren sich jeweils an spezifischen Indikationen.

Psychologische Untersuchung
- Ausführliche Untersuchung der Intelligenz mit standardisierten Intelligenztests (z.B. Kaufman Assessment Battery for Children, Wechsler Verfahren, Snijders-Oomen Nicht-verbaler Intelligenztest)
- Ausführliche Entwicklungsdiagnostik, wenn eine Intelligenztestung aufgrund der Beeinträchtigung und Kooperationsfähigkeit bzw. des Alters (Säugling, Kleinkind, mentales Alter < 3) nicht möglich ist
    - Erfassung des Entwicklungsstandes (z.B. Bayley Scales of Infant Development, Sensomotorisches Entwicklungsgitter, Denver Entwicklungsskalen, Münchener Funktionelle Entwicklungsdiagnostik, Ordinalskalen zur sensomotorischen Entwicklung)
- Erfassung von Leistungen mit speziellen standardisierten Verfahren für die zugrunde liegende Subpopulation (Testbatterie für geistig behinderte Kinder, TBGB)
- Arbeitsproben (z.B. Malen, Spielen, Alltagsfertigkeiten beim Essen, Anziehen usw., Kulturtechniken)
- Erfassung spezieller Funktionen (z.B. neuropsychologische Verfahren, BLN-K, TÜKI, Heidelberger Sprachentwicklungstest HSET, Frostigs Entwicklungstest der visuellen Wahrnehmung FEW, Körperkoordinationstest für Kinder KTK, spezielle Untertests der Leistungsverfahren oder Skalen der Entwicklungsverfahren)
- Fragebogen zur Erfassung des Verhaltens und der gegenwärtigen sozialen Anpassungsfähigkeit (z.B. Vineland Social Maturity Scale, deutsche Kurzform; Vineland Adaptive Behavior Scales, American Association on Mental Retardation, Adaptive Behavior Scale, Heidelberger Kompetenzinventar für geistig Behinderte).

Medizinische Labordiagnostik. Im Einzelfall können indiziert sein:
- Sprach- und Hörprüfung
- Elektrophysiologische Untersuchungen
- Neuroradiologische und
- biochemische Untersuchungen
- Serologisch-immunologische Untersuchungen
- Hormonanalysen
- Liquoruntersuchungen
- Biopsien
- Zytogenetische und molekulargenetische Untersuchungen.

2.6
Weitergehende Diagnostik und Differentialdiagnostik

Differentialdiagnostisch sind abzugrenzen:
- Umschriebene Entwicklungsstörungen (Teilleistungsstörungen)
- Lernstörungen ohne Intelligenzminderung
- Tiefgreifende Entwicklungsstörungen (F84)
- Demenz
- Desintegrative Psychosen (F84.3)

- Seh-, Hör- oder Sprachstörung
- Misshandlung oder massive Vernachlässigung des Kindes
- Verhaltensfragebogen für Kinder mit Entwicklungsstörungen (VFE).

2.7 Entbehrliche Diagnostik

Keine Angaben.

3 Multiaxiale Bewertung zur Entwicklung eines Therapieplanes

3.1 Identifizierung der Leitsymptome

- Die Intelligenzminderung wird gemäß ICD-10-Kriterien erfasst, nach MAS auf Achse III kodiert
- Eine sich in der Entwicklung manifestierende, stehengebliebene oder unvollständige Entwicklung der geistigen Fähigkeiten
- Informationen zur Beurteilung beruhen auf klinischem Eindruck, Anpassungsverhalten und psychometrischen Befunden
- Es müssen eine Störung im Intelligenzniveau und eine Störung der Anpassung an die Anforderungen des alltäglichen Lebens bestehen (s. 1.1–1.3).

3.2 Identifizierung weiterer Symptome und Belastungen

Die psychiatrische Komorbidität wird auf der Achse I erfaßt, das spezifische körperliche Syndrom auf Achse IV, die begleitenden abnormen psychosozialen Bedingungen auf Achse V und die Beurteilung der psychosozialen Anpassung auf Achse VI gemäß MAS.

Eine psychiatrische Komorbidität ist bei Personen mit Intelligenzminderung mindestens 3–4mal häufiger als in der Normalbevölkerung; sie wird wahrscheinlicher, je schwerer der Grad der Intelligenzminderung ist. Eine gleiche mit dem Schweregrad assoziierte Häufung der Prävalenz ist für spezifische körperliche Beeinträchtigungen und Fehlbildungen zu beachten.

Die Beurteilung der psychosozialen Anpassung ist von wesentlicher Bedeutung für die Schweregradeinteilung.

Aufgrund der beeinträchtigten Fähigkeit zur sprachlichen Verständigung bei schwereren Intelligenzminderungen ist die Diagnostik psychiatrischer Störungen erheblich erschwert und in hohem Maße von Verhaltensbeobachtung, anamnestischen Kenntnissen und fremdanamnestischen Angaben abhängig.

3.3 Differentialdiagnosen und Hierarchie des diagnostischen und therapeutischen Vorgehens

- Zur Differentialdiagnostik siehe Abbildung 21
- Zum therapeutischen Vorgehen siehe Abbildung 22.

4 Interventionen

4.1 Auswahl des Interventions-Settings

Behandlungen von Kindern und Jugendlichen mit Intelligenzminderung sollten, wenn immer möglich, im vertrauten Lebensumfeld durchgeführt werden. Je nach Schweregrad werden Kinder und Jugendliche mit Intelligenzminderung ganz oder teilweise in spezialisierten Einrichtungen

4 Interventionen

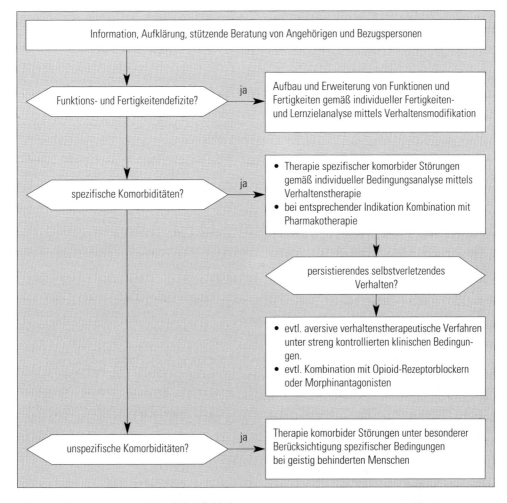

Abbildung 22: Interventionen bei geistiger Behinderung

betreut und beschult. Insbesondere Behandlungen, die auf den Aufbau und die Erweiterung von Funktionen und Fertigkeiten abzielen, sind daher in der Regel ambulant unter Einschluss gezielter Anleitungen für Eltern sowie Pflege-, Erziehungs- und Betreuungspersonal durchzuführen.

Stationäre oder teilstationäre kinderpsychiatrisch-psychotherapeutische Interventionen können indiziert sein, wenn ambulante Maßnahmen nicht ausreichend erfolgreich sind, z.B. infolge mangelnder Ressourcen in der Familie oder in der betreuenden Einrichtung bei besonders ausgeprägten komorbiden Störungen.

4.2 Hierarchie der Behandlungsentscheidung und Beratung
(s. Abb. 22)

Jeder Behandlung sollte eine sorgfältige Information und Aufklärung über die Art der Behinderung, ihre speziellen Auswirkungen auf das Erlernen sozial adaptiver Fertigkeiten und auf die Bewältigung von Anforderungen des täglichen Lebens (z.B. im Kontakt mit anderen Menschen) sowie auf die Verarbeitung und Bewältigung von Gefühlszuständen (z.B. Angst, Freude, Traurigkeit) vorausgehen.

Training lebenspraktischer Fertigkeiten. Die Auswahl und Hierarchisierung von Behandlungszielen zum Aufbau und zur Erweiterung von Funktionen und Fertigkeiten sollte im Rahmen einer stützenden Beratung mit den Angehörigen bzw. zuständigen Bezugspersonen und, soweit dies möglich ist, auch mit dem Patienten selbst besprochen werden.

Ziele für Trainingsmaßnahmen können z.B. angemessenes Toilettenverhalten, Körperpflegeverhalten, selbständiges An- und Auskleiden, Essverhalten, soziale Fertigkeiten, praktische Problemlösefertigkeiten, Ausdauer und Konzentration und anderes mehr sein. Die Ziele sollten im Hinblick auf ihre jeweilige Bedeutung für die Gesamtsituation des Patienten (d.h. das Ausmaß seiner Abhängigkeit von anderen Menschen bzw. seine Möglichkeiten zu selbstbestimmtem Handeln, Bewegungsfreiheit, Eigenständigkeit) hierarchisiert werden.

Im Bereich des Aufbaus und der Erweiterung von Funktionen und Fertigkeiten werden die folgenden Methoden angewendet:
- Methoden der Verhaltensmodifikation (operante Konditionierung, sukzessive Approximation, Generalisationslernen)
- Methoden des Eltern- und Mediatorentrainings.

Diese Behandlungen basieren immer auf sorgfältigen Analysen des individuell vorhandenen Funktions- und Fertigkeitenniveaus sowie auf einer Operationalisierung von zielorientierten Teillernschritten. Das gezielte Training lebenspraktischer Fertigkeiten soll die Kompetenz zu eigenständiger Lebensbewältigung anheben und dient auch der Prävention von sekundären Verhaltens- und Emotionsstörungen (Hospitalismus).

Behandlung komorbider Störungen. Der Aufbau und die Erweiterung von Funktionen und Fertigkeiten können erschwert werden durch spezifische psychiatrische Störungen. Einige Störungen machen spezielle Interventionen erforderlich.

- Bei autistischem Verhalten sind besondere Akzente hinsichtlich des Fertigkeitenerwerbs im Bereich der sozialen Funktionen zu setzen, z.B. durch Aufbau von Blickkontakt, Imitationsverhalten, sprachlicher Kommunikation und Interaktion
- Bei stereotypem und selbstverletzendem Verhalten sind gemäß individueller Bedingungsanalyse verhaltenstherapeutische Verfahren einzusetzen, insbesondere positive Verstärkung von alternativen oder mit dem Problemverhalten unvereinbaren Verhaltensweisen, Stimuluskontrolle, gezielte Beschäftigungs- und Kontaktangebote, funktionelle Kommunikationstrainings, Löschung und Time-out, Over-correction. Die Kombination mehrerer Techniken ist üblich
- Bei persistierendem und schwerwiegend selbstverletzendem Verhalten können aversive verhaltenstherapeutische Techniken (z.B. dosierbare elektrische Reize, aversive Gerüche und Sichtblockaden) eingesetzt werden. Solche Verfahren sind insbesondere aus ethischen Gründen umstritten, ihr Einsatz ist nur unter streng kontrollierten klinischen Bedingungen in hierfür ausgestatteten und mit diesen Techniken vertrauten Behandlungszentren vertretbar
- Bei akuter motorischer Unruhe und Erethie, Affektdurchbrüchen und Erregungszuständen, aber auch zur Verminderung von autistischem und stereotypem Verhalten kann der Einsatz von Neuroleptika zusätzlich erwogen werden
- Für die Therapie unspezifischer psychiatrischer Störungen bei Personen mit Intelligenzminderungen gelten im Grundsatz die gleichen Prinzipien wie bei nicht intelligenzgeminderten Personen. Es sind jedoch einige Besonderheiten zu berücksichtigen:
  – Für die Psychopharmakotherapie sind Indikationseinschränkungen besonderer Art zu beachten (z.B. ist die Behandlung von hyperkinetischen

Störungen mit Stimulantien in der Regel weniger aussichtsreich, insbesondere bei Personen mit schwergradigen Intelligenzminderungen). Problematisch sind Dauermedikation und hohe Dosen und der parallele Einsatz mehrerer Psychopharmaka
- Die Möglichkeiten für den Einsatz kognitiver Psychotherapieverfahren sind in Abhängigkeit vom Grad der Intelligenzminderung eingeschränkt. An zentraler Stelle stehen daher einfache, auf den psychologischen Lern- und Verhaltenstheorien basierende Techniken der operanten und klassischen Konditionierung. Die therapeutischen und rehabilitativen Maßnahmen müssen jeweils auf das Entwicklungsalter bezogen sein. Dementsprechend stehen in der Frühförderung sensomotorisches Training, Sprachtherapie, der Aufbau sozialer und kommunikativer Fertigkeiten mit besonderer Betonung der Elternarbeit (z.B. auch als Mediatoren) im Vordergrund. Im mittleren Kindesalter zielen die Maßnahmen vornehmlich auf sonderpädagogische Förderung, die Erweiterung sozialer Kompetenzen und die Entwicklung der Selbständigkeit. Ab dem Jugendalter stehen Fragen der beruflichen Eingliederung, der Wohn- und Lebensverhältnisse einschließlich Partnerschaft und Sexualität zur Klärung an.

4.3
Besonderheiten bei ambulanter Behandlung

Die unter 4.2 beschriebenen Interventionsmöglichkeiten sind in der Regel ambulant zu handhaben, wenn die Ressourcen der Familie oder der betreuenden Einrichtung ausreichen und keine besonders ausgeprägten komorbiden Störungen vorliegen.

In aller Regel sind die Kinder mit Intelligenzminderungen im Vorschul- und Schulalter heute im familiären Rahmen führbar und ambulant zu betreuen.

4.4
Besonderheiten bei teilstationärer Behandlung

Das Vorgehen entspricht dem unter 4.2 genannten, sofern eine entsprechende Kooperation der Familie bzw. betreuenden Einrichtung möglich ist und die teilstationäre Einrichtung verkehrsmäßig in vertretbarer Zeit zu erreichen ist, so dass eine tägliche Anfahrt und Rückkehr in die Familie möglich wird.

4.5
Besonderheiten bei stationärer Behandlung

Grundsätzlich gelten die unter 4.2 beschriebenen Interventionsmöglichkeiten. Im stationären Rahmen können insbesondere intensive Übungsbehandlungen unter gleichzeitiger Elternanleitung erfolgen. Insbesondere bei Patienten mit schwergradiger Intelligenzminderung und ausgeprägten komorbiden Störungen können die diagnostischen und therapeutischen Anforderungen so schwierig sein, dass sie zunächst stationär bewältigt werden müssen. Dies gilt auch für die Einleitung pharmakotherapeutischer Behandlungsmaßnahmen.

4.6
Jugendhilfe- und Rehabilitationsmaßnahmen

Einen besonderen Stellenwert haben beratende, das Betreuungsumfeld stützende, beziehungsstiftende und -erhaltende sowie pädagogisch-rehabilitative Maßnahmen. Dies schließt gemäß der Sozialpsychiatrievereinbarung für die BRD den ambulanten Einsatz von Psychologen und Sozialpädagogen, familienentlastende Dienste, schulische und berufsbildende Beratung, Hilfen für Wohnung und Unterbringung sowie Beratung in sozialrechtlichen Fragen ein.

Die Zuordnung zum Personenkreis der Personen mit geistiger Behinderung gemäß SGB IX ist ab leichter Intelligenzminderung möglich.

4.7 Entbehrliche Therapiemaßnahmen

Behandlung mit speziellen Ernährungen und Diäten sowie Hormonen. Zelltherapie beim Down-Syndrom.

Generell ist zu allen unter 4. beschriebenen therapeutischen Schritten bzw. Strategien festzuhalten, dass die wissenschaftliche Bewertung ihrer Wirksamkeit bislang weitgehend auf zusammengetragenem Erfahrungswissen respektierter Experten beruht (V).

5 Literatur

Bibliographie der Bundesvereinigung Lebenshilfe, Marburg

EGGERS C, BILKE O: Oligophrenien und Demenzprozesse im Kindes- und Jugendalter. Stuttgart: Thieme 1995

NEUHÄUSER G, STEINHAUSEN HC (Hrg.): Geistige Behinderung. Grundlagen, Klinische Syndrome, Behandlung und Rehabilitation, 2. Auflage. Stuttgart: Kohlhammer 1999

SARIMSKI K: Entwicklungspsychologie genetischer Syndrome. Göttingen: Hogrefe 1997

STEINHAUSEN HC: Verhaltensfragebogen für Kinder mit Entwicklungsstörungen (VFE) Zentrum für Kinder- und Jugendpsychiatrie der Universität Zürich

STEINHAUSEN HC: Psychische Störungen bei Kindern und Jugendlichen. Lehrbuch der Kinder- und Jugendpsychiatrie, 5. Auflage. München: Urban & Schwarzenberg 2002

STEINHAUSEN HC, VON ASTER M (Hrg.): Verhaltenstherapie und Verhaltensmedizin bei Kindern und Jugendlichen. 2. Auflage. Weinheim: Beltz-PVU 1999

WARNKE A, REMSCHMIDT H: Behandlung bei geistiger Behinderung. In: MÖLLER (Hrg.) Therapie psychiatrischer Erkrankungen. Stuttgart: Enke 2000, 547–561

Bearbeiter dieser Leitlinie:
Hans-Christoph Steinhausen, Hiltrud Lugt, Michael von Aster

Umschriebene Artikulationsstörungen (F80.0)

1 Klassifikation

1.1 Definition

Eine Artikulationsstörung ist durch Fehler in der Lautbildung gekennzeichnet, die unter Berücksichtigung des Entwicklungsalters außerhalb des Normbereiches liegen. Die Lautbildungsfehler sind nicht durch sensorische, organische bzw. neurologische Störungen oder falsche Sprachvorbilder zu erklären. Nach heutiger Auffassung sind sie vorwiegend Ausdruck der Anwendung falscher phonologischer Regeln bzw. von Regeln, die früheren Entwicklungsstufen entsprechen, und nicht Folge sprechmotorischer Defizite bzw. auditiver Wahrnehmungsschwächen. Der Begriff der „Artikulationsstörung" wird deshalb zunehmend durch den Terminus „phonologische Störung" ersetzt. Die umschriebene Artikulationsstörung wird auf der Achse II des MAS in der Kinder- und Jugendpsychiatrie kodiert (spezifische Entwicklungsstörungen).

1.2 Leitsymptome

Leitsymptome sind Aussprachefehler wie Auslassungen, Ersetzen oder Verzerren von Lauten. Die expressiven und rezeptiven Sprachfertigkeiten und die nonverbale Intelligenz liegen innerhalb des Normbereichs (IQ über 70).

1.3 Schweregradeinteilung

Nach der Zahl der Lautbildungsfehler können Artikulationsstörungen in eine partielle, multiple und universelle Dyslalie eingeteilt werden.

1.4 Untergruppen

Betrifft die Artikulationsstörung nur einzelne Laute, so kann eine Einteilung nach den betroffenen Lauten sowie der Art des Fehlers (Auslassung versus Ersetzen) erfolgen (Sigmatismus, Rhotazismus usw.).

1.5 Ausschlussdiagnose

- Beeinträchtigung der Artikulation durch Gaumenspalte oder andere organische Störungen der für das Sprechen notwendigen anatomischen Strukturen
- Folgen eines Hörverlustes (H91.9)
- Intelligenzminderung (F70–F79)
- Apraxie (R48.2) oder Aphasie (R47.0)
- Aussprachefehler in Verbindung mit einer Entwicklungsstörung der expressiven oder rezeptiven Sprache (F80.1, F80.2).

2 Störungsspezifische Diagnostik

2.1 Symptomatik

Beobachtung des Sprechverhaltens des Kindes. Die Störung wird während der Exploration des Kindes deutlich. Wenn im spontanen Erzählen bestimmte Laute oder Lautverbindungen nicht vorkommen, so sollte das Kind mit Bildmaterial zum Sprechen angeregt werden. Die Fähigkeit, Laute und Lautverbindungen korrekt zu sprechen, ist bei Spontansprache und bewusstem Nachsprechen unterschiedlich ausgeprägt und hängt ab von der Stellung des Lautes im Wort, der Schwierigkeit des Wortes und der Komplexität der grammatischen Struktur, in die das Wort eingebunden ist. Neben der Spontansprache sind das Nachsprechen und Lesen zu beurteilen. Tonbandaufzeichnungen erleichtern die Analyse.

Exploration der Eltern. Die Eltern haben sich in die Sprache des Kindes „eingehört", und ihre Angaben zur Art und Intensität der Artikulationsstörung sind oft unzuverlässig.

2.2 Störungsspezifische Entwicklungsgeschichte

Die Störung besteht primär. Es gab keine Phase, in der die gestammelten Laute regelrecht gesprochen wurden. Eine familiäre Häufung ist nicht ungewöhnlich.

2.3 Spezifische psychiatrische Komorbidität und Begleitstörungen

Häufig treten Artikulationsstörungen in Verbindung mit einem Dysgrammatismus auf. Das klinische Bild ist dann jedoch den expressiven oder rezeptiven Sprachentwicklungsstörungen und nicht den reinen Artikulationsstörungen zuzuordnen. Bei ausgeprägten Artikulationsstörungen können sich reaktiv eine Sprechhemmung bis hin zum Mutismus sowie emotionale Störungen bzw. Verhaltensstörungen entwickeln.

2.4 Störungsrelevante Rahmenbedingungen

Exploration der Eltern
- Unsaubere und verwaschene Sprechweise im sprachlichen Umfeld
- Negative Reaktionen des Umfeldes auf die eingeschränkte Verständlichkeit der Sprache des Kindes (Hänseleien, Ablehnung)
- Reaktionen des Kindes bei der Aufforderung zur Wiederholung des Gesprochenen
- Motivation der Eltern zur aktiven Mitarbeit.

Orientierende Untersuchung
- Intelligenzentwicklung
- Andere Entwicklungsbereiche
- Körperliche Untersuchung
- Kinderneurologische Untersuchung: Zerebralparese?
- Beurteilung der Motorik unter Einschluss der Oralmotorik: dyspraktische Störung?
- HNO-ärztliche Untersuchung einschl. pädaudiologischer Diagnostik: Hörminderung? Fehlbildung?

Vorschulische, schulische und therapeutische Förder- und Therapiemöglichkeiten vor Ort
- Sprachheilkindergarten
- Sonderschule für Kinder mit Sprachstörungen
- Logopädie.

2.5 Apparative, Labor- und Testdiagnostik

- Lautbildungstests (Diese können Auskunft über die Art der Fehler geben; sind allerdings nur unzureichend altersnormiert)
- Lautdiskriminationstest
- (Zumindest orientierende) Intelligenzdiagnostik
- (Zumindest orientierende) Untersuchung der expressiven und rezeptiven Sprache (z.B. Screening-Verfahren zur Erfassung von Sprachentwicklungsstörungen von Heinemann und Höpfner zur U8 oder Untersuchungsbögen zur Überprüfung der kindlichen Sprache von Kottmann zur U8 und U9)
- EEG
- Konsiliarisch: pädaudiologische Diagnostik.

2.6 Weitergehende Diagnostik und Differentialdiagnostik

Auszuschließen sind Artikulationsstörungen als Folge von:
- Erkrankungen im Oralbereich (z.B. Gaumenspalte)
- Neurologischen Erkrankungen (z.B. infantile Zerebralparese)
- Hörstörungen (z.B. Hochtonverlust)
- Expressiven oder rezeptiven Sprachentwicklungsstörungen
- Allgemeinen Verzögerungen der kognitiven Entwicklung
- Falschen Sprachvorbildern (gelegentlich bei partieller Dyslalie von Bedeutung).

2.7 Entbehrliche Diagnostik

Entfällt.

3 Multiaxiale Bewertung

3.1 Identifizierung der Leitsymptome

- Überprüfen des Vorliegens relevanter Lautbildungsstörungen und Ausschluss anderer Formen von Artikulationsstörungen
- Ausschluss von umschriebenen Entwicklungsstörungen der Sprache.

3.2 Identifizierung weiterer Symptome und Belastungen

- Überprüfen des Vorliegens komorbider Störungen, insbesondere psychoreaktiver emotionaler Störungen und Verhaltensstörungen (Achse I)
- Ausschluss von Intelligenzstörungen (Achse III)
- Ausschluss organischer Erkrankungen der Sprechorgane (Achse IV)
- Feststellen abnormer psychosozialer Bedingungen (Achse V) und Beurteilung der psychosozialen Anpassung (Achse VI). Insbesondere ist die Integration in Kindergarten bzw. Schule oder Beruf und Gleichaltrigengruppen zu beachten.

3.3 Differentialdiagnosen und Hierarchie des diagnostischen Vorgehens

Siehe Abbildung 23.

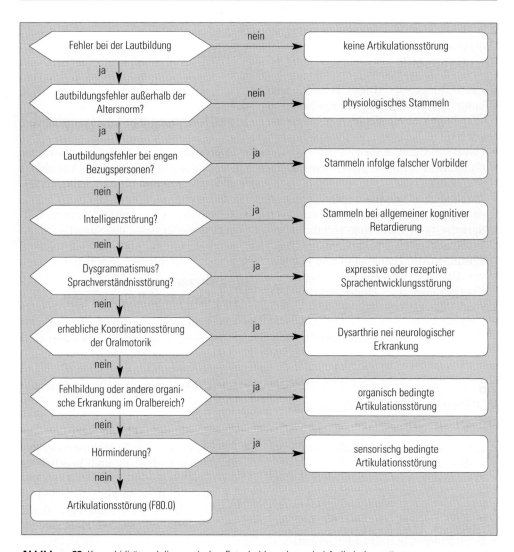

Abbildung 23: Komorbidität und diagnostischer Entscheidungsbaum bei Artikulationsstörungen

4 Interventionen

4.1 Auswahl des Interventions-Settings

Die Behandlung erfolgt ambulant und sollte möglichst bis zur Einschulung abgeschlossen sein.

4.2 Hierarchie der Behandlungsentscheidung und Beratung

Siehe Abbildung 24.

4.3 Besonderheiten bei ambulanter Behandlung

Voraussetzung für eine Therapie ist eine ausreichende Motivation des Kindes und der Eltern.

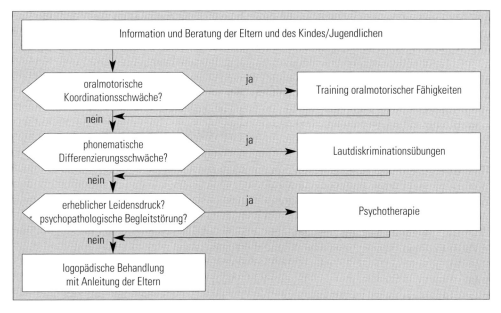

Abbildung 24: Therapeutischer Entscheidungsbaum bei Artikulationsstörungen

Information und Beratung der Eltern und des Kindes. Eltern und Kinder sind über vermutete Ursachen, Aufrechterhaltung und Prognose der Artikulationsstörung zu informieren. Eine Beratung sollte frühzeitig erfolgen und folgende Hinweise enthalten:
- Achten auf sauber artikulierende Sprachvorbilder
- Erhöhung der auditiven Aufmerksamkeit durch Sing-, Sprach- und Rollenspiele
- Anregung zum Sprechen durch emotional positive, sprachmotivierende Situationen
- Sprech- und Imitationsspiele mit Frontalcharakter, die dem Kind eine genaue Beobachtung der Artikulation der Eltern ermöglichen
- Bei Fehlern kein Tadeln, Kritik oder sonstige negative Rückmeldungen
- Richtige Wiederholung falsch gesprochener Wörter bzw. Sätze durch die Eltern
- Ermutigung und Belohnung bei Versuchen zur richtigen Lautbildung.

Logopädische Behandlung. Die Art der Therapie hängt wesentlich vom Entwicklungsstand des Kindes/Jugendlichen ab. Bei jüngeren Kindern stehen indirekte, in ein Spiel integrierte Übungen im Vordergrund. Bei älteren Kindern/Jugendlichen können Bewusstmachen der/des Lautbildungsfehler/s und der Einsatz von Spiegel und Artikulationshilfen (Tonbandaufnahmen, audio-visuelle Sprachtrainer u.Ä.) sinnvoll sein.

Die Therapie setzt sich in der Regel aus folgenden Bausteinen zusammen:
- Training oralmotorischer Fähigkeiten
- Lautdiskriminationsübungen
- Lautbildungsübungen beginnend mit Lautmalereien, Tierlauten und Geräuschen
- Schrittweise Anbahnung der Laute in der Reihenfolge der physiologischen Entwicklung oder nach pragmatischen Gesichtspunkten (zuerst für die Sprechverständlichkeit besonders wichtige Laute oder zuerst für das Kind besonders leicht zu sprechende Laute)

- Einbau der neu erworbenen Laute in Wörter und Sätze
- Anregung und Ermutigung zum Sprechen durch die Imitation alltäglicher sprachlicher Interaktionen
- Anleitung der Eltern zur Durchführung von Übungen mehrmals am Tag für jeweils einige Minuten und zur Sprechanregung in Alltagssituationen.

Therapiebegleitende Maßnahmen sind psychotherapeutische Maßnahmen beim Vorliegen eines erheblichen Störungsbewusstseins mit Sprachhemmung oder psychoreaktiven emotionalen Störungen oder Verhaltensstörungen.

4.4 Besonderheiten bei teilstationärer Behandlung

Entfällt (s. 4.1).

4.5 Besonderheiten bei stationärer Behandlung

Entfällt (s. 4.1).

4.6 Jugendhilfe- und Rehabilitationsmaßnahmen

Die Finanzierung der logopädischen Behandlung erfolgt im Kleinkindalter in der Regel durch die Krankenkassen. Eine längerfristige Betreuung ist ggf. durch Sozialhilfemaßnahmen sicherzustellen. Kinder mit einem ausgeprägten Stammeln sind nach der Eingliederungshilfe-Verordnung (§ 1, Abs. 6 der VO zu § 47 BSHG) als körperlich wesentlich behindert einzustufen. Es besteht damit Anspruch auf Eingliederungshilfe.
Bei Therapieresistenz, erheblicher Einschränkung der Verständlichkeit der Sprache oder ungünstigen sozialen Entwicklungsbedingungen kann die Betreuung im Rahmen einer pädagogischen Fördereinrichtung (z.B. Sprachheilkindergarten, -schule) indiziert sein.

4.7 Entbehrliche Therapiemaßnahmen

Entfällt.

Generell ist zu allen unter 4. beschriebenen therapeutischen Schritten bzw. Strategien festzuhalten, dass die wissenschaftliche Bewertung ihrer Wirksamkeit bislang weitgehend auf zusammengetragenem Erfahrungswissen respektierter Experten beruht (V).

5 Literatur

BRACK U, VOLPERS F: Sprach- und Sprechstörungen. In: STEINHAUSEN HC, VON ASTER M (Hrsg.): Verhaltenstherapie und Verhaltensmedizin bei Kindern und Jugendlichen. 2. Aufl. Weinheim: Beltz (1999) 95– 130

BURHOP U, DETERMANN N, DIRKS S, SCHMÜLLING R: Mundmotorische Förderung in der Gruppe. München: Reinhardt 1995

FRANKE U: Artikulationstherapie bei Vorschulkindern. München: Reinhardt 1996

FRIEDRICH G, BIGENZAHN W: Phoniatrie. Einführung in die medizinischen, psychologischen und linguistischen Grundlagen von Stimme und Sprache. Bern: Huber 1995

HACKER D: Phonologie. In: BAUMGARTNER S, FÜSSENICH I (Hrsg.): Sprachtherapie mit Kindern. München: Reinhardt (1999) 15–79

SHRIBERG LD, KWIATKOWSKI J: Developmental phonological disorders I: A clinical profil. Journal of Speech and Hearing Research 37 (1994) 1100–1126

SHRIBERG LD, GRUBER FA, KWIATKOWSKI J: Developmental phonological disorders III: Long-term speech-sound normalization. Journal of Speech and Hearing Research 37 (1994) 1151–1177

SHRIBERG LD, KWIATKOWSKI J, GRUBER FA: Developmental phonological disorders II: Short-term speech-sound normalization. Journal of Speech and Hearing Research 37 (1994) 1127–1150

SUCHODOLETZ v W: Sprach- und Sprechstörungen. In: Steinhausen HC (Hrsg.): Entwicklungsstörungen. Stuttgart: Kohlhammer (2001) 83–107

Bearbeiter dieser Leitlinie:
Waldemar von Suchodoletz, Andreas Warnke, Hedwig Amorosa

Umschriebene Entwicklungsstörungen der Sprache (F80.1, F80.2)

1 Klassifikation

1.1 Definition

Bei den umschriebenen Störungen der Sprache sind die normalen Entwicklungsmuster der Sprache von frühen Entwicklungsstufen an beeinträchtigt. Die Störungen können nicht direkt neurologischen Störungen, Störungen des Sprechablaufs, sensorischen Beeinträchtigungen, Intelligenzminderungen oder Umweltfaktoren zugeordnet werden.

Für die expressive Störung gilt, dass die gesprochene Sprache des Kindes, d.h. aktiver Wortschatz, Grammatik und die Fähigkeit, Inhalte sprachlich auszudrücken, in ihrem Niveau deutlich unter seinem Intelligenzniveau liegt. Das Sprachverständnis ist dagegen altersgemäß. Begleitende Störungen der Artikulation sind häufig.

Für die rezeptive Störung gilt, dass das Sprachverständnis, d.h. die Fähigkeit, gesprochene Sprache altersentsprechend zu entschlüsseln, unterhalb des seinem Intelligenzalter angemessenen Niveaus liegt. Häufig ist auch die expressive Sprache beeinträchtigt. Störungen der Laut-Produktion sind insbesondere bei jungen Kindern häufig.

Die Forderung, dass eine Diskrepanz zur nonverbalen Intelligenz bestehen muss, wird in letzter Zeit häufig kritisiert, da sich die Art der Sprachstörung und die Ansprechbarkeit auf Behandlung bei Kindern mit oder ohne Diskrepanz zwischen Sprachleistung und kognitiven Fähigkeiten nicht unterscheiden.

1.2 Leitsymptome

Expressive Störung
- Später Beginn des Sprechens
- Für das Alter zu geringer Wortschatz
- Die Verständlichkeit ist eingeschränkt
- Äußerungslänge zu kurz für das Lebensalter, z.B. Ein- bis Zweiwortäußerungen mit 36 Monaten, nur einfache Hauptsätze mit 6–7 Jahren
- Oft inkorrekte Wortstellung im Satz
- Schwierigkeiten bei Gebrauch der grammatikalischen Wortformen z.B. Plural, Vergangenheitsformen u.Ä.
- Ältere Kinder haben große Schwierigkeiten, ein Erlebnis oder einen Ablauf verständlich darzustellen.

Rezeptive Störung
- Kein altersentsprechendes Verständnis der gesprochenen Sprache
- Kein oder nicht zuverlässiges Befolgen von Anweisungen
- Kein korrektes Beantworten von Fragen trotz Kenntnis der richtigen Antwort
- Jüngere Kinder sprechen gar nicht oder nur einzelne Wörter, beginnen zu echolalieren oder sprechen in einem unverständlichen Kauderwelsch mit angemessener Intonation
- Im Vordergrund der Symptomatik stehen anfangs oft autistisch oder zwanghaft wirkende Verhaltensweisen, später Verhaltensstörungen mit geringem sozialen Kontakt, Rückzug, Depressivität, Schulverweigerung oder Aggressivität. Erst bei gezielter Beobachtung und Untersuchung wird die Sprachverständnisstörung deutlich.

1.3 Schweregradeinteilung

Rezeptive und expressive Sprachentwicklungsstörungen unterscheiden sich hinsichtlich der Prognose und der Häufigkeit begleitender psychiatrischer Störungen. Kinder mit rezeptiver Störung weisen häufiger begleitende psychiatrische Störungen auf und haben insgesamt eine schlechtere Prognose.

1.4 Untergruppen

Nach der ICD-10 wird zwischen den expressiven (F80.1) und den rezeptiven (F80.2) Sprachentwicklungsstörungen unterschieden. Dabei sind bei rezeptiven Störungen meist auch expressive Störungen vorhanden. Diese Einteilung wird kritisiert, da bei genauerer Untersuchung bei vielen Kindern mit expressiven Störungen auch Auffälligkeiten im Sprachverständnis gefunden werden.

1.5 Ausschlussdiagnose

Expressive Störung
- Rezeptive Störung (F80.2)
- Tiefgreifende Entwicklungsstörungen (F84.x)
- Erworbene Aphasie (R47)
- Landau-Kleffner-Syndrom (F80.3)
- Elektiver Mutismus (F94.0)
- Intelligenzminderung (F70–79)

Rezeptive Störung
- Erworbene Aphasie (R47)
- Landau-Kleffner-Syndrom (F80.3)
- Tiefgreifende Entwicklungsstörungen (F84.x)
- Elektiver Mutismus (F94.0)
- Intelligenzminderung (F70–79)
- Sprachentwicklungsverzögerung infolge Taubheit (H91.9)

2 Störungsspezifische Diagnostik

2.1 Symptomatik

Befragung der Bezugspersonen und des Kindes/Jugendlichen. Je jünger das Kind ist, in desto höherem Maße muss die Information von den Bezugspersonen kommen. Die Angaben der Bezugspersonen zu den expressiven Störungen sind vergleichsweise zuverlässig. Bei den Angaben zum Sprachverständnis werden die Fähigkeiten des Kindes von den Bezugspersonen meist erheblich überschätzt.

Folgende Information wird erfragt:
- Wie lang sind die Äußerungen des Kindes?
- Macht es Wortstellungs- oder Endungsfehler?
- Kann das Kind Erlebnisse oder Geschichten so berichten, dass der Zuhörer es versteht?
- Kann es seine Äußerungen verändern, wenn es nicht verstanden wird?
- Ist der Wortschatz etwa altersgemäß?
- Fallen dem Kind Wörter, die es sicher kennt, häufig nicht ein (Wortfindungsstörungen)? Wortfindungsstörungen können von Kindern etwa ab dem 6. Lebensjahr auf direktes Befragen angegeben werden
- Versteht das Kind Sprache altersentsprechend?
- Vereinfachen die Bezugspersonen ihre Sprache zum Kind, im Vergleich mit Gleichaltrigen?
- Setzen die Bezugspersonen verstärkt nonverbale Mittel zur Verständigung ein?
- Achten die Bezugspersonen darauf, dass sie immer wieder die gleichen Wörter benutzen, damit das Kind sie versteht?

- Beginnt das Kind häufig mit der Ausführung einer Tätigkeit, bevor der Erwachsene seine Anweisung beendet hat?
- Antwortet das Kind auffallend häufig mit „ja" auf Fragen?
- Werden Echolalien beobachtet?
- Kann sich das Kind mehrere Aufträge in der richtigen Reihenfolge merken?
- Zeigt das Kind wenig Interesse an Sprache, „schaltet" es „ab", wenn gesprochen wird?
- Lässt es sich nicht gern altersgemäße Texte vorlesen?
- Kommt es häufiger zu Missverständnissen im Alltag, weil das Kind etwas „falsch verstanden" hat?
- Bestehen Schulleistungsprobleme und in welcher Form?
- Versteht das Kind beim Lesen altersentsprechende Texte?

Beobachtung der Sprache. *Expressive Störungen* sind meist schnell zu erkennen. Die Sprachentwicklung setzt verspätet ein. Der Wortschatz nimmt sehr langsam zu, viele Wörter sind für Fremde völlig unverständlich. Das Kind hat mit 2 Jahren keine Zweiwortäußerungen. Mit 3 Jahren bildet es keine Dreiwortäußerungen. Beginnt es, Sätze zu bilden, sind sie dysgrammatisch mit falscher Wortstellung, falschen Artikeln und inkorrekten Wortendungen. Häufig bestehen ausgeprägte Wortfindungsstörungen. Nebensätze werden oft selbst im Schulalter noch nicht angewandt.

Bei älteren Kindern werden die Störungen z.T. erst deutlich, wenn das Kind spontan etwas Längeres erzählt, z.B. ein Erlebnis oder eine Fernsehsendung. Das Kind ist nur unzureichend in der Lage, Inhalte, die es klar im Kopf hat, verbal darzustellen. Teilweise greifen die Kinder auf nonverbale Mittel zurück und „spielen" z.B. die Begebenheit.

Rezeptive Störungen müssen systematisch überprüft werden, da sie sonst oft der Beobachtung in einer typischen Untersuchungssituation entgehen. Hinweise erhält man, wenn Fragen nicht korrekt oder sehr vage beantwortet werden und/oder wenn Anweisungen, die von Gestik begleitet sind, prompt befolgt werden, das Kind aber auf rein verbal gegebene Aufforderungen nicht oder nicht richtig reagiert. Viele der Kinder „hören nicht zu", sie erscheinen unaufmerksam für Sprache.

2.2
Störungsspezifische Entwicklungsgeschichte

Von den Bezugspersonen wird Information zu folgenden Punkten erfragt:
- Hat das Kind als Baby geplappert? Gab oder gibt es Trink- oder Essstörungen? Kaut das Kind altersentsprechend?
- Wie alt war das Kind bei Auftreten der ersten Wörter? Zunahme des Wortschatzes?
- Wann wurden die ersten Zwei- bzw. Dreiwortäußerungen beobachtet?
- Wie hat sich die Verständlichkeit der Sprache entwickelt?
- Ab wann konnte das Kind über Dinge sprechen, die in der Situation nicht vorhanden waren?
- Wenn die sprachlichen Möglichkeiten nicht ausreichten, versuchte das Kind dann, sich anders verständlich zu machen?
- Hat das Kind sprachliche Fähigkeiten expressiv oder rezeptiv wieder verloren, die ihm bereits sicher zur Verfügung standen?
- Hatte das Kind häufiger Mittelohrentzündungen, evtl. mit Erguss? Wurden Paukenröhrchen eingesetzt?
- Wie war die Entwicklung im motorischen und kognitiven Bereich, im Spielverhalten und in der Interaktion mit Erwachsenen und Gleichaltrigen?
- Hat das Kind Rückschritte in anderen Entwicklungsbereichen gemacht?
- Gibt es eine familiäre Belastung mit Sprachstörungen oder Lese-Rechtschreibproblemen?

Bei mehrsprachig aufgewachsenen Kindern:
- Welche Sprachen wurden mit dem Kind gesprochen? Waren die verschiedenen Sprachen an bestimmte Personen oder Situationen gebunden?
- Wie verlief der Spracherwerb in der Muttersprache?
- Hat das Kind durch Umzug o.Ä. einen Sprachwechsel erlebt?
- Wie lange und wie oft ist es mit der Zielsprache konfrontiert?

2.3 Psychiatrische Komorbidität und Begleitstörungen

Zwischen 50 und 60% der Kinder mit Sprachentwicklungsstörungen weisen Diagnosen auf der ersten Achse des multiaxialen Klassifikationsschemas auf. Am häufigsten ist das Hyperkinetische Syndrom, gefolgt von emotionalen Störungen mit Rückzug, Ängstlichkeit, Tagträumen und einer Störung des Sozialverhaltens. Multiple Tics, Enuresis und Enkopresis sind häufige Störungen bei den jüngeren Kindern.

Weitere Entwicklungsstörungen besonders im Bereich der Motorik sind häufig. Mehr als 50% haben im Schulalter Lese-Rechtschreibstörungen und z.T. auch Rechenstörungen.

2.4 Störungsrelevante Rahmenbedingungen

Zur Klärung der Entstehungsbedingungen und für die Planung der Behandlung ist es wichtig, folgende Faktoren abzuklären:

Sprachliche Modelle für das Kind
- Wieviel wird mit dem Kind gesprochen?
- Gibt es andere Personen mit Sprachstörungen in der Familie?
- Wird Dialekt in der Familie oder der Umgebung gesprochen?
- Gibt es Personen mit Hörstörungen in der Familie?
- Werden in der Umgebung des Kindes andere Sprachen gesprochen?
- Wer spricht welche Sprache wie häufig mit dem Kind?

2.5 Apparative, Labor- und Testdiagnostik

Untersuchung kognitiver Fähigkeiten. Bei der Einschätzung der Intelligenz muss auf nonverbale Verfahren zurückgegriffen werden, da die Korrelation zwischen verbalem IQ und sprachlichen Fähigkeiten sehr hoch ist.

Für Vorschulkinder
- Snijders-Oomen Nonverbaler Intelligenztest (SON-R 2 1/2-7)
- Kaufman Assessment Battery for Children (K-ABC); enthält eine nonverbale Skala. Beim Kaufman-Test ist zu berücksichtigen, dass er sehr viele Untertests enthält, die das Kurzzeitgedächtnis überprüfen. Gerade Störungen des auditiven Kurzzeitgedächtnisses sind aber bei sprachentwicklungsgestörten Kindern häufig
- Columbia Mental Maturity Scale (CMM), eine eindimensionale Testreihe.

Für Schulkinder
- Hamburg-Wechsler Intelligenztest für Kinder III (HAWIK-III), Handlungsteil
- Hamburg-Wechsler Intelligenztest für Kinder, revidierte Form, Handlungsteil (HAWIK-R)
- Adaptives Intelligenz Diagnostikum 2 (AID-2)
- Kaufman Assessment Battery for Children (K-ABC); enthält eine nonverbale Skala
- Hamburg-Wechsler Intelligenztest für Erwachsene (HAWIE-R)
- Grundintelligenztest Skala 1 (CFT 1)
- Auditives und visuelles Kurzzeitgedächtnis, soweit nicht in den Intelligenztests vorhanden

- Abklärung einer Lese-Rechtschreibstörung bei Schulkindern.

Gehör und auditive Wahrnehmung. Eine pädaudiologische Untersuchung sollte in jedem Fall erfolgen, auch wenn klinisch der Eindruck besteht, dass das Gehör unauffällig ist.

Eine Beurteilung der zurzeit sehr häufig angewendeten Tests zur Erfassung der auditiven Wahrnehmung ist abschließend nicht möglich, da die methodisch ausreichenden Untersuchungen dazu eher für eine geringe Validität und Reliabilität sprechen.

Entwicklungsneurologische Untersuchung, EEG. Viele der Kinder haben neurologische und insbesondere motorische Auffälligkeiten.

Ein Schlaf-EEG sollte bei jedem Kind mit einer ausgeprägten Sprachverständnisstörung oder dem Hinweis auf einen Sprachverlust durchgeführt werden.

Diagnostik von Stoffwechselstörungen, genetische Untersuchung. Diese Untersuchungen sollten insbesondere dann durchgeführt werden, wenn Sprachstörungen familiär auftreten.

Psychiatrische Abklärung. Wegen der häufig begleitenden psychiatrischen Störungen, die für das therapeutische Vorgehen von entscheidender Bedeutung sind, sollte immer auch eine kinder- und jugendpsychiatrische Diagnostik erfolgen.

Sprachtests, Untersuchung der Spontansprache. Der Elternfragebogen für die Früherkennung von Risikokindern (ELFRA) von Grimm und Doil kann als Screeninginstrument für Kinder mit 12 und 24 Monaten eingesetzt werden.

Je nach Alter und Sprachstand des Kindes kommen verschiedene Sprachtests in Frage. Die Normierung der Tests ist oft mangelhaft, so dass sie häufig mehr zur klinischen Einschätzung und nicht als Test im eigentlichen Sinne herangezogen werden können.

Für Vorschulkinder
- Aktiver Wortschatztest (AWST), zur Überprüfung des Wortschatzes; Kiese, Kozielski
- Evozierte Sprachdiagnose grammatischer Fähigkeiten (ESGRAF); Motsch
- Logopädischer Sprachverständnistest (LSVT)/ Psycholinguistischer Sprachverständnis- und Sprachentwicklungstest (PSST); Wettstein
- Screening-Verfahren zur Erfassung von Sprachentwicklungsverzögerungen (SEV); Heinemann, Höpfner
- Sprachentwicklungstest für zweijährige Kinder (SETK-2); Grimm
- Sprachentwicklungstest für drei- bis fünfjährige Kinder (SETK 3–5); Grimm
- Marburger Sprachverständnistest für Kinder (MSVK)
- Sulser Sprachtest II, Screeningtest zur Überprüfung der Grammatik; Sulser
- Sentence Comprehension Test (nur englische Normen), zur Überprüfung des Satzverständnisses; Wheldall, Mittler, Hobsbaum
- Reynell Test in der Übersetzung von Sarimski
- Teddy-Test; Friedrich
- Kindersprachtest für das Vorschulalter (KISTE); Häuser, Kasielke, Schneidereiter, Ingenkamp
- Untertests des Psycholinguistischen Entwicklungstests (PET); Angermaier
- Analyse der Spontansprache nach Clahsen.

Für Schulkinder
- Heidelberger Sprachentwicklungstest (HSET); Grimm, Schöler
- Allgemeiner Deutscher Sprachtest (ADST), ab etwa 10 Jahren; Steinert
- Testbatterie Grammatische Kompetenz (TGK); Tewes/Turner
- Informelles Verfahren zur Überprüfung von Sprachverständnisleistungen (IVÜS); Endres, Baur

- Untertests des Psycholinguistischen Entwicklungstests (PET); Angermaier
- Logopädischer Sprachverständnistest (LSVT)/ Psycholinguistischer Sprachverständnis- und Sprachentwicklungstest (PSST); Wettstein
- Evozierte Sprachdiagnose grammatischer Fähigkeiten (ESGRAF); Motsch.

2.6 Weitergehende Diagnostik und Differentialdiagnostik

Sprach- und Intelligenzleistung korrelieren normalerweise in allen Verfahren zur Intelligenzmessung hoch. Die Diagnose „umschriebene Sprachentwicklungsstörung" kann nur gestellt werden, wenn eine Diskrepanz von einer Standardabweichung zwischen der Leistung in einem nonverbalen Intelligenztest und der Leistung in einem Sprachtest besteht.

Wenn bei bestehender Intelligenzminderung – die ja häufig mit einem unausgeglichenen Profil der intellektuellen Leistungsfähigkeit und besonders mit einer Sprachbeeinträchtigung einhergeht – eine Sprachbeeinträchtigung besteht, welche deutlich schwerer ist als die Entwicklungsverzögerung nichtverbaler Fähigkeiten, soll eine umschriebene Entwicklungsstörung des Sprechens und der Sprache zusätzlich zur Intelligenzminderung kodiert werden.

Hörstörungen sind sehr häufig und führen zu einer Beeinträchtigung der Sprachentwicklung. Hörstörungen und umschriebene Sprachentwicklungsstörungen können aber auch gleichzeitig auftreten.

50% der Kinder mit einem frühkindlichen Autismus entwickeln keine Sprache. Bei den übrigen Kindern können alle Symptome einer Sprachentwicklungsstörung beobachtet werden. Treten die typischen Symptome des frühkindlichen Autismus auf, so wird keine umschriebene Sprachentwicklungsstörung diagnostiziert.

Bei jüngeren Kindern mit einer erworbenen Aphasie kann das Querschnittsbild des Landau-Kleffner-Syndroms den umschriebenen Sprachenwicklungsstörungen sehr ähnlich sein, die Vorgeschichte muss hier zur Entscheidung herangezogen werden.

Diskutiert werden muss immer eine unzureichende sprachliche Förderung (Achse V der ICD) oder ein unzureichender Kontakt mit der zu erlernenden Sprache.

2.7 Entbehrliche Diagnostik

Bildgebende Verfahren sollten nur in Abhängigkeit vom neurologischen Befund und dem EEG bzw. bei fehlendem Behandlungsfortschritt eingesetzt werden.

3 Multiaxiale Bewertung

Es muss immer ein Gesamttherapieplan erstellt werden, der die Störungen bzw. Auffälligkeiten auf allen Achsen berücksichtigt.

3.1 Identifizierung der Leitsymptome

Dieses ist nur im Zusammenhang mit der Intelligenz, also Achse III, möglich (Diskrepanz von einer Standardabweichung zwischen der Leistung in einem nonverbalen Intelligenztest und der Leistung in einem Sprachtest. Dabei ist die häufig unzureichende Normierung vieler Sprachtests und die Fehlerbreite der Intelligenztests zu berücksichtigen). Eine Lese-Rechtschreibstörung muss berücksichtigt werden.

3.2 Identifizierung weiterer Symptome und Belastungen

Die psychiatrischen Störungen müssen unbedingt bei der Behandlungsplanung berücksichtigt werden. Die körperlichen

3 Multiaxiale Bewertung

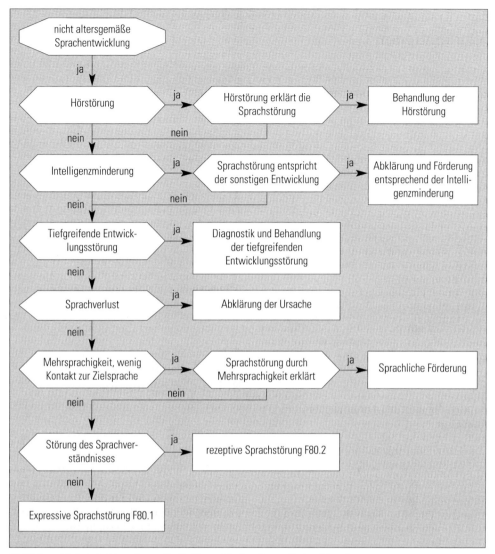

Abbildung 25: Entscheidungsbaum für die Hierarchie des diagnostischen Vorgehens

Auffälligkeiten, die psychosozialen Bedingungen und die psychosoziale Anpassung müssen geklärt werden.

Bei allen Kindern mit einer Sprachentwicklungsstörung sollte im Jahr vor der Einschulung der Bielefelder Screeningtest zur Vorhersage einer Lese- Rechtschreibstörung (BISC) durchgeführt werden. Bei Kindern mit einer Leistung, die ein Risiko bedeutet, sollte ein entsprechendes Training nach Küspert und Schneider noch im Vorschulalter durchgeführt werden (siehe Leitlinien zu Lese- und Rechtschreibstörungen).

3.3
Differentialdiagnosen und Hierarchie des diagnostischen und therapeutischen Vorgehens

Siehe Abbildung 25.

4 Interventionen

Die Übergänge zwischen einer langsamen, aber noch normalen, und einer gestörten Sprachentwicklung sind gerade bei jungen Kindern fließend. Es empfiehlt sich, Kinder bis zu etwa 3 Jahren mit nicht so ausgeprägten Rückständen der Sprachentwicklung in monatlichen Abständen zu beobachten und die Mütter in der Förderung der Sprache im Alltag anzuleiten. Kinder mit ausgeprägten Störungen sollten frühzeitig, d.h. zwischen zwei und drei Jahren bereits logopädisch behandelt werden.

Es gibt eine Reihe von Ansätzen zur sehr frühen Intervention bei Kindern im ersten und zweiten Lebensjahr. Die Verfahren zur Diagnostik und Behandlung sind aber bisher nicht ausreichend überprüft, als dass sie allgemein empfohlen werden können.

4.1 Auswahl des Interventions-Settings

Die Behandlung kann überwiegend ambulant durchgeführt werden. Eine teilstationäre oder stationäre Behandlung kann in einzelnen Fällen indiziert sein
- bei besonders schwer ausgeprägten Störungen mit unverständlicher Spontansprache oder schwersten Sprachverständnisstörungen noch im Schulalter, die ambulant nicht ausreichend verbessert werden konnten
- bei ausgeprägten Störungen und zusätzlichen psychiatrischen Störungen wie einem hyperkinetischen Syndrom, Störung des Sozialverhaltens, schweren emotionalen Störungen besonders mit Suizidalität
- bei Überlastung der Familien durch die häufigen Therapien der Sprache, der Motorik und des Verhaltens.

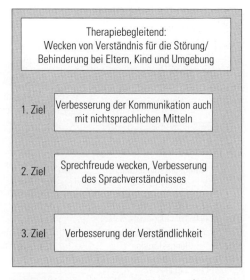

Abbildung 26: Hierarchie der Therapieziele bei umschriebenen Entwicklungsstörungen der Sprache

4.2 Beratung und Hierarchie der Behandlungsschritte
(s. Abb. 26)

Am Anfang der Behandlung stehen immer die Aufklärung und Beratung des Kindes/Jugendlichen, der Bezugspersonen, der Erzieher und Lehrer. Die Beratung der Bezugspersonen und die Anleitung, wie sie mit dem Kind sprachlich umgehen sollten, ist therapiebegleitend regelmäßig notwendig. Bei Kindern unter 3 Jahren mit weniger ausgeprägten Störungen steht oft die Beratung der Eltern, wie sie ihr Kind sprachlich fördern können, im Vordergrund, während bei ausgeprägteren Störungen und bei Kindern über 3 Jahren zunehmend die direkte Behandlung des Kindes gleichberechtigt neben die Beratung der Bezugspersonen tritt.

Die Sprachtherapie wird anfangs und bei schwereren Störungen immer als Einzeltherapie erfolgen, erst später ist ein Hereinnehmen eines zweiten oder dritten Kindes zeitweilig sinnvoll. Altersabhängig

stehen unterschiedliche Aspekte der Behandlung im Vordergrund:
- Bei Kindern mit unverständlicher Spontansprache oder schweren Störungen des Sprachverständnisses stehen der Aufbau und die Erweiterung der Kommunikation, auch mit anderen Mitteln als der Lautsprache (Gebärden, Gestik, Bilder), ganz im Vordergrund
- Die Verbesserung des Sprachverständnisses gerade bei schwereren Störungen hat Vorrang vor der Verbesserung der expressiven Sprache
- Die Verbesserung der Verständlichkeit der gesprochenen Sprache und der Ausdrucksfähigkeit ist das nächste Ziel. Dabei stehen je nach Störung eine Verbesserung der Artikulation, der Grammatik oder des Wortschatzes im Vordergrund
- Bei Kindern, die mehr als eine Therapie benötigen, ist eine Absprache unter den Therapeuten bezüglich des Vorgehens und der Elternberatung dringend notwendig
- Psychiatrische Störungen müssen gleichzeitig mit den Sprachstörungen behandelt werden, da sie den Sprachfortschritt beeinträchtigen. Sie müssen auch bei der Planung der Sprachtherapie berücksichtigt werden (z.B. kurze Einheiten bei Aufmerksamkeitsstörungen)
- Ausreichende Intensität, entsprechend der Schwere der Störung, und Regelmäßigkeit der Sprachtherapie sind wichtig.

4.3 Besonderheiten bei ambulanter Behandlung

Ausreichende Intensität und Regelmäßigkeit müssen gewährleistet sein, ohne die Familie und das Kind übermäßig zu belasten. Die Entfernung zwischen dem Wohnort und der Therapieeinrichtung ist zu berücksichtigen. Die Umgebung des Kindes muss in die Therapie einbezogen werden.

4.4 Besonderheiten bei teilstationärer Behandlung

Diese kommt dann in Frage, wenn ambulant eine ausreichende Intensität und Regelmäßigkeit nicht erreicht werden kann und wenn die Komplexität der Störungen eine intensive multidisziplinäre Behandlung notwendig erscheinen lässt. Auch hier müssen der tägliche Weg zu bewältigen und die Bezugspersonen in die Behandlung einbezogen sein.

Wenn das Kind durch seine Sprachstörung sehr stark in der Kommunikation mit Gleichaltrigen beeinträchtigt ist, muss Sorge dafür getragen werden, dass es im sozialen Bereich die entsprechende Unterstützung erhält, um in die Gruppe integriert zu werden.

4.5 Besonderheiten bei stationärer Behandlung

Eine stationäre Behandlung ist dann indiziert, wenn die Entfernung von der Klinik eine teilstationäre Behandlung nicht sinnvoll erscheinen lässt oder die übrige Symptomatik eine stationäre Behandlung erfordert.

4.6 Jugendhilfe- und Rehabilitationsmaßnahmen

- Hilfen für den Besuch der Schule, die den sprachlichen und intellektuellen Fähigkeiten des Kindes entsprechen
- Behandlung der Lese-Rechtschreibstörung, wenn schulische Maßnahmen nicht ausreichen
- Förderung der Motorik und der sozialen Integration
- Heilpädagogischer Kindergarten, Tagesstätte oder andere heilpädagogische Maßnahmen

- Ggf. Heimunterbringung (auch falls ansonsten keine geeignete Schule zur Verfügung steht)
- Behandlung von psychiatrischen Störungen.

4.7 Entbehrliche Therapiemaßnahmen

- Methode nach Delacato, Kinesiologie, Therapie nach Tomatis, Audiva
- Psychotherapeutische Maßnahmen, wenn keine entsprechende psychiatrische Diagnose vorliegt.

Generell ist zu allen diagnostischen und therapeutischen Schritten bzw. Strategien festzuhalten, dass die wissenschaftliche Bewertung ihrer Wirksamkeit auf nicht randomisierten Studien, jedoch mit gutem Design (III) beruht.

5 Literatur

AMOROSA H, NOTERDAERNE M: Rezeptive Sprachstörungen. Göttingen, Hogrefe 2002.

BAUR S, ENDRES R: Kindliche Sprachverständnisstörungen. Die Sprachheilarbeit 44 (1999) 318–328.

BERGER F, AMOROSA H, SCHEIMANN G: Psychiatrische Auffälligkeiten bei sprachauffälligen Kindern mit und ohne Zerebrale Dysfunktion. Zeitschrift für Kinder- und Jugendpsychiatrie 18 (1990) 71–78.

BISHOP DvM: Uncommon Understanding. Hove, Psychology Press 1997.

ENDRES R, BAUR S: Informelles Verfahren zur Überprüfung von Sprachverständnisleistungen (IVÜS). Die Sprachheilarbeit 45 (2000) 64–71.

FLETCHER P, HALL D: Specific Speech & Language Disorders in Children. London, Whurr Publishers 1993.

GEBHARD W: Entwicklungsbedingte Sprachverständnisstörungen bei Kindern im Grundschulalter. München, Utz-Verlag 2001.

GOORHUIS-BROUWER SM: Frühzeitige Erkennung von Sprachentwicklungsstörungen. Folia Phoniatrica 42 (1990) 260–264.

GRIMM H: Störungen der Sprachentwicklung. Göttingen, Hogrefe 1999.

HEINEMANN M, HÖPFNER C: Screening-Verfahren zur Erfassung von Sprachentwicklungsverzögerungen. Der Kinderarzt 23 10 (1992) 1635–1638.

VEIT SE, CASTELL R: Sprachproduktion und Sprachverständnis bei dysgrammatisch sprechenden Vorschulkindern. Zeitschrift für Kinder- und Jugendpsychiatrie 20 (1992) 12–21.

SCHÖLER H, FROMM W, KANY W: Spezifische Sprachentwicklungsstörung und Sprachlernen. Heidelberg, Edition Schindele 1998.

VON SUCHODOLETZ W (Hrsg.): Sprachentwicklung und Gehirn. Stuttgart, Kohlhammer 2001.

VON SUCHODOLETZ W, HÖFLER C: Stellenwert des Heidelberger Sprachentwicklungstests (HSET) in der Diagnostik von Kindern mit Sprachentwicklungsstörungen. Zeitschrift für Kinder- und Jugendpsychiatrie 24 (1996) 4–11.

WENDLAND W: Sprachstörungen im Kindesalter. Thieme Stuttgart, Verlag 1992.

ZOLLINGER B: Die Entdeckung der Sprache Bern, Haupt 1995.

ZOLLINGER B: Spracherwerbsstörungen. Grundlagen zur Früherfassung und Frühtherapie. Bern, Haupt 1997.

Bearbeiter dieser Leitlinie:
H. Amorosa, R. Endres, H. Kiefl
W. von Suchadoletz

Umschriebene Entwicklungsstörungen schulischer Fertigkeiten (F81)

1 Klassifikation

1.1 Definition

Der Begriff der umschriebenen Entwicklungsstörungen schulischer Fertigkeiten umfasst die spezifischen und deutlichen Beeinträchtigungen des Erlernens des Lesens, Rechtschreibens und Rechnens. Ihnen gemeinsam ist die ätiologische Annahme, dass diese Störungen wesentlich in einer zentralnervösen, kognitiven Störung der Informationsverarbeitung begründet sind. Grundbedingungen für die Diagnose einer umschriebenen Entwicklungsstörung sind:

- Klinisch eindeutige Beeinträchtigungen spezieller schulischer Fertigkeiten: Eine der schulischen Fertigkeiten wird mit „mangelhaft" oder „ungenügend" benotet bzw. sie erhält eine bei weniger als 3% der Schulkinder erwartete negative Bewertung; in den Vorschuljahren sind meistens in den Bereichen Sprechen oder Sprache, seltener auch der Motorik und Visuo-Motorik, Entwicklungsstörungen vorgekommen; es können als begleitende Probleme Unaufmerksamkeit, motorische Unruhe und psychische Störungen bestehen; die Entwicklungsstörungen lassen sich auch durch vermehrte Hilfen nicht immer überwinden
- Der Leistungsstand des Kindes in der gestörten schulischen Fertigkeit liegt deutlich unter dem Intelligenzniveau und ist nicht durch eine Intelligenzminderung erklärbar
- Die Entwicklungsstörung muss spätestens bis zum 5. Schuljahr in Erscheinung getreten sein, in der Regel zeigt sich die Beeinträchtigung von Anfang der Schulzeit an
- Die Beeinträchtigung darf nicht direkt Folge mangelnder Lerngelegenheit sein wie z.B. von Schulversäumnis, unqualifiziertem Unterricht oder häufigem Schulwechsel
- Unkorrigierte Seh- oder Hörstörungen oder andere neurologische Erkrankungen erklären die Entwicklungsstörung nicht. Auch handelt es sich nicht um den Verlust einer bereits erworbenen schulischen Fertigkeit.

Lese- und Rechtschreibstörung (F81.0). Definierendes Merkmal ist eine umschriebene Beeinträchtigung in der Entwicklung der Lesefertigkeiten und damit verbunden sehr häufig der Rechtschreibung. In der späteren Kindheit und im Erwachsenenalter ist regelhaft die Lesefähigkeit verbessert, die Rechtschreibproblematik das meist größere Defizit.

Isolierte Rechtschreibstörung (F81.1). Diagnostisches Merkmal ist die Entwicklungsstörung der Rechtschreibfertigkeit, ohne dass eine umschriebene Lesestörung in der Vorgeschichte nachzuweisen ist.

Rechenstörung (F81.2). Die umschriebene Beeinträchtigung von Rechenfertigkeiten umfasst Schwächen in den Grundrechenarten Addition, Subtraktion, Multiplikation und Division. Weniger relevant sind die höheren mathematischen Fertigkeiten, die für Algebra, Trigonometrie, Geometrie sowie Differential- und Integralrechnung benötigt werden.

Kombinierte Störung schulischer Fertigkeiten (F81.3). Eine kombinierte Störung liegt vor, wenn sowohl Lese- und Rechtschreibfähigkeiten als auch Rechenfertigkeiten beeinträchtigt sind, ohne dass die Entwicklungsstörungen durch eine allgemeine Intelligenzminderung oder unangemessene Beschulung erklärbar sind.

1.2 Leitsymptome

Lese- und Rechtschreibstörung (F81.0 bzw. F81.1 und F81.3)

Die Lesestörung ist durch folgende Fehler gekennzeichnet:
- Auslassen, Ersetzen, Verdrehen oder Hinzufügen von Worten oder Wortteilen
- Niedrige Lesegeschwindigkeit
- Startschwierigkeiten beim Vorlesen, langes Zögern oder Verlieren der Zeile im Text
- Ungenaues Phrasieren
- Vertauschen von Wörtern im Satz oder von Buchstaben in den Wörtern.

Dazu kommen Defizite im Leseverständnis: Die Beeinträchtigung, Gelesenes wiederzugeben und aus dem Gelesenen Schlüsse zu ziehen oder Zusammenhänge daraus zu ersehen.

Die Rechtschreibfehler sind – ebenso wie die Lesefehler – vom schulischen Entwicklungsstand des Kindes abhängig. Eine Fehlertypologie, mit der sich die umschriebene Rechtschreibstörung definieren ließe, gibt es nicht. In der deutschen Schriftsprache finden sich folgende Fehler:
- Reversionen (Verdrehungen von Buchstaben im Wort: b-d, p-q)
- Reihenfolgefehler (Umstellungen von Buchstaben im Wort)
- Auslassungen von Buchstaben oder Wortteilen
- Einfügungen von falschen Buchstaben oder Wortteilen
- Regelfehler (z.B. Dehnungsfehler, Fehler in Groß- und Kleinschreibung) und sog. „Wahrnehmungsfehler" (d-t, g-k usw. werden verwechselt)
- Fehlerinkonstanz: Ein und dasselbe Wort wird in schweren Fällen auch nach u.U. mehrjähriger Übung unterschiedlich fehlerhaft geschrieben.

Unter therapeutischem Aspekt und aus ätiologischen Überlegungen heraus wurden verschiedene „Typologien von Fehlern" vorgeschlagen. Unter therapeutischen Gesichtspunkten erscheint eine Einteilung nach der Fehlerart hilfreich:
- Phonemfehler als Verstöße gegen die lautgetreue Schreibung (Phonem-Graphem-Zuordnungsprobleme sowie Probleme bei der Wortdurchgliederung: Auslassungen, Reversionen, Hinzufügungen, umgangssprachlich bedingte Schreibweisen)
- Regelfehler als Verstöße gegen die regelhaften Abweichungen von der lautgetreuen Schreibung (schwerpunktmäßig Ableitungsfehler und Groß-/Kleinschreibungsfehler)
- Speicherfehler oder Merkfehler als Verstöße gegen die regelhaften Abweichungen, da es sich hierbei vorwiegend um Ausnahmen handelt
- Restfehler.

Rechtschreibfehler treten vor allen Dingen beim Diktat und bei spontanem Schreiben (z.B. Aufsatz) auf, während das Abschreiben von Anfang an oder in späteren Klassenstufen weitgehend fehlerlos sein kann. Die Kinder können auch die Worte in aller Regel korrekt artikuliert aussprechen und dennoch das Wort fehlerhaft schreiben.

Kinder, die leicht auswendig lernen, und solche mit höherer Intelligenz kompensieren u.U. die Lese- und Rechtschreibstörung; sie versagen erst in der 3. Klasse oder erst nach dem Wechsel in eine weiterführende Schule (Realschule, Gymnasium), wenn ungeübte Schriftsprachleistun-

1 Klassifikation

gen und Aufsätze gefordert werden oder ein höheres Leistungs- und Temponiveau bei schriftlichen Arbeiten abverlangt wird. Schwerer betroffene Kinder sind meist nicht fähig, die Fehler beim Lesen und Rechtschreiben selbst zu erkennen und sich zu korrigieren.

Beim frühen Erlernen und auch bei den Lernvoraussetzungen im Vorschulalter lassen sich bei den lese-rechtschreibgestörten Kindern Schwierigkeiten erkennen, das Alphabet aufzusagen, die Buchstaben korrekt zu benennen, einfache Wortreime zu bilden und – trotz normaler peripherer Hörfähigkeit – Laute zu unterscheiden (gestörtes Lautbewusstsein).

Rechenstörung (F81.2 bzw. F81.3). Es können in folgenden Bereichen Schwierigkeiten bestehen:
- Zahlensemantik: Rechenoperationen und die ihnen zugrunde liegenden Konzepte werden nicht ausreichend verstanden (z.B. mehr-weniger, ein Vielfaches, Teil-Ganzes), die Größe einer Menge kann nur unzureichend erfasst und zu einer anderen Menge nicht in Beziehung gesetzt werden (vergleichen), schließlich ist der Aufbau gegliederter Zahlenstrahl- oder Zahlenraumvorstellungen und damit die Fähigkeit des Überschlagens und Schätzens von Mengen und Rechenergebnissen erschwert
- Sprachliche Zahlenverarbeitung wie Erwerb der Zahlwortsequenz und der Zählfertigkeiten sowie Speichern von Faktenwissen (Einmaleins)
- Erwerb des arabischen Stellenwertsystems und seiner syntaktischen Regeln sowie der hierauf aufbauenden Rechenprozeduren
- Übertragen von Zahlen aus einer Kodierung in eine andere (Zahlwort – arabische Ziffer – analoge Mengenrepräsentation).

1.3
Schweregradeinteilung

Keine bekannt.

1.4
Untergruppen

Lese- und Rechtschreibstörung. Die isolierte Rechtschreibstörung (F81.1) und die kombinierte Störung schulischer Fertigkeiten (F81.3) lassen sich als Untergruppen der Lese- und Rechtschreibstörung verstehen.

Eine Unterteilung in „phonematische" (sprachliche Begleitstörungen dominieren) und „visuelle" (visuell-räumliche Symptome dominieren) Subgruppen hat vorläufig eher nur wissenschaftliche Relevanz.

Die „Störung schriftlichen Ausdrucks" wird im DSM-IV (315.2) als Subgruppe der Störung der Schriftsprachentwicklung eingeführt. Diagnostisch entscheidend ist dabei die Störung des schriftlichen Ausdrucks, nicht die Lese- und Rechtschreibfehler oder graphomotorische Schwächen. Beim Niederschreiben kommt es zu grammatikalischen Fehlern, Fehlern der Interpunktion, Rechtschreibfehlern und graphomotorischen Unzulänglichkeiten. Im deutschen Sprachraum fehlt es hierzu an diagnostischen Instrumenten.

Rechenstörung. Die isolierte Rechenstörung (F81.2) und die kombinierte Störung schulischer Fertigkeiten (F81.3) lassen sich als Subgruppen der Rechenstörung verstehen.

Dabei erscheint es nach heutigem Wissen am ehesten angebracht, mit Bezug auf diese beiden ICD-Klassen zwischen zwei Arten von Störungen zu unterscheiden: Zum einen solche, bei denen primär die Zahlensemantik betroffen ist, d.h. die Fähigkeit, Zahlen- und Mengenrelationen zu visualisieren und mentale Schemata einfacher Rechenprozeduren zu erzeugen. Zum anderen treten Störungen auf, bei denen die Schwierigkeiten primär im sprachlichen und/oder Symbolisierungscharakter (arabischer) Zahlen bzw. in der Merkfähigkeit für Zahlen ihren Ursprung haben. Im letzteren Fall ist die Wahrscheinlichkeit, dass auch Störungen im Bereich des Schriftspracherwerbs (F81.3) vorliegen, erhöht.

1.5 Ausschlussdiagnose

- Erworbene Dyslexie (R48.0)
- Erworbene Leseverzögerung infolge emotionaler Störung (F93)
- Lese-Rechtschreibschwierigkeiten und Rechenschwierigkeiten infolge eines unangemessenen Unterrichts (Z55.x)
- Erworbene Rechenstörung, erworbene Rechtschreibstörung (R48.8).

2 Störungsspezifische Diagnostik

2.1 Symptomatik

Lese- und Rechtschreibstörung. Die Anamnese und Exploration sollten mit dem betroffenen Schüler, seinen Eltern und – wenn möglich – dem Deutschlehrer bzw. dem Mathematiklehrer erhoben werden. Zu erfragen sind:
- Schulnoten im Diktat; Fragen nach Diskrepanz zwischen Noten im Deutschen (Lesen und Rechtschreiben) zu Noten in anderen Schulfächern
- Art und Häufigkeit der Fehler beim Lesen und Rechtschreiben
- Einsicht in Schulhefte und Schulzeugnisse
- Diskrepanz zwischen den Schwierigkeiten im Lesen und der Rechtschreibung im Vergleich zu den nicht schriftsprachlich gebundenen schulischen Anforderungen, z.B. im Rechnen oder im mündlichen Unterricht. Im späteren Schulalter kommt es in schweren Fällen zu einer generalisierten Beeinträchtigung der schulischen Leistung, wo immer Schriftsprache in die Leistungsanforderung einfließt wie z.B. bei rechnerischen Textaufgaben.

Rechenstörung
- Schulnoten in Mathematik
- Fragen nach der Diskrepanz zwischen Rechenleistungen und Notenbild in anderen Schulfächern
- Art und Häufigkeit spezifischer Fehler.

2.2 Störungsspezifische Entwicklungsgeschichte

Anamnese und Exploration
- Vorschulische Entwicklung des Sprechens und der Sprache sowie der Motorik und der visuo-motorischen Koordination
- Art, Qualität und Kontinuität der schulischen Unterrichtung im Lesen und der Rechtschreibung bzw. im Rechnen und ggf. Fördermaßnahmen
- Häufigkeit von Klassen- bzw. Schulwechsel
- Motivationsverlauf: Charakteristisch ist eine zunächst normal motivierte Einschulungsphase, gefolgt von rasch einsetzender Enttäuschung des Kindes über das Versagen im Lesen und Rechtschreiben bzw. im Rechnen
- Dauer der Hausaufgaben und Hausaufgabenkonflikte und ihre Spezifität im Zusammenhang mit Lesen, Rechtschreiben bzw. Rechnen
- Aus den Zeugnisnoten der 1. und 2. Grundschulklasse lassen sich die Diskrepanzen zwischen beeinträchtigter schriftsprachlicher Leistung bzw. mathematischer Leistung und alternativen Schulfächern erkennen. In späteren Zeugnissen ist oft eine Generalisierung des Lern-Leistungsversagens feststellbar
- Bisherige spezifische schulische Fördermaßnahmen und außerschulische Therapien
- Bisherige spezifische diagnostische Maßnahmen: Hörprüfung, Sehtestung
- Eine Schweigepflichtsentbindung ist einzuholen, wenn die Lehrer befragt werden.

2.3
Psychiatrische Komorbidität und Begleitstörungen

- Andere Entwicklungsstörungen der motorischen Funktionen, des Sprechens und der Sprache; bei Lese-Rechtschreibstörungen zusätzlich Rechenstörungen und bei Rechenstörungen zusätzlich Lese-Rechtschreibschwierigkeiten
- Aktivitäts- und Aufmerksamkeitsstörungen (insbesondere bei Rechenstörungen)
- Anpassungsstörungen: Ängstlich und/oder depressiv (insbesondere bei Rechenstörungen)
- Schulangst
- Störungen des Sozialverhaltens, gekennzeichnet durch Aggressivität, Kontaktstörungen, dissoziale Verhaltensauffälligkeiten, Lügen und Stehlen (insbesondere bei Lese- und Rechtschreibstörungen)
- Psychosomatische Symptome: Kopf- und Bauchschmerzen, Übelkeitsgefühle und Erbrechen im Zusammenhang mit Schulleistungsanforderungen.

Die Verlaufscharakteristik besteht darin, dass die Komorbidität bzw. die Begleitstörungen im Laufe der ersten Schulklasse bzw. in späteren Grundschuljahren im Zusammenhang mit schulischen Anforderungen verstärkt auftreten und z.B. an Wochenenden oder in Ferienzeiten geringer ausgeprägt erscheinen. Emotionale Probleme sind häufiger während der frühen Schulzeit, Störungen des Sozialverhaltens und Hyperaktivitätssyndrome eher in der Adoleszenz deutlich, dann auch verbunden mit niedrigem Selbstwertgefühl, Anpassungsproblemen in der Schule und Hausaufgabenkonflikten.

Bei Rechenstörungen: Als Begleitstörungen können je nach Subtyp sprachliche Entwicklungsdefizite und/oder visuell-räumliche und optische Verarbeitungsstörungen vorliegen.

2.4
Störungsrelevante Rahmenbedingungen

- Familienanamnese hinsichtlich familiärer Belastungen bezüglich Sprachentwicklung, Entwicklungsstörungen im Lesen und Rechtschreiben bzw. im Rechnen bei Eltern, Geschwistern und Großelterngeneration
- Zur familiären Situation: Es ist zu erfragen, inwieweit chronische Hausaufgabenkonflikte bestehen und inwiefern kompensatorische Interessen und Begabungen des Kindes gefördert werden
- Schulische Situation: Unterstützung in der Schule durch Förderkurse und durch Rücksichtnahme bei der Notengebung
- Frage nach Bestrafungserfahrungen im Zusammenhang mit der Entwicklungsstörung: Bloßstellung in der Schule, Hänseleien
- Ausmaß außerschulischer Förderung: Hausaufgabenhilfe, Möglichkeiten und Nutzung therapeutischer Angebote zur Übungsbehandlung vor Ort
- Art und Schweregrad der Begleitstörungen und die Qualität kompensatorischer Begabungen
- Elterliche und kindliche Leistungserwartungen, schulische und berufliche Zielsetzung
- Ergänzend siehe Kapitel 3.

2.5
Apparative, Labor- und Testdiagnostik

Lese- und Rechtschreibstörungen
- Unverzichtbar ist die Testung von Lesen und Rechtschreiben (Primärsymptomatik) durch:
- Standardisierte Leseprüfung
- Standardisierte Rechtschreibprüfung
- Buchstabenlesen
- Buchstabendiktat
- Abschreiben von Wörtern und Texten
- Zahlenlesen

- Intelligenzdiagnostik: Sie ist aufgrund der Diskrepanzdefinition für die Diagnose, aber auch für die Behandlungskonzeption unverzichtbar. Als geeignete Verfahren bieten sich an: HAWIK-III, Kaufman-Assessment Battery for Children, Adaptives Intelligenzdiagnostikum (AID), CFT 1, CFT 20. Liegen die Testwerte bei CFT 1 bzw. CFT 20 im unteren Durchschnittsbereich (IQ 85–95), so empfiehlt sich eine Überprüfung mit den Verfahren HAWIK-III oder Kaufman-Test bzw. AID, um eine allgemeine Intelligenzminderung auszuschließen
- Sprachentwicklungsdiagnostik (orientierend z.B. phonologische Bewusstheit, auditive Wahrnehmung)
- Diagnostik weiterer Teilleistungsbereiche orientierend: Motorische Entwicklung, Visuo-Motorik, Konzentration (fakultativ: LOS, KTK, GFT, d2, Wiener Determinationsgerät)
- Internistische und neurologische Untersuchung einschließlich EEG (orientierende Überprüfung von Seh- und Hörfunktion und Ausschluss einer Zerebralparese)
- Anamnese und Exploration sowie psychiatrischer Status
- Fachärztliches Konsil: Augenärztlicher Befund zur Sehtüchtigkeit; pädaudiologischer Befund zur Hörfähigkeit.

Zur Bewertung: Der Prozentrang im Rechtschreib- bzw. Lesetest sollte nicht signifikant >10 sein. Nach den Kriterien von ICD-10 ist für die Feststellung der Entwicklungsstörung ein Intelligenzquotient >70 vorauszusetzen. Eine Diskrepanz zwischen der allgemeinen intellektuellen Begabung und dem Versagen im Lesen und Rechtschreiben ist aufzuzeigen. Hierzu kann jeweils ergänzend zu dem Schulzeugnis (vor allem der Grundschulklassen) eine T-Wert-Diskrepanz zwischen dem Gesamt-IQ und dem Rechtschreibtest von >12 Punkten als die Diagnose stützendes Kriterium gelten (wenn dies testdiagnostisch möglich ist). Alternativ empfiehlt sich eine Diskrepanz von mindestens 1,5 Standardabweichungen zwischen relativ höherem IQ-Wert und relativ niedrigeren Lese- bzw. Rechtschreibtestwerten (s. Abb. 27).

Die Diskrepanz-Grenzwerte haben Nachteile. Bei Personen mit niedrigem Intelligenzquotienten (z.B. IQ <85) lässt sich kaum noch eine Diskrepanz von 1,5 Standardabweichungen messtechnisch erreichen. Umgekehrt haben Personen mit hohem IQ relativ leicht Diskrepanzen zum Rechtschreib-Prozentrang, auch wenn klinisch die schulischen Rechtschreibleistungen ausreichend sind. Relevanter ist allerdings, dass Schüler mit höherem IQ trotz einer Lese-Rechtschreibstörung zu deutlich höheren Prozenträngen als 10 gelangen (dies trifft auch für Schüler zu, die eine Legastheniethérapie erfolgreich absolviert haben). Für beide Grenzfälle sind zum einen die anamnestischen und klinischen Befunde ausschlaggebend zu gewichten, zum anderen lassen sich in diesen Fällen Regressionsmodelle nutzen.

Rechenstörung. Die grundsätzliche Diagnostik entspricht dem Vorgehen bei den Lese- und Rechtschreibstörungen (2.5.1.). Bei der klinischen Prüfung sollten folgende Fertigkeitenbereiche berücksichtigt werden:
- Zählfertigkeiten: Das Kind wird gebeten, mit „1" beginnend, die Zahlenreihe in der richtigen Reihenfolge vor- und rückwärts zu zählen
- Zählhandlung: Mit den Händen zeigend, ist eine kleinere Anzahl vorgegebener Gegenstände (z.B. Äpfel, Geldstücke usw.) abzuzählen
- Transkodieren: Die Zahlen sollen aus der Wortform in die arabischen Ziffernzeichen übertragen werden (z.B. „sieben" = 7)
- Zahlwörter Mengen zuordnen: Konkreten Mengen (z.B. fünf Holzstäbchen), abgebildeten gegenständlichen Mengen (der Abbildung von fünf Äpfeln) und einer Anzahl „abstrakter Korrelate" (fünf

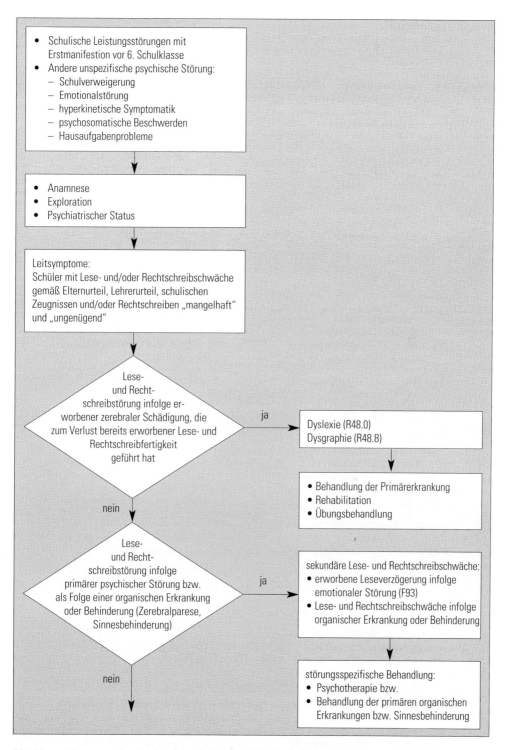

Abbildung 27: Diagnostik und Behandlung der Lese- und Rechtschreibstörung

Fortsetzung **Abbildung 27:**

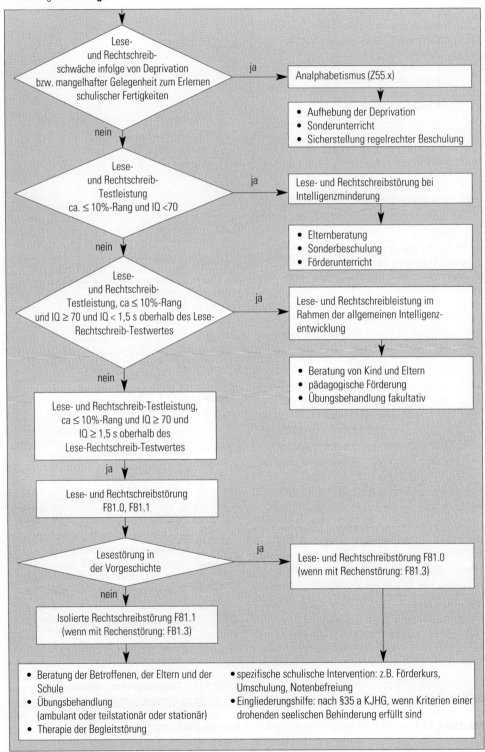

Striche) ist das Zahlwort (im Beispiel also „fünf") zuzuordnen
- Arabischen Ziffern die Mengen zuordnen (konkret, abgebildet, abstrakt)
- Zahlbegriffe in der Vorstellung mit gegenständlichen Korrelaten sich vergegenwärtigen („Zahlenbewusstheit"; Ziffer fünf = 5 Äpfel)
- Zuordnen von Zahlen zu analogen Repräsentationen: Auf einem „Zahlenstrahl", wie dem Metermaß, liegt die „kleinere Zahl" links, die „größere Zahl" rechts
- Lösen von Kopfrechenaufgaben in den Grundrechenarten
- Schriftliches Addieren, Subtrahieren, Multiplizieren und Dividieren: Lehrstoff im 2. Schuljahr ist der Zahlenraum bis 100, im 3. Schuljahr bis 1000
- Auditive und visuelle Zahlworterkennung: 2-3; 14-40; dabei sind Hör-, Lese- und Schreibfehler möglich, z.B. die Verwechslung oder Vertauschung von „53" mit „35"
- Transferverständnis und Analogieverständnis: 4 + 2 = 2 + 4 (aber nicht: 4 – 2 = 2 – 4); 12 + 1 = 13; 22 + 1 = 23; 5 × 4 = 20; 5 × 40 = 200
- Gedächtnisfunktionsprüfung: Merken einer Ziffer beim Kopfrechnen (Kurzzeitgedächtnis), Beherrschen des Einmaleins (Langzeitgedächtnis)
- Lösen von Textaufgaben: reichen Lesefertigkeiten, Sinnentnahme und Aufgabenverständnis aus?
- Spezifisch ist die Anwendung von standardisierten Rechentests. Diese sind je nach Klassenniveau des betroffenen Schülers auszuwählen: Deutscher Mathematiktest für erste Klassen; vorrangig ab 2. Klasse: ZAREKI; Mathematiktest für zweite Klassen MT 2; Diagnostischer Rechentest für dritte Klassen DRT 3; Mathematische Sachzusammenhänge 3, 4; Mathematische Strukturen 4; Mengenfolgetest MFT; Schweizer Rechentest 1.–3. Klasse; Rechentest 9 +.

Zur Bewertung: Ein Prozentrang <10 ist diagnostisch richtungsweisend. Grundsätzlich ist zu beachten, dass aufgrund der unzureichend gelösten Normierungsfragen die Prozentränge nicht immer befriedigend zu bestimmen sind. Hierzu bietet der ZAREKI ab 2. Klasse eine Lösung. Ausschlaggebend werden die klinischen Befunde sein, die das qualitative Niveau des Rechenvermögens aufzeigen. Im Übrigen gelten die o.g. Kriterien zur Intelligenz und Diskrepanz.

2.6
Weitergehende Diagnostik und Differentialdiagnostik

Differentialdiagnostisch sind auszuschließen:
- Lese- und Rechtschreibstörung bzw. Rechenstörung aufgrund einer neurologischen Erkrankung wie z.B. einer zerebralen Bewegungsstörung, Epilepsie (Absencen) oder Sinnesfunktionsstörung (Sehen, Hören): Sicherung durch neurologische Untersuchung, EEG, Seh- und Hörprüfung; Exploration
- Der Verlust einer bereits erworbenen Lesefertigkeit (Dyslexie R48.0), Rechtschreibfähigkeit (R48.8) bzw. Rechenfertigkeit (R48.8) aufgrund einer erworbenen zerebralen Schädigung: Anamnese
- Erworbene Lese-Rechtschreibhemmung bzw. Rechenschwäche infolge emotionaler Störung oder anderer psychiatrischer Störungen (z.B. F93.): Exploration und Familiendiagnostik
- Lese-Rechtschreibschwäche bzw. Rechenschwäche infolge von mangelnder Unterrichtung: Analphabetismus (Z55.x, s. Abb. 27 und 28): Anamnese und Exploration.

2.7
Entbehrliche Diagnostik

Keine Angaben.

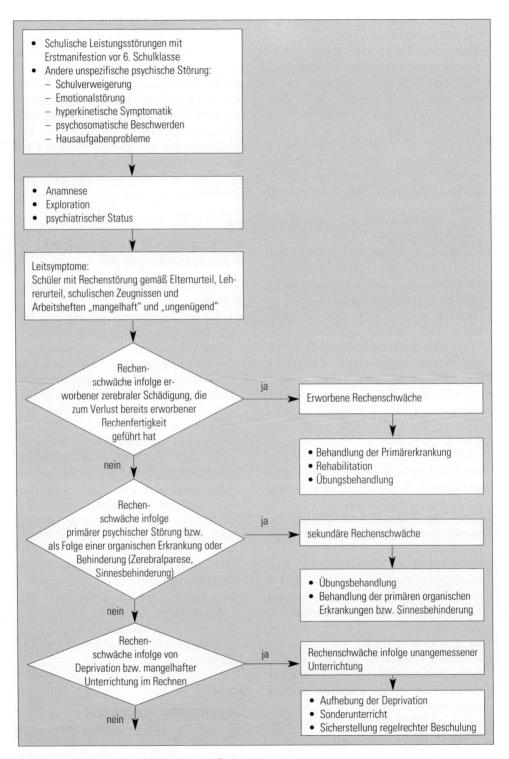

Abbildung 28: Diagnostik und Behandlung der Rechenstörung

2 Störungsspezifische Diagnostik

Fortsetzung **Abbildung 28:**

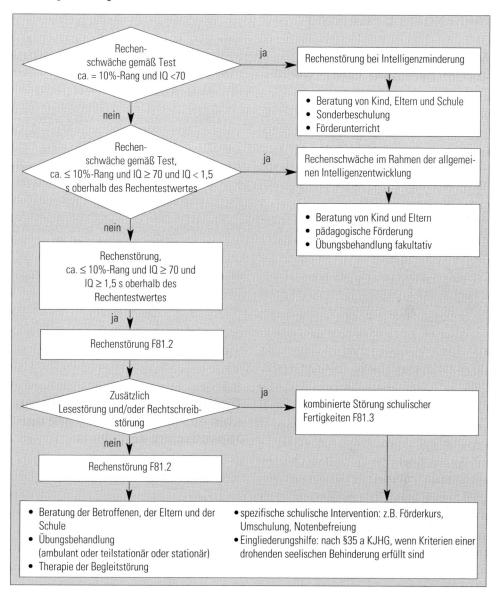

3
Multiaxiale Bewertung

3.1
Identifizierung der Leitsymptome

Die Leitsymptomatik ergibt sich aus einer Bewertung der Befunde zu den Achsen II und III des Multiaxialen Klassifikationsschemas (vgl. Kap. 2.5 und 3.2). Ausschluss von primären Ursachen durch Störungsbilder aus Achsen I, IV und V.

3.2
Identifizierung weiterer Symptome und Belastungen

Die Diagnose der umschriebenen Entwicklungsstörungen ist aus der Diskrepanz der Lese- und Rechtschreibleistung bzw. Rechenleistung (Achse II) zum relativ höheren Intelligenzniveau (Achse III) abzuleiten. Dabei ist eine Intelligenzminderung (IQ < 70) auszuschließen. Als Rahmenbedingungen sind die Befunde zu den Entwicklungsstörungen im Bereich der Sprache und Motorik wichtig (Achse II). Die mögliche Komorbidität und die Begleitstörung, deren Klassifikation auf Achse I erfolgt, entspricht den in Kapitel 2.3 angesprochenen Störungen. Besondere Bedeutung kommt dabei den Anpassungsstörungen mit Angst und Depression, der Schulangst, der Aufmerksamkeits- und Hyperaktivitätsstörung und den Störungen des Sozialverhaltens zu. Von Relevanz nicht zuletzt auch hinsichtlich der möglichen Fördermaßnahmen im Rahmen der Eingliederungshilfe ist die Prüfung, ob die psychischen Begleitstörungen bzw. die Komorbidität in einem funktionellen sekundären Zusammenhang mit der Lese- und Rechtschreibstörung bzw. Rechenstörung stehen.

Eine neurologische Erkrankung oder Sinnesfunktionsstörung (Zerebralparese, Epilepsie, Seh- und Hörfunktionsstörung, sekundäres Lese- und Rechtschreib- oder Rechenversagen, Verlustsyndrom nach erworbener Hirnschädigung) sind als Ursache für das Versagen im Lesen und Rechtschreiben bzw. Rechnen auszuschließen (Achse IV). Die psychosozialen Umstände (Achse V) sind insbesondere hinsichtlich der Variablen innerfamiliärer (mögliche Belastung durch Entwicklungsstörungen ebenfalls bei Eltern und Geschwistern; erzieherische Konflikte in der Hausaufgabensituation; erzieherische Strafen für schulisches Versagen; mangelhafte schulische Förderung) und schulischer Verhältnisse (Belastungen oder Störungen in der Schule oder am Arbeitsplatz) bedeutsam. Die Globalbeurteilung der psychosozialen Anpassung (Achse VI) gibt Aufschluss, inwieweit infolge der Lese-Rechtschreibstörung bzw. Rechenstörung die begabungsadäquate schulische, berufliche oder soziale Eingliederung gefährdet ist und daher im Einzelfall die Voraussetzungen für eine Eingliederungshilfe nach §35 a SGB VIII vorliegen.

3.3
Differentialdiagnosen und Hierarchie des diagnostischen und therapeutischen Vorgehens

Siehe hierzu Abbildungen 27 und 28.

4
Interventionen

4.1
Auswahl des Interventions-Settings

Die Behandlungsziele umfassen die funktionelle Behandlung des Lesens und Rechtschreibens bzw. des Rechnens und die Unterstützung des Kindes bei der psychischen Bewältigung der Beeinträchtigungen infolge der Entwicklungsstörung schulischer Fertigkeiten. Ziel der Hilfsmaßnahmen ist es immer auch, die Kooperation von Elternhaus und Schule zu gewinnen. Ggf. ist eine Behandlung der begleitenden psychischen Symptome notwendig und eine Unterstützung im Rahmen der Eingliederungshilfe sicherzustellen.

Die ambulante Therapie ist indiziert, wenn die innerschulischen Fördermöglichkeiten ausgeschöpft sind, ohne dass eine begabungsadäquate schulische Eingliederung sichergestellt werden konnte.

Teilstationäre und stationäre Interventionen sind im Rahmen kinder- und jugendpsychiatrischer Einrichtungen in den Fällen angezeigt, in denen eine schwere psychische Begleitsymptomatik (schwere Schulangst mit chronischer Schulverweigerung, Depression mit Suizidalität, dissoziale Entwicklung und drohende Ausschulung) besteht.

Stationäre Fördermöglichkeiten sind indiziert, wenn vor Ort die familiären, die schulischen und auch ambulanten Hilfen nicht ausreichen, um eine adäquate schulische Integration zu gewährleisten. Bei Komorbidität oder schwergradiger Symptomatik ist eine stationäre Behandlung in einer Klinik für Kinder- und Jugendpsychiatrie angezeigt; im Übrigen spezielle Internate (s. Kap. 4.5 und 4.6).

4.2
Hierarchie der Behandlungsentscheidung und Beratung

Siehe hierzu Kapitel 4.3 sowie Abbildungen 27 und 28.

4.3
Besonderheiten bei ambulanter Behandlung

Die Therapie mit dem Kind. Die Behandlung hat – unabhängig vom Behandlungssetting – vorrangig die Funktionsstörung des Lesens und Rechtschreibens bzw. des Rechnens anzugehen. Gleichzeitig sind psychische Verarbeitungsprozesse sowie die psychosozialen Konsequenzen der Beeinträchtigung der Lese- und Rechtschreibfähigkeit bzw. Rechenstörung zu beachten. Eine Behandlungsindikation ergibt sich, wenn eine Generalisierung des zunächst umschriebenen schulischen Versagens auf andere Schulleistungsbereiche droht bzw. besteht, die begabungsadäquate schulische und berufliche Eingliederung durch die Entwicklungsstörung gefährdet ist oder wenn infolge der Entwicklungsstörung psychische Begleitstörungen manifest geworden sind.

Allgemeine Richtlinien für die Vorgehensweise in der Behandlung der Lese- und Rechtschreibstörung bzw. Rechenstörung sind:
- Therapieplanung auf Grundlage einer multiaxialen Diagnostik
- Ausführliche Erklärung der Diagnose für das betroffene Kind
- Einbeziehung von Eltern und Lehrer in Planung, Organisation und Durchführung der Hilfsmaßnahmen
- Einleitung spezifischer schulischer Fördermaßnahmen so früh wie möglich: Schulische Förderkurse, evtl. Berücksichtigung der Lese-Rechtschreibschwäche bzw. Rechenschwäche in der Benotung (keine Abwertung der Aufsatzleistung aufgrund der schlechten Rechtschreibung, Vorlesen der Textaufgabe beim Rechnen); innerschulisches Vermeiden von Bloßstellung, Hänseln und Bestrafung, die sich aus einem Versagen aufgrund der Entwicklungsstörungen ergeben könnten.

Spezifische Übungsbehandlung: Sie ist indiziert, wenn die innerschulischen und familiären Hilfen nicht ausreichen und die schulische Eingliederung bedroht ist. Die Übungsbehandlung sollte möglichst häufig – mindestens 1–2mal wöchentlich – erfolgen. Bei schweren Ausprägungsformen ist eine Einzeltherapie unerlässlich; eine Förderung in Kleingruppen und im Klassenverband ist nur bei entsprechender personeller Kapazität und günstiger Unterrichtsgestaltung als hilfreich anzunehmen.

Die Behandlung erfolgt durch entsprechend qualifizierte Lehrer der Regelschulen, durch Sonderpädagogen, durch Psychologen und Pädagogen in Erziehungsberatungsstellen, freien Praxen und anderen Therapieeinrichtungen sowie in kinder- und jugendpsychiatrischen Praxen und klinischen Einrichtungen. Dabei sind Kenntnisse des Erst-Lese- und Rechtschreibunterrichts bzw. des Erst-Rechenunterrichts, der funktionellen Übungsbehandlung, von verhaltenstherapeutischen und heilpädagogischen Methoden vorauszusetzen.

Das Training spezifischer Teilleistungsfunktionen, die als Begleitsymptome der Lese- und Rechtschreibschwäche bzw. Rechenschwäche diagnostiziert sind, sollte – wenn indiziert – in einem unmittelbaren Bezug zum Lesen und Rechtschreiben bzw. Rechnen stehen (z.B. Konzentrationsschulung beim Lesevorgang, reflexives Arbeiten zur Fehlerkontrolle während des Rechnens).

Die Behandlung psychischer Begleitstörungen kann beinhalten:
- Abbau von leistungsbezogenen Ängsten und Aufbau von Lernmotivation, Übungen zur Konzentration und Entspannung, die Erarbeitung von Selbsthilfemethoden, Techniken der Fehlerkontrolle und Selbstbestätigung
- Einübung von Bewältigungsstrategien: Verarbeiten von Fehlererfahrung und Versagenserlebnissen
- Behandlung spezifischer psychopathologischer Symptome wie z.B. Schulangst, Einnässen, dissoziale Entwicklung.

Ergänzend zu den kindbezogenen Maßnahmen sind Eltern- und Lehrerberatung und ggf. Elterntraining u.U. unter Einbeziehung der jeweiligen Fachlehrer indiziert.

Eine spezifische Medikation zur Behandlung der Lese-Rechtschreibschwäche bzw. Rechenschwäche gibt es nicht. Es gibt Hinweise, dass Nootropika im Einzelfall bei schwerwiegender Symptomatik die Leseflüssigkeit verbessern (z.B. Pirazetam 3 × 1200 mg/d) (I). Bei Hyperkinetischem Syndrom kommen Stimulantien in Frage.

Die Hilfestellung für die Familie beinhaltet:
- Erklärung der Diagnose
- Erziehungsberatung insbesondere hinsichtlich der Hausaufgabensituation (evtl. Elterntraining).

Schulberatung
- Sozialrechtliche Beratung (hinsichtlich §35 a SGB VIII), wenn die Voraussetzungen für eine drohende seelische Behinderung, also eine Gefährdung der schulischen Eingliederung, gegeben sind.

Die Hilfe hinsichtlich des schulischen Bereiches schließt ein:
- Mitteilung der Diagnose an den verantwortlichen Fachlehrer
- Sicherstellung, dass nach den Empfehlungen der Kultusministerkonferenz vom 20.04.1978 bzw. nach den länderspezifischen Richtlinien zur schulischen Förderung von Kindern mit Entwicklungsstörungen des Lesens und Rechtschreibens verfahren wird.

Prinzipien der Übungsbehandlung. Die Behandlungsmaßnahmen sollten so früh wie möglich und möglichst in Einzeltherapie erfolgen. In der Therapiesituation stehen Lese- und Rechtschreibtraining bzw. Rechentraining im Mittelpunkt.

Beim Lese- und Rechtschreibtraining hat sich in der Regel folgendes Programm bewährt: Erarbeitung der Laute und Buchstaben z.B. durch Sprech- und Hörübungen. Die Lese- und Rechtschreibübung beginnt mit dem Lesen und Schreiben der sog. lauttreuen Wörter. Danach werden mehr und mehr Rechtschreibregeln mit ihren Abweichungen eingeführt. Prinzipiell werden das Aufgliedern des gesprochenen Wortes in seine phonologischen Bestandteile, Lautbildung und Lautunterscheidung innerhalb des Wortes, die Analyse des Wortes in Laute und die Synthese des Wortes aus Einzellauten bzw. Einzelbuchstaben, die Assoziation zwischen Laut (Phonem) und Buchstaben (Graphem) geübt sowie eine Silbenschulung vorgenommen. Dies wird ergänzt durch Erlernen der Regeln der Groß- und Kleinschreibung und andere Rechtschreibregeln (I, II, III).

Bei der Übungsbehandlung kann die Verwendung von Symbolen und von Handzeichen (Lautgebärden) hilfreich sein (V).

Es gibt Hinweise, dass die Vermittlung von Lernstrategien eine effiziente Trainingsergänzung darstellt (I).

Eine Überforderung ist durch ein Arbeiten entlang der „Null-Fehler-Grenze" zu vermeiden. Zunächst üben mit möglichst kurzen lautgetreuen Worten. Die Übungen beinhalten eine Analyse und Korrektur der sich wiederholenden, individuellen Fehler, das Lesen und Schreiben von ganzen Sätzen, das sinnverstehende Lesen und Schreiben von Texten, die Vermittlung einer Einsicht für die Regeln und die Ausnahmen der Orthographie. Dabei ist das jeweilige Alter bzw. der schulische Stand des Kindes zu beachten.

Der Trainingserfolg wird dabei nachweislich durch den systematischen Aufbau eines Lernprogramms und die Individualisierung der Durchführung erhöht (I, III).

Übungsmaterialien in Form von Übungsprogrammen lassen sich nutzen. Computerprogramme zur Förderung der Lese- und Rechtschreibfertigkeiten und Rechenfertigkeiten sind verfügbar (IV, V).

Die gezielte Prävention von Lese-Rechtschreibschwierigkeiten kann bereits im Kindergartenalter beginnen. Es gibt Erkenntnisse darüber, dass eine vorschulische Förderung der phonologischen Bewusstheit und der Buchstabenkenntnis den Schriftspracherwerb wesentlich erleichtert. Es ließen sich langfristige Trainingseffekte auf die Lese-Rechtschreibkompetenz nachweisen (I).

Die spezifische Übungsbehandlung zum Rechnen beinhaltet ergänzend bzw. alternativ eine Reihenfolge, die der diagnostischen Stufenfolge in Abschnitt 2.5 entspricht. Begonnen wird auf der Stufe, die das Kind gerade noch beherrscht:
- Aufbau der Voraussetzungen für das Rechnen wie z.B. der Mengenbegriff, das Unterscheiden von > und <
- Erarbeitung mathematischer Grundkenntnisse und Rechenoperationen mit Hilfe anschaulichen Materials, bildlicher und symbolischer Darstellung und Schulung im Erfassen von Mengen durch Handeln
- Analysieren der subjektiven mathematischen „Regeln" und der Fehlerschwerpunkte des Kindes
- Erarbeiten einzelner Rechenoperationen und ihre Einübung
- Schulung in der abstrakt-mathematischen Sprache
- Untergliedern von Rechenoperationen in kleinste Schritte
- Erarbeiten von Strategien im Umgang mit mathematischen Aufgaben (z.B. Untergliedern der Aufgaben, Verwenden optischer Hilfen)
- Einüben einer übersichtlichen Form, um Rechenaufgaben schriftlich zu lösen.

Dabei ist dem Grundsatz zu folgen, jegliche Überforderung zu vermeiden. Es ist hilfreich, die von den Kindern durchgeführten Rechenstrategien bzw. Denkvorgänge verbalisieren zu lassen.

Zur Verstärkung bieten sich Token-Programme an. Jede neue Stufe muss gesondert eingeführt werden (z.B. die Regeln der Division). Eltern können Teile des Übungsprogramms übernehmen. Für die Übungen sollten nicht die eigentlichen Hausaufgaben verwendet werden. Übungsblätter lassen sich durch Abänderung entsprechender Aufgaben in Rechenbüchern gewinnen.

4.4 Besonderheiten bei teilstationärer Behandlung

Die Behandlungsprinzipien entsprechen den in Kapitel 4.1, 4.2 und 4.3 dargelegten Grundsätzen. In der Regel ist eine Komorbidität oder Ausschulung Ursache teilstationärer Behandlung bei Entwicklungsstörungen schulischer Fertigkeiten. Hierbei haben die Beschulung im Rahmen der Tagesklinik und die psychotherapeutische bzw. pharmakologische Behandlung der komorbiden Störungen (z.B. Stimulantienbehandlung bei Hyperkinetischem Syndrom; die spezifische Behandlung einer Schulangst) eine besondere Bedeutung.

4.5 Besonderheiten bei stationärer Behandlung

Hier gelten die in Kapitel 4.1, 4.2, 4.3 und 4.4 dargelegten Behandlungsgrundsätze. In der Regel erfolgt die stationäre Behandlung bei schweren Beeinträchtigungen der schulischen Fertigkeiten und zusätzlichen Begleitstörungen von Krankheitswert oder auch bei nicht hinreichenden familiären Ressourcen zur Förderung des Kindes. Daher stellt sich im stationären Rahmen relativ häufiger als im ambulanten und teilstationären Bereich die Frage einer nachfolgenden Beschulung in spezifischen Internaten. Bei sehr großem Schweregrad kommen regional auch sog. „LRS-Klassen"oder auch eine Sonderschule in Frage.

4.6 Jugendhilfe- und Rehabilitationsmaßnahmen

Fakultativ ergibt sich die Notwendigkeit der Eingliederungshilfe nach § 35 a KJHG. Ergibt sich aus der „Globalbeurteilung der psychosozialen Anpassung" (MAS-Achse VI) infolge der Lese-Rechtschreibstörung bzw. Rechenstörung eine zumindest mäßige Beeinträchtigung, so ist in der Regel von einer drohenden oder aber bereits bestehenden seelischen Behinderung auszugehen (s. Kap. 2.5 und 4.3). Schulische spezifische Fördermaßnahmen und Nachteilsausgleich sind in allen Bundesländern unterschiedlich durch „Erlasse" geregelt.

4.7 Entbehrliche Therapiemaßnahmen

Behandlungen, die nicht eine konkrete Einübung des Lesens, Rechtschreibens bzw. Rechnens beinhalten.

5 Literatur

Baving L: Evaluierte Behandlungsansätze in der Kinder- und Jugendpsychiatrie. I und II. Zeitschrift für Kinder- und Jugendpsychiatrie und Psychotherapie 29 (2001) S. 179–220

Esser G: Was wird aus Kindern mit Teilleistungsschwächen? Stuttgart: Enke 1991

Esser G: Schmidt M: Die langfristige Entwicklung von Kindern mit Lese-Rechtschreibschwäche. Zeitschrift für Klinische Psychologie 22 (1993) 100–116

Esser G, Schmidt M: 17 Jahre danach – Was wird aus Kindern mit Legasthenie? Psycho 27 (2001) 432–435

Klicpera C, Gasteiger-Klicpera B: Psychologie der Lese- und Schreibschwierigkeiten. Entwicklung, Ursachen, Förderung. Weinheim: Beltz 1995

Küspert P, Schneider W: Hören, lauschen, lernen. Sprachspiele für Kinder im Vorschulalter. 2. Aufl., Göttingen: Vandenhoeck & Ruprecht 2000

Remschmidt H, Schulte-Körne G, Warnke A, Propping P (Eds.): Genetics of Dyslexia. European Child & Adolescent Psychiatry, 8, Supplement 3, 1999

Schulte-Körne G, Deimel W, Remschmidt H: Zur Diagnostik der Lese-Rechtschreibstörung. Zeitschrift für Kinder- u. Jugendpsychiatrie und Psychotherapie 29 (2001) 113–116

STREHLOW U, HAFFNER J: Definitionsmöglichkeiten und sich daraus ergebende Häufigkeit der umschriebenen Lese- bzw. Rechtschreibstörung – theoretische Überlegungen und empirische Befunde an einer repräsentativen Stichprobe junger Erwachsener. Zeitschrift für Kinder- und Jugendpsychiatrie und Psychotherapie 30 (2002) 113–126

SUCHODOLETZ W VON: 100 Jahre LRS-Forschung – Was wissen wir heute? Zeitschrift für Kinder- und Jugendpsychiatrie und Psychotherapie 27 (1999) 199–206

WARNKE A, HEMMINGER U, ROTH E, SCHNECK S: Legasthenie – Handreichung für die Praxis. Göttingen: Hogrefe 2002

Zu Rechenstörungen

ASTER M VON: Umschriebene Rechenstörung. Psycho 27 (2001) 425–431

GRISSEMANN H: Dyskalkulie heute. Bern: Huber 1996

LORENZ JH, RADATZ H: Handbuch des Förderns im Mathematikunterricht. Hannover: Schroeder 1993

NEUMÄRKER K-J, V ASTER M (Eds.): Disorders on Number Processing and Calculation Abilities. European Child & Adolescent Psychiatry 9, Supplement 2, 2000

WARNKE A, KÜSPERT P: Rechenschwäche (Dyskalkulie). In: LAUTH GW, BRACK UB, LINDERKAMP F (Hrsg.): Verhaltenstherapie mit Kindern und Jugendlichen. Praxishandbuch. Beltz PVU (2001) 221–232

WEINSCHENK C: Rechenstörungen. Bern: Huber 1975

Bearbeiter dieser Leitlinie:
Andreas Warnke, Hedwig Amorosa,
Michael von Aster, Klaus Oehler,
Ulrich Strehlow, Gerhard Niebergall,
Gerd Schulte-Körne

Tiefgreifende Entwicklungsstörungen (F84)

1 Klassifikation

1.1 Definition

Frühkindlicher Autismus
- Tiefgreifende, meist wahrscheinlich genetisch bedingte Entwicklungsstörung
- Manifestation vor dem vollendeten 3. Lebensjahr
- Persistiert während der gesamten Lebenszeit
- Das Asperger-Syndrom wie der atypische Autismus umfassen Teilaspekte des frühkindlichen Autismus.

Rett-Syndrom. Beginn erst nach normaler Entwicklungsperiode mit Sprach- und Kommunikationsstörungen, neurologischen Koordinationsstörungen und charakteristischen stereotypen Handbewegungen (nur Mädchen betroffen).

Sonstige desintegrative Störung des Kindesalters. Zunächst normale Entwicklung, dann bleibender Verlust erworbener Fertigkeiten der Sprache, der gegenseitigen sozialen Interaktion und Kommunikation (s. *Autismus*) sowie stereotype Verhaltensmuster.

Hyperaktive Störung mit Intelligenzminderung und Bewegungsstereotypien. Exzessive Aktivität, Stereotypien, Selbstbeschädigung, intellektuelle Behinderung.

1.2 Leitsymptome

Für die Diagnosestellung des frühkindlichen Autismus sind folgende Symptome wesentlich (I):

Qualitative Auffälligkeiten der gegenseitigen sozialen Interaktion
- Unfähigkeit, soziale Interaktionen durch nichtverbales Verhalten zu regulieren (Blickkontakt, soziales Lächeln, subtiles Mienenspiel, mimischer Ausdruck von Gefühlen; interaktionsbegleitendes Mienenspiel fehlt weitgehend)
- Unfähigkeit, Beziehung zu Gleichaltrigen aufzunehmen (ausgeprägter Mangel an Interesse an anderen Kindern, an Phantasiespielen mit Gleichaltrigen; fehlende Reaktion auf Annäherungsversuche anderer; Unfähigkeit, Freundschaft einzugehen)
- Mangel an Aufmerksamkeit oder Freude, die mit anderen geteilt wird (andere werden nicht auf Dinge gelenkt, um sie daran zu interessieren)
- Mangel an sozio-emotionaler Gegenseitigkeit (Annäherungsversuche des Kindes und seine Reaktionen in sozialen Situationen sind unangemessen oder unpassend; Gefühlsäußerungen, wie jemand zu trösten, fehlen; andere Personen scheinen wie Gegenstände benutzt zu werden).

Qualitative Auffälligkeit der Kommunikation und Sprache
- Bei der Hälfte der Kinder mit frühkindlichem Autismus entweder keine oder unverständliche Sprache

- Keine Kompensation der mangelnden Sprachfähigkeiten durch Mimik oder Gestik, kein spontanes Imitieren der Handlungen anderer, insbesondere bei Kindern unter 4 Jahren, später kein spontanes oder phantasievolles Spielen bzw. Symbolspielen
- Stereotype, repetitive oder idiosynkratische sprachliche Äußerungen (neologistische Wortbildungen, Vertauschung der Personalpronomina, verzögerte Echolalie, kein sprachlicher Austausch im Sinne einer informellen Konversation).

Repetitive, restriktive und stereotype Verhaltensmuster
- Ausgedehnte Beschäftigung mit stereotypen, ungewöhnlichen Handlungen und eng begrenzten Spezialinteressen (zwanghaftes Festhalten an nichtfunktionalen Handlungen oder Ritualen, extrem ängstliche oder beunruhigte Reaktion beim Unterbrechen dieser Handlungen)
- Stereotype und repetitive motorische Manierismen (Drehen oder Flackern der Finger vor den Augen, Schaukeln, Auf- und Ab-Hüpfen)
- Beschäftigung mit Teilobjekten oder nichtfunktionellen Elementen von Gegenständen (ungewöhnliches Interesse an sensorischen Teilaspekten wie am Anblick, Berühren, an Geräuschen, am Geschmack oder Geruch von Dingen oder Menschen).

1.3
Schweregradeinteilung

Sie richtet sich nach folgenden Kriterien:
- Eine allgemein verbindliche Übereinkunft über eine Definition von Schweregraden besteht derzeit nicht
- Intensität der Auffälligkeit in den einzelnen Bereichen
- Das intellektuelle Leistungsniveau im Bereich der geistigen Behinderung oder die schwere Beeinträchtigung in der sozialen Interaktion, der Kommunikation (insbesondere der Sprache) und die stereotypen, ritualisierten Verhaltensweisen verhindern eine Verselbständigung im Erwachsenenalter
- Begleitende Symptomatik (wie Einschränkung der sprachlichen Äußerungsfähigkeit, der Motorik, Grad der intellektuellen Beeinträchtigung und störender fakultativer Symptome wie Hyperaktivität, bizarre Essmuster)
- Ausmaß der notwendigen Aufsicht und Pflege (Achse 6 MAS).

1.4
Untergruppen

Asperger-Syndrom
- Qualitative Beeinträchtigung der gegenseitigen sozialen Interaktion
- Begrenzte, repetitive und stereotype Verhaltensmuster, Interessen und Aktivitäten
- Es fehlt eine klinisch eindeutige allgemeine und schwerwiegende Verzögerung der gesprochenen oder rezeptiven Sprache und/oder der kognitiven Entwicklung
- Die Kommunikationsstörung wird in der ICD-10 nicht erwähnt; sie stellt aber eine bedeutsame Beeinträchtigung dar und wird nicht durch die gute Sprachfähigkeit kompensiert
- Die kommunikativen und sprachlichen Fähigkeiten sind in den ersten 3 Lebensjahren unauffällig.

Atypischer Autismus. Auffällige oder beeinträchtigte Entwicklung entsprechend den Autismus-Kriterien, jedoch kann das Manifestationsalter nach dem 3. Lebensjahr liegen, und/oder nicht alle Störungsbereiche entsprechen der Definition des Autismus (atypisches Erkrankungsalter und/oder atypische Symptomatik).

Rett-Syndrom
- Nach eindeutig normaler Entwicklung Abnahme des Kopfwachstums zwischen dem 5. Lebensmonat und 4. Lebensjahr

- Gleichzeitig Verlust der erworbenen zielgerichteten Handbewegungen zwischen 5. und 30. Lebensmonat
- Gleichzeitig Kommunikationsstörung mit beeinträchtigter sozialer Interaktion und Störungen der Koordination beim Gang und den Rumpfbewegungen
- Verlangsamung mit Störung der expressiven und rezeptiven Sprache
- Stereotype Handbewegungen vor dem Körper
- Nur das weibliche Geschlecht ist betroffen.

Sonstige desintegrative Störungen
- Verlust erworbener Fertigkeiten nach normaler Entwicklung in den ersten 2 Jahren
- Auffälligkeiten der gegenseitigen sozialen Interaktion und der Kommunikation, Auftreten stereotyper Verhaltensmuster und Interessensverlust an der Umwelt
- Störungen in der expressiven und rezeptiven Sprache, im Spiel und in den sozialen Fertigkeiten
- Nicht alle Gebiete müssen gleichzeitig betroffen sein, wesentlich ist der Abbau erworbener Fähigkeiten.

Überaktive Störung mit Intelligenzminderung und Bewegungsstereotypien
- Motorische Ruhelosigkeit und exzessive Aktivitäten, oft in unangemessenen Situationen
- Repetitives und stereotypes Verhalten
- Die soziale Interaktionsfähigkeit, die Kommunikationsfähigkeit und die Kontaktaufnahme zu anderen Personen sind nicht beeinträchtigt
- Intellektuelle Fähigkeiten im mittleren geistigen Behinderungsbereich oder darunter.

2 Störungsspezifische Diagnostik

2.1 Symptomatik

(vgl. Tabelle 6)

- Eine zuverlässige Diagnostik der autistischen Störung erfordert die gezielte, entwicklungs- und symptom-orientierte Befragung der Eltern und eine strukturierte Beobachtung des Verhaltens des betroffenen Kindes oder Jugendlichen
- Dazu bedarf es der Anwendung standardisierter Interview- und Beobachtungs-Verfahren, um die Diagnose zu sichern
- Als differenzierte Untersuchungsinstrumente werden derzeit das „Autismus-Diagnostische Interview-Revision" (ADI-R) (I) und die „Diagnostische Beobachtungsskala für Autistische Störungen" (ADOS) (II) eingesetzt; beide Instrumente verlangen eine intensive Schulung. Zum Screening empfehlen sich Fragebögen wie der „Fragebogen über Verhalten und Soziale Kommunikation" (VSK) (II)
- Weitere, weniger an den letzten Revisionen der Klassifikationen (ICD-10/DSM-IV) orientierte Verfahren sind: die Autismus-Beurteilungs-Skala (CARS) oder die Autismus-Verhaltensliste (ABC).

2.2 Störungsspezifische Entwicklungsgeschichte

- Die spezifische Symptomatik des Autismus ist früh erkennbar
- Die sichere Diagnose vor dem 18. Lebensmonat oder vor dem damit korrespondierenden Entwicklungsalter ist differentialdiagnostisch unsicher.

2.3 Psychiatrische Komorbidität und Begleitstörungen

Achse I
- Häufige komorbide Störungen sind Konzentrations- und Aufmerksamkeitsdefizite im Sinne einer hyperkinetischen Störung bei fast der Hälfte der Kinder mit Autismus im Verlauf der Erkrankung, sowie Ticstörungen (III)
- Häufig schwerwiegende Begleitsymptome sind Selbstverletzungen, Probleme der Sauberkeitsentwicklung, Ess- und Schlafprobleme (IV).

Achse II
- Erhebliche Sprachdefizite unterschiedlichen Ausmaßes (I).

Achse III
- Intellektuelle Behinderung in 50%–75% der Fälle (II) und/oder
- Spezielle Probleme der sozialen Wahrnehmung bei besserer Gestaltwahrnehmung bzw. neuropsychologisch verifizierbare Defizite der Exekutivfunktionen (Probleme der Handlungsplanung, Handlungskontrolle), der zentralen Kohärenz (partialisierte Reizwahrnehmung, die den Gesamtzusammenhang zugunsten des Einzelreizes vernachlässigt) und der „Theory of Mind" (eigene und fremde Gedanken erkennen z.B. am jeweiligen Ausdrucksverhalten)(II).

Achse IV
- Epileptische Anfälle in bis zu 30% der Fälle, Verzögerung der motorischen Entwicklung, häufig hypotoner Muskeltonus, motorische Unbeholfenheit, „Clumsiness" (III).

2.4 Störungsrelevante Rahmenbedingungen

Achse V
Häufig gewaltige Überforderung der Bezugspersonen des Kindes sowie depressive Symptomatik, überprotektive Schutzhaltung, Zerbrechen der Familie (unvollständige Familie).

Achse VI
- Die Pflegebedürftigkeit des betroffenen Patienten ist in der Regel überdurchschnittlich hoch (III).

2.5 Apparative, Labor- und Testdiagnostik

- Intelligenzdiagnostik (s. Abb. 29) und neuropsychologische Testdiagnostik; bei fehlendem Instruktionsverständnis und fehlender Kooperationsfähigkeit kann eine Grobeinschätzung des Funktionsniveaus mit adaptiven Verhaltensskalen erfolgen (z.B. Vineland Adaptive Behavior Scales)
- Hörprüfung (wegen der mangelnden Reaktion auf akustische Reize oft schwer differenzierbar)
- Sehprüfung (wegen der Gesamtstörung Visus oft nicht sicher einschätzbar)
- Neurologische Untersuchung (zur Beurteilung der motorischen Behinderung, zur Differentialdiagnose)
- EEG (wegen der erhöhten zerebralen Erregungsbereitschaft)
- Mindestens einmal eine Untersuchung mit Hilfe eines bildgebenden Verfahrens (CT, MRT) zum Ausschluss einer bekannten organischen Erkrankung, z.B. einer tuberösen Hirnsklerose
- Chromosomale Untersuchung zur Auffindung chromosomaler Aberrationen und molekulargenetische Untersuchung zur Differenzierung von möglichen Begleiterkrankungen wie dem Fragilen X-Syndrom.

2.6 Weitergehende Diagnostik und Differentialdiagnostik

Schwere geistige Behinderung. Die Differentialdiagnose ist bei IQ < 35 und bei sehr

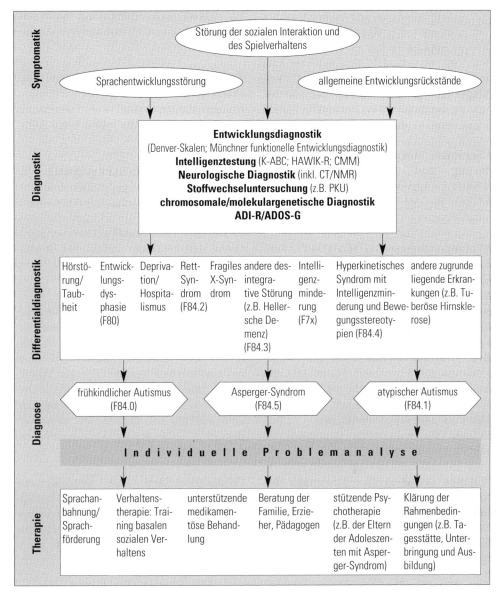

Abbildung 29: Synopsis der Diagnostik und Therapie des Autismus

jungen Kindern schwierig. Eine gute Interaktion mit dem Kind entsprechend seinem Entwicklungsstand spricht gegen die Diagnose eines frühkindlichen Autismus.

Entwicklungsstörungen der Sprache und der Motorik. Neben den für autistische Störungen typischen Auffälligkeiten des Sprechens (monotone Modulation, Lautstärke, Sprachflüssigkeit, Sprechgeschwindigkeit, Tonfall und Rhythmus) und der stereotypen und repetitiven Verwendung der Sprache kann die Abgrenzung zu Artikulationsstörungen (F80.0) und zum Landau-Kleffner-Syndrom (F80.3) gewöhnlich aufgrund des Sachverhaltes vorgenommen werden, dass bei diesen Patienten die nonverbale Kommunikation noch relativ intakt ist. Die Differenzierung zur expressiven (F80.1) und rezeptiven (F80.2) Sprachstörung ist unter Umständen erschwert, da nicht wenige dieser Kinder auch autismusähnliche Verhaltensauffälligkeiten zeigen. Bei Verzögerung/ Störung der motorischen Entwicklung (F82) liegen keine motorischen Stereotypien vor.

Überaktive Störung mit Intelligenzminderung und Bewegungsstereotypien (F84.4). Es fehlen die für den Autismus typischen Kommunikations- und Interaktionsstörungen.

Bindungsstörungen (F94.1/F94.2). Kinder mit Deprivationssyndromen und/oder Sinnesstörungen zeigen nach einigen Monaten in adäquatem Umfeld deutlich schnellere und bessere sprachliche Funktionen als Kinder mit Autismus.

Rett-Syndrom (F84.2). Tritt fast nur bei Mädchen auf, erworbene Fähigkeiten gehen verloren und typische psychomotorische Entwicklungsstörungen treten auf. Molekulargenetische Identifikation in den meisten Fällen möglich (Mutation des MECP2-Gens)

Sonstige desintegrative Störungen des Kindesalters (F84.3) bzw. Hellersche Demenz. Bis zum Alter von mindestens 2 Jahren liegt eine normale Entwicklung vor, der Verlust erworbener Fähigkeiten differenziert diese Störung vom Autismus.

Fragiles X-Syndrom. Die Differenzierung vom Autismus ist durch molekulargenetische Untersuchungen eindeutig möglich. Nur etwa 1% der Kinder mit Autismus zeigen auch ein Fragiles X-Syndrom.

Tuberöse Hirnsklerose. Der Ausschluss ist durch spezifische Untersuchungsmethoden (Hautdiagnostik bzw. bildgebende Verfahren) möglich.

Phenylketonurie. Hierbei ist der Nachweis des gestörten Phenylalaninabbaus erforderlich.

Frühkindliche schizophrene Psychose. Die hierbei auftretenden Wahnsymptome, Halluzinationen oder Verschlechterung des erlangten Niveaus fehlen beim Autismus.

Schizoide Persönlichkeitsstörung. Die Differentialdiagnose gegenüber dem Asperger-Syndrom ist schwierig (eine weit in die frühe Kindheit zurückführende klare Anamnese mit Auffälligkeiten entsprechend den Leitlinien autistischer Störungen schließt eine Persönlichkeitsstörung aus).

Mutismus und Angstsyndrome. Im Vergleich zum Autismus finden sich wesentlich bessere soziale Wahrnehmung, Bindungs- und Spielverhalten bzw. deutlich bessere averbale Reaktivitäten von Mimik, Gestik und Blickkontakt; die Situationen, in denen Auffälligkeiten gezeigt werden, sind selektiv, z.B. unauffälliger Gebrauch der Sprache bei mutistischen Kindern in vertrauter Umgebung.

Perinatalschäden und neurologische Dysfunktion. Sie sind zwar häufige Begleiterscheinungen des Autismus als eine Folge der genetischen Prädispostion, aber relativ unabhängig von der Ausprägung der Kernsymptomatik des Autismus.

2.7
Entbehrliche Diagnostik

- Außer bei schwerer geistiger Behinderung sind weiterführende Stoffwechseluntersuchungen nicht empfehlenswert
- Eine psychodynamische Untersuchung mit dem Ziel, „Ursachenforschung" zur Identifikation pathogener Erziehungseinflüsse und Schuldzuweisung zu betreiben (z.B. mangelnde Eltern-Kind-Beziehung), ist absolet.

2 Störungsspezifische Diagnostik

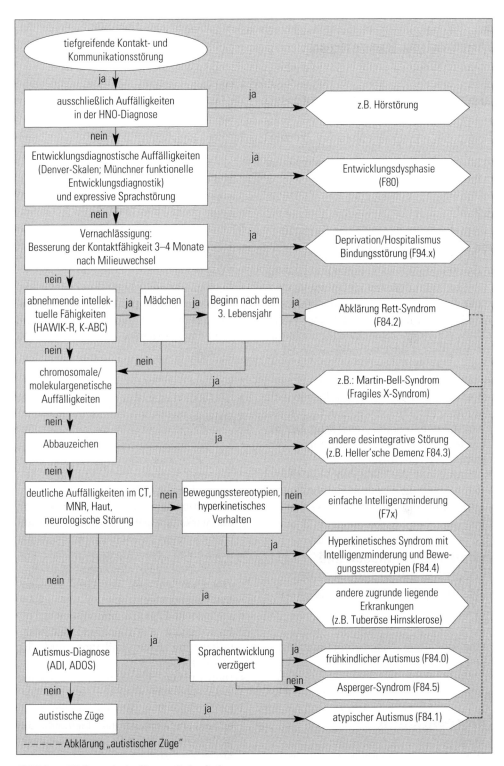

Abbildung 30: Synopsis der Diagnostik des Autismus

3 Multiaxiale Bewertung

3.1 Identifizierung der Leitsymptome

- Kriterien der Diagnose eines Autismus entsprechend den Leitsymptomen
- Bewertung der häufigen Begleitsymptome und der Komorbidität.

3.2 Identifizierung weiterer Symptome und Belastungen

- Die Eigenheiten der Sprache (Achse II), der intellektuellen Defizite (Achse III), ferner der häufigen neurologischen Defizite und des Anfallsgeschehens (Achse IV)
- Bei schwerer intellektueller Behinderung (IQ<35) stark vermehrter Anteil organischer Ursachen
- Abnorme psychosoziale Situationen (Achse V) komplizieren die Problematik autistischer Kinder wesentlich, z.B. unvollständige Familie, elterliche Disharmonie, „Sündenbock"-Zuordnung, überprotektive Haltungen
- Das Ausmaß der Pflegeprobleme (Achse VI) belastet die Familie in einem außergewöhnlichen Maß.

3.3 Differentialdiagnosen und Hierarchie der diagnostischen und therapeutischen Vorgehensweise

Siehe Abbildung 29 und Abbildung 30.

4 Interventionen

- Eine kausale Behandlung autistischer Störungen ist bislang nicht möglich
- Die Behandlung kann die Interaktionsfähigkeit, Selbständigkeit und Anpassung an die Anforderungen des Alltags erheblich verbessern
- Die Behandlung muss so früh als möglich beginnen und über längere Zeiträume durchgeführt werden
- Die vom Kind ausgehende Kontaktstörung, das nicht adäquate Reagieren auf Kontaktversuche der Mütter verlangen eine ausführliche Aufklärung der Eltern über Art und Schwere der Erkrankung
- Eine genaue Analyse der vorhandenen zusätzlichen Entwicklungsdefizite soll den Eltern gesondert dargestellt werden können
- Eine medikamentöse, zusätzliche Behandlung ist im Einzelfall wirksam gegen komorbide Symptome (Selbst- und Fremdaggressionen, Zwänge, Hyperaktivität).

4.1 Auswahl des Interventions-Settings

- Entscheidungskriterien für ambulantes, teil- oder vollstationäres Setting nach Art und Schweregradausbildung und Beschulungsmöglichkeit
- Die frühzeitige Entlastung der Familie und wirksame Unterstützung der Hauptbezugsperson müssen ein wesentlicher Bestandteil des Therapieplanes sein (Überforderungsreaktionen, Belastungen auch anderer Familienmitglieder, z.B. Geschwister)
- Die gezielte Therapie bezieht sich auf die Entwicklung der sozialen Wahrnehmung, der Kommunikation und der Sprachförderung
- Dem Einsatz verhaltenstherapeutischer Techniken (verstärkerorientiertes Training, Üben von Alltagssituationen anhand von Spielmaterial, Elemente des Rollenspieles) kommt ein besonderer Stellenwert zu.

Tabelle 6:
Algorithmus der die Diagnose konstituierenden Symptome des Autismus (nach ICD-10, DSM-IV und dem ADI-R). (**Bereiche** und *Untergliederungen*)

A	**Auffällige/beeinträchtigte Entwicklung bis einschließlich 36. Lebensmonat**

B1 Qualitative Auffälligkeit der gegenseitigen sozialen Interaktion

B1a *Unfähigkeit, nichtverbales Verhalten zur Regulation sozialer Interaktionen zu verwenden*
(Mangel an direktem Blickkontakt, sozialem Lächeln/eingeschränkte Mimik)

B1b *Unfähigkeit, Beziehungen zu Gleichaltrigen aufzunehmen*
(keine Phantasiespiele mit Gleichaltrigen/fehlendes Interesse an anderen Kindern/fehlende Reaktion auf die Annäherungsversuche anderer Kinder/Mangel an Gruppenspiel mit Gleichaltrigen oder Freundschaften/Unangemessenheit eines Gesichtsausdrucks/Unangemessenheit sozialer Reaktionen)

B1c *Mangel an sozio-emotionaler Gegenseitigkeit*
Unfähigkeit, Beziehungen zu Gleichaltrigen aufzunehmen (keine Phantasiespiele mit Gleichaltrigen/fehlendes Interesse an anderen Kindern/fehlende Reaktion auf die Annäherungsversuche anderer Kinder/Mangel an Gruppenspiel mit Gleichaltrigen oder Freundschaften/Unfähigkeit, jemandem Trost zu spenden/der Körper einer anderen Person wird zur Verständigung benutzt)

B1d *Mangel, Freude mit anderen zu teilen*
(das Kind zeigt kaum Aufmerksamkeit und nimmt kaum Angebote wahr, etwas mit jemandem zu teilen/teilt keine Bedürfnisse oder Vergnügen mit anderen)

B2 Qualitative Auffälligkeit der Kommunikation/Sprache

B2a *Mangel oder Verzögerung der gesprochenen Sprache und fehlende Kompensation durch Gestik, Mimik*
(das Kind hat Schwierigkeiten, auf etwas zu deuten, um Interesse zu bekunden/zeigt kaum konventionelle, zielgerichtete Gesten, wie Nicken oder Kopfschütteln)

B2b *Relative Unfähigkeit, einen sprachlichen Austausch zu beginnen oder aufrechtzuerhalten*
(kaum soziales Lautieren oder Plappern als Kleinstkind/stark verminderte wechselseitige Konversation)

B2c *Stereotype und repetitive Verwendung der Sprache und/oder idiosynkratischer Gebrauch von Worten oder Phrasen*
(verzögerte Echolalie, stereotype Lautäußerungen/unangemessene Fragen oder Fragestellungen/Pronominalumkehr/Neologismen und bizarre Neubildungen von Ausdrücken)

B2d *Mangel an variierenden spontanen „so tun als ob"-Spielen oder (bei kleinen Kindern) im sozialen Imitationsspiel*
(beim Imitieren von Handlungen, phantasievollem Spiel, imitierendem sozialem Spiel)

B3 Begrenzte, repetitive und stereotype Verhaltensmuster

B3a *Umfassende Beschäftigung mit stereotypen und begrenzten/Spezialinteressen*
(Spezialinteressen/ungewöhnliche und sehr häufige Beschäftigungen)

B3b *offensichtlich zwanghaftes Festhalten an nichtfunktionalen Handlungen oder Ritualen*
(Wortrituale/Zwangshandlungen)

B3c *Stereotype und repetitive motorische Manierismen*
(Hand- und Fingermanierismen)

B3d *Vorherrschende Beschäftigung mit Teilobjekten oder nichtfunktionalen Elementen von Sachen*
(repetitiver Gebrauch von Objekten/ungewöhnliche sensorische Interessen)

C	**Das klinische Bild kann nicht durch andere Erkrankungen erklärt werden.**

4.2
Hierarchie der Behandlungsentscheidung und Beratung

Grundsätzliche Vorgehensweisen
- Aufklärung der Eltern über begrenzte Ziele der Behandlung (keine Heilung, aber Verbesserung der Symptomatik erreichbar, keine Verselbständigung bei geistiger Behinderung, fragliche bei besseren intellektuellen Fähigkeiten)
- Kognitive Verhaltensmodifikation bei den begabteren autistischen Patienten zur Verbesserung der Selbstkontrolle und der Kontaktfähigkeit (z.B. Therapieprogramme, die auf den Abbau von „Theory of Mind"-Defiziten abzielen) (IV)
- Verhaltenstherapie und Aufbau sozialer Kompetenzen können die Kommunikation verbessern und exzessives, störendes Verhalten abbauen (z.B. Modifikationsprogramme nach Lovaas) (I)
- Förderung der Selbständigkeit im lebenspraktischen Alltagsbereich, im Spielverhalten unter Betonung von Interaktionselementen (z.B. Instruktionssysteme wie TEACCH) (II)
- Verbesserung der sozialen Fertigkeiten und der Kommunikationsfähigkeiten durch Aktivitäten mit „Peers" (Gleichaltrigen) (IV)
- In der Behandlung sollen nicht mehr als ein oder zwei Ziele gleichzeitig therapeutisch angegangen werden.

Besonderheiten: Sprachaufbau
- Sprachlicher Aufbau gemäß der Einsicht in die soziale Bedeutung sprachlicher Elemente (Zerlegung in Einzelelemente sozialer Handlung und sprachliches Kommentieren für das Kind im sozialen Kontext) (IV)
- Förderung des Sprachverständnisses wie auch aktives Sprechen mit Aufforderungen an das autistische Kind, Alltagsaufforderungen auch nachzukommen (IV)
- Eine Sprachanbahnung nach dem 8. Lebensjahr zu erreichen ist unwahrscheinlich, wenn bis zu diesem Zeitraum keine sinnvollen Wortbildungen erfolgt sind.

Ergänzende Pharmakotherapie (I/II)
- Behandlung mit Psychopharmaka richtet sich eher nach der Komorbidität (Stimulantien bei Hyperaktivität und Konzentrationsproblemen, atypische Neuroleptika zur Verminderung der Aggressivität, Serotonin-Wiederaufnahmehemmer zur Verminderung der Impulsivität und von Ritualisierungen, ferner Lithium zum Stimmungsausgleich/Verminderung von Aggressionszuständen, bei Anfallsleiden Antiepileptika).

Besonderheiten der Komorbidität, ergänzende Maßnahmen
- Krankengymnastik zur Behandlung motorischer Defizite (V)
- Sensorische, (auditive, visuelle) und motorische Integrationsbehandlung zur Besserung der Wahrnehmungsfähigkeit nur in Einzelfällen sinnvoll (allerdings in enger Verbindung mit dem Aufbau von Interaktionen)
- Bei exzessiven Auto- und Fremdaggressionen kann die Festhaltetherapie in moderater Form sinnvoll sein zur Unterbrechung aggressiven Verhaltens
- Musiktherapie oder Reittherapie können zur weiteren Kontaktaufnahme eingesetzt werden; sie verbessern die Primärsymptomatik aber nicht.

4.3
Besonderheiten bei ambulanter Behandlung

- Eine alleinige ambulante, individuelle Therapie ohne Einbeziehung der Bezugspersonen und Einwirkung auf andere Situationen (Kindergarten, Schule) ist nicht sinnvoll, weil bei Autismus ein situationsübergreifender Transfer neuer Verhaltensweisen kaum stattfindet.

4.4
Besonderheiten bei teilstationärer Behandlung

- Bevorzugte Therapieform am Beginn der Behandlung
- Modulierung neuer Fähigkeiten muss parallel in der familiären Umgebung zu den therapeutischen Interventionen im teilstationären Bereich geschehen (autistische Personen können neue Erfahrungen in einer spezifischen Situation kaum auf eine andere übertragen).

4.5
Besonderheiten bei stationärer Behandlung

- Stationäre Therapie bei erheblicher Selbst- und Fremdaggression, Stereotypien und Ritualen oder bei Überforderung der Familie.

4.6
Jugendhilfe- und Rehabilitationsmaßnahmen

- Zuständigkeit der Sozialhilfe (Frühförderung, Unterbringung) wegen Mehrfachbehinderung (seelisch und geistig) und chronischem Verlauf
- Die berufliche Eingliederung verlangt eine sorgfältige klientennahe Betreuung durch strukturierte/schrittweise aufgebaute Arbeitsaufträge und (kurze, erneute) Anleitungen (täglich)
- Erhebliche depressive Reaktionen durch Einsicht in die eigene Isolation und das Anderssein von autistischen Personen macht häufig eine Aufnahme in eine Gemeinschaft Gleichaltriger in beschützenden Institutionen notwendig.

4.7
Entbehrliche Therapiemaßnahmen

- Kontraindiziert sind psychodynamische, aufdeckende Vorgehensweisen (III)
- Das Hörtraining nach Tomatis, Trainingsmethoden nach Delacato, skotopisches Sensitivitätstraining, Haltetherapie, Tiertherapien (Pferde, Delphine) entziehen sich bisher einer Validierung, die Gestützte Kommunikation ist weitestgehend unwirksam (II). Einige dieser Methoden können individuell motivierend wirken, ohne verbessernden Einfluss auf die Kernsymptomatik zu nehmen
- Unwirksam sind ferner Therapien durch Gaben von Sekretin, hochdosierte Vitamine (z.B. Megadosen von Vitamin B) oder Spurenelemente
- Der Versuch einer Sprachanbahnung bei nichtsprechenden autistischen Personen nach dem 8. Lebensjahr ist nicht sinnvoll, da es unwahrscheinlich ist, dass Kinder, die bis dahin keine sinnvollen Worte sprechen können, noch funktionale Sprache entwickeln (IV).

5
Literatur

AMIR RE, VAN DEN VEYVER IB, WAN M, TRAN CQ, FRANCKE U, ZOGHBI HY: Rett syndrome is caused by mutations in X-linked MECP2, encoding methyl-CpG-binding protein 2. Nature Genetics 23 (1999) 185–188

BÖLTE S, CRECELIUS K, POUSTKA F: Der Fragebogen über Verhalten und soziale Kommunikation: Psychometrische Eigenschaften eines Autismus-Screening-Instruments für Forschung und Praxis. Diagnostica 46 (2000) 149–155

BUITELAAR JK, WILLEMSEN-SWINKELS SHN: Medication in subjects with autism spectrum disorders. European Child an Adolescent Psychiatry 9 Suppl 1 (2000) 185–197

DAWSON G: The search for autism's roots. Nature 411 (2001) 882–884

CHAKRABARTI S, FOMBONNE E: Pervasive developmental disorders in preschool children. The Journal of the American Medical Association, 285 (2001) 3093–3099

HOWLIN P, GOODE S: Outcome in adult life for people with autism and Asperger's syndrome. In: VOLKMAR FR (Hrg.): Autism and pervasive developmental disorders. Cambridge: Cambridge University Press, 1998, 209–241

JACOBSON JW, MULICK JA, SCHWARTZ AA: A history of facilitated communication. American Psychologist 9 (1995) 750–765

LAURITSEN M, EWALD H: The genetics of autism. Acta Psychiatrica Scandinavica 103 (2001) 411–427

LORD C: Diagnostic instruments in autism spectrum disorders. In: COHEN DJ, VOLKMAR FR (Hrg.): Handbook of autism and pervasive developmental disorders. New York: Wiley, 1997, 460–483

LOVAAS OI: Behavioral treatment and normal educational and intellectual function in young autistic children. Journal of Consulting and Clinical Psychology 55 (1987) 3–9

OZONOFF S, CATHART K: Effectiveness of a home program intervention for young children with autism. Journal of Autism and Developmental Disorders 28 (1998) 25–32

POUSTKA F, LISCH S, RÜHL D, SACHER A, SCHMÖTZER G, WERNER K: The standardized diagnosis of autism: Autism Diagnostic Interview-Re- vised: Interrater Reliability of the German Form of the ADI-R. Psychopathology 29 (1996) 145–153

POUSTKA F: Neurobiology of autism. In: VOLKMAR FR (Hrg.): Autism and Pervasive Developmental Disorders. Cambridge: Cambridge University Press, 1998, 130–168

Bearbeitet dieser Leitlinie:
Fritz Poustka, Gabriele Schmötzer, Dorothea Rühl, Bettina Bieber-Martin, Sven Bölte, Hedwig Amorosa, Wilhelm Rotthaus

Hyperkinetische Störungen (F90)

1 Klassifikation

1.1 Definition

Hyperkinetische Störungen sind durch ein durchgehendes Muster von Unaufmerksamkeit, Überaktivität und Impulsivität gekennzeichnet, das in einem für den Entwicklungsstand des Betroffenen abnormen Ausmaß situationsübergreifend auftritt. Die Störung beginnt vor dem Alter von 6 Jahren und sollte in mindestens zwei Lebensbereichen/Situationen (z.B. in der Schule, in der Familie, in der Untersuchungssituation) konstant auftreten.

1.2 Leitsymptome

Leitsymptome sind Unaufmerksamkeit (Aufmerksamkeitsstörung, Ablenkbarkeit), Überaktivität (Hyperaktivität, motorische Unruhe) und Impulsivität. Nach ICD-10 (klinische Kriterien) müssen sowohl Unaufmerksamkeit als auch Überaktivität vorliegen. Die Forschungskriterien verlangen das Vorliegen von Unaufmerksamkeit, Überaktivität und Impulsivität.

1.3 Schweregradeinteilung

Vermutlich handelt es sich um ein kontinuierlich verteiltes Merkmal. Der im DSM-IV beschriebene vorherrschend unaufmerksame Subtypus scheint eine weniger stark ausgeprägte Variante der Störung zu sein. Generell lässt sich der Schweregrad an der Intensität der Symptomatik, an dem Grad der Generalisierung in verschiedenen Lebensbereichen (Familie, Kindergarten/Schule, Freizeitbereich) und an dem Grad bemessen, in dem die Symptomatik nicht nur in fremdbestimmten Situationen (z.B. Schule, Hausaufgaben), sondern auch in selbstbestimmten Situationen (Spiel) auftritt.

1.4 Untergruppen

Hinsichtlich der Klassifikation von Subtypen konnte noch kein Konsens gefunden werden. Nach DSM-IV lassen sich hyperkinetische Störungen (Aufmerksamkeitsdefizit-/Hyperaktivitätsstörungen) wie folgt unterteilen:

- Vorherrschend unaufmerksamer Subtypus
- Vorherrschend hyperaktiv-impulsiver Subtypus
- Gemischter Subtypus.

Bei Jugendlichen und Erwachsenen, die nicht mehr alle notwendigen Symptome zeigen, kann die Diagnose nach DSM-IV durch den Zusatz „in partieller Remission" spezifiziert werden.

ICD-10 macht die Unterscheidung
- Einfache Aktivitäts- und Aufmerksamkeitsstörung (F90.0)
- Hyperkinetische Störung des Sozialverhaltens (F90.1), bei der sowohl die Kriterien für eine hyperkinetische Störung als auch für eine Störung des Sozialverhaltens erfüllt sind.

Diese Kombinationsdiagnose wird durch die Häufigkeit begründet, mit der beide

Störungen gemeinsam auftreten, und mit der im Vergleich zur einfachen Aktivitäts- und Aufmerksamkeitsstörung vermutlich ungünstigeren Prognose.

1.5 Ausschlussdiagnose

- Wenn bei Patienten mit Intelligenzminderung hyperkinetische Symptome vorliegen, dann müssen diese deutlich stärker ausgeprägt sein, als dies bei Menschen mit diesem Grad an Intelligenzminderung üblicherweise der Fall ist. Bei Patienten mit einem IQ unter 50 und extremer Unruhe sowie repetitivem Verhalten muss die Diagnose einer überaktiven Störung mit Intelligenzminderung und Bewegungsstereotypien (F84.4) erwogen werden
- Tiefgreifende Entwicklungsstörung (F84)
- Weitere Ausschlussdiagnosen siehe Entscheidungsbaum für die Diagnose hyperkinetischer Störungen (s. Abb. 31).

2 Störungsspezifische Diagnostik

2.1 Symptomatik

Exploration der Eltern und des Kindes/Jugendlichen. Je älter das Kind ist, um so stärker wird es in die Exploration einbezogen. Die Informationen der Eltern sind jedoch meist zuverlässiger.
- Auftreten der Leitsymptome Hyperaktivität, Impulsivität und Aufmerksamkeitsstörung
- Häufigkeit, Intensität und situative Variabilität der Symptomatik (z.B. Symptomatik in der Familie, bei fremdbestimmten oder bei selbstbestimmten Aktivitäten, Symptomatik im Kindergarten bzw. in der Schule)

- Elternfragebogen und (für ältere Kinder und Jugendliche) Selbsturteilsfragebogen zur Erfassung von hyperkinetischer Symptomatik können nützlich sein.

Informationen vom Kindergarten/von der Schule mit Einverständnis der Eltern (telefonisch, direkter Kontakt, Berichte oder Fragebogen)
- Auftreten der Leitsymptome Hyperaktivität, Impulsivität und Aufmerksamkeitsstörung
- Häufigkeit, Intensität und situative Variabilität der Symptomatik
- Informationen der Eltern über das Verhalten des Kindes im Kindergarten bzw. in der Schule sind in der Regel nicht ausreichend.

Verhaltensbeobachtung des Kindes/Jugendlichen während der Exploration sowie während körperlicher und psychologischer Untersuchungen hinsichtlich des Auftretens hyperkinetischer Symptomatik (Symptome der hyperkinetischen Störung müssen jedoch nicht unbedingt beobachtbar sein).

2.2 Störungsspezifische Entwicklungsgeschichte

Exploration der Eltern
- Ungünstige Temperamentsmerkmale im Säuglingsalter (nicht notwendigerweise vorhanden)
- Beginn der Leitsymptome der hyperkinetischen Störung (muss vor dem Alter von 6 Jahren liegen)
- Verlauf der Symptomatik (konstant, fluktuierend, Beeinflussung durch andere Belastungen)

Informationen vom Kindergarten bzw. der Schule über den Störungsverlauf soweit beurteilbar.

2 Störungsspezifische Diagnostik

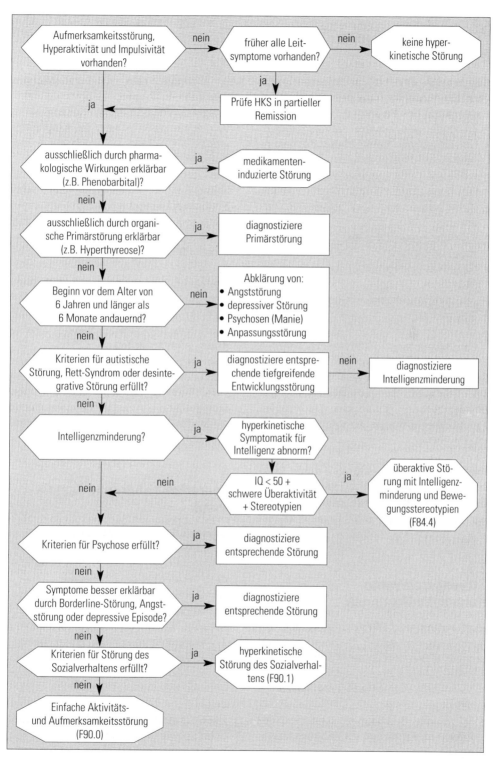

Abbildung 31: Entscheidungsbaum für die Diagnose hyperkinetischer Störungen

2.3
Psychiatrische Komorbidität und Begleitstörung

Exploration der Eltern, Informationen vom Kindergarten/von der Schule und Exploration des Patienten
- Störungen des Sozialverhaltens
- Umschriebene Entwicklungsstörungen, schulische Leistungsdefizite und Hinweise auf Teilleistungsschwächen
- Hinweise auf Intelligenzminderung (Lernbehinderung oder geistige Behinderung)
- Tic-Störungen (einschl. Tourette-Störung)
- Negatives Selbstkonzept oder depressive Störungen
- Angststörungen (insbesondere Leistungsängste)
- Beeinträchtigte Beziehungen zu Familienmitgliedern, zu Erziehern/Lehrern und zu Gleichaltrigen.

Die häufigste psychiatrische Komorbidität sind Störungen des Sozialverhaltens und umschriebene Entwicklungsstörungen. Emotionale Störungen werden am häufigsten übersehen.

Intelligenz-, Entwicklungs- und Leistungsdiagnostik zur Abklärung von Intelligenzminderung, umschriebenen Entwicklungsstörungen oder Lernstörungen, soweit indiziert (s. Kap. 2.5).

2.4
Störungsrelevante Rahmenbedingungen

Exploration der Eltern hinsichtlich abnormer psychosozialer Bedingungen und familiärer Ressourcen, insbesondere:
- Inkonsistentes Erziehungsverhalten
- Mangelnde Wärme in den familiären Beziehungen
- Spezifische Bewältigungsstrategien der Eltern in kritischen Erziehungssituationen

- Störungskonzepte der Eltern, ihre Therapieerwartungen und ihre Bereitschaft zur aktiven Mitarbeit.

Informationen vom Kindergarten/von der Schule
- Integration des Kindes in die Gruppe
- Belastende Bedingungen im Kindergarten/in der Schule (z.B. Klassengröße, Anteil verhaltensauffälliger Kinder)
- Ressourcen im Kindergarten/in der Schule (z.B. Kleingruppenunterricht, Kleingruppenbeschäftigung)
- Störungskonzepte der Erzieher/Lehrer, ihre Therapieerwartungen und ihre Bereitschaft zur aktiven Mitarbeit.

Körperliche Untersuchung des Patienten
- Eine orientierende internistische und neurologische Untersuchung sollte durchgeführt werden
- Kontakt und Kooperation mit Haus- und/oder Kinderarzt
- Durchführung von Hör- und Sehtests, falls indiziert
- Andere medizinische Untersuchungen, falls indiziert.

2.5
Apparative, Labor- und Testdiagnostik

Testpsychologische Diagnostik
- Zumindest eine orientierende Intelligenzdiagnostik wird bei allen Schulkindern empfohlen
- Bei Schulkindern ist immer dann eine ausführliche testpsychologische Untersuchung der Intelligenz und schulischer Teilleistungen notwendig, wenn Hinweise auf Leistungsprobleme (Noten, Klassenwiederholung, Sonderbeschulung) oder schulische Unterforderung vorliegen
- Bei Vorschulkindern wird eine ausführliche Entwicklungsdiagnostik wegen der hohen Komorbiditätsraten von Entwicklungsstörungen und wegen der meist

fehlenden zuverlässigen Angaben zum Entwicklungsstand grundsätzlich empfohlen.

Apparative Labordiagnostik. Zu achten ist auf mögliche begleitende körperliche Erkrankungen, z.B. Störungen des Schilddrüsenstoffwechsels sowie akute und chronische zerebrale Erkrankungen, die durch eine EEG-Ableitung ausgeschlossen werden sollten.

2.6
Weitergehende Diagnostik und Differentialdiagnostik

Exploration der Eltern, des Patienten und Informationen vom Kindergarten bzw. der Schule sowie Beobachtung in der Untersuchungssituation
- Störung des Sozialverhaltens (kann auch komorbide Störung sein)
- Intelligenzminderung in Form von Lernbehinderung oder geistige Behinderung (kann auch komorbide Störung sein)
- Tiefgreifende Entwicklungsstörung
- Borderline-Persönlichkeitsstörung (im Jugendalter; kann auch komorbide Störung sein)
- Depressive Episode oder Dysthymia (kann auch komorbide Störung sein)
- Panikstörung oder generalisierte Angststörung
- Manische Episode (v.a. im Jugendalter)
- Schizophrene Störung (v.a. im Jugendalter)
- Medikamenteneffekte, z.B. von Antiasthmatika, Phenobarbital, Antihistaminika, Steroiden, Sympathomimetika
- Organische/neurologische Primärstörung, z.B. Epilepsie (z.B. Petit mal), Hyperthyreose, Migräne (kann auch komorbide Störung sein)
- Desorganisierte, chaotische Familienverhältnisse; Misshandlung oder massive Vernachlässigung des Kindes, biopsychosoziale Belastungen; neurotoxische Substanzen in der Umgebung des Kindes/Jugendlichen (können auch komorbide Bedingungen sein).

2.7
Entbehrliche Diagnostik

Entfällt.

3
Multiaxiale Bewertung

3.1
Identifizierung der Leitsymptome

Zusammenfassung der diagnostischen Ergebnisse und Überprüfung des situationsübergreifenden Vorliegens der Leitsymptome Aufmerksamkeitsstörung, Hyperaktivität und Impulsivität. Sind auch die Kriterien für eine Störung des Sozialverhaltens erfüllt, dann wird eine hyperkinetische Störung des Sozialverhaltens (F90.1) diagnostiziert.

3.2
Identifizierung weiterer Symptome und Belastungen

Feststellung von umschriebenen Entwicklungsstörungen, von Intelligenzminderung, von organischen Erkrankungen, von begleitenden abnormen psychosozialen Bedingungen und Beurteilung der psychosozialen Anpassung.

3.3
Differentialdiagnosen und Hierarchie des diagnostischen und therapeutischen Vorgehens

Siehe Abbildung 31.

4 Interventionen

4.1 Auswahl des Interventions-Settings

Die Behandlung kann meist ambulant durchgeführt werden. Eine stationäre oder teilstationäre Therapie kann in folgenden Fällen indiziert sein:
- Bei besonders schwer ausgeprägter hyperkinetischer Symptomatik
- Bei besonders schwer ausgeprägten komorbiden Störungen (z.B. Störungen des Sozialverhaltens)
- Bei mangelnden Ressourcen in der Familie oder im Kindergarten bzw. in der Schule oder besonders ungünstigen psychosozialen Bedingungen
- Nach nicht erfolgreicher ambulanter Therapie.

4.2 Hierarchie der Behandlungsentscheidung und Beratung

Ansatzpunkte einer multimodalen Behandlung
Die Behandlung wird in der Regel als multimodale Behandlung durchgeführt.

Die multimodale Behandlung der hyperkinetischen Symptomatik kann folgende Interventionen umfassen:
- Aufklärung und Beratung (Psychoedukation) der Eltern, des Kindes/Jugendlichen und des Erziehers bzw. des Klassenlehrers (wird immer durchgeführt)
- Elterntraining (auch in Gruppen) und Interventionen in der Familie (einschl. Familientherapie) zur Verminderung der Symptomatik in der Familie
- Interventionen im Kindergarten/in der Schule (einschl. Platzierungs-Interventionen) zur Verminderung der Symptomatik im Kindergarten/in der Schule
- Kognitive Therapie des Kindes/Jugendlichen (ab dem Schulalter) zur Verminderung von impulsiven und unorganisierten Aufgabenlösungen (Selbstinstruktionstraining) oder zur Anleitung des Kindes/Jugendlichen zur Modifikation des Problemverhaltens (Selbstmanagement)
- Pharmakotherapie zur Verminderung hyperkinetischer Symptome in der Schule (im Kindergarten), in der Familie oder in anderen Umgebungen
- Außerdem können diätetische Behandlungen (oligoantigene Diät (II)) hilfreich sein. Weitere Studien sind jedoch notwendig, um die Wirksamkeit und die Indikation dieser Intervention genauer abschätzen zu können. Vermutlich ist diese Behandlung nur selten hilfreich, möglicherweise häufiger bei Kindern im Vorschulalter.

Zur Behandlung der komorbiden Störungen können ergänzend Interventionen durchgeführt werden, vor allem:
- Soziales Kompetenztraining bei sozialen Kompetenzdefiziten und aggressiven Verhaltensstörungen
- Einzel- und/oder Gruppenpsychotherapie (auf tiefenpsychologischer, nondirektiver oder verhaltenstherapeutischer Basis) zur Verminderung von geringem Selbstwertgefühl und/oder Problemen mit Gleichaltrigen
- Übungsbehandlungen zur Verminderung von umschriebenen Entwicklungsstörungen (Teilleistungsschwächen).

Multimodale Behandlung bei Schulkindern und bei Jugendlichen. Grundlage der multimodalen Behandlung ist die Aufklärung und Beratung der Eltern und des Kindes/Jugendlichen (ab dem Schulalter), die immer durchgeführt wird. Die anderen Interventionen werden bei entsprechenden Indikationen durchgeführt, die dem Entscheidungsbaum für die multimodale Therapie bei Schulkindern und Jugendlichen (s. Abb. 32) entnommen werden können:

4 Interventionen

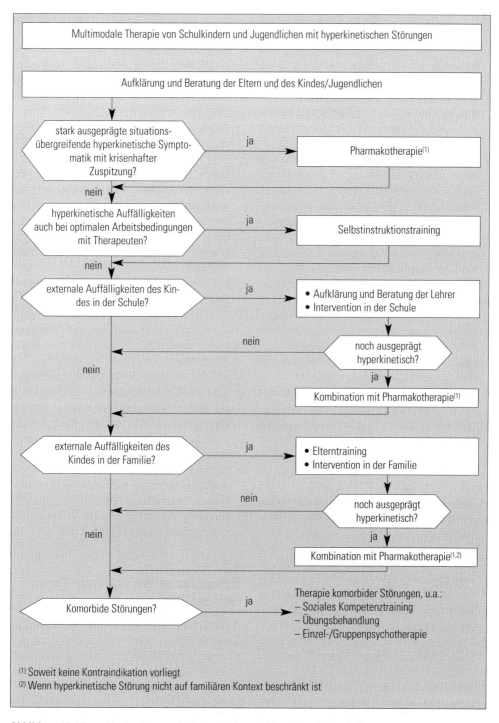

Abbildung 32: Hierarchie des therapeutischen Vorgehens bei hyperkinetischen Störungen

- Eine primäre Pharmakotherapie ist meist dann indiziert, wenn eine stark ausgeprägte, situationsübergreifende hyperkinetische Symptomatik mit einer erheblichen Beeinträchtigung des Patienten oder seines Umfeldes (z.B. drohende Umschulung in Sonderschule, massive Belastung der Eltern-Kind-Beziehung) vorliegt
- Liegt eine solche krisenhafte Zuspitzung nicht (mehr) vor und sind ausgeprägte Aufmerksamkeitsstörungen und Impulsivität auch unter optimalen Arbeitsbedingungen in der Untersuchungssituation zu beobachten, dann kann ein Selbstinstruktionstraining indiziert sein. Das Kind ist dann typischerweise nicht in der Lage, auch bei dem Angebot von attraktiven Belohnungen Hausaufgaben über eine der Klassenstufe des Kindes angemessene Zeit mit angemessenem Arbeitstempo organisiert durchzuführen. Da nicht erwartet werden kann, dass durch das Selbstinstruktionstraining die meisten Symptome in der Familie und in der Schule vermindert werden können, ist es sinnvoll, parallel Interventionen in der Familie und/oder in der Schule durchzuführen und nicht den Effekt eines isolierten Selbstinstruktionstrainings abzuwarten
- Treten hyperkinetische oder oppositionelle/aggressive (externale) Verhaltensstörungen im Unterricht auf, dann können Interventionen in der Schule (einschl. Aufklärung und Beratung der Lehrer) angezeigt sein. Sind diese Interventionen nicht (hinreichend) erfolgreich, dann kann alternativ (ergänzend) Pharmakotherapie indiziert sein
- Treten hyperkinetische oder oppositionelle/aggressive (externale) Symptome des Kindes/Jugendlichen in der Familie auf, dann können Elterntrainings mit Interventionen in der Familie angezeigt sein. Sind diese Interventionen nicht (hinreichend) erfolgreich, dann kann alternativ (ergänzend) Pharmakotherapie indiziert sein. Dies erscheint jedoch nur dann angezeigt, wenn hyperkinetische Symptome auch in der Schule auftreten. Ist das nicht der Fall, wird die Störung vermutlich durch spezifische familiäre Bedingungen aufrecht erhalten, die es durch andere Interventionen zu behandeln gilt
- Wenn Symptome sowohl in der Familie als auch in der Schule auftreten, sollten Interventionen in der Familie und in der Schule parallel durchgeführt werden, da Generalisierungen von einem Lebensbereich auf den anderen nicht von vornherein erwartet werden können
- Liegen nach der Behandlung der hyperkinetischen Symptomatik komorbide Störungen weiterhin vor, dann kann eine Behandlung dieser Störungen indiziert sein.

Multimodale Behandlung von Kindern im Vorschulalter. Bei der multimodalen Behandlung von Kindern im Vorschulalter sind folgende Abweichungen zu beachten:
- In erster Linie werden ein Elterntraining mit Interventionen in der Familie und im Kindergarten (II) sowie flankierende Maßnahmen und Platzierung in speziellen Einrichtungen durchgeführt
- Eine medikamentöse Therapie sollte erst erwogen werden, wenn diese Interventionen nicht ausreichen
- Kognitive Therapie des Kindes ist altersbedingt nicht durchführbar (II).

4.3
Besonderheiten bei ambulanter Behandlung

Aufklärung und Beratung (Psychoedukation). Die Aufklärung und Beratung der Eltern wird immer durchgeführt. Aufklärung und Beratung des Kindes kann etwa ab dem Schulalter in altersangemessener Form vorgenommen werden. Die Beratung der Erzieher bzw. der Lehrer wird mit Einverständnis der Eltern immer dann durchgeführt, wenn im Kindergarten/in der Schule behandlungsbedürftige Symptome auftreten.

Die Aufklärung und Beratung der Eltern und der Erzieher/Lehrer oder anderer wichtiger Bezugspersonen (III) umfasst:
- Information hinsichtlich der Symptomatik, der vermuteten Ätiologie und des vermutlichen Verlaufes sowie der Behandlungsmöglichkeiten
- Beratung hinsichtlich pädagogischer Interventionen zur Bewältigung konkreter Problemsituationen, insbesondere
  - durch positive Zuwendung bei angemessenem Verhalten
  - durch angemessene Aufforderungen und Grenzsetzungen in einer eindeutigen Weise
  - durch angemessene negative Konsequenzen bei auffälligem Verhalten.

Bei der Beratung der Eltern müssen die konkreten familiären Bedingungen und Belastungen berücksichtigt werden.

Die Aufklärung und Beratung des Kindes/Jugendlichen (III) wird ab dem Schulalter entsprechend dem Entwicklungsstand des Kindes/Jugendlichen durchgeführt und umfasst:
- Information hinsichtlich der Symptomatik, der vermuteten Ätiologie und des vermutlichen Verlaufes sowie der Behandlungsmöglichkeiten
- Anleitung zur Selbstbeobachtung und Selbststeuerung.

Elterntraining und Interventionen in der Familie (I) (einschl. Familientherapie) zur Verminderung externaler (hyperkinetischer/aggressiver) Symptomatik in der Familie
- Voraussetzung für die Durchführung von Elterntrainings und von Interventionen in der Familie ist die Kooperationsbereitschaft der Hauptbezugsperson sowie das Vorhandensein von Ressourcen in der Familie, die bei den Interventionen genutzt werden können
- Das Elterntraining einschl. der verhaltenstherapeutischen Interventionen in der Familie beinhaltet die Anwendung positiver Verstärkung und negativer Konsequenzen bei umschriebenem Problemverhalten in spezifischen Problemsituationen unter Einbeziehung spezieller verhaltenstherapeutischer Techniken (Token-Systeme, Verstärker-Entzug, Auszeit)
- Selbstmanagement-Interventionen (mit Selbstbeobachtung, Selbstbeurteilung und Selbstverstärkung) sollten ab dem Schulalter Bestandteil der Interventionen in der Familie sein
- Bei Störungen der familiären Beziehungen und bei Jugendlichen können familientherapeutische Interventionen (auf verhaltenstherapeutischer, struktureller, systemischer oder analytischer Basis) hilfreich sein.

Interventionen im Kindergarten/in der Schule (I) (einschl. Platzierungs-Interventionen) zur Verminderung externaler (hyperkinetischer/aggressiver) Symptomatik im Kindergarten/in der Schule
- Bei Vorschulkindern mit stark ausgeprägter Symptomatik kann eine Platzierung in einer vorschulischen Sondereinrichtung indiziert sein
- Bei Schulkindern Zusammenarbeit mit der Schule, den Schulbehörden und den Eltern bei der Platzierung des Kindes in einer Schule/Klasse, die der grundlegenden schulischen Leistungsfähigkeit des Kindes entspricht. Eine Sonderbeschulung ist jedoch nicht grundsätzlich notwendig
- Interventionen im Kindergarten/in der Schule auf verhaltenstherapeutischer Basis setzen Kooperation der Erzieher bzw. des Lehrpersonals sowie Ressourcen voraus, die durch die Interventionen aktiviert werden können
- Verhaltenstherapeutische Interventionen im Kindergarten/in der Schule beinhalten die Anwendung positiver Verstärkung und negativer Konsequenzen bei

umschriebenem Problemverhalten in spezifischen Problemsituationen unter Einbeziehung spezieller verhaltenstherapeutischer Techniken (Token-Systeme, Response-Cost, Auszeit)
- Selbstmanagement-Interventionen (mit Selbstbeobachtung, Selbstbeurteilung und Selbstverstärkung) sollten ab dem Schulalter Bestandteil der Interventionen in der Schule sein.

Kognitive Therapie des Kindes/Jugendlichen (II) zur Verminderung von impulsiven und unorganisierten Aufgabenlösungen und/oder zur Anleitung des Kindes/Jugendlichen zur Modifikation des Problemverhaltens
- Kognitive Therapie ist bei Kindern ab dem Schulalter durchführbar
- Eine ausschließliche Behandlung des Kindes/Jugendlichen mit Selbstinstruktionstraining oder Selbstmanagement-Interventionen ist im Allgemeinen nicht hinreichend erfolgversprechend.

Pharmakotherapie zur Verminderung hyperkinetischer Symptome in der Schule (im Kindergarten), in der Familie oder in anderen Umgebungen.

Wenn medikamentöse Behandlung empfohlen wird, sind die Eltern über Nutzen und Risiken der Durchführung und Unterlassung der medikamentösen Therapie zu informieren. Die Information sollte folgende Aspekte beinhalten:
- Erwartete Veränderungen der Symptomatik
- Dosierung und Verlauf der medikamentösen Therapie
- Mögliche unerwünschte Wirkungen.

Bei medikamentöser Behandlung sind die Effekte in der Schule, zu Hause und während anderer Aktivitäten des Kindes zu kontrollieren. Das Kind ist als aktiver Teilnehmer in diesen Prozess einzubinden.

Psychostimulanzien sind im Allgemeinen die Medikation der Wahl (I). Absolute Kontraindikationen liegen nicht vor. Als relative Kontraindikationen, vor allem für eine initiale Behandlung, gelten:
- Anfallsleiden oder reduzierte Hirnkrampfschwelle
- Vorhandene Tic-Symptomatik beim Kind/Jugendlichen oder Familienanamnese einer Tic-Störung
- Medikamentenmissbrauch/Drogenmissbrauch im unmittelbaren Umfeld des Kindes/Jugendlichen oder durch den Jugendlichen selbst.

Bei einer Stimulanzientherapie zur Verminderung hyperkinetischer Symptome in der Schule erfolgt die Gabe nur an Schultagen. Erfolgt die Medikation auch zur Verminderung hyperkinetischer Symptome in der Familie, dann können täglich mehrfache Gaben, auch an Wochenenden, notwendig sein. Eine Stimulanzienbehandlung kann auch während der Ferienzeit indiziert sein, wenn hierdurch die soziale Integration des Kindes in die Familie oder in die Gleichaltrigengruppen gewährleistet wird und keine Wachstumsverzögerungen auftreten. Mehrfache Gaben pro Tag sind indiziert, wenn längere Tagesabschnitte abgedeckt werden sollen oder wenn Rebound-Phänomene auftreten. Retard-Präparate können für eine kontinuierliche Wirkung über längere Tagesabschnitte besser geeignet sein.
- Eine individuelle Einstellung der optimalen Dosierung ist in kontrollierten Versuchen beginnend mit niedrigen Dosen notwendig. Die Tages-Dosierungen des am häufigsten verschriebenen Stimulans Methylphenidat liegen im Allgemeinen unter 1 mg/kg Körpergewicht bzw. überschreiten auch bei Jugendlichen selten eine Tagesdosis von 60 mg. Pulsfrequenz und Blutdruck sollten kontrolliert werden.

Eine Übersicht über die Dosierungen anderer Stimulanzien kann Tabelle 7 entnommen werden. Wenn Methylphenidat nicht hinreichend wirksam ist, ist eine Behandlung mit Amphetamin (II) oder Fenetyllin (IV) angezeigt.

Tabelle 7:
Dosierungsbereich für Stimulanzien bei Schulkindern

Chemische Kurzbezeichnung	Medikament	HWZ (h)	mg/kg KG	Dosierung / Tag ca.	Anzahl der Einzelgaben
Methylphenidat	Ritalin Medikinet (10 mg Tabl.)	2,5	0,5–1,0	10 – 40 mg	1–3
D-L-Amphetamin*	Amphetaminsaft	5– 8	0,1–0,5	5 – 20 mg	1–3
Fenetyllin	Captagon (50 mg Tabl.)	5– 8	0,5–1,5	12,5–100 mg	1–2
Pemolin**	Tradon (20 mg Tabl.)	8–12	0,5–2,0	20 –100 mg	1

* in Deutschland nur als d/l Amphetamin verschreibbar
** Pemolin darf wegen vereinzelt in den USA beschriebener schwerer Leberschäden nun unter besonderen Auflagen verschrieben werden (siehe Text).

Die Wirksamkeit von Pemolin ist belegt (II). Doch darf die Substanz wegen vereinzelter Fälle von schwerer Leberschädigung nur von einem Facharzt für Kinder- und Jugendpsychiatrie verschrieben werden, nachdem die Therapie mit Methylphenidat und mit Amphetamin bzw. Fenetyllin erfolglos war und andere Behandlungsformen allein nicht ausreichend sind. Pemolin darf nur bei lebergesunden Patienten mit normalen Leberfunktionswerten verschrieben werden. Zusätzlich gelten Auflagen zur Aufklärung und zur Verlaufskontrolle.

Antidepressiva (Imipramin, Desipramin) können ebenfalls in Betracht gezogen werden (II).
- Blutdruck und Pulsfrequenz sollten vor der Verschreibung von Antidepressiva überprüft werden
- Ein EKG sollte in Betracht gezogen werden, wenn Beeinträchtigungen kardialer Funktionen vorliegen könnten
- Eine EKG-Überwachung sollte durchgeführt werden, wenn die Tagesdosis 3,5 mg/kg KG übersteigt
- Die Bestimmung von Serumspiegeln kann hilfreich sein, wenn Hinweise auf Toxizität und/oder mangelnde Medikamenten-Compliance vorliegen.

Die Risiken von *Neuroleptika* sind im Allgemeinen größer als ihr Nutzen bei der Behandlung hyperkinetischer Störungen, deshalb ist eine Behandlung mit Neuroleptika sorgfältig abzuwägen.

Im Vorschulalter sollte die medikamentöse Therapie mit Stimulanzien eine Ausnahme darstellen und nur dann erfolgen, wenn die Symptomatik die soziale Integration des Kindes verhindert, altersnotwendige Entwicklungsschritte nicht ermöglicht und verhaltenstherapeutische Interventionen nicht hinreichend erfolgreich waren. In diesem Alter ist an eine alternative Medikation mit Antidepressiva (z.B. Imipramin) oder niederpotenten Neuroleptika (z.B. Pipamperon) zu denken.

Verlaufskontrolle
- Symptome der Aufmerksamkeitsstörung, Impulsivität und Hyperaktivität
- Schulische Leistungen und schulisches Verhalten
- Emotionale Entwicklung
- Beziehungen zu Gleichaltrigen
- Freizeitaktivitäten
- Familiäre Interaktionen und familiäre Beziehungen
- Bei medikamentöser Behandlung Kontrolle von Blutdruck, Pulsfrequenz, Körpergröße und Körpergewicht, Tics, Appetit, Affekt und anderen Nebeneffekten

- Bei Stimulanzienbehandlung ist ein- oder mehrmals pro Jahr die Durchführung kontrollierter Auslassversuche zur Überprüfung der Notwendigkeit der Weiterführung der Behandlung zu bedenken. Dies sollte in Zusammenarbeit mit Eltern und Lehrern und mit Hilfe von Verhaltensbeurteilungen erfolgen. Bei der Behandlung mit Antidepressiva sind ähnliche Überlegungen indiziert, wobei auf das systematische Ausschleichen der Medikation zu achten ist.

Besondere Aspekte. Bei Jugendlichen sind Hinweise für das Vorliegen von Störungen des Sozialverhaltens, affektiven Störungen, Drogen-/Medikamentenmissbrauch und Persönlichkeitsstörungen besonders zu beachten.

Wenn bei Jugendlichen neben der hyperkinetischen Störung auch Störungen des Sozialverhaltens oder Drogen-/Medikamentenmissbrauch vorliegen, ist die Möglichkeit in Betracht zu ziehen, dass der/die Jugendliche verschriebene Medikamente missbraucht oder verkauft. Antidepressiva können in diesem Fall die Medikamente der ersten Wahl sein.

Bei hyperkinetischen Kindern mit Ticstörungen oder bei familienanamnestisch bekannten Ticstörungen wird die Stimulanzientherapie kontrovers diskutiert, sie ist jedoch nicht absolut kontraindiziert. Initial auftretende oder sich verstärkende Tics klingen häufig nach wenigen Wochen ab (II). Ticsymptome können sich unter Stimulanzientherapie auch verbessern (II). Wenn bei einer guten Response auf Stimulanzien ausgeprägte Tics persistieren, sollte eine Kombination mit Medikamenten erwogen werden, die gegen Tics wirksam sind.

4.4
Besonderheiten bei teilstationärer Behandlung

Teilstationäre Behandlung ist indiziert bei einem ausgeprägten Schweregrad, der die familiäre und schulische Integration gefährdet. Im Rahmen der teilstationären und stationären Behandlung sind intensive Therapieansätze möglich, wobei besonders folgende Aspekte zu beachten sind:

- Mototherapie und Ergotherapie können als ergänzende Behandlung indiziert sein
- Der Transfer von Verhaltensänderungen auf das natürliche soziale Umfeld des Kindes (Familie, Schule) ist besonders zu berücksichtigen
- Beurteilung der schulischen Belastbarkeit im Kleingruppenunterricht

4.5
Besonderheiten bei stationärer Behandlung

Siehe Kapitel 4.4.

4.6
Jugendhilfe- und Rehabilitationsmaßnahmen

Bei ausgeprägten hyperkinetischen Störungen sind häufiger langfristige Hilfen notwendig, die eine Kooperation mit der Jugendhilfe erfordern und die Hilfe zur Erziehung bzw. Eingliederungshilfe entsprechend § 27 bzw. 35 a nach SGB VIII erfordern.

Der Prävention von schulischen Leistungsdefiziten und von Störungen des Sozialverhaltens sollte besondere Beachtung geschenkt werden.

4.7
Entbehrliche Therapiemaßnahmen

- Phosphatarme Diät gilt als obsolet
- Die Wirksamkeit nondirektiver oder tiefenpsychologischer Therapie zur alleinigen Behandlung der hyperkinetischen Kernsymptomatik ist nicht belegt
- Die Wirksamkeit von Mototherapie, Krankengymnastik, Psychomotorik und Ergotherapie zur alleinigen Behandlung

der hyperkinetischen Kernsymptomatik ist nicht belegt
• Die Wirksamkeit von Entspannungsverfahren (einschl. autogenem Training) bei der Behandlung der hyperkinetischen Kernsymptomatik ist nicht hinreichend belegt.

5 Literatur

AMERICAN ACADEMY OF CHILD AND ADOLESCENT PSYCHIATRY: Practice Parameter for the Use of Stimulant Medications in the Treatment of Children, Adolescents, and Adults. Journal of the American Academy of Child and Adolescent Psychiatry 41(Supplement) (2002) 26S–49S

BARKLEY RA: Attention deficit hyperactivity disorder: A handbook for diagnosis and treatment. New York: Guilford 1990

DÖPFNER M, FRÖHLICH J, LEHMKUHL G: Hyperkinetische Störungen. Leitfaden Kinder- und Jugendpsychotherapie, Band 1. Göttingen: Hogrefe 2000.

DÖPFNER M, SCHÜRMANN S, FRÖHLICH J: Therapieprogramm für Kinder mit hyperkinetischem und oppositionellem Problemverhalten (THOP), 3. veränderte Auflage. Weinheim: Psychologie Verlags Union 1997

DÖPFNER M, LEHMKUHL G: Evidenzbasierte Therapie von Kindern und Jugendlichen mit Aufmerksamkeitsdefizit-/Hyperaktivitätsstörung (ADHS). Praxis der Kinderpsychologie und Kinderpsychiatrie 51 (2002) 419–440

DUPAUL G, STONER G: ADHD in the schools. Assessment and intervention strategies. New York: Guilford 1994

STEINHAUSEN HC (Hrsg.): Hyperkinetische Störungen bei Kindern, Jugendlichen und Erwachsenen, 2, überarbeitete und erweiterte Auflage. Stuttgart: Kohlhammer 2000

Bearbeiter dieser Leitlinie:
Manfred Döpfner, Gerd Lehmkuhl

Auf den familiären Rahmen beschränkte Störung des Sozialverhaltens (F91.0)

1 Klassifikation

1.1 Definition

Muster dissozialen, aggressiven oder aufsässigen Verhaltens mit Verletzungen altersentsprechender sozialer Erwartungen, welches länger als 6 Monate besteht und auf den familiären Rahmen beschränkt ist.

Oft gleichzeitiges Vorkommen mit schwierigen psychosozialen Umständen (F91). Diese Störungen können mit einer hyperkinetischen Störung (F90) oder mit einer emotionalen Störung, vorzugsweise Depression oder Angst (F92) kombiniert sein.

Ob die auf den familiären Rahmen beschränkten Störungen des Sozialverhaltens insgesamt eine leichte Form der ganzen Gruppe der Störungen des Sozialverhaltens oder eine eigene Störung darstellen, ist nicht hinreichend geklärt.

1.2 Leitsymptome

- Deutliches Maß an Ungehorsam, Streiten oder Tyrannisieren
- Ungewöhnlich häufige oder schwere Wutausbrüche
- Grausamkeit gegenüber anderen Menschen oder Tieren
- Erhebliche Destruktivität gegenüber Eigentum
- Zündeln
- Stehlen
- Häufiges Lügen
- Weglaufen von zu Hause

Bei erheblicher Ausprägung genügt jedes einzelne der genannten Symptome für die Diagnosestellung, nicht jedoch einzelne dissoziale Handlungen.

1.3 Schweregradeinteilung

- Leicht: zusätzlich zu den für die Diagnose erforderlichen Symptomen nur wenige/keine weiteren Symptome; geringer Schaden für Dritte. Keine Auffälligkeiten außerhalb des familiären Rahmens
- Schwer: zusätzlich zu den für die Diagnose erforderlichen Symptomen eine Vielzahl weiterer Probleme; beträchtlicher Schaden für Dritte. Auffälligkeiten auch außerhalb des familiären Rahmens bereits vorhanden, jedoch nicht in einer Ausprägung, um Diagnosen unter F91.1ff. zu rechtfertigen.

1.4 Untergruppen

Bezüglich der Symptomatik kann unterschieden werden zwischen einer offensichtlichen, vordergründigen Form mit Streiten, Ungehorsam, Drohungen etc. und einer verdeckten Form mit Lügen, Stehlen etc. Treten beide Formen gleichzeitig auf, ist das eher ein Hinweis auf den Schweregrad der Störung als auf die Pathogenese. Beide Formen können bezüglich Ersterkrankungsalter in eine früh auftretende Form (vor dem 10. Lebensjahr) und eine erst in der Adoleszenz einsetzende Form unterteilt werden. Schließlich ist insbesondere bei Knaben die Unterform von prognostischer Bedeutung, die früh auftritt und mit hyperkinetischen Störungen verbunden ist.

Bezüglich der Pathogenese sind folgende Untergruppen auch therapierelevant:
- Die Beschränkung auf den familiären Rahmen bedeutet eine leichte Ausprägung der Störung des Sozialverhaltens. Dieselben Mechanismen wie bei den übrigen Störungen des Sozialverhaltens (sozialen Wahrnehmungsstörungen, Impulskontrollstörungen, Temperamentsfaktoren etc.), liegen vor, sind aber nur leicht ausgeprägt, und/oder das außerfamiliäre Milieu ist hochstrukturiert und tragfähig, so dass außerhalb der Familie keine Symptomatik von Störungswert entsteht
- Die Beschränkung auf den familiären Rahmen entsteht dadurch, dass das Kind außerhalb der Familie auf Grund seiner sozialen Ängste seine Impulse soweit kontrolliert, dass die Symptomatik nur im sicheren Rahmen der Familie Störungswert erreicht
- Die Beschränkung auf den familiären Rahmen bedeutet einen kategorialen Unterschied zu den übrigen Störungen des Sozialverhaltens. Die dysfunktionalen Verhaltensweisen des Kindes sind hauptsächlich Resultat einer Lerngeschichte, bei der dort und nur dort Wutausbrüche, Ungehorsam und Streit positiv und negativ verstärkt werden oder geduldet werden, was das Kind als Zustimmung interpretiert. Zu einer Generalisierung der Störung kommt es nicht, weil das Kind außerhalb der Familie andere Lernerfahrungen machen kann, da es keine Störungen der sozialen Wahrnehmung, keine Impulskontrollstörung hat.

1.5
Ausschlussdiagnose

Ausschlussdiagnosen bilden einerseits die übrigen Störungen des Sozialverhaltens, andererseits die Bindungsstörungen. Bei den Störungen des Sozialverhaltens bei fehlenden sozialen Bindungen (F91.1) resp. bei vorhandenen sozialen Bindungen (F91.2) ist die Symptomatik auch außerhalb des familiären Rahmens deutlich vorhanden. Dies trifft auch auf die Störung des Sozialverhaltens mit oppositionellem, aufsässigem Verhalten zu (F91.3). Bei der reaktiven Bindungsstörung (F94.1) bestehen, neben negativen sozialen Interaktionen, auch widersprüchliche oder ambivalente soziale Reaktionen und eine deutliche emotionale Komponente in Form von Apathie, Unglücklichsein oder Furchtsamkeit. Bei der Bindungsstörung mit Enthemmung (F94.2) bestehen Auffälligkeiten im Sinne von unüblich diffusem Bindungsverhalten, allgemeiner Anklammerungstendenz oder wahllos freundlichem, aufmerksamkeitssuchendem Verhalten.

2
Störungsspezifische Diagnostik

2.1
Symptomatik

Interview mit Kind/Jugendlichem und Eltern (getrennt und zusammen, evtl. zusätzlich andere Familienmitglieder) bezüglich der genannten Symptome. Ergänzende Informationen aus dem außerfamiliären Bereich (Spielgruppe, Kindergarten, Schule) sind v.a. nötig zur Abgrenzung gegen die übrigen Störungen des Sozialverhaltens und die hyperkinetische Störung.
- Umgang mit und Ausleben von Impulsen
- Fähigkeit zur Übernahme von Verantwortung für eigene Handlungen und Entwicklung von Gewissen und Schuldgefühlen
- Stimmung, Affekt, Selbstwert, Suizidalität
- Paranoide Zuschreibungen

- Anamnese bezüglich Missbrauch von Zigaretten, Alkohol, Drogen oder anderen Substanzen.

2.2 Störungsspezifische Entwicklungsgeschichte

Bei der Erhebung der störungsspezifischen Entwicklungsgeschichte ist einerseits all das zu berücksichtigen, was bei den übrigen Störungen des Sozialverhaltens (F91.1ff.) bedeutungsvoll ist, da die auf den familiären Rahmen beschränkten Störungen des Sozialverhaltens eine leichtere Form oder eine Vorform der übrigen Störungen des Sozialverhaltens darstellen könnten. Anderseits ist aber auch an diejenigen Aspekte zu denken, die einen kategorialen Unterschied zwischen den auf den familiären Rahmen beschränkten Störungen des Sozialverhaltens und den übrigen Störungen des Sozialverhaltens begründen könnten.

Im Hinblick auf die ganze Bandbreite der Störungen des Sozialverhaltens sind folgende Informationen zu beschaffen:
- Pränatale und Geburtsanamnese
- Insbesondere mütterlicher Alkohol- und Drogenmissbrauch
- Mütterliche Infektionen
- Einnahme von Medikamenten
- Medizinische Vorgeschichte
- Insbesondere ZNS-Beeinträchtigungen/-Störungen (z.B. Anfallsleiden, Unfälle)
- Vorgeschichte bezüglich körperlichem und/oder sexuellem Missbrauch
- Vorgeschichte in Bezug auf Stieffamilienstatus, Adoptionen, Unterbringung in Pflegefamilien oder Heimen
- Schullaufbahn und Entwicklung etwaiger schulischer Leistungsschwierigkeiten (intellektuelle Leistungsfähigkeit, Aufmerksamkeit, Teilleistungsstörungen, Verhalten im Unterricht)
- Temperamentsfaktoren.

Diagnostisches Interview mit dem Kind/Jugendlichen:
- Insbesondere familiäre Beziehungen
- Peer-Beziehungen
- Freizeitverhalten
- Delinquenz und eventuelle Strafen
- Drogenmissbrauch
- Sexuelle Entwicklung (auch sexueller Missbrauch von Dritten)
- Kontrollüberzeugungen.

Bei Bedarf Einholen von Schweigepflichtentbindungen bezüglich medizinischer, schulischer, strafrechtlicher oder ähnlicher Daten (Jugendgericht, Bewährungshilfe).

2.3 Pychiatrische Komorbidität und Begleitstörung

- Hyperkinetische Störungen (bei deutlicher Ausprägung Zuordnung zu F90.1)
- Depressive Störungen (bei deutlicher Ausprägung Zuordnung zu F92)
- Phobische oder Angststörungen (bei deutlicher Ausprägung Zuordnung zu F92)
- Zwangsstörungen (bei deutlicher Ausprägung Zuordnung zu F92)
- Dissoziative oder somatoforme Störungen (bei deutlicher Ausprägung Zuordnung zu F92).

2.4 Störungsrelevante Rahmenbedingungen

Um die Entwicklung einer Störung des Sozialverhaltens zu erfassen, die sich nicht nur in der Beschränkung auf den familiären Rahmen, sondern auch in der Pathogenese von den übrigen Störungen des Sozialverhaltens unterscheidet, sind folgende Aspekte zu berücksichtigen:
- Dysfunktionaler elterlicher Erziehungsstil als Folge von Überforderungen, mangelnder Kompetenz (ohne Anzeichen von Vernachlässigung, Gewalt, Feindseligkeit, die eher zu den übrigen

Störungen des Sozialverhaltens prädisponieren)
- Sündenbockposition des Kindes (jedoch wiederum ohne völlige Isolierung des Kindes, welche wiederum eher zu den übrigen Störungen des Sozialverhaltens prädisponieren würde)
- Misfit zwischen elterlichen Erwartungen und Persönlichkeitsmerkmalen des Kindes.

Zu den Risikofaktoren für F91.0 sind zu rechnen:
- Dissoziale Verhaltensweisen (inkl. Delinquenz) in der Familie (Modelle)
- Gewaltanwendung innerhalb der Familie
- Körperlicher und/oder sexueller Missbrauch innerhalb der Familie.
- Gefährdende Umfeldbedingungen
- Abnorme Familienstruktur.

Andere psychische Störungen in der Familienvorgeschichte:
- Insbesondere hyperkinetische Störungen
- Störungen mit Missbrauch psychoaktiver Substanzen
- Spezifische Entwicklungsstörungen (Teilleistungsstörungen)
- Affektive Störungen
- Persönlichkeitsstörungen
- Bindungsstörungen (z.B. bei mütterlicher Depression oder Substanzmissbrauch)
- Impulskontrollstörungen.

Die erwähnten störungsrelevanten Rahmenbedingungen sind zu sehen auf dem Hintergrund der jeweiligen ethnischen Normen und Werte. Sowohl Gewaltanwendung wie abnorme familiäre Strukturen differieren im Ausmaß der Belastungen für die Kinder deutlich zwischen verschiedenen Ethnien.

Bei den protektiven Faktoren sind v.a. soziale Erfahrungen außerhalb der Familie zu erfragen, die die Möglichkeit zum Erlernen ungestörter sozialer Interaktionen ermöglichen.

2.5 Apparative, Labor- und Testdiagnostik

- Familiendiagnostik: Fragebogen bezüglich familiärer Beziehungen, Familienklima
- Standard-Fragebogen für Eltern/Lehrer bezüglich des Verhaltens des Kindes/Jugendlichen
- Ergänzende altersbezogene Testdiagnostik bezüglich Intelligenzniveau, Sprache und Teilleistungsstörungen
- Körperliche und neurologische Untersuchung bei anamnestischen Hinweisen oder bei Verdachtsmomenten auf körperliche und/oder sexuelle Misshandlung, neurologische Schädigung, Substanzmissbrauch o.Ä.
- Bei Verdachtssymptomen oder anamnestischen Hinweisen Drogenscreening im Urin, in der Notfallbehandlung Blutalkoholkonzentration.

2.6 Weitergehende Diagnostik und Differentialdiagnostik

Der Ausschluss von Differentialdiagnosen folgt dem Entscheidungsbaum in Abbildung 33. Häufige diagnostische Schwierigkeiten bestehen bei:
- Störungen des Sozialverhaltens, die nicht auf den familiären Rahmen beschränkt sind, sondern auch außerhalb der Familie in abgeschwächter Form auftreten (F91.1ff.)
- Bei posttraumatischen Belastungsreaktionen oder Anpassungsstörungen (F43.1/F43.2)
- Beim Hyperkinetischen Syndrom (F90)
- Bei Zwangshandlungen (F42).

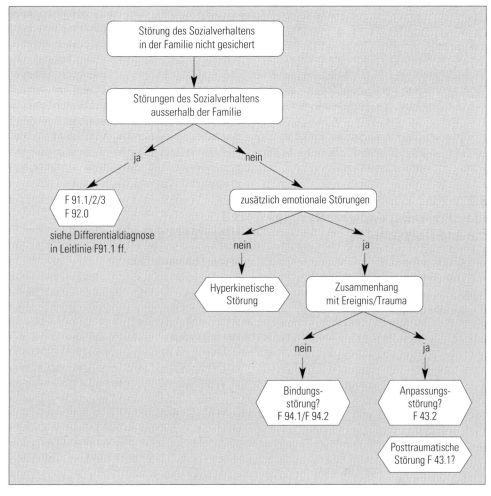

Abbildung 33: Entscheidungsbaum zur Differentialdiagnostik bei Störungen des Sozialverhaltens in der Familie

2.7
Entbehrliche Diagnostik

- Apparative Diagnostik bezüglich hirnorganischer Störungen, wenn keine anamnestischen Hinweise oder Verdachtssymptome vorliegen
- Projektiv-psychologische Diagnostik ohne spezifische Verdachtsmomente.

3
Multiaxiale Bewertung

3.1
Identifizierung der Leitsymptome

Sind ein oder mehrere Leitsymptome vorhanden? Weicht ihre Ausprägung von Lebenskontext und Altersnorm ab? Bestehen sie seit wenigstens 6 Monaten wiederholt? Bestehen diese Symptome nicht nur im Rahmen einer anderen psychiatrischen Störung? Hat bei der Diagnose F92.0 die begleitende emotionale Störung einen hinreichenden Schweregrad, würde also alleiniges Auftreten der emotionalen Störung eine eigenständige Diagnose rechtfertigen? Ist die Beziehung zu Gleichaltrigen gestört? Sind - vor allem bei Jugendlichen - zeitlich vor der Störung des Sozialverhaltens aufgetretene, ausgeprägte hyperkinetische Symptome, die die Diagnose F90.1 rechtfertigen, ausgeschlossen? Besteht begleitender Substanzmissbrauch?

3.2 Identifizierung weiterer Symptome und Belastungen

Bestehen Entwicklungsstörungen, vor allem im Bereich der Sprache (rezeptive Sprachstörung) und der Schriftsprache (vor allem Lese-Rechtschreibschwäche)? Besteht ein reduziertes Intelligenzniveau, welches bei leichter Ausprägung die Störung begünstigt, bei starker die Diagnose ausschließen kann? Bestehen chronische körperliche (nicht zerebrale) Erkrankungen, die schlecht bewältigt werden? Besteht ein zerebrales Anfallsleiden? Bestehen unzureichende Lebensbedingungen? Gehört der Betroffene einer Randgruppe mit eigenen Wertnormen an?

3.3 Hierarchie des Vorgehens

Siehe Abbildung 34.

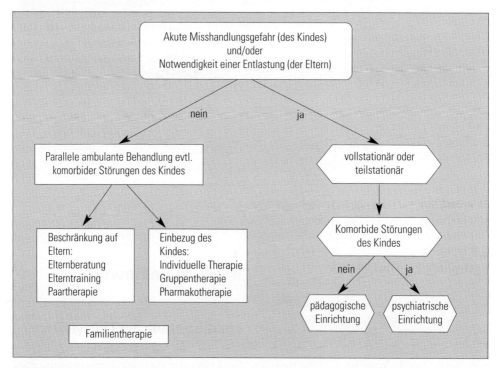

Abbildung 34: Hierarchie des Vorgehens bei gesicherter Diagnose einer auf den familiären Rahmen beschränkten Störung des Sozialverhaltens

4 Interventionen

4.1 Auswahl des Interventions-Settings

Das Interventionssetting ist einerseits abhängig von der Ausprägung der Störung und vom Misshandlungsrisiko des Kindes, andererseits von der Frage, wie sehr eine Entlastung/Krisenintervention erforderlich ist.

- Besteht weder eine Misshandlungsgefahr noch die Notwendigkeit einer Entlastung/Krisenintervention, ist eine ambulante Behandlung angezeigt
- Besteht eine Misshandlungsgefahr und/oder eine akute Überforderung der Eltern, ist eine Herausnahme aus der Familie notwendig. Zeigt das Kind gleichzeitig eine komorbide Störung, ist die Aufnahme eher in einer teil- oder vollstationären Klinik angezeigt. Besteht keine komorbide Störung, kann eher eine Unterbringung in einer Einrichtung der Jugendhilfe (mit ambulanter Weiterbehandlung) angezeigt sein.

4.2 Hierarchie der Behandlungsentscheidung und Beratung

- Bei Zweiterkrankungen Abwägung des Behandlungsbedarfs
- Vor der Störung des Sozialverhaltens behandeln: Suizidalität
- Parallel behandelt werden: Substanzmissbrauch, hyperkinetische Störung, Depressivität oder andere emotionale Störungen.

4.3 Besonderheiten bei ambulanter Behandlung

- Wird die auf den familiären Rahmen beschränkte Störung des Sozialverhaltens eher als eine schwächere Form der übrigen Störungen des Sozialverhaltens gesehen, geht es generell bei der Behandlung darum, Risikofaktoren zu reduzieren resp. protektive Faktoren zu stärken
- Wird die Störung als eine von den übrigen Störungen verschiedene, spezifisch familiäre Interaktionsstörung diagnostiziert, sind entsprechende beraterische und familientherapeutische Maßnahmen notwendig.

Im ersten Fall ist an folgende Interventionen zu denken:

Interventionen in der Familie:
- Identifizieren und Fördern von positiven Elternqualitäten
- Training bezüglich der Entwicklung konsistenter positiver und negativer Konsequenzen, Beendigung zu harter, zu gewährender oder inkonsistenter elterlicher Erziehungspraktiken
- Förderung von Behandlung wichtiger elterlicher Probleme (z.B. Alkoholismus/Drogenmissbrauch)
- Wahl einer adäquate(re)n Schulform, Förderung der Zusammenarbeit von Eltern und Schule/schulpsychologischem Dienst
- Einbeziehung von Familienhilfe, Erziehungsberatungsstellen.

Interventionen beim Kind:
- Individuelle und/oder Gruppenpsychotherapie (kognitive Verhaltenstherapie) für das Kind/den Jugendlichen
- Pharmakotherapie
  - Stimulanzien bzw. niederpotente Neuroleptika bei Kombination mit hyperkinetischen Symptomen
  - Antidepressiva bei einer Störung des Sozialverhaltens mit depressiver Störung.

4.4 Besonderheiten bei teilstationärer Behandlung

- Es besteht ein hilfreiches therapeutisches Milieu, falls die Gruppe nicht überwiegend aus dissozialen Kindern/Jugendlichen zusammengesetzt ist. Innerhalb dieses Milieus ist Verhaltensmodifikation in der Gruppe möglich
- Die notwendige Familientherapie lässt sich oft leichter durchsetzen, hat aber die Kooperation der Eltern und ein zumindest nicht akut schädigendes Familienmilieu zur Voraussetzung
- Das angebotene Schulprogramm kann helfen, schulische Defizite aufzuholen, und eine Sonderförderung bei Teilleistungsschwächen bieten, wenn es ausreichend verhaltenstherapeutisch strukturiert ist
- Ein Training prosozialer Verhaltensweisen und sozialer Kompetenz ist in diesen Kontext leichter einzubauen, sofern diesbezüglich wirklich Mangel besteht und nicht vorhandene Kompetenzen lediglich nicht angewendet werden
- Psychiatrische Begleitstörungen können systematischer behandelt werden.

Im Übrigen gleicht das Vorgehen dem bei ambulanter Behandlung.

4.5 Besonderheiten bei stationärer Behandlung

- Stationäre Behandlung wegen schwerwiegender Begleiterkrankungen bedingt deren spezifische Therapie
- Im Übrigen entspricht das Vorgehen dem bei ambulanter und teilstationärer Behandlung.

4.6 Jugendhilfe- und Rehabilitationsmaßnahmen

Angemessene Jugendhilfemaßnahmen sind:
- Nachgehende Erziehungsberatung
- Erziehungsbeistandschaften, vor allem bei älteren Kindern und Jugendlichen
- Teilstationäre Jugendhilfemaßnahmen, bei schwachen Schulleistungen und mangelnder Aufsicht und Steuerung durch die Familie, aber intakten Familienbeziehungen
- Vollzeitige außerfamiliäre Betreuung bei ausgeprägter Symptomatik oder chronischem Erziehungsversagen der Eltern.

4.7 Entbehrliche Therapiemaßnahmen

- Die Wirksamkeit von tiefenpsychologisch fundierter oder psychoanalytischer Psychotherapie bei Störungen des Sozialverhaltens ist bisher nicht nachgewiesen
- Soziale Trainingsgruppen, die aus dissozialen Jugendlichen mit gestörtem Sozialverhalten bestehen, sind kontraindiziert (vgl. Kap. 4.4)
- Non-direktive Spieltherapie ist auch bei jüngeren Kindern unwirksam
- Die Teilnahme an Selbsthilfegruppen hat sich als unwirksam erwiesen.

Generell ist zu allen unter 4. beschriebenen therapeutischen Schritten bzw Strategien festzuhalten, dass die wissenschaftliche Bewertung ihrer Wirksamkeit bislang weitgehend auf zusammengetragenem Erfahrungswissen respektierter Experten beruht (V).

5
Literatur

BIRD HR, CANINO GJ, DAVIES M, ZHANG H. RAMIREZ R, LAHEY BB: Prevalence and Correlates of Antisocial Behaviors Among Three Ethnic Groups. Journal of Abnormal Child Psychology 29:6 (2001) 465–478

GADOW KD, NOLAN EE: Differences between preschool children with ODD, ADHD, and ODD + ADHD symptoms. Journal of Child Psychology and Psychiatry 43:2 (2002) 191–201

HILL J: Biological, psychological and social processes in the conduct disorders. Journal of Child Psychology and Psychiatry 43:1 (2002) 133–164

LAVIGNE JV, CICCETTI C, GIBBONS RD, BINNS HJ, LARSEN L, DEVITO C: Oppositional Defiant Disorder With Onset in Preschool Years: Longitudinal Stability and Pathways to Other Disorders. Journal of the Amercian Academy of Child and Adolescent Psychiatry 40:12 (2001) 1393–1400

VANCE JE, BOWEN NK, FERNANDEZ G, THOMPSON S: Risk and Protective Factors as Predictors of Outcome in Adolescents With Psychiatric Dis-order and Aggression. Journal of the Amercian Academy of Child and Adolescent Psychiatry 41:1 (2002) 36–43

WEBSTER-STRATTON C, REID J, HAMMOND M: Socials Skills and Problem-solving Training for Children with Early-onset Conduct Problems: Who Benefits? Journal of Child Psychology and Psychiatry 42:7 (2001) 943–952

WILLOUGHBY M, KUPERSMIDT J, BRYANT D: Overt and Covert Dimensions of Antisocial Behavior in Eraly Childhood. Journal of Abnormal Child Psychology 29:3, (2001) 177–187

Bearbeiter dieser Leitlinien:
Wilhelm Felder, M. H. Schmidt

Störungen des Sozialverhaltens (F91.1, F91.2, F91.3, F92)

1 Klassifikation

1.1 Definition

Muster dissozialen, aggressiven oder aufsässigen Verhaltens mit Verletzungen altersentsprechender sozialer Erwartungen, welches länger als 6 Monate besteht.

Oft gleichzeitiges Vorkommen mit schwierigen psychosozialen Umständen (F91). Diese Störung kann mit deutlichen Symptomen einer emotionalen Störung, vorzugsweise Depression oder Angst, kombiniert sein (F92).

1.2 Leitsymptome

- Deutliches Maß an Ungehorsam, Streiten oder Tyrannisieren
- Ungewöhnlich häufige oder schwere Wutausbrüche
- Grausamkeit gegenüber anderen Menschen oder Tieren
- Erhebliche Destruktivität gegenüber Eigentum
- Zündeln
- Stehlen
- Häufiges Lügen
- Schuleschwänzen
- Weglaufen von zu Hause.

Bei erheblicher Ausprägung genügt jedes einzelne der genannten Symptome für die Diagnosestellung, nicht jedoch einzelne dissoziale Handlungen.

Bei einer Störung des Sozialverhaltens bei vorhandenen sozialen Bindungen (F91.2) bestehen die genannten Auffälligkeiten bei überwiegend guter Einbindung in die Altersgruppe, wobei es sich häufig um dissoziale oder delinquente Gleichaltrige handelt; ausgenommen sind die Opfer dissozialen Verhaltens. Die Beziehungen zu Erwachsenen sind häufig schlecht.

Bei einer Störung des Sozialverhaltens mit oppositionellem, aufsässigem Verhalten (F91.3) fehlen schwere dissoziale oder aggressive Handlungen. Leitsymptome sind aufsässiges, ungehorsames, feindseliges, provokatives und trotziges Verhalten, die Missachtung der Regeln oder Anforderungen Erwachsener und gezieltes Ärgern anderer. Anderen wird die Verantwortung für eigene Fehler zugeschrieben, Wutausbrüche sind häufig, die Frustrationstoleranz ist niedrig. Diese Verhaltensweisen richten sich mehr gegen Erwachsene als gegen Gleichaltrige.

Bei einer kombinierten Störung des Sozialverhaltens und der Emotionen müssen die Leitsymptome einer zusätzlichen emotionalen Störung erfüllt sein. Am häufigsten ist eine begleitende depressive Störung (F92.0, vgl. F32, F33 oder F34). Jede andere Störung des Befindens kommt aber ebenfalls in Frage, z.B. Angst- oder Zwangssymptome (F92.8).

1.3 Schweregradeinteilung

- Leicht: zusätzlich zu den für die Diagnose erforderlichen Symptomen nur wenige/keine weiteren Symptome; geringer Schaden für Dritte
- Schwer: zusätzlich zu den für die Diagnose erforderlichen Symptomen eine Vielzahl weiterer Probleme; beträchtlicher Schaden für Dritte.

1.4 Untergruppen

Neben den in 1.2 aufgezählten 5 Untergruppen (s. a. Abb. 35) gewinnt die Gruppierung nach dem Alter des Beginns an Bedeutung.

Beginn vor dem 10. Lebensjahr:
- Wesentlich mehr Jungen als Mädchen
- Häufig körperliche Aggression
- Häufig gestörte Peer-Beziehungen
- Eher ungünstiger chronischer Verlauf zur dissozialen Persönlichkeitsstörung.

Beginn nach dem 10. Lebensjahr:
- Mehr Jungen als Mädchen
- Seltener aggressives Verhalten
- Bessere Beziehungen zu Gleichaltrigen
- Seltener chronischer Verlauf zur dissozialen Persönlichkeitsstörung.

1.5 Ausschlussdiagnose

Für Störung des Sozialverhaltens bei vorhandenen sozialen Bindungen:
- Bandenmitgliedschaft ohne manifeste psychiatrische Störung (Z03.2)
- Auf die Familie beschränkte Störung des Sozialverhaltens (F91.0).

Für Störung des Sozialverhaltens mit oppositionellem, aufsässigem Verhalten:
- Störung des Sozialverhaltens mit offensichtlich dissozialem oder aggressivem Verhalten (F91.0, F91.1 oder F91.2).

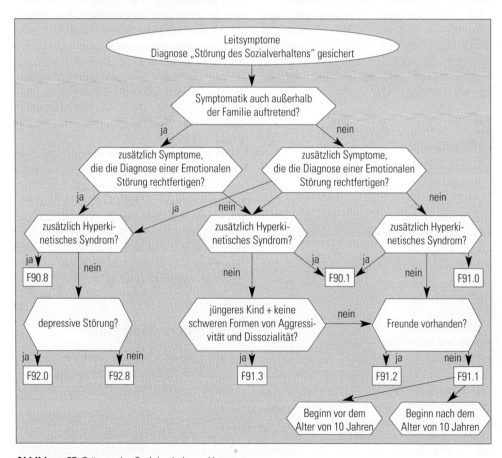

Abbildung 35: Störung des Sozialverhaltens: Untergruppen

2 Störungsspezifische Diagnostik

2.1 Symptomatik

Interview mit Kind/Jugendlichem und Eltern (getrennt und zusammen, evtl. zusätzlich andere Familienmitglieder) bezüglich der genannten Symptome.

Vom Kind/Jugendlichen außerdem zu erfragen
- Familienbeziehungen und ihre Qualität
- Peer-Beziehungen und ihre Qualität
- Freizeitverhalten
- Bestrafte Delinquenz und Dunkelfelddelinquenz
- Drogenkonsum
- Sexuelle Entwicklung
- Selbstbild.

Von den Eltern außerdem zu erfragen
- Umgang mit Problemen, familiäre Ressourcen (Stress, sozioökonomischer Status, soziale Integration/Isolation)
- Elterliche Erziehungsmethoden (Strenge, Grenzsetzungen, Vernachlässigung, Gewährenlassen, Inkonsistenz)
- Umgang mit Aggressionen des Kindes/Jugendlichen
- Konfliktlösungsstrategien.

2.2 Störungsspezifische Entwicklungsgeschichte

Entwicklung des Kindes/Jugendlichen
- Pränatale und Geburtsanamnese, insbesondere mütterlicher Alkohol- und Drogenmissbrauch
- Mütterliche Infektionen
- Einnahme von Medikamenten
- Medizinische Vorgeschichte, insbesondere ZNS-Beeinträchtigungen/Störungen (z.B. Anfallsleiden, Unfälle)
- Vorgeschichte bezüglich körperlichem und/oder sexuellem Missbrauch
- Vorgeschichte in Bezug auf Stieffamilienstatus, Adoptionen, Unterbringung in Pflegefamilien oder Heimen
- Ausbildung von Gewissen und Schuldgefühlen
- Schullaufbahn und Entwicklung etwaiger schulischer Leistungsschwierigkeiten.

2.3 Pychiatrische Komorbidität und Begleitstörung

- Hyperkinetische Störungen (bei deutlicher Ausprägung Zuordnung zu F90.1)
- Alkohol-, Drogen- oder Medikamentenmissbrauch
- Depressive Störungen (bei deutlicher Ausprägung Zuordnung zu F92)
- Phobische oder Angststörungen (bei deutlicher Ausprägung Zuordnung zu F92)
- Suizidalität
- Paranoide Zuschreibungen.

2.4 Störungsrelevante Rahmenbedingungen

Einschlägige Familienanamnese
- Dissoziale Verhaltensweisen (inkl. Delinquenz) in der Familie (Modelle, insbesondere Gewaltanwendung innerhalb der Familie)
- Körperlicher und/oder sexueller Missbrauch innerhalb der Familie.
- Psychische Auffälligkeiten/Störungen bei Familienmitglieder (insbesondere hyperkinetische Störungen, Störungen des Sozialverhaltens, Substanzmissbrauch, affektive Störungen, Persönlichkeitsstörungen, Impulskontrollstörungen)
- Verstärkender Umgang mit den dissozialen Verhaltensweisen
- Gefährdende Umfeldbedingungen, insbesondere Randgruppenzugehörigkeit und soziale Isolierung, extreme ökonomische Armut

- Abnorme Familienstruktur
- Negative schulische Bedingungen, auch soweit sie als Störungsfolge anzusehen sind.

2.5
Apparative, Labor- und Testdiagnostik

- Standard-Fragebogen für Eltern/Lehrer bezüglich des Verhaltens des Kindes/Jugendlichen
- Ergänzende altersbezogene Testdiagnostik bezüglich Intelligenzniveau, Sprache und Teilleistungsstörungen
- Körperliche und neurologische Untersuchung bei anamnestischen Hinweisen oder bei Verdachtsmomenten auf körperliche und/oder sexuelle Misshandlung, neurologische Schädigung, Substanzmissbrauch o.Ä.
- Bei Verdachtssymptomen oder anamnestischen Hinweisen Drogenscreening im Urin, in der Notfallbehandlung Blutalkoholkonzentration.

2.6
Weitergehende Diagnostik und Differentialdiagnostik

Der Ausschluss von Differentialdiagnosen folgt dem Entscheidungsbaum in Abbildung 36, häufige diagnostische Schwierigkeiten bestehen bei:
- Aggressiven Handlungen im Rahmen organischer Psychosyndrome, die von Dissozialität begleitet werden (F0)
- Dissozialen Symptomen im Kontext von Substanzmissbrauch (F1) (als Sekundärfolge/bei Beschaffungskriminalität)
- Bei auf die Familie beschränkter Symptomatik im Rahmen von Zwangshandlungen (F42)
- Bei aggressiven Symptomen im Rahmen manischer Episoden (F30)
- Bei posttraumatischen Belastungsreaktionen oder Anpassungsstörungen (F43.1/F43.2), z.B. nach sexuellem Missbrauch

- Bei Stehlen im Rahmen von Bulimia nervosa (F50.2)
- Bei aggressiven Übergriffen im Rahmen von Impulskontrollstörungen (F63, Borderline-Persönlichkeitsstörung F60.3, narzisstischen Persönlichkeitsstörungen).

2.7
Entbehrliche Diagnostik

- Apparative Diagnostik bezüglich hirnorganischer Störungen, wenn keine anamnestischen Hinweise oder Verdachtssymptome vorliegen
- Projektiv-psychologische Diagnostik ohne spezifische Verdachtsmomente.

3
Multiaxiale Bewertung

3.1
Identifizierung der Leitsymptome

Folgende Fragen sollen anamnestisch geklärt werden:

Sind ein oder mehrere Leitsymptome vorhanden? Weicht ihre Ausprägung von Lebenskontext und Altersnorm ab? Bestehen sie seit wenigstens 6 Monaten wiederholt? Bestehen diese Symptome nicht nur im Rahmen einer anderen psychiatrischen Störung? Hat bei der Diagnose F92.0 die begleitende emotionale Störung einen hinreichenden Schweregrad, würde also alleiniges Auftreten der emotionalen Störung eine eigenständige Diagnose rechtfertigen? Ist die Beziehung zu Gleichaltrigen gestört? Sind – vor allem bei Jugendlichen – zeitlich vor der Störung des Sozialverhaltens aufgetretene, ausgeprägte hyperkinetische Symptome, die die Diagnose F90.1 rechtfertigen, ausgeschlossen? Besteht begleitender Substanzmissbrauch?

3 Multiaxiale Bewertung

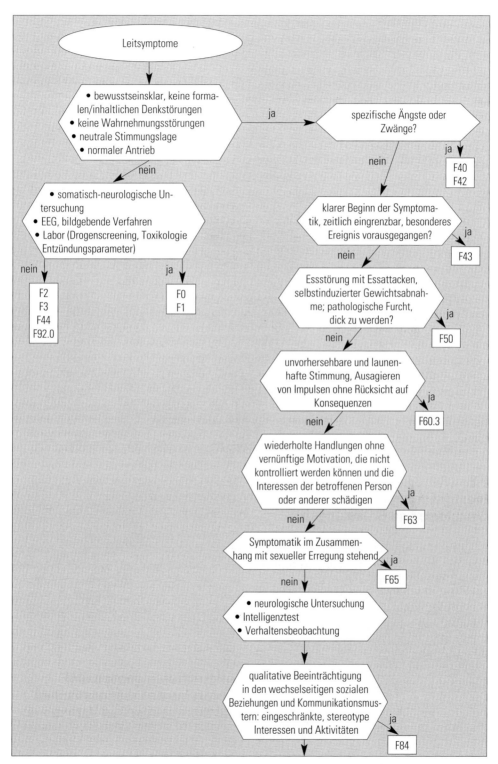

Abbildung 36: Differentialdiagnose und Komorbidität bei Störungen des Sozialverhaltens

Fortsetzung **Abbildung 36:**

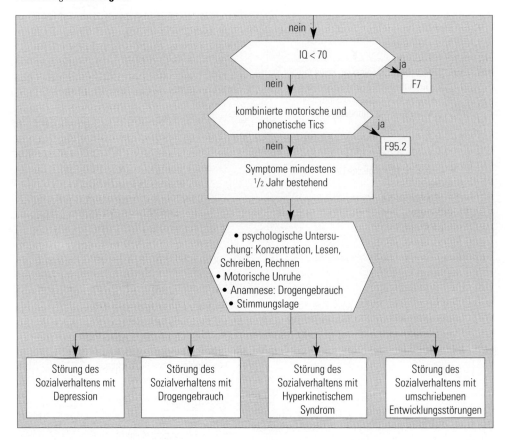

3.2
Identifizierung weiterer Symptome und Belastungen

Bestehen Entwicklungsstörungen, vor allem im Bereich der Sprache (rezeptive Sprachstörung) und der Schriftsprache (vor allem Lese-Rechtschreibschwäche)? Besteht ein reduziertes Intelligenzniveau, welches bei leichter Ausprägung die Störung begünstigt, bei starker die Diagnose ausschließen kann? Bestehen chronische körperliche (nicht zerebrale) Erkrankungen, die schlecht bewältigt werden? Besteht Substanzmissbrauch? Besteht ein zerebrales Anfallsleiden? Besteht delinquentes oder gewalttätiges Verhalten in der Familie? Besteht chronische Disharmonie zwischen den Eltern? Bestehen oder bestanden körperliche Misshandlung und/oder sexueller Missbrauch? Bestehen psychische Störungen bei Familienangehörigen? Bestehen unzureichende Lebensbedingungen? Gehört der Betroffene einer Randgruppe mit eigenen Wertnormen an? Bestehen schulische Leistungsdefizite? Ist die Symptomatik auf die Familie beschränkt? Erstreckt sich die Symptomatik auf die Schule?

3.3
Differentialdiagnosen und Hierarchie des diagnostischen und therapeutischen Vorgehens

Siehe Abbildung 36.

4 Interventionen

4.1 Auswahl des Interventions-Settings

Das Interventions-Setting richtet sich nach dem Entscheidungsbaum (s. Abb. 37):
- Jugendhilfemaßnahmen (Effekte von Erziehungsbeistandschaft sind häufig begrenzt) bis hin zur außerfamiliären Unterbringung
- Psychiatrische Behandlung
- Längerfristige Interventionen (ambulant/stationär).

Indikationen für eine stationäre Aufnahme:
- Akute Eigen- oder Fremdgefährdung
- Misserfolg der Behandlung bei weniger intensiver Versorgung
- Stationär behandlungsbedürftige psychiatrische Begleitstörungen.

Bei Störungen des Sozialverhaltens, die vor dem zehnten Lebensjahr begonnen haben, ist nach sechsmonatiger Intervention, gleich welcher Art, eine **Erfolgskontrolle** notwendig!

4.2 Hierarchie der Behandlungsentscheidung und Beratung

- Bei Zweiterkrankungen Abwägung des Behandlungsbedarfs
- Vor der Störung des Sozialverhaltens behandeln: Suizidalität
- Parallel behandelt werden: Substanzmissbrauch, hyperkinetische Störung, Depressivität oder andere emotionale Störungen.

4.3 Besonderheiten bei ambulanter Behandlung

Interventionen in der Familie als Elterntraining (II)
- Identifizieren und Einsetzen von positiven Elternqualitäten
- Training bezüglich der Entwicklung konsistenter positiver und negativer Konsequenzen, Beendigung zu harter, zu gewährender oder inkonsistenter elterlicher Erziehungspraktiken
- Förderung von Behandlung wichtiger elterlicher Probleme (z.B. Drogenmissbrauch).

Zusätzliche Interventionen beim Kind
- Problemlösetraining einzeln (II) oder in der Gruppe (V)
- Trennung des Kindes/Jugendlichen von ungünstigen Peer-Gruppen, Aufbau von adäquaten Peer-Beziehungen
- Einbeziehung von Familienhilfe und Nutzung von Möglichkeiten außerfamiliärer Unterbringung
- Wahl einer adäquate(re)n Schulform, Förderung der Zusammenarbeit von Eltern und Schule/schulpsychologischem Dienst.

Interventionen bei Jugendlichen
- Multisystemische Behandlung mit Ansätzen der Betroffenen, den Familienbeziehungen, dem Schul- bzw. Arbeitsmilieu, der Peer-Group und dem Freizeitverhalten nach Hengeler et al., III)
- Berufsvorbereitende Maßnahmen, Training alltagspraktischer und sozialer Fertigkeiten
- Kooperation mit Jugendstrafinstanzen, Jugendgerichts- und Bewährungshilfe
- Nutzung von Möglichkeiten zur außerfamiliären Unterbringung.

Pharmakotherapie
- Stimulanzien (Methylphenidat) bzw. niederpotente Neuroleptika (Pipamperons), auch ohne Kombination mit hyperkinetischer Störung (II)

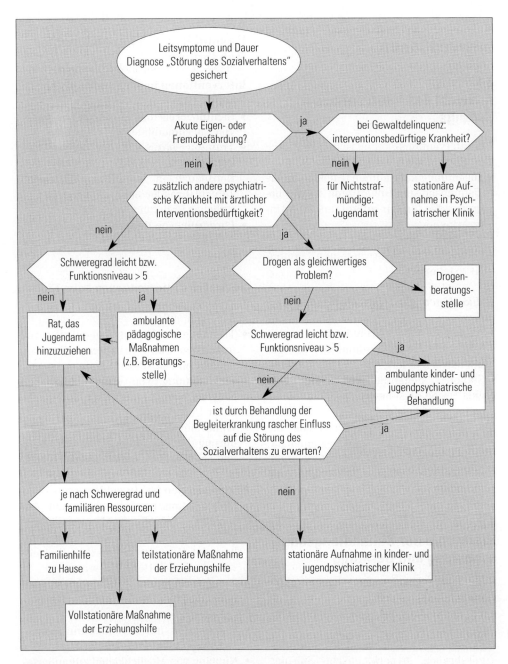

Abbildung 37: Interventionssetting bei Störungen des Sozialverhaltens

- Mittel der zweiten Wahl ist Lithium bzw. Valproinsäure (III bzw. IV)
- Ggf. Behandlung mit Risperidon (IV).

4.4
Besonderheiten bei teilstationärer Behandlung

Gegenüber der ambulanten Behandlung bietet die teilstationäre folgende Vorteile, verlangt aber auch Bedingungen:
- Es besteht ein hilfreiches therapeutisches Milieu, falls die Gruppe nicht überwiegend aus dissozialen Kindern/Jugendlichen zusammengesetzt ist. Innerhalb dieses Milieus ist Verhaltensmodifikation in der Gruppe möglich
- Das notwendige Elterntraining lässt sich oft leichter durchsetzen, hat aber die Kooperation der Eltern und ein zumindest nicht akut schädigendes Familienmilieu zur Voraussetzung
- Das angebotene Schulprogramm kann helfen, schulische Defizite aufzuholen, und eine Sonderförderung bei Teilleistungsschwächen bieten, wenn es ausreichend verhaltenstherapeutisch strukturiert ist
- Ein Problemlösetraining ist in diesen Kontext leichter einzubauen und die Steigerung sozialer Kompetenz leichter durchführbar, sofern vorhandene Kompetenzen lediglich nicht angewendet werden
- Psychiatrische Begleitstörungen können systematischer behandelt werden, sofern die Eltern zustimmen. Im Übrigen gleicht das Vorgehen dem bei ambulanter Behandlung.

4.5
Besonderheiten bei stationärer Behandlung

Stationäre Behandlung wegen schwerwiegender Begleiterkrankungen bedingt deren spezifische Therapie.
- Bei stationär behandlungsbedürftigen Kindern und Jugendlichen mit Störungen des Sozialverhaltens werden in der Regel Instanzen der Jugendhilfe hinzugezogen. Kontakte mit Jugendgericht bzw. Bewährungshelfern sind bei Straffälligkeit notwendig
- Eine stufenweise Weiterbehandlung (ggf. erst teilstationär, Wiedereingliederung in die Herkunftsschule, fortgesetzte ambulante Behandlung kombiniert mit Jugendhilfemaßnahmen) sollte eingeleitet werden
- Im Übrigen entspricht das Vorgehen dem bei ambulanter und teilstationärer Behandlung.

4.6
Jugendhilfe- und Rehabilitationsmaßnahmen

Angemessene Jugendhilfemaßnahmen sind:
- Familienhilfe mit Verhaltensmodifikation bei Störungen mit oppositionellem und aufsässigem Verhalten, also bei jüngeren Kindern
- Erziehungsbeistandschaften sind nur bei hoher Durchführungsqualität hilfreich
- Teilstationäre Jugendhilfemaßnahmen bei schwachen Schulleistungen und mangelnder Aufsicht und Steuerung durch die Familie, aber intakten Familienbeziehungen
- Vollzeitige außerfamiliäre Betreuung bei ausgeprägter Symptomatik oder chronischem Erziehungsversagen der Eltern.

4.7
Entbehrliche Therapiemaßnahmen

- Tiefenpsychologisch fundierte oder psychoanalytische Psychotherapie
- Soziale Trainingsgruppen, die aus dissozialen Jugendlichen mit gestörtem Sozialverhalten bestehen, sind kontraindiziert
- Non-direktive Spieltherapie ist auch bei jüngeren Kindern unwirksam
- Die Teilnahme an Selbsthilfegruppen hat sich als unwirksam erwiesen.

5 Literatur

ANGOLD A, COSTELLO EJ: Toward establishing an empirical basis for the diagnosis of oppositional defiant disorder. Journal of the American Academy of Child Adolescence and Psychiatry 35 (1996) 1205–1212

BIEDERMANN J, FARAONE SV, MILBERGER S, GARCIA JETTON J, CHEN L, MICK E, GREEN RW, RUSSELL RL: Is childhood oppositional defiant disorder a precursor to adolescent conduct disorder? Findings from a four-year follow-up study of children with ADHD. Journal of the American Academy of Child and Adolescence Psychiatry 35 (1996) 1193–1204

CHRISTIAN RE, FRICK PJ, HILL NL, TYLER L, FRAZER DR: Psychopathy and conduct problems in children: II. Implications for subtyping children with conduct problems. Journal of the American Academy of Child and Adolescence Psychiatry 36 (1997) 233–241

ESSER G, SCHMIDT MH, BLANZ B, FÄTKENHEUER B, FRITZ A, KOPPE T, LAUCHT M, RENSCH B, ROTHENBERGER A: Prävalenz und Verlauf psychischer Störungen im Kindes- und Jugendalter. Zeitschrift für Kinder- und Jugendpsychiatrie und Psychotherapie 20 (1992) 232–242

HENGGELER SW, ROWLAND MD, RANDALL J, WARD DM, PICKREL SG, CUNNINGHAM PB, MILLER SL, EDWARDS J, ZEALBERG JJ, HAND LD, SANTOS AB: Home-based multisystemic therapy as an alternative to the hospitalization of youths in psychiatric crisis: Clinical outcomes. Journal of the American Academy of Child and Adolescent Psychiatry 38 (1999) 1331–1339

KAZDIN AE, ESVELDT-DAWSON K, FRENCH NH, UNIS AS: Problem-solving skills training and relationship therapy in the treatment of antisocial child behavior. Journal of Consulting and Clinical Psychology 55 (1987) 76–85

KAZDIN AE: Psychosocial treatments for conduct disorder in children. Journal of Child Psychology and Psychiatry 38 (1997) 161–178

MOFFIT TE: Adolescence-limited and life-course-persistent antisocial behavior: a developmental taxonomy. Psychological Review 100 (1993) 674–701

OLWEUS D: Annotation: Bullying at school: basic facts and effects of a school based intervention program. Journal of Child Psychology and Psychiatry 35 (1994) 1171–1190

Bearbeiter dieser Leitlinie:
Martin H. Schmidt, Joachim Niemeyer, Anja Brink, Martina Matussek, P. Vehreschild

Phobische Störungen (F40) und Emotionale Störungen des Kindesalters (F93.1, F93.2)

1 Klassifikation

1.1 Definition

- Gruppe von Störungen, bei der Angst ausschließlich oder überwiegend durch eindeutig definierte, im Allgemeinen ungefährliche Situationen oder Objekte – außerhalb der betreffenden Person – hervorgerufen wird
- Diese Situationen oder Objekte werden charakteristischerweise gemieden oder mit ausgeprägter Angst ertragen
- Phobische Angst ist subjektiv, physiologisch und im Verhalten von anderen Angstformen nicht zu unterscheiden, sie variiert zwischen leichtem Unbehagen bis zur Panik
- Befürchtungen des Betroffenen können sich auf Einzelsymptome wie Herzklopfen oder Schwächegefühl beziehen, sie treten häufig zusammen auf mit sekundären Ängsten vor dem Sterben, Kontrollverlust oder dem Gefühl, verrückt zu werden
- Die Angst wird nicht durch die Erkenntnis gemildert, dass andere solche Situationen oder Objekte nicht als gefährlich oder bedrohlich betrachten
- Allein die Vorstellung, dass die phobische Situation eintreten könnte, erzeugt gewöhnlich schon Erwartungsangst
- Psychische oder vegetative Symptome sind primäre Manifestationen der Angst und beruhen nicht auf anderen Symptomen wie Wahn- oder Zwangsgedanken.

Agoraphobie
- Hauptmerkmal ist die Angst, sich an Orten oder in Situationen zu befinden, von denen aus ein Rückzug an einen sicheren Platz, im Allgemeinen nach Hause, schwierig oder peinlich ist
- Die Angst muss in mindestens zwei der folgenden umschriebenen Situationen auftreten: In Menschenmengen, auf öffentlichen Plätzen, bei Reisen mit weiter Entfernung von zu Hause oder bei Reisen alleine
- Die Vermeidung der phobischen Situation ist wesentlich.

Soziale Phobien
- Diese Störungen zentrieren sich um die Furcht vor prüfender Betrachtung durch andere Menschen in verhältnismäßig kleinen Gruppen (nicht dagegen in Menschenmengen)
- Die Angst ist auf bestimmte soziale Situationen beschränkt oder überwiegt in solchen Situationen
- Die phobischen Situationen werden vermieden
- Der Beginn liegt häufig im Jugendalter.

Spezifische Phobien
- Die Angst bezieht sich isoliert auf bestimmte Objekte oder spezifische Situationen
- Diese Objekte oder Situationen werden vermieden
- Spezifische Phobien entstehen gewöhnlich in der Kindheit oder im frühen Erwachsenenalter und können unbehandelt jahrzehntelang bestehen.

Phobische Störungen des Kindesalters
- Abnorm gesteigerte Furcht vor alterstypisch angstbesetzten Objekten oder Situationen
- Der Beginn liegt in der entwicklungsangemessenen Altersstufe
- Ausgeprägtes Vermeidungsverhalten gegenüber solchen Objekten oder Situationen
- Die Angst ist nicht Teil einer generalisierten Störung.

Störung mit sozialer Überempfindlichkeit des Kindesalters
- Kinder mit dieser Störung zeigen eine durchgängige oder wiederkehrende altersunangemessene Furcht vor Fremden oder meiden diese
- Dieses Verhalten führt zu einer bedeutsamen sozialen Beeinträchtigung
- Die Störung beginnt vor dem 6. Lebensjahr und ist nicht Teil einer generalisierten Störung.

1.2 Leitsymptome

Agoraphobie
- Die Angst kann sich darauf beziehen, die Wohnung/das eigene Haus zu verlassen, Geschäfte zu betreten, sich in eine Menschenmenge oder auf öffentliche Plätze zu begeben, alleine in Zügen, Bussen oder Flugzeugen zu reisen bzw. darauf, sich aus einer bestimmten Situation nicht sofort und leicht an einen sicheren Platz, im Allgemeinen nach Hause, zurückziehen zu können
- Ängste, zu kollabieren und hilflos in der Öffentlichkeit liegen zu bleiben, führen häufig zur Panik
- Das Fehlen eines sofort nutzbaren „Fluchtweges" kennzeichnet viele dieser agoraphobischen Situationen
- Die Angst wird von vegetativen Symptomen wie Tachykardie, Schweißausbrüchen, Tremor, Mundtrockenheit, Atembeschwerden, Beklemmungsgefühl, Thoraxschmerzen, Übelkeit oder Erbrechen begleitet
- Auch wenn der Schweregrad der Angst und das Ausmaß des Vermeidungsverhaltens variieren, ist diese Phobie besonders einschränkend; einige Betroffene sind schließlich völlig an ihr Haus gefesselt
- Depressive und zwanghafte Symptome sowie soziale Phobien können zusätzlich vorhanden sein, beherrschen aber das klinische Bild nicht
- Der Beginn liegt meist im frühen Erwachsenenalter, überwiegend sind Frauen betroffen
- Ohne effektive Behandlung chronifiziert die Störung häufig.

Soziale Phobien
- Zentral ist die Furcht vor prüfender Betrachtung in überschaubaren Gruppen (nicht in Menschenmengen)
- Die Angst kann sich auf bestimmte Situationen wie Essen oder Sprechen in der Öffentlichkeit oder Treffen mit dem anderen Geschlecht beschränken; sie kann aber auch unbestimmt sein und in fast allen sozialen Situationen außerhalb der Familie auftreten
- Häufig bestehen niedriges Selbstwertgefühl und Furcht vor Kritik
- Als Begleitphänomene können Erröten, Vermeiden von Blickkontakt, Zittern, Übelkeit oder Drang zum Wasserlassen auftreten
- Die Symptomatik kann sich bis zu Panikattacken verstärken
- Ausgeprägtes Vermeidungsverhalten kann zu vollständiger sozialer Isolierung führen
- Die Störung wird oft nicht erkannt, neigt zu chronischem Verlauf und geht im Erwachsenenalter mit vermehrter sozialer Beeinträchtigung und häufigen komorbiden Störungen einher.

Spezifische Phobien
- Die Angst bezieht sich isoliert auf spezifische Objekte oder Situationen wie be-

stimmte Tiere, Höhe, Donner, Dunkelheit, Fliegen, geschlossene Räume, Prüfungen, Urinieren oder Defäzieren auf öffentlichen Toiletten, Verzehr bestimmter Speisen, Zahnarztbesuch, Anblick von Blut oder Verletzungen oder darauf, bestimmten Erkrankungen (Strahlenkrankheiten, Geschlechtskrankheiten, AIDS) ausgesetzt zu sein
- Obwohl die auslösende Situation sehr spezifisch ist, kann sie Panik auslösen
- Spezifische Phobien entstehen gewöhnlich in der Kindheit oder im frühen Erwachsenenalter und können unbehandelt jahrzehntelang bestehen
- Das Ausmaß der spezifischen Angst bleibt in der Regel konstant
- Das Ausmaß der Funktionsbeeinträchtigung hängt vom Vermeidungsverhalten ab.

Phobische Störungen des Kindesalters
- Unangemessen ausgeprägte Angst vor bestimmten Objekten oder Situationen, die in bestimmten Entwicklungsphasen von der Mehrheit der Kinder als beängstigend erlebt werden, z.B. laute Geräusche, imaginäre Gestalten (Gespenster), Tiere (Hunde), Dunkelheit oder Gewitter
- Typische vegetative Begleiterscheinungen sind Herzklopfen, Schwitzen, Zittern, Atembeschwerden sowie Beklemmungs- und Schwindelgefühle
- Ausgeprägtes Vermeidungsverhalten gegenüber solchen Objekten oder Situationen
- Erzwungene Konfrontation mit dem angstbesetzten Objekt bzw. der angstbesetzten Situation löst ausgeprägte Angst aus und wird typischerweise mit Weinen, Schreien, Fortlaufen oder Anklammern an Bezugspersonen beantwortet.

Störungen mit sozialer Überempfindlichkeit im Kindesalter
- Anhaltende und ausgeprägte Ängstlichkeit in sozialen Situationen, in denen das Kind auf fremde Personen trifft

- Es besteht Befangenheit, Verlegenheit oder übertriebene Sorge über die Angemessenheit des eigenen Verhaltens Fremden gegenüber
- Auf neue oder erzwungene soziale Situationen wird mit deutlichem Leid und Unglücklichsein, mit Weinen, Schweigen oder Rückzug reagiert
- Die Angst kann sich entweder auf Erwachsene oder auf Gleichaltrige sowie auf beide Gruppen beziehen
- Typischerweise werden solche Situationen vermieden
- Zu Familienmitgliedern oder anderen vertrauten Personen bestehen unbeeinträchtigte selektive Bindungen
- Die sozialen Beziehungen sind deutlich beeinträchtigt.

1.3
Schweregradeinteilung

- Bisher keine bekannt
- Generell hängt der Schweregrad von Ausmaß (Intensität und Dauer) der Symptomatik und Auswirkungen des Vermeidungsverhaltens (Beeinträchtigungen in Familie, Gleichaltrigengruppe, Schule, Freizeitverhalten) ab
- Leichter Schweregrad: Die Symptomatik kann ertragen oder der Auslöser ohne größere Funktionsbeeinträchtigung vermieden werden
- Ausgeprägter Schweregrad: starke Angstsymptomatik, die sich bis zu Panikattacken steigern kann, mindestens einmal pro Woche, oder die Bewältigung alterstypischer Anpassungs- und Entwicklungsaufgaben wird durch das Vermeidungsverhalten erheblich beeinträchtigt.

1.4
Untergruppen

- Agoraphobie ohne Panikstörung (F40.00)
- Agoraphobie mit Panikstörung (F40.01)
- Ob das Auftreten von Panikattacken bei sozialen und spezifischen Phobien Ver-

lauf und Behandlungsaussichten ungünstig beeinflusst, ist unklar
- Spezifische Phobien: Blut- und Verletzungsphobien unterscheiden sich von anderen Phobien, da sie eher zu Bradykardie als zu Tachykardie und manchmal zu Bewusstseinsverlust führen.

1.5 Ausschlussdiagnose

Für soziale und spezifische Phobien müssen Ängste, die sich auf das Vorliegen einer Krankheit (Nosophobie) oder auf körperliche Entstellung (Dysmorphophobie) beziehen (hypochondrische Störung F45.2), ausgeschlossen werden.

Für phobische Störungen des Kindesalters müssen Ängste, die nicht an spezifische Entwicklungsphasen gebunden sind, wie z.B. Angst vor öffentlichen Plätzen (Agoraphobie), ausgeschlossen werden.

2 Störungsspezifische Diagnostik

2.1 Symptomatik

- Exploration von Kind/Jugendlichem und Bezugspersonen (getrennt und gemeinsam). Informationen zu Inhalt und Ausprägung (Intensität, Dauer und Häufigkeit) der Angstsymptomatik einschließlich vegetativer Symptome und Vermeidungsverhalten, zu Begleitsymptomatik und symptomerhaltenden Bedingungen/sekundärem Krankheitsgewinn (z.B. Zuwendung, Entlastung von Anforderungen)
- Symptomgenese, insbesondere Vorgeschichte, Auslöser, Beginn, Intensität, situativer Kontext, Auswirkungen
- Bei Kindern fehlen häufig Problembewusstsein und Krankheitseinsicht, d.h., Angst und Vermeidungsverhalten werden nicht unbedingt als abnorm wahrgenommen
- Schwierigkeiten, die Symptomatik zu beschreiben, finden sich insbesondere bei Kindern, bei schon länger bestehenden Störungen und in Familien mit hohem Angstpegel
- Bei generalisiertem Vermeidungsverhalten, das in den Alltag gut integriert ist, brauchen Ängste nicht mehr aufzutreten und können dann auch nicht beschrieben werden; deshalb muss Vermeidungsverhalten immer gezielt exploriert werden
- Ggf. Exploration von weiteren Familienmitgliedern und anderen Bezugspersonen, z.B. Erziehern oder Lehrern.

2.2 Störungsspezifische Entwicklungsgeschichte

- Exploration von Eltern oder Stellvertretern
- Pränatale und Geburtsanamnese (insbesondere prä- und perinatale Risikofaktoren, z.B. Frühgeburt, Sauerstoffmangel)
- Medizinische Vorgeschichte (insbesondere ZNS-Beeinträchtigungen, Unfälle, somatische Erkrankungen)
- Temperamentsfaktoren (Neugierverhalten, Introversion, Irritierbarkeit, Belohnungsabhängigkeit)
- Kognitive Entwicklung (allgemeines Entwicklungsniveau, spezifische Entwicklungsverzögerungen)
- Selbständigkeitsentwicklung und Risikoverhalten (Bewältigung typischer Schwellensituationen wie Eintritt in Kindergarten, Schule und Ausbildung oder durch Umzug bedingter Wechsel des vertrauten sozialen Umfeldes)
- Belastende Lebensereignisse (körperlicher oder sexueller Missbrauch, Verlusterlebnisse und andere spezifische Traumata).

2.3
Psychiatrische Komorbidität und Begleitstörungen

Angststörungen weisen untereinander und zu depressiven Störungen hohe Überschneidungen auf. Über die Hälfte der Kinder mit einer Angststörung leiden an einer weiteren Angststörung, ein Drittel sogar an zwei weiteren Angststörungen. Komorbide depressive Störungen treten ebenfalls häufig auf, dabei gehen Angststörungen häufig zeitlich voraus. Durch eine depressive Symptomatik wird oft die vorausgehende Angstsymptomatik verstärkt.
- Angststörungen
- Depressive Störungen
- Hyperkinetische Störungen
- Störungen des Sozialverhaltens
- Elektiver Mutismus (wird nach neueren Befunden auch als spezifische Unterform sozialer Phobie eingestuft)
- Depersonalisationssymptome
- Zwangssymptome
- Angstbedingte Verweigerung/Vermeidung des Schulbesuchs wurde früher als eigene Störung (Schulangst/Schulphobie) klassifiziert. Sie wird aktuell als Begleitproblematik anderen Angststörungen (bei Trennungsangst, bei sozialer Phobie, bei Agoraphobie etc.) zugeordnet.

2.4
Störungsrelevante Rahmenbedingungen

Familienanamnese bezüglich psychischer Auffälligkeiten
- Angststörungen
- Persönlichkeitsmerkmale der Eltern, insbesondere Ängstlichkeit und Vermeidungsverhalten (Angstmodelle?)
- Depressive Störungen
- Substanzbedingte Störungen.

Familiärer Interaktionsstil, Umgang mit der Angstsymptomatik
- Überbehütung
- Harmoniebedürfnis und Konfliktvermeidung
- Symptomunterstützendes Verhalten der Familie, z.B. durch Zuwendung (sekundärer Krankheitsgewinn)
- Isolierte Familie.

2.5
Apparative, Labor- und Testdiagnostik

- Standard-Fragebogen für Eltern/Lehrer bezüglich des generellen und angstspezifischen Verhaltens des Kindes/Jugendlichen (Child Behavior Checklist Elternversion, CBCL-4-18 bzw. Lehrerversion, TRF; Diagnostik-System für psychische Störungen im Kindes- und Jugendalter nach ICD-10 und DSM-IV, DISYPS-KJ)
- Operationalisierte Verfahren zur Erfassung von Angst (Kinder-Angst-Test, KAT-II; Angstfragebogen für Schüler, AFS; Social Phobia and Anxiety Inventory for Children – Deutsche Fassung, SPAIK; Phobiefragebogen für Kinder und Jugendliche, PHOKI)
- Ergänzende altersbezogene testpsychologische Diagnostik bezüglich kognitiven Leistungsniveaus und umschriebener Entwicklungsstörungen.

2.6
Weitergehende Diagnostik und Differentialdiagnostik

- Siehe Abbildung 36 bei Leitlinie Angststörungen (F41, F93.0)
- Angstsymptome können im Rahmen körperlicher Erkrankungs- oder Störungszustände auftreten, z.B. bei Hyperthyreose, Hyperparathyreose, hypoglykämischen Zuständen, Phäochromozytom, vestibulärem Syndrom, Anfallsleiden und Herz-Kreislauf-Erkrankungen
- Laboruntersuchungen bei klinischen Hinweisen: Schilddrüsenhormone, Parathormone, Blutzucker, Adrenalinabbauprodukte, ggf. EEG und EKG.

Bei Agoraphobie
- Einige Betroffene können wenig Angst erleben, da es ihnen ständig gelingt, phobische Situationen zu vermeiden
- Depressive, Depersonalisations-, Zwangs- und sozialphobische Symptome können begleitend auftreten; sie sind dann mit der Diagnose Agoraphobie vereinbar, wenn sie das klinische Bild nicht beherrschen
- Lag bereits ausgeprägte depressive Symptomatik vor, als die phobischen Symptome erstmals auftraten, kann die Diagnose „depressive Episode" die treffendere Hauptdiagnose sein (dies kommt vor allem bei spätem Beginn vor)
- Die Angstsymptomatik darf nicht auf anderen Symptomen wie Wahn- oder Zwangsgedanken beruhen.

Bei sozialen Phobien
- Agoraphobie
- Depressive Störungen (eine Depression ist aber nur dann zu diagnostizieren, wenn der phobischen Störung ein depressives Syndrom vorausging)
- Die Angstsymptomatik darf nicht auf anderen Symptomen wie Wahn- oder Zwangsgedanken beruhen.

Bei spezifischen Phobien
- Die Furcht vor spezifischen Erkrankungen wie Krebs, Herz- oder Geschlechtskrankheit soll unter hypochondrische Störung (F45.2) eingeordnet werden, es sei denn, sie bezieht sich auf eine spezielle Situation, in der eine solche Erkrankung erworben werden könnte
- Erreicht die Überzeugung, krank zu sein, wahnhafte Ausprägung, handelt es sich um eine wahnhafte Störung (F22.0)
- Die von anderen nicht nachvollziehbare Überzeugung von Abnormität oder Entstellung bestimmter Körperteile (z.B. Dysmorphophobie) ist in Abhängigkeit von ihrer Ausprägung und Hartnäckigkeit als hypochondrische Störung (F45.2) oder wahnhafte Störung (F22.0) zu klassifizieren.

Bei phobischer Störung des Kindesalters
- Ängste, die nicht typisch für bestimmte Entwicklungsphasen sind, schließen die Diagnose aus; sie sind ggf. den phobischen oder den anderen Angststörungen zuzuordnen
- Emotionale Störungen mit Trennungsangst des Kindesalters
- Störung mit sozialer Überempfindlichkeit des Kindesalters.

Bei Störung mit sozialer Überempfindlichkeit des Kindesalters
- Emotionale Störung mit Trennungsangst des Kindesalters
- Phobische Störung des Kindesalters.

2.7
Entbehrliche Diagnostik

Die Abklärung der körperlichen Begleitsymptomatik von Angststörungen sollte nur bei notwendiger Indikation erfolgen, denn sie kann insbesondere bei Wiederholung zur Aufrechterhaltung und Verstärkung der Symptomatik beitragen.

3
Multiaxiale Bewertung

3.1
Identifizierung der Leitsymptome

- Sind ein oder mehrere Leitsymptome vorhanden?
- Seit wann bestehen sie?
- Weicht ihre Ausprägung von Lebenskontext und Altersnorm ab?
- Ist die Angst typisch für eine bestimmte Entwicklungsphase?
- Treten Panikattacken auf?
- Tritt Vermeidungsverhalten auf, wenn ja, in welcher Ausprägung?
- Bestehen Begleitstörungen?
- Ist die Symptomatik im Rahmen einer anderen psychiatrischen Störung zu sehen?

3.2
Identifizierung weiterer Symptome und Belastungen

- Bestehen umschriebene Entwicklungsstörungen, insbesondere Lese-Rechtschreib-Störungen oder Rechenstörungen?
- Besteht ein eingeschränktes kognitives Leistungsniveau?
- Liegen körperliche Erkrankungen vor, die die Angstsymptomatik begründen (vgl. Kap. 2.6)?
- Bestehen chronische körperliche Erkrankungen, die die Angstsymptome nicht begründen, die aber schlecht bewältigt werden?
- Besteht ein zerebrales Anfallsleiden?
- Gibt es Angstmodelle in der Familie?
- Bestehen psychische Störungen bei anderen Familienangehörigen?
- Gibt es weitere ungünstige familiäre Rahmenbedingungen (symptomunterstützendes Verhalten, isolierte Familie, belastende Lebensereignisse)?
- Erstreckt sich die Symptomatik auf die Schule?
- Führen die Angstsymptomatik oder das daraus resultierende Vermeidungsverhalten zu Beeinträchtigungen in der Familie, in der Schule, im Kontaktverhalten?

3.3
Differentialdiagnose und Hierarchie des diagnostischen und therapeutischen Vorgehens

Siehe Kapitel 2.6.

4
Interventionen

4.1
Auswahl des Interventions-Settings

Die Auswahl des Interventions-Settings erfolgt in Abhängigkeit vom Entwicklungsstand, den Ergebnissen der entwicklungspsychopathologischen Diagnostik und den Auswirkungen der Symptomatik auf die Bewältigung notwendiger Entwicklungsaufgaben sowie nach dem Ausmaß der psychosozialen Beeinträchtigung.

Ambulante Behandlung: Liegen keine Begleitstörungen vor, erscheint bei mäßiger Ausprägung der Symptomatik und ausreichender Kooperation der Betroffenen und ihrer Familien in der Regel zunächst ambulante Behandlung erfolgversprechend.

Stationäre Behandlung kann in folgenden Fällen notwendig bzw. sinnvoll sein:
- Misserfolg ambulanter Behandlungen
- Ausgeprägte Begleitstörungen
- Ausgeprägte soziale Beeinträchtigung durch die Angstsymptomatik bzw. das Vermeidungsverhalten (z.B. Vermeidung von Schulbesuch, soziale Isolation)
- Ungünstige symptomverstärkende Bedingungen in der Familie, die sich als schwer beeinflussbar erweisen (z.B. Überängstlichkeit der Eltern, spezifische Angststörung mit Modellwirkung eines Elternteils).

4.2
Hierarchie der Behandlungsentscheidung und Beratung

Die Grundprinzipien der Behandlung gelten für alle Settings. Ziel der Behandlung ist es, dass die Betroffenen lernen, sich in der angstauslösenden Situation zu behaupten. Die Therapie wird in der Regel als multimodale Behandlung durchgeführt.

Die verschiedenen Behandlungsformen sind dabei nicht alternativ, sondern häufig in Kombination mit unterschiedlicher Gewichtung und unterschiedlicher zeitlicher Reihenfolge einzusetzen.

Eine umfassende Behandlung sollte folgende Komponenten berücksichtigen:
- Informationsvermittlung über Angststörungen für Eltern und Kinder
- Rücksprache/Beratung mit Schule und Hausarzt
- Verhaltensorientierte Interventionen
- Psychodynamische Psychotherapie
- Einbeziehung der Familie/Familientherapie und
- Pharmakotherapie.

Aufklärung und Beratung
- Eine alters- bzw. entwicklungsadäquate Aufklärung des Kindes/Jugendlichen sowie der Eltern wird immer durchgeführt. Sie umfasst Informationen hinsichtlich folgender Punkte: Symptomatik, vermutete Ätiologie, Bedingungen, die die Symptomatik aufrechterhalten oder verstärken, Behandlungsmöglichkeiten, Vor- und Nachteile verschiedener Therapiemethoden und Prognose
- Als Voraussetzung einer erfolgreichen Behandlung sind folgende Punkte zu beachten: Entwicklung von Therapiezielen und eines Behandlungsplanes gemeinsam mit Eltern und Kind, Etablierung eines Arbeitsbündnisses, Erstellen eines Therapiekontraktes, Prüfung der Realisierbarkeit und Akzeptanz von Interventionen, Prüfung der Behandlungsmotivation und evtl. Einsatz von Maßnahmen zur Verbesserung der Motivation bei Patient und Eltern.

Kognitive/verhaltenstherapeutische Interventionen
- Die Wirksamkeit kognitiv/behavioraler Interventionen bei der Behandlung phobischer Störungen ist durch eine Reihe gut kontrollierter randomisierter Therapiestudien wissenschaftlich belegt (I)
- Sie zielen in der Regel auf eine direkte Änderung des Verhaltens und der Kognitionen im Umgang mit den angstauslösenden Situationen. Dabei kommt den Expositionsverfahren ein besonderer Stellenwert zu. Grundlage der Expositionsbehandlung ist die Konfrontation mit dem angstauslösenden Reiz und die aktive Bewältigung der dabei entstehenden Angst. In der Regel werden in abgestufter Form zunehmend stärker angstbesetzte Reize und Situationen aufgesucht und unter Einsatz kognitiver und behavioraler Techniken so lange geübt und überwunden, bis eine Angstreduktion erfolgt
- Als unterstützende weitere Elemente kommen oft folgende Ansätze und Techniken zum Einsatz: kognitive Restrukturierung/innerer Dialog, kontingente Verstärkung, Entspannungstechniken und systematische Desensibilisierung, soziales Kompetenztraining, Verbesserung von Problemlöseverhalten, Modelllernen. Verhaltenstherapeutische Ansätze sozialen Lernens (Modelllernen, Problemlöseverhalten oder soziales Kompetenztraining) sind indiziert, wenn die phobische Symptomatik wesentlich mit Defiziten sozialer Kompetenz einhergeht (z.B. bei sozialer Phobie).

Psychodynamische Interventionen
- Eine große Zahl von Fallberichten sowie Meta-Analysen bei klinisch heterogenen Gruppen belegen die allgemeine Wirksamkeit. Bei Kindern mit Angststörungen liegen nur wenige, methodisch unzureichend kontrollierte systematische Studien vor (V)
- Psychodynamische Therapie zielt auf die Förderung von Persönlichkeitsentwicklung und Konfliktbewältigung unter besonderer Berücksichtigung der individuellen (frühkindlichen) Lebensgeschichte und unbewusster Prozesse

- Neben möglichen äußeren Belastungen müssen auch intrapsychische Konflikte bei der Entstehung von Angstsymptomen beachtet werden
- Solche Konflikte können auch ohne äußere Belastung durch die Auseinandersetzung mit anstehenden alterstypischen Entwicklungsaufgaben auftreten
- Die Indikation für eine psychodynamische Therapie besteht insbesondere bei älteren Kindern und Jugendlichen, wenn die Symptomatik mit intrapsychischen Konflikten der Ich-Entwicklung, der Selbst- und Objektwahrnehmung und der Selbstwertregulation in einem engen Zusammenhang steht. Sie erscheint auch bei komplexeren Angststörungen mit vermehrter Komorbidität indiziert
- Methoden und Techniken sind hierbei analytische Einzel- und Gruppengespräche, Fokaltherapie, Imaginationsverfahren und spieltherapeutische Ansätze.

Auf das Familiensystem bezogene Interventionen
- Mehrere kontrollierte Studien belegen die Wirksamkeit familien- und elternbezogener Interventionen, besonders wenn die Eltern selbst eine Angstproblematik aufweisen (II)
- Familienbezogene Ansätze sehen Angstsymptome als Ausdruck dysfunktionaler Interaktionen und familiärer Beziehungen, wobei oft eigene Ängstlichkeit der Eltern und deren Haltung gegenüber kindlichen Ängsten und Vermeidungshaltungen sowie Rollenverschiebungen von Bedeutung sind
- Eine Beratung über den Umgang der Eltern mit dem Angst- und Vermeidungsverhalten ihres Kindes ist generell notwendig
- Stützende und belohnende familiäre Reaktionen bei Konfrontation mit den angstauslösenden Situationen sind hilfreich, die Symptomatik unterstützende Reaktionen müssen aber unbedingt unterbunden werden
- Belastet die Angstsymptomatik die Familienbeziehungen deutlich oder steht sie damit in ursächlichem Zusammenhang, sind familientherapeutische/familienorientierte Gespräche und Maßnahmen indiziert
- Auch die ungünstige Modellwirkung von Bezugspersonen mit einer eigenen Angstproblematik ist in diesem Rahmen zu berücksichtigen (ggf. ist separate Behandlung notwendig).

Pharmakologische Interventionen
- Insgesamt ist die empirische Evidenz für die Wirksamkeit von Psychopharmaka bei Angststörungen im Kindes- und Jugendalter noch gering (III). Eine kontrollierte randomisierte Studie (jedoch mit methodischen Mängeln behaftet) belegt die Wirksamkeit von selektiven Serotonin-Wiederaufnahmehemmern, deren Effektivität im Erwachsenenalter hinreichend bestätigt ist
- Bei Angststörungen sind eine Reihe verschiedener Substanzen wirksam: Mittel der ersten Wahl sind derzeit selektive Serotonin-Wiederaufnahmehemmer, Mittel der zweiten Wahl serotonerge und noradrenerge trizyklische Antidepressiva, die jedoch vermehrt unerwünschte Nebenwirkungen aufweisen und eher bei komorbider Depressivität Erfolge zeigen. Benzodiazepine wirken rasch, ohne ausgeprägte Nebenwirkungen, sollten aber wegen ihres Suchtpotentials nur möglichst kurzfristig (maximal 6 Wochen) eingesetzt werden. Ausreichende empirische Evidenz für die Behandlung mit Benzodiazepinen und Beta-Rezeptorenblockern liegt bisher nur bei Erwachsenen vor
- Generell ist die Gabe von Psychopharmaka bei Angststörungen im Kindes- und Jugendalter eher die Ausnahme und sollte nur vorübergehend und als Unterstützung für andere Maßnahmen einge-

setzt werden. Eine alleinige Behandlung mit Psychopharmaka ist abzulehnen
- Bei ausgeprägten verlängerten Angstzuständen, die ein Überwinden von Schwellensituationen unmöglich machen, kann die Gabe von Benzodiazepinen oder anxiolytisch wirksamer Antidepressiva kurzfristig indiziert sein, z.B. auch bei einer notwendigen medizinischen Intervention
- Bei begleitender depressiver Störung sollte diese pharmakologisch mitbehandelt werden.

Störungsspezifische Behandlungsempfehlungen

Bei Agoraphobie
- Nach Bestimmung von Ausmaß der Belastung und Beeinträchtigung erfolgt Aufklärung und Beratung über die Natur der Störung mit Hinweis auf die Gefahr der Chronifizierung, Beeinträchtigung der psychosozialen, schulischen und Alltagsfunktionen, wenn die Betroffenen im Extremfall ihr Zuhause nicht mehr verlassen
- In-vivo-Expositionsbehandlung mit therapeutischer Unterstützung der Angstbewältigung stellt die Methode erster Wahl dar. Als unterstützende weitere Elemente kommen oft folgende Ansätze und Techniken zum Einsatz: kognitive Restrukturierung/innerer Dialog, kontingente Verstärkung, Entspannungstechniken und systematische Desensibilisierung
- Familieninterventionen, die darauf zielen, Autonomie und Kompetenz des Jugendlichen, nicht aber dessen Vermeidungsverhalten zu unterstützen
- Vorläufige Befunde lassen einen Nutzen von SSRIs bei Kindern und Jugendlichen mit Agoraphobie erwarten.

Bei spezifischen Phobien und phobischen Störungen des Kindesalters
- Nach Bestimmung von Ausmaß der Belastung und Beeinträchtigung besteht die Behandlung primär aus verhaltensorientierten, kognitiv-verhaltensorientierten und psychodynamischen Therapieansätzen
- Nach Aufklärung und Beratung erfolgt Aufzeigen von Behandlungsmöglichkeiten und Diskussion des Behandlungsplanes unter Beteiligung von Elten und Kind. Informationen darlegen, wie Fortschritte evaluiert werden
- Anwendung von kognitiv-verhaltensorientierter Therapie unter Einschluss von Exposition, systematischer Desensibilisierung und Reaktionsverhinderung
- Kompliziertere Fälle mit vermehrter Beeinträchtigung können individuelle und familienorientierte Psychotherapie erfordern.

Bei sozialer Phobie und Störung mit sozialer Überempfindlichkeit des Kindesalters (incl. elektiver Mutismus als spezielle Unterform)
- Nach Bestimmung von Ausmaß der Belastung und Beeinträchtigung erfolgt Aufklärung und Beratung über die Natur der Störung mit Hinweis auf die Gefahr der Chronifizierung, Beeinträchtigung der psychosozialen, schulischen und kindlichen Gesamtentwicklung sowie Entstehung komorbider Folgestörungen
- Anwendung von kognitiv-verhaltensorientierter Therapie um erfolgreiche Erfahrungen in sozialen Interaktionen zu vermitteln. Einbeziehung von Techniken wie systematische Desensibilisierung, Exposition, Reaktionsverhinderung, Gegenkonditionierung, Modelllernen und operante Konditionierung (z.B. bei Kindern mit elektivem Mutismus positive Verstärkung für Sprechen und keine Verstärkung bei mutistischem Verhalten)
- Individuelle und vor allem Gruppenpsychotherapie zur Entwicklung des Selbsterlebens mittels Thematisierung innerer Konflikte, Förderung von sozialen Fertigkeiten, Beteiligung Gleichaltriger und angemessener Selbstbehauptung. Kin-

der mit elektivem Mutismus können von der Teilnahme an einer Gruppe mit sprechenden Kindern profitieren
- Familieninterventionen, die u.a. Familientherapie, Eltern-Kind-Interventionen und Anleitung der Eltern beinhalten und darauf zielen, Autonomie und Kompetenz des Kindes zu unterstützen. Es werden Veränderungen von Abläufen in der Familie angestrebt mit Förderung von Grenzsetzungen und Maßnahmen, die eine Auflösung der Symptome unterstützen
- Pharmakotherapie: SSRIs (selektive Serotonin-Wiederaufnahmehemmer) sind die Behandlung der Wahl bei Erwachsenen mit sozialer Phobie. Vorläufige Befunde lassen einen Nutzen von SSRIs bei Kindern und Jugendlichen mit sozialer Phobie und elektivem Mutismus erwarten.

4.3 Besonderheiten bei ambulanter Behandlung

- Bei den meisten phobischen Störungen im Kindes- und Jugendalter ist ambulante Behandlung ausreichend
- Ambulante Behandlung kann schwierig sein, wenn ausgeprägtes Vermeidungsverhalten die Alltagsfunktionen stark einschränkt oder die Angstsymptomatik Funktion eines pathogenen Familiensystems ist
- Auch wenn solche Umstände von Anfang an deutlich sind, ist es in der Regel sinnvoll, zunächst einen ambulanten Behandlungsversuch zu unternehmen; dabei muss frühzeitig auf stationäre Behandlungsmöglichkeiten hingewiesen werden für den Fall, dass die ambulante Behandlung erfolglos bleibt
- Bei Kindern ist ambulante Behandlung ohne Einbeziehung einer Bezugsperson in der Regel nicht aussichtsreich.

4.4 Besonderheiten bei teilstationärer Behandlung

- Tagesklinische Behandlung kann bei Angststörungen ohne Begleitstörungen die Behandlungsform der Wahl sein, wenn ambulante Maßnahmen nicht ausreichen
- Tagesklinische Behandlung wegen ausgeprägter Begleitstörungen bedingt deren spezifische Therapie
- Häufig sinnvoll als Übergang von der vollstationären in die ambulante Behandlung
- Soziale Kompetenz ist in diesem Kontext leichter aufzubauen; insbesondere sozial ängstlichen Kindern wird so der Umgang mit Gleichaltrigen ermöglicht, der bei ambulanter Behandlung häufig weiterhin vermieden wird; gleichzeitig wird diesen Kindern die in der Regel gefürchtete Trennung vom Elternhaus erspart
- Das angebotene Schulprogramm kann helfen, schulische Defizite aufzuholen
- Psychiatrische Begleitstörungen können systematischer behandelt werden
- Notwendige Familientherapie wird in der Regel besser akzeptiert
- Wegen der täglich stattfindenden Trennungssituation setzt tagesklinische Behandlung gute Kooperation der Familie voraus.

4.5 Besonderheiten bei stationärer Behandlung

- Nach Scheitern ambulanter bzw. teilstationärer Behandlungsmaßnahmen oder wenn solche Behandlungsangebote nicht angenommen werden
- Wenn es mit ambulanten oder teilstationären Behandlungsmaßnahmen nicht gelingt, im Familiensystem verfestigte, störungsunterstützende Faktoren zu verändern
- Von den Betroffenen wird eine stationäre Behandlung oft gefürchtet, da sie –

insbesondere bei sozialer Ängstlichkeit – eine der gefürchteten und daher vermiedenen Situationen darstellt; deshalb ist eine adäquate Vorbereitung dringend geboten
- Im Übrigen entspricht das Vorgehen dem bei teilstationärer Behandlung.

4.6
Jugendhilfe- und Rehabilitationsmaßnahmen

- Jugendhilfemaßnahmen sind nur in Ausnahmefällen erforderlich, wenn z.B. bei Rückkehr nach einer stationären Behandlung in die unverändert ungünstige psychosoziale Ausgangssituation ein rascher Rückfall droht
- Phobische Störungen im Kindes- und Jugendalter führen selten zu so schweren Beeinträchtigungen, dass spezifische Rehabilitationsmaßnahmen erforderlich werden
- Sekundärpräventive Maßnahmen haben zum Ziel, eine Generalisierung der Symptomatik zu verhindern und die Betroffenen auf allgemein angstbesetzte Situationen wie Zahnarztbesuch oder Blutentnahmen vorzubereiten.

4.7
Entbehrliche Therapiemaßnahmen

- Bei jeder Therapiemaßnahme muss überlegt werden, inwieweit sie zum Vermeidungsverhalten beiträgt; die Betroffenen neigen dazu, solche Verfahren zu bevorzugen, die eine Konfrontation mit der angstauslösenden Situation möglichst lange vermeiden
- Kritisch zu prüfen ist die Frage, unter welchen Umständen schulischer Einzelunterricht die Gesundung unterstützt.

5
Literatur

BAVING L, SCHMIDT MH: Evaluierte Therapieansätze in der Kinder- und Jugendpsychiatrie II. Zeitschrift für Kinder- und Jugendpsychiatrie und Psychotherapie 29(3) (2001) 206–220

KÖNIG K: Angst und Persönlichkeit. Das Konzept vom steuernden Objekt und seine Anwendungen. Göttingen: Verlag für Medizinische Psychologie 1981

MÜLLER U (Hrsg.): Angst und Angsterkrankungen. Medizinische und soziale Aspekte. Regensburg: S. Roderer 1992

NISSEN G (Hrg.): Angsterkrankungen. Prävention und Therapie. Bern: Hans Huber, 1995

RUSS SW, OLLENDICK TH: Handbook of Psychotherapies with Children and Families. New York: Kluwer Academic / Plenum Publishers 1999

PETERMANN F, PETERMANN U: Angststörungen bei Kindern und Jugendlichen. PsychotherapeutenFORUM 6(4) (1999) 13–17

PETERMANN U: Training mit sozial unsicheren Kindern: Einzeltraining, Kindergruppen, Elternberatung. 7., überarbeitete Auflage. Weinheim: Beltz 2000

STEINHAUSEN HC, VON ASTER M (Hrsg.): Verhaltenstherapie und Verhaltensmedizin bei Kindern und Jugendlichen. 2. Aufl. Weinheim: Beltz-PVU 1999

Bearbeiter dieser Leitlinie:
F. Resch, U. Strehlow, E. Koch, J. Haffner, R. Brunner, A. Engelland-Schnell

Angststörungen (F41, F93.0)

1 Klassifikation

1.1 Definition

Bei diesen Störungen stellen Manifestationen von unrealistischer bzw. übermäßig ausgeprägter Angst die Hauptsymptomatik dar. Mit Ausnahme der Trennungsangststörung (F93.0) ist die Angst jedoch nicht, wie bei den phobischen Störungen (F40, F93.1 und F93.2), auf bestimmte Objekte bzw. Situationen begrenzt. Depressive und Zwangssymptome, sogar einige Elemente phobischer Angst, können vorhanden sein, vorausgesetzt, sie sind eindeutig sekundär oder weniger ausgeprägt.

Panikstörung (F41.0). Auftreten wiederkehrender, ausgeprägter Angstattacken, die sich nicht auf eine spezifische Situation oder besondere Umstände beschränken, nicht vorhersehbar sind und deshalb zu Erwartungsangst führen können.

Generalisierte Angststörung (F41.1). Frei flottierende, anhaltende Angst mit vielfältigen, insbesondere vegetativen Symptomen; im Kindes- und Jugendalter häufig weniger typische Beschwerden und spezifische vegetative Symptome (andere emotionale Störung des Kindesalters, Störung mit Überängstlichkeit, F93.8).

Angst und depressive Störung, gemischt (F41.2). Gleichzeitiges Bestehen von Angst und Depression, ohne dass eine der beiden Störungen überwiegt. Die Symptome erfüllen nicht die Kriterien einer Angst- oder depressiven Störung.

Sonstige gemischte Angststörungen (F41.3). Gleichzeitiges Bestehen von generalisierter Angststörung und Merkmalen einer neurotischen, Belastungs- oder somatoformen Störung (F42–F48), deren Kriterien jedoch nicht vollständig erfüllt sind. In dieser Kombination treten am häufigsten Symptome einer Zwangsstörung (F42), einer dissoziativen Störung (F44), von Somatisierungsstörungen (F45.0, F45.1) oder einer hypochondrischen Störung (F45.2) auf.

Emotionale Störung mit Trennungsangst des Kindesalters (F93.0). Angst vor der Trennung von wichtigen Bezugspersonen, die erstmals während der ersten Lebensjahre auftritt und durch außergewöhnlichen Schweregrad sowie abnorme Dauer zu einer Beeinträchtigung sozialer Funktionen führt.

1.2 Leitsymptome

Die Symptomatik muss primäre Manifestation der Angst sein.

Panikstörung
- Auftreten wiederholter Panikattacken mit weitgehend angstfreien Intervallen
- Eine Panikattacke ist eine klar abgrenzbare Episode von intensiver Angst oder Unbehagen, bei der die nachfolgend genannten Symptome abrupt auftreten und innerhalb weniger Minuten ein Maximum erreichen können: Herzklopfen, Schwitzen, Zittern, Mundtrockenheit,

Erstickungsgefühl, Hyperventilation, Brustschmerz oder Beklemmungsgefühl, Übelkeit oder Magen-Darm-Beschwerden, Schwindel, Entfremdungsgefühle (Derealisation oder Depersonalisation), Angst, die Kontrolle zu verlieren oder verrückt zu werden, Angst zu sterben, Hitzegefühle oder Kälteschauer, Parästhesien
- Die intensive Angst führt meist zum fluchtartigen Verlassen des Ortes
- Die einzelnen Anfälle dauern meist nur wenige Minuten
- Die Situation, in der eine Panikattacke auftritt, wird danach häufig vermieden
- Einer Panikattacke folgt meist die ständige Furcht vor einer erneuten Attacke.

Generalisierte Angststörung
- Das wesentliche Symptom ist eine generalisierte und anhaltende Angst, die sich aber nicht auf bestimmte Situationen in der Umgebung beschränkt, sondern frei flottiert
- Symptome von Angst treten an den meisten Tagen über eine Dauer von mindestens mehreren Wochen auf: Befürchtungen (übertriebene Sorgen bezüglich alltäglicher Ereignisse und Probleme wie die Schul- oder Arbeitssituation; Sorgen über zukünftiges Unglück; Schwierigkeiten, die Sorgen zu kontrollieren; Konzentrationsschwierigkeiten, Nervosität)
- Symptome der Anspannung (Muskelverspannung, akute und chronische Schmerzen, körperliche Unruhe, Zittern, Unfähigkeit zum Entspannen)
- Vegetative Übererregbarkeit (Tachykardie, Tachypnoe, Schwitzen, Schwindel, Benommenheit, Mundtrockenheit, Oberbauchbeschwerden)
- Bei Kindern herrschen oft das Bedürfnis nach Beruhigung und somatische Beschwerden vor.

Angst und depressive Störung, gemischt
- Vorhandensein von Angst und Depression in milder Ausprägung, ohne Vorherrschen des einen oder anderen
- Zumindest vorübergehendes Auftreten von vegetativen Symptomen
- Die Symptome erfüllen weder die Kriterien einer Angst- noch einer depressiven Störung.

Emotionale Störung mit Trennungsangst des Kindesalters
- Unrealistische und anhaltende Besorgnis, der Bezugsperson könne etwas zustoßen oder der/die Betroffene könne durch unglückliche Ereignisse von der Bezugsperson getrennt werden
- Andauernder Widerwille oder Weigerung, zur Schule/zum Kindergarten zu gehen, um bei der Bezugsperson oder zu Hause bleiben zu können
- Anhaltende Abneigung oder Weigerung, ohne Beisein einer engen Bezugsperson oder weg von zu Hause schlafen zu gehen
- Anhaltende, unangemessene Angst davor, allein oder ohne eine Hauptbezugsperson zu Hause zu sein
- Wiederholte Alpträume, die Trennung betreffend
- Wiederholtes Auftreten somatischer Symptome (Übelkeit, Bauchschmerzen, Erbrechen oder Kopfschmerzen) vor oder während der Trennung
- Extremes und wiederholtes Leiden in Erwartung, während oder unmittelbar nach der Trennung von einer Hauptbezugsperson (z.B. Unglücklichsein, Schreien, Wutausbrüche, Anklammern).

1.3 Schweregradeinteilung

Panikstörung
- Leichte Panikstörung: weniger als 4 Panikattacken in 4 Wochen
- Mittelgradige Panikstörung: mindestens 4 Panikattacken in 4 Wochen

- Schwere Panikstörung: mindestens 4 Panikattacken pro Woche über einen Zeitraum von 4 Wochen.

Emotionale Störung mit Trennungsangst des Kindesalters. Große individuelle Variationsbreite:
- Leicht: Tolerieren der Trennungssituation trotz übermäßig ausgeprägter Angst, oder Trennungsvermeidung führt nicht zu psychosozialer Beeinträchtigung
- Schwer: Trennungsvermeidung führt zu ausgeprägter psychosozialer Beeinträchtigung.

1.4 Untergruppen

Keine bekannt.

1.5 Ausschlussdiagnose

Panikstörung. Panikattacken können im Zusammenhang mit depressiven Störungen auftreten; sind die Kriterien für eine depressive Störung erfüllt, schließt das die Panikstörung als Hauptdiagnose aus.

Generalisierte Angststörung. Die vollständigen Kriterien für eine Depressive Episode (F32), Phobische Störung (F40), Panikstörung (F41.0) oder Zwangsstörung (F42) dürfen nicht erfüllt sein.

Angst und depressive Störung, gemischt
- Die Symptome für eine Angst- oder für eine depressive Störung sind erfüllt
- Anhaltende ängstliche Depression (Dysthymia, F34.1).

2 Störungsspezifische Diagnostik

2.1 Symptomatik

Exploration des Kindes
- Symptome und Ausprägungsgrad der Angst?
- Vegetative Symptome?
- Panikattacken?
- Häufigkeit der Angstanfälle und Intervalldauer?
- Fokussierte Angst oder Unvorhersehbarkeit des Auftretens von Angst?
- Erwartungsangst?
- Vermeidungsverhalten?
- Weitere Symptomatik (z.B. Depressivität, Zwangsphänomene)?
- Dauer der aktuellen Symptomatik?
- Alters- und Entwicklungsangemessenheit der Angst?
- Ausmaß der psychosozialen Beeinträchtigung?

Exploration der Bezugspersonen
- Art und Beginn der Symptomatik?
- Beeinträchtigung der psychosozialen Anpassung des Kindes (soziale Relevanz, Alltagsfunktionen)?
- Spezifische Reaktionsmuster von Bezugspersonen?
- Pathogenetische Vorstellungen?
- Ggf. Befragung des Lehrers über Leistungen und Verhalten des Kindes in der Schule (ggf. Schweigepflichtentbindung).

Beobachtung
- Ängstlichkeit?
- Panik?
- Interaktion mit der Mutter?

2.2 Störungsspezifische Entwicklungsgeschichte

- Von den Bezugspersonen zu explorieren
- Ängstliche, scheue, passive, neue Situationen vermeidende Kleinkinder haben ein erhöhtes Risiko, u.a. an Angststörungen zu erkranken
- Eine Panikstörung tritt typischerweise vor der Pubertät nicht auf
- Bei Kindern und Jugendlichen mit generalisierter Angststörung betreffen die Ängste und Sorgen oft die Qualität ihrer Leistung oder Kompetenz in der Schule bzw. im Sport
- Bei der emotionalen Störung mit Trennungsangst des Kindesalters beginnt die Symptomatik vor Vollendung des 6. Lebensjahres und dauert mindestens 4 Wochen an.

2.3 Psychiatrische Komorbidität und Begleitstörungen

- Andere Angststörungen (bis ca. 30%)
- Depressive Störung (bis ca. 30%; bei der Panikstörung 50–65%, davon geht bei 30% die Depression der Panikstörung voraus)
- Essstörungen (Häufigkeit fraglich)
- In der Adoleszenz: Alkohol- und Medikamentenmissbrauch
- Bei der emotionalen Störung mit Trennungsangst zusätzlich: Störung des Sozialverhaltens (bis ca. 30%) und Hyperkinetisches Syndrom (bis ca. 25%).

2.4 Störungsrelevante Rahmenbedingungen

Exploration der Bezugspersonen und Beobachtung der Interaktionen innerhalb der Familie:
- Ängstliche und/oder depressive Persönlichkeitsmerkmale? Angststörungen in der Familie? Modellhaftes Verhalten von Familienmitgliedern (inkl. Geschwistern)? Erziehungsstil (überprotektiv, restriktiv, angstinduzierend)?
- Ängstigende Ereignisse inner- und außerhalb der Familie? Alkoholismus in der Familie?

2.5 Apparative, Labor- und Testdiagnostik

- Hilfreich: Angstfragebögen (z.B. Kinder-Angst-Test – KAT, Angstfragebogen für Schüler – AFS, Sozialphobie- und Angstinventar für Kinder – SPAIK)
- Leistungsdiagnostik insbesondere bei schulbezogener Angst und Leistungsabfall in der Schule
- Fakultativ: Persönlichkeitsdiagnostik.

2.6 Weitergehende Diagnostik und Differentialdiagnostik

- Unabdingbar: somatische Abklärung zum Ausschluss einer organischen Angststörung und einer substanzbedingten Störung mit laborchemischen (z.B. Hypoglykämie, Phäochromozytom, Thyreotoxikose, chemische Wirkstoffe), neurophysiologischen und ggf. bildgebenden Verfahren (z.B. Temporallappenepilepsie)
- Siehe Abbildung 38.

3 Multiaxiale Bewertung

3.1 Identifizierung der Leitsymptome

- Vorliegen der Angststörung muss positiv, nicht nur durch Ausschluss einer somatischen Erkrankung belegt sein
- Sind ein oder mehrere Leitsymptome vorhanden?
- Ausprägung der Angstsymptomatik?

3 Multiaxiale Bewertung

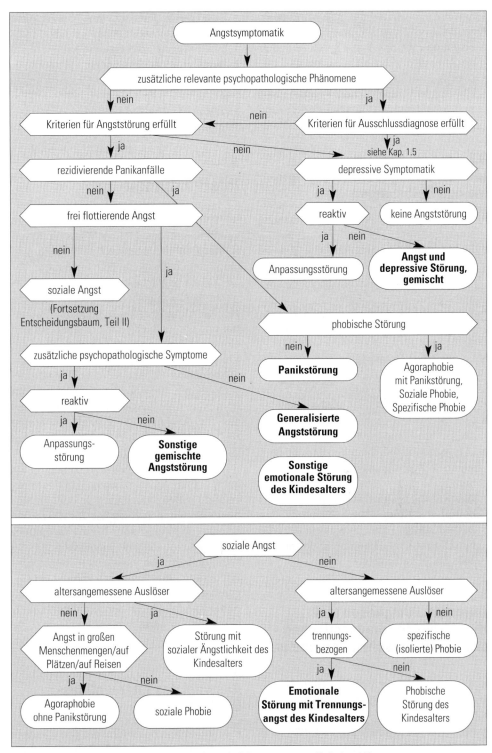

Abbildung 38: Diagnostischer Entscheidungsbaum bei Angststörungen (Teile I und II)

- Seit wann bestehen die Leitsymptome?
- Sind die Kriterien für eine Angststörung erfüllt oder ist die Angst Symptom einer anderen psychiatrischen Störung?
- Gibt es Begleitstörungen?
- Über welche psychischen Kompetenzen und Bewältigungsstile verfügt das Kind bzw. der/die Jugendliche?

3.2
Identifizierung weiterer Symptome und Belastungen

- Liegen umschriebene Entwicklungsstörungen vor?
- Bei ausgeprägter Intelligenzminderung müssen die Behandlungsmethoden und -techniken entsprechend angepasst werden
- Werden ggf. bestehende chronische körperliche Erkrankungen schlecht bewältigt?
- Ist die Angst Leitsymptom einer organischen Angststörung oder einer substanzbedingten Störung?
- Besteht ein zerebrales Anfallsleiden?
- Gibt es aktuelle und chronische Belastungen (angstauslösende Ereignisse)?
- Gibt es Angstmodelle in der Familie (ggf. separate Behandlung von Bezugspersonen)?
- Wie war die prämorbide Anpassung des betroffenen Kindes/Jugendlichen?
- Beeinträchtigt die Symptomatik die Funktionen in der Familie, in der Schule oder im Sozialkontakt?

3.3
Differentialdiagnosen und Hierarchie des diagnostischen und therapeutischen Vorgehens

- Organische Angststörungen (F06.4)
- Substanzbedingte Störungen (F1)
- Schizophrenie (F20)
- Affektive Störungen (F32, F33, F34)
- Phobische Störungen (F40)
- Zwangsstörungen (F42)
- Reaktionen auf schwere Belastungen und Anpassungsstörungen (F43)
- Somatoforme Störungen (F45)
- Depersonalisationssyndrom (F48.1)
- Tiefgreifende Entwicklungsstörungen (F84)
- Störungen des Sozialverhaltens (F91).

4
Interventionen

Kontrollierte Studien, die die Wirksamkeit von Psychotherapie in der Behandlung von Kindern und Jugendlichen mit Angststörungen belegen, liegen bisher nur für die kognitive Verhaltenstherapie vor, teilweise in Kombination mit Familientherapie. Allerdings wurden in der Regel Patienten mit unterschiedlichen Angststörungen eingeschlossen, z.B. mit Überängstlichkeit, Emotionaler Störung mit Trennungsangst oder Sozialer Phobie, so dass differenzierte Aussagen für einzelne Angststörungen erschwert sind. Insgesamt ergibt sich daraus für die kognitive Verhaltenstherapie ein durchschnittlicher Evidenzgrad von II–III, wenn nicht explizit angegeben gilt V.

In kontrollierten Studien zeigten sich keine Effekte für trizyklische Antidepressiva und für Benzodiazepine. In offenen Studien ergaben sich Hinweise für die anxiolytische Wirkung von Benzodiazepinen. Von einer Ausnahme abgesehen ist die Wirksamkeit von selektiven Serotonin-Wiederaufnahmehemmern (SSRIs) im Gegensatz zum Erwachsenenalter im Kindes- und Jugendalter nur durch offene Studien belegt. Wenn nicht explizit angegeben gilt V.

4.1
Auswahl des Interventions-Settings

- Ambulante Behandlung von Angststörungen ist grundsätzlich aussichtsreich bei niedriger oder mäßiger Krank-

heitsausprägung und ausreichender Kooperation der Eltern
- Teilstationäre Behandlung empfiehlt sich bei stärker ausgeprägten generalisierten Angststörungen/Panikstörungen, setzt aber hohe Kooperation der Eltern voraus
- Teilstationäre Behandlung bei emotionaler Störung mit Trennungsangst des Kindesalters kann den Übergang von vollstationärer in ambulante Behandlung erleichtern
- Vollstationäre Behandlung wird erforderlich bei starker Beeinträchtigung der Alltagsfunktionen und/oder nicht ausreichender Kooperation der Eltern oder der notwendigen Trennung des Kindes von seiner Umgebung (z.B. bei emotionaler Störung mit Trennungsangst des Kindesalters)
- Behandlung im natürlichen Milieu bei mäßig ausgeprägter emotionaler Störung mit Trennungsangst des Kindesalters oder nach der vollstationären Behandlung anderer Angststörungen.

4.2 Hierarchie der Behandlungsentscheidung und Beratung

- Die Beratung und Information der Betroffenen und der Bezugspersonen muss folgende Punkte berücksichtigen: Hintergrund der Störung; Vor- und Nachteile verschiedener Therapiemethoden; evtl. notwendige familientherapeutische Maßnahmen; ggf. Notwendigkeit stationärer Therapie; Therapiekontrakt über Therapieziele und Akzeptanz von Interventionen
- Die Behandlung der Angststörungen erfolgt in erster Linie mittels psychotherapeutischer, insbesondere verhaltenstherapeutischer Verfahren
- Daneben umfasst der multimodale Behandlungsansatz Beratung von Eltern und Kind, Elemente psychodynamischer Therapie und Familientherapie, im Bedarfsfall Pharmakotherapie sowie ggf. Absprachen mit weiteren Bezugspersonen (z.B. Lehrern)
- Relative Indikation für Pharmakotherapie; sie ist in erster Linie angezeigt bei Panikstörungen und ineffizienten psychotherapeutischen Maßnahmen (z.B. Schulbesuch nicht möglich); Antidepressiva sind Mittel der ersten Wahl, auch bei den häufigsten komorbiden Störungen (depressive Störungen, hyperkinetische Syndrome)
- Vgl. Diagramm (s. Abb. 39): Hierarchie der Behandlungsentscheidung und diesbezügliche Beratung am Beispiel der emotionalen Störung mit Trennungsangst des Kindesalters.

Panikstörung
- Verhaltenstherapie; Reaktionsexposition in Verbindung mit Elementen kognitiver Verhaltenstherapie
- Pharmakotherapie; Antidepressiva (bevorzugt SSRIs), Benzodiazepine (z.B. Clonazepam) oder Beta-Rezeptorenblocker (Anwendung bei vegetativer Übererregbarkeit); mehrmonatige und ggf. längerfristige Erhaltungsphase wegen hoher Rezidivgefahr, danach langsames Ausschleichen.

Generalisierte Angststörung
- Verhaltenstherapie zielt auf die Bearbeitung von Defiziten in der sozialen Kompetenz, im Problemlöseverhalten und in der Wahrnehmung; Techniken sind kognitive Umstrukturierungen und operantes Konditionieren (II)
- Psychodynamische Therapie zielt auf die Förderung der Persönlichkeitsentwicklung und Autonomie, des Selbstbewusstseins, der sozialen Kompetenz und des altersangepassten Verhaltens des Kindes (Fokus auf Art des aktuellen Konflikts, unbewusste Befürchtungen und Ängste); Techniken sind Fokaltherapie, Imaginationsverfahren und spieltherapeutische Ansätze (IV)
- Entspannungsverfahren sind adjuvante Methoden in der Primärversorgung; sie

zielen auf Entspannung und Selbstkontrolle; Techniken sind progressive Muskelrelaxation und autogenes Training
- Pharmakotherapie kann u.U. einer Psychotherapie vorgeschaltet werden; als Präparate stehen Antidepressiva (bevorzugt SSRIs, insbesondere Fluvoxamin), Beta-Rezeptorenblocker (bei leichten Störungen), Benzodiazepine (IV) und andere Anxiolytika wie z.B. Buspiron zur Verfügung; Medikamentenpausen sind empfehlenswert.

Angst und depressive Störung, gemischt. Das Vorgehen entspricht der Behandlung bei Angststörungen, wobei eine Beratung ausreichend sein kann, ansonsten symptombezogene Behandlung.

Sonstige gemischte Angststörungen. Der Behandlungsansatz entspricht dem Vorgehen bei generalisierter Angststörung unter Einbeziehung der übrigen Symptome.

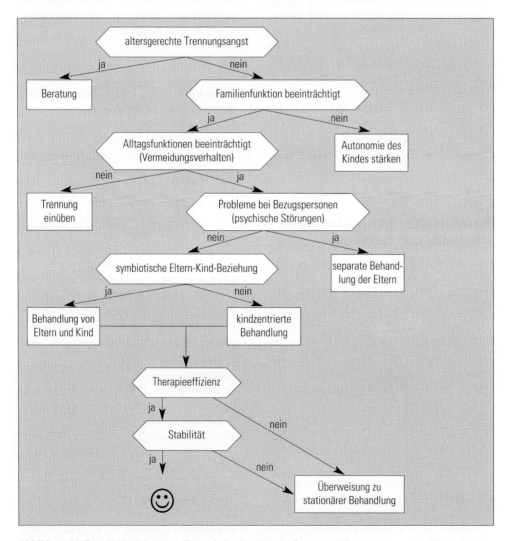

Abbildung 39: Entscheidungsbaum zur Therapie bei Emotionaler Störung mit Trennungsangst des Kindesalters

4 Interventionen

Emotionale Störung mit Trennungsangst des Kindesalters
- In der Beratung muss auf folgende Themen eingegangen werden: Die phobische Besetzung der Trennung muss immer wieder verdeutlicht werden; Kindern Trennung zuzumuten heißt, ihre Autonomie stärken und ihnen etwas zutrauen; irrationale Erziehungsregeln bezüglich der Trennungsangst sind außer Kraft zu setzen (z.B.: „Mein Kind soll angstfrei aufwachsen"); Mechanismen ungünstiger Symptomverstärkung erläutern
- Ziel der Verhaltenstherapie ist die Behandlung der Angst, des Vermeidungsverhaltens und der sich daraus ergebenden Funktionsbeeinträchtigungen; Techniken sind systematische Desensibilisierung (Angst-Meidungs-Management), prolongierte Exposition (Angst-Panik-Management, Reaktionsexposition), Modelllernen, Kontingenzmanagement, Selbstmanagement und kognitive Verhaltenstherapie; Kombinationen der verschiedenen Verfahren sind erprobt (II)
- Ziel der Familientherapie ist die Erkennung und Unterbrechung dysfunktionaler familiärer Interaktionsmuster, Bearbeitung angstunterstützenden Verhaltens (sekundärer Krankheitsgewinn/überprotektives Verhalten) und ggf. Bearbeitung von Angstmodellen in der Familie; Techniken sind Rollenspiele sowie Angstmanagement (II–III)
- In der Pharmakotherapie werden Antidepressiva (bevorzugt SSRIs, II), Benzodiazepine (z.B. Alprazolam, Clonazepam, Chlordiazepoxid mit guter Wirkung bei ausgeprägter antizipierter Angstproblematik und Schlafstörungen, IV) sowie Beta-Rezeptorenblocker (z.B. Propranolol, Metoprolol mit guter Wirkung auf die begleitenden vegetativen Phänomene) angewandt.

4.3 Besonderheiten bei ambulanter Behandlung

Panikstörung/Generalisierte Angststörung
- Bei den meisten Angststörungen im Kindes- und Jugendalter ist ambulante Behandlung ausreichend, insbesondere bei leichter bis mäßiger Ausprägung der Störung, guter Erreichbarkeit und Kooperation der Eltern
- Ambulante Behandlung kann dann schwierig sein, wenn ausgeprägtes Vermeidungsverhalten die Alltagsfunktionen stark einschränkt oder die Angstsymptomatik Funktion eines pathogenen Familiensystems ist
- Bei Kindern ist ambulante Behandlung ohne Einbeziehung einer Bezugsperson in der Regel nicht aussichtsreich.

Emotionale Störung mit Trennungsangst des Kindesalters
- Schulbesuch als Therapieziel formulieren
- Kind in Therapieabsprachen einbeziehen (z.B. dass, falls Ausdehnung des Schulbesuchs nicht erreicht werden kann, die Notwendigkeit von stationärer Behandlung gegeben ist)
- Bei ambulanter Betreuung keine Befreiung vom Schulbesuch, aber anfangs Reduzierung der Stundenanzahl möglich
- Stundenweisen Schulbesuch innerhalb von 4 Wochen auf die volle Stundenzahl ausdehnen
- Absprachen mit Schule: über Hintergrund der Störung informieren; kein Heimschicken des Kindes bei somatischen Beschwerden
- Stationäre Aufnahme notwendig, wenn Therapieziel Schulbesuch kurzfristig (max. 4 Wochen) nicht erreicht wird oder der stundenweise Schulbesuch nicht ausgedehnt werden kann.

4.4 Besonderheiten bei teilstationärer Behandlung

- Behandlungsform der Wahl, wenn ambulante Maßnahmen nicht ausreichen
- Tagesklinische Behandlung wegen ausgeprägter Begleitstörungen bedingt deren spezifische Therapie
- Häufig sinnvoll als Übergang von der vollstationären in die ambulante Behandlung
- Alternative Verhaltensmodelle (Therapeuten, Gleichaltrige) und therapeutische Maßnahmen werden in hoher Frequenz stationär angeboten, gleichzeitig können Verhaltensmodifikationen in Alltag und Familie erprobt werden
- Das angebotene Schulprogramm kann helfen, schulische Defizite aufzuholen
- Notwendige familientherapeutische Maßnahmen können in der Regel leichter durchgesetzt werden
- Wegen der täglich stattfindenden Trennungssituation setzt tagesklinische Behandlung die Kooperation der Familie voraus.

4.5 Besonderheiten bei stationärer Behandlung

Emotionale Störung mit Trennungsangst des Kindesalters
- Für die übrigen Angststörungen kommt eine stationäre Behandlung nur selten in Frage; das Vorgehen entspricht dem bei teilstationärer Behandlung
- Keine Einwilligung des Kindes voraussetzen
- Elternaufklärung über den Sinn stationärer Therapie (Trennung!)
- Schulische Belastung im klinischen Rahmen
- Trennungserfahrung einüben
- Bei Trennungsbewältigung ohne Schwierigkeiten Besuchskontakte ausdehnen

- Zumutbarkeit des Schulbesuchs des Kindes familientherapeutisch erarbeiten
- Probleme bei Eltern ausschließen bzw. bearbeiten
- Externer Schulbesuch von Klinik aus (ggf. schrittweise, zunächst Vorstellung, Durchführung des Schulgangs im entspannten Zustand), Ziel: volle schulische Belastung ohne Begleitung
- Bei voller schulischer Belastung tageweiser Schulbesuch von zu Hause.

4.6 Jugendhilfe- und Rehabilitationsmaßnahmen

Jugendhilfemaßnahmen sind nur in Ausnahmefällen erforderlich, wenn z.B. nach einer stationären Behandlung bei unverändert ungünstigen familiären Bedingungen ein rascher Rückfall droht bzw. es wiederholt nach stationären Behandlungen zu Rückfällen gekommen ist.

4.7 Entbehrliche Therapiemaßnahmen

- Spezifische Therapie somatischer Beschwerden
- Vorsicht bei therapeutischen Arrangements, die Vermeidung erleichtern
- Angst kann von Bezugspersonen erzeugt werden (z.B. um Leistungen zu steigern), was bei steigender Autonomie des Kindes eher verstärkt wird
- Vorsicht bei verbaler Instruktion über mögliche Gefahren (konditionierendes Element)
- Entlassung aus stationärer Behandlung ohne definitive Wiederaufnahmevereinbarung
- Verstärkung der Angst durch Stimulantienbehandlung bei gleichzeitig vorliegendem Hyperkinetischem Syndrom.

Emotionale Störung mit Trennungsangst des Kindesalters
- Ambulant: Befreiung vom Schulbesuch

- Zu langes Zulassen eines Schulbesuches mit reduzierter Stundenanzahl
- Entlassung zu ungünstigem Zeitpunkt (z.B. vor den Ferien).

5 Literatur

AACAP Official Action: Practice Parameters for the Assessment and Treatment of Anxiety Disorders. Journal of the American Academy of Child and Adolescent Psychiatry 36 (1997; suppl.) 69s–84s

ALLEN AJ, LEONARD H, SWEDO SE: Current knowledge of medications for the treatment of childhood anxiety disorders. Journal of the American Academy of Child and Adolescent Psychiatry 34 (1995) 976–986

BERNSTEIN GA, CARRIE MD, BORCHARDT M, PERWIEN AR: Anxiety Disorders in Children and Adolescents: A Review of the Past 10 Years. Journal of the American Academy of Child and Adolescent Psychiatry 35 (1996) 1110–1119

BIEDERMAN J, FARAONE SV, MARRS A, MOORE P, GARCIA J, ABLON S, MICK E, GERSHON J, KEARNS ME: Panic Disorder and Agoraphobia in Consecutively Referred Children and Adolescents. Journal of the American Academy of Child and Adolescent Psychiatry 36 (1997) 214–223

BIRMAHER B, YELOVICH A, RENAUD J: Pharmacologic treatment for children and adolescents with anxiety disorders. Pediatric Clinics of North America 45 (1998) 1187–1204

CASTELLANORS D, HUNTER T: Anxiety disorders in children and adolescents. Southern Medical Journal 92 (1999) 946–954

LABELLARTE MJ, GINGSBURG GS, WALKUP JT, RIDDLE MA: The treatment of anxiety disorders in children and adolescents. Biol. psychiatry 46 (1999) 1567–1578

OLLENDICK T, KING NJ: Empirically supported treatments for children with phobic and anxiety disorders. Current status. Journal of Clinical Child Psychology 27 (1998) 156–167

THURNER F, TEWES U: Der Kinder-Angst-Test (KAT). Göttingen: Hogrefe, Verlag für Psychologie 1975

WIECZERKOWSKI W, NICKEL H, JANOWSKI B, FITTKAU B, RAUER W: Angstfragebogen für Schüler (AFS). Göttingen: Hogrefe, Verlag für Psychologie 1981

Bearbeiter dieser Leitlinie:
Bernhard Blanz, Petra Georgiewa, Uwe-Jens Gerhard, Uta Vieweg

Elektiver Mutismus (F94.0)

1 Klassifikation

1.1 Definition

Beim elektiven Mutismus handelt es sich um eine emotional bedingte Störung der sprachlichen Kommunikation. Sie ist durch selektives Sprechen mit bestimmten Personen oder in definierten Situationen gekennzeichnet. Artikulation, rezeptive und expressive Sprache der Betroffenen liegen in der Regel im Normbereich, allenfalls sind sie – bezogen auf den Entwicklungsstand – leicht beeinträchtigt.

1.2 Leitsymptome

- Selektivität des Sprechens: In einigen sozialen Situationen spricht das Kind fließend, in anderen sozialen Situationen bleibt es jedoch stumm oder fast stumm
- Konsistenz bezüglich der sozialen Situationen, in denen gesprochen bzw. nicht gesprochen wird
- Häufiges Einsetzen nonverbaler Kommunikation (Mimik, Gestik, schriftliche Aufzeichnungen) durch das Kind
- Dauer der Störung mindestens 1 Monat (zur Abgrenzung eines passageren Mutismus soll der 1. Monat nach Einschulung nicht berücksichtigt werden)
- Altersentsprechende Kompetenz im sprachlichen Ausdruck der situationsabhängigen Sprache

1.3 Schweregradeinteilung

Bislang existiert nach ICD-10 keine Schweregradeinteilung. Sie könnte sich richten nach:
- Dauer des Bestehens des Mutismus
- Zahl der Personen oder beschreibbaren Situationen, mit bzw. in denen nicht gesprochen wird
- Entwicklungsniveau sonstiger Sozialkontakte bzw. Vorhandensein von Negativismus.

1.4 Untergruppen

Der elektive Mutismus tritt mit einer Häufigkeit von unter 1 Promill in der Durchschnittsbevölkerung auf, deutlich häufiger jedoch bei Immigranten. Die Geschlechtsverteilung beträgt w:m 2:1. Ein totaler Mutismus findet sich selten.

Im Rahmen eines totalen Mutismus kann der elektive Mutismus als Übergangsstadium vor bzw. nach dem völligen Schweigen angesehen werden. Teilweise ist der totale Mutismus nur aus dem Vergleich mit dem früheren Kommunikationsverhalten diagnostizierbar. Er tritt nach schweren, seelischen Traumata auf.

1.5 Ausschlussdiagnose

Die Diagnose ist nicht vereinbar mit dem Vorliegen von:
- Schizophrener Störung (F20)
- Tiefgreifender Entwicklungsstörung (F84)

- einer schweren umschriebenen Entwicklungsstörung des Sprechens und der Sprache (F80)
- morphologischen bzw. neurologischen Störungen.

2 Störungsspezifische Diagnostik

2.1 Symptomatik

Exploration der Eltern hinsichtlich
- Beginn
- möglichen Auslösers
- erkennbarer aufrechterhaltender Bedingungen
- Dauer
- Ausmaß
- Konstanz und
- sozialen Kontextes des mutistischen bzw. verbalen und nonverbalen Kommuniktionsverhaltens:
  - Mit wem und/oder im Beisein wessen spricht bzw. schweigt das Kind, z.B. fremde Erwachsene, Gleichaltrige, spezielle Erwachsene, spezielle Gleichaltrige, in der Familie Vater, Mutter, Geschwister?
  - In welchen Situationen spricht bzw. schweigt das Kind, z.B. in Kindergarten oder Schule?
  - In welcher Lautstärke spricht das Kind?
  - Wie reagiert der Gesprächspartner auf das Schweigen (z.B. Lehrer)?
  - Welche nonverbale Kommunikation nutzen das Kind oder andere Personen gegenüber diesem?
- Existiert Ton-/Videomaterial des Kommunikationsverhaltens des Kindes?
- Information aus Kindergarten/Schule (mit Einverständnis der Eltern) hinsichtlich Auftreten der Leitsymptome, Ausmaß und situativer Variabilität (analog zur Exploration der Eltern)
- Verhaltensbeobachtung des Kindes während der Exploration, während körperlicher und psychologischer Untersuchungen, besondere Aufmerksamkeit hinsichtlich des mutistischen und sonstigen kommunikativen Verhaltens gegenüber dem Untersucher, den Eltern und anderen Personen
- Körperlich-neurologische Untersuchung mit Zentrierung auf orofaciale Auffälligkeiten
- Ggf. Informationen von Haus- oder Kinderarzt über chronische Erkrankungen.

2.2 Störungsspezifische Entwicklungsgeschichte

Exploration der Eltern
- Bisherige Sprachentwicklung (rezeptive Sprache, expressive Sprache, Artikulation), die verzögert verlaufen sein darf, aber bei Diagnosestellung ein ausreichendes Niveau zeigen muss
- Frühkindliche Verhaltensstörungen, Angst, Kontaktprobleme, Trennungsängstlichkeit, Schlaf- und Essprobleme
- Informationen aus Kindergarten oder Schule über den Störungsverlauf analog der Exploration der Eltern, soweit beurteilbar.

2.3 Psychiatrische Komorbidität und Begleitstörungen

- Störung des Sozialverhaltens mit oppositionellem Verhalten (F91.3; hier fordert eine passiv-aggressive Grundhaltung evtl. ein anderes therapeutisches Vorgehen)
- Soziale Ängstlichkeit/Überempfindlichkeit (F93.2)
- Phobische Störungen (F40)
- Sonstige Angststörungen (F41)
- Reaktionen auf schwere Belastungen und Anpassungsstörungen (F43)

- Depressive Symptomatik (F3)
- Regulationsstörung von Schlaf, Essen, Ausscheidungsfunktion.

2.4
Störungsrelevante Rahmenbedingungen

2.5
Exploration der Eltern, Informationen aus Kindergarten/Schule

- Motorischer Entwicklungsstand
- Stand der Sprech- und Sprachentwicklung
- Sprech- und Sprachstörungen in der Vorgeschichte von Familienmitgliedern
- Fremdsprachlichkeit oder ausgeprägter Dialekt in der Familie
- Mutismus in der Vorgeschichte von Familienmitgliedern
- Angst/Ängstlichkeit und Scheu bei einem oder beiden Elternteilen
- Isolation der Familie
- Überbehütendes Elternverhalten
- Kritische Lebensereignisse in den letzten 6 Monaten vor Beginn der Symptomatik
- Hinweise auf seelische Traumatisierung (z.B. Misshandlung/sexuellen Missbrauch)
- Bewältigungsstrategien der Eltern für angstbesetzte Situationen
- Störungskonzept der Eltern, Reaktionsweisen, Therapieerwartung, Bereitschaft zur Mitarbeit
- Störungskonzept von Erziehern/Lehrern, ihre Therapieerwartungen und ihre Bereitschaft zur aktiven Mitarbeit
- Informationen aus Kindergarten/Schule (Zeugnisse, schriftliche Stellungnahme)
- Integration des Kindes in die Gruppe/Klasse
- Belastende Bedingungen in Kindergarten/Schule
- Ressourcen in Kindergarten/Schule (Kleingruppenbeschäftigung, Kleingruppenunterricht).

2.6
Apparative, Labor- und Testdiagnostik

- Untersuchung der nichtsprachgebundenen Intelligenz
- Sprachentwicklungstests, ggf. mit Tonbandaufzeichnung zur Analyse der Sprachstruktur
- Ggf. Entwicklungsdiagnostik bezüglich Motorik, Schreiben und Schriftsprache
- Hör- und Sehtests.

2.7
Weitergehende Diagnostik und Differentialdiagnostik

Exploration der Eltern/Bezugspersonen und Informanten in Kindergarten/Schule, mit dem Kind befasster Kollegen in der Untersuchungssituation in Hinblick auf:

- Organische/neurologische Primärstörungen (z.B. erworbene Aphasie, Taubheit)
- Umschriebene Störungen des Sprechens oder der Sprache
- Fehlende Sprachkenntnisse
- Mittelgradige bis schwerste Intelligenzminderung
- Tiefgreifende Entwicklungsstörungen
- Schizophrene Störungen (vor allem bei Beginn im Jugendalter)
- Panikstörung oder generalisierte Angststörung
- Zwangsstörung
- Depressive Episode
- Passageren Mutismus als Teil einer Störung mit Trennungsangst (bei jungen Kindern)
- Anpassungsstörung
- Störung des Sozialverhaltens.

2.8
Entbehrliche Diagnostik

Bildgebende Diagnostik und EEG sind ohne Vorliegen von Entwicklungsstörungen entbehrlich.

3 Multiaxiale Bewertung

3.1 Leitsymptome

Siehe Punkt 2.1.

3.2 Identifizierung weiterer Symptome und Belastungen

- Umschriebene Entwicklungsstörung von Sprechen oder Sprache?
- Intelligenzminderung?
- Hörstörung oder erworbene Aphasie?
- Modellverhalten innerhalb der Familie?
- Überprotektives Verhalten von Eltern/Bezugspersonen?
- Fehlendes Unterstützungsverhalten?
- Aufrechterhaltende Verhaltensweisen in Elternhaus oder Kindergarten/Schule?
- Chronische Belastungsfaktoren in Familie oder Kindergarten/Schule?
- Ausmaß der Beeinträchtigung der künftigen Entwicklung?

3.3 Differentialdiagnosen und Hierarchie des diagnostischen und therapeutischen Vorgehens

Erfassung von:
- Altersbezogenen Angststörungen (F93)
- Opositionell gestörtem Sozialverhalten (F91.3)
- Störungen gemäß F98
- Depressiver Symptomatik.

4 Interventionen

4.1 Auswahl des Interventions-Settings

Ambulante Behandlung
Die Störung kann ambulant behandelt werden, wenn eine effiziente Zusammenarbeit mit den Eltern und den betreuenden Einrichtungen (Schule, Kindergarten, Hort) erzielt werden kann.

Stationäre oder teilstationäre Behandlung ist indiziert:
- Falls symptomerhaltendes Verhalten in Familie oder Kindergarten/Schule nicht behoben werden kann
- Falls ein deswegen durchgeführter Kindergarten- oder Schulwechsel keinen Erfolg brachte
- Bei besonders ungünstigen psychosozialen Bedingungen (z.B. florider Angsterkrankung eines Elternteils)
- Bei gleichzeitigen (wenn auch nicht diagnoserelevanten) Sprachentwicklungsstörungen
- Nach 6-monatiger ambulanter Behandlung ohne entscheidende Veränderung
- Jenseits des Grundschulalters
- Wenn die Weiterentwicklung durch das reduzierte Funktionsniveau bedroht ist (z.B. bei Schulverweigerung).

4.2 Hierarchie der Behandlungsentscheidung und Beratung

Die in der Regel als multimodale Behandlung durchgeführte Intervention umfasst folgende Schritte bei Eltern und Patient:
- Aufklärung und Beratung der Eltern, des Kindes/Jugendlichen und der Erzieher bzw. Lehrer
- Ein ursächliches Trauma erfordert dessen vorrangige Therapie, nach Möglichkeit ambulant

- Weil die Störung zur Chronifizierung neigt, muss eine frühzeitige Intervention sichergestellt werden (nötigenfalls durch stationäre Behandlung)
- Grundsätzlich zielt die Intervention auf Aufrechterhaltung bzw. Ausbau normaler verbaler Kommunikation. Das Ausweichen des Kindes auf nichtsprachliche Kommunikation (Zeichensprache, Schrift u.a.) sollte wegen symptomerhaltenden Effekts in der Regel nicht unterstützt werden
- Elterntraining und Intervention in der Familie zur Angstreduktion und Stärkung der sozialen Kompetenz der Eltern
- Intervention im Kindergarten bzw. der Schule (einschließlich Kindergarten- bzw. Schulwechsel) zur Verminderung der Symptomatik in Kindergarten bzw. Schule
- Behandlung zur Erweiterung der Kommunikation, Stärkung der sozialen Kompetenz, Reduktion der sozialen Ängste oder Verminderung des oppositionellen Verhaltens
- Gruppenpsychotherapie zur Verminderung der sozialen Ängste unter Gleichaltrigen
- Der Einsatz von Pharmaka richtet sich nach:
  - Schwere der Symptomatik
  - Chronifizierungsgrad
  - Beteiligung von Angst und sozialem Rückzug
- Die medikamentöse Einstellung (s.u.) erfordert in der Regel eine stationäre Aufnahme des Kindes
- Übungsbehandlung bei Symptomen von Sprachentwicklungsverzögerungen oder anderen Teilleistungsschwächen werden – soweit möglich – parallel durchgeführt
- Die Behandlung komorbider Störungen mit Angst, Depression oder Opposition erfolgt parallel.

4.3 Besonderheiten bei ambulanter Behandlung

Aufklärung und Beratung berücksichtigen die konkreten familiären Bedingungen und Belastungen und umfassen
- Information hinsichtlich der Symptomatik, der vermuteten Ätiologie und des vermutlichen Verlaufes sowie der Behandlungsmöglichkeiten
- Beratung hinsichtlich pädagogischer Interventionen zur Bewältigung der sozialen Problemsituationen, insbesondere durch Schaffung einer ermutigenden, angstfreien Atmosphäre
- Anfängliche Belohnung der nonverbalen Kontaktaufnahme (durch Zuwendung), dann aber zunehmend nur noch Belohnung verbaler Kontaktaufnahme
- Möglichst geringes Eingehen auf alternative Kommunikationsmittel, z.B. Schriftverkehr und Gestik
- Das Kind muss mit den Konsequenzen des Nichtsprechens konfrontiert werden und merken, dass eine ausreichende Kommunikation nur verbal möglich ist
- Angemessene Aufforderungen, sich mitzuteilen
- Minderung der sozialen Ängste durch Vermittlung von Freundschaften, Ermutigung anderer Kinder, sich dem mutistischen Kind zuzuwenden, aber nicht das Sprechen für dieses zu übernehmen.

Interventionen in der Familie zur Verminderung der Angstsymptomatik setzen die Kooperationsbereitschaft der Hauptbezugsperson voraus und umfassen:
- Die Vermittlung sozialer Kompetenzen an die Eltern, Minderung von deren sozialen Ängsten (evtl. Vermittlung einer psychotherapeutischen Unterstützung der Eltern), evtl. Hilfe bei der Integration der Familie in ihr jeweiliges Umfeld
- Die Anwendung positiver Verstärker und Verstärkerentzug bei sozialen Aktivitäten des Kindes.

Interventionen im Kindergarten/Schule zur Verminderung der dort auftretenden Symptomatik umfassen bei gegebener Kooperation der Erzieher/Lehrer:
- Verhaltensmodifikationen unter Anwendung positiver Verstärker von sprachlichen Äußerungen durch Zuwendung und den Wegfall der positiven Verstärkung mutistischen Verhaltens
- In der Schulklasse sollte eine kleine Gruppe zugewandter Kinder dem mutistischen Kind zugeordnet werden. Es sollte eine angstfreie und ermutigende Situation für das Kind geschaffen werden, in der es nicht Außenseiter ist
- Bei Vorschulkindern/Schulkindern mit lang anhaltender Symptomatik kann aufgrund aufrechterhaltender Bedingungen in Kindergarten/Schule ein Wechsel dieser Institutionen indiziert sein, bei Vorschulkindern mit lang anhaltender Symptomatik kann Zurückstellung von der Einschulung indiziert sein.

Die **Psychotherapie** erfolgt parallel zu den bisher genannten Interventionsstrategien. Sie soll
- eine angstfreie, ermutigende Atmosphäre schaffen
- Angstsymptomatik und Sprechhemmung parallel bearbeiten; Lautübungen bzw. Tonbandaufzeichnungen können dabei hilfreich sein.

Pharmakotherapie ist indiziert, wenn eine deutliche Beteiligung von Angst vorliegt oder der ausschließliche Einsatz nichtmedikamentöser Behandlungsverfahren keine Besserung erzielte. Es wurden günstige Wirkungen von selektiven Serotonin-Wiederaufnahmehemmern berichtet (z.B. Fluoxetin in Tagesdosen von 20–60 mg, derzeit jedoch nur als „Heilversuch" möglich). Die Kombination mit MAO-Hemmern verbietet sich, die für diese Medikamentengruppe empfohlenen Vorsichtsmaßnahmen sind zu beachten.

- Erfahrungen mit anderen Antidepressiva sind begrenzt, also nicht zu verallgemeinern
- Kurzfristig kann die Gabe von angstreduzierenden Benzodiazepinen hilfreich sein.

Verlaufskontrollen sind notwendig bezüglich folgender Faktoren:
- Symptome des Mutismus in den verschiedenen sozialen Umfeldern (Elternhaus, Kindergarten/Schule, Freizeit, bekannten und fremden Gleichaltrigen sowie fremden Erwachsenen gegenüber)
- Angstsymptomatik in o.g. Situationen
- Emotionale Entwicklung
- Schulische Leistungen
- Familiäre Interaktion und Beziehungen
- Bei medikamentöser Behandlung bezüglich Puls, Blutdruck, Appetit, Schlaf, Veränderung des Körpergewichts u.a.
- Bei medikamentöser Behandlung ist in Zusammenarbeit mit Eltern, Erziehern/Lehrern in Abständen die Notwendigkeit einer Fortsetzung der Therapie zu überprüfen.

4.4 Besonderheiten bei teilstationärer Behandlung

Voraussetzung für eine teilstationäre Behandlung ist, dass der tägliche Weg zwischen Wohnort und Therapieeinrichtung bewältigbar ist. Die Eltern dürfen nicht eine Dolmetscherfunktion zwischen Kind und Behandlungsteam übernehmen. Zusätzlich zu dem Vorgehen bei ambulanter Behandlung sind folgende Besonderheiten zu beachten:
- Ausreichende Information aller Mitarbeiterinnen und Mitarbeiter über das (seltene) Krankheitsbild
- Die Mitarbeiter des gesamten Teams lassen dem Kind die Wahl zu sprechen, halten aber die gesetzten Kontingenzen zu verbalen und nonverbalen Äußerungen konsequent ein

- Verstärkung sprachlicher Kommunikation
- Ggf. Einsatz von Entspannungsverfahren.

Gegen Ende der teilstationären Behandlung:
- Frühzeitige Vorbereitung des Transfers auf das natürliche soziale Umfeld durch dessen Einbeziehung
- Sicherstellung einer eventuell notwendigen ambulanten Weiterbehandlung, insbesondere hinsichtlich Psychotherapie und Weiterführung der medikamentösen Behandlung.

4.5
Besonderheiten bei stationärer Behandlung

Eine stationäre Behandlung ist dann indiziert, wenn die Voraussetzungen für eine teilstationäre Behandlung nicht erfüllt sind. Es gelten die gleichen Besonderheiten wie für teilstationäre Behandlung. Vor Abschluss einer stationären Behandlung ist die Wiedereingliederung in Kindergarten/Schule evtl. mit übergangsweiser teilstationärer Behandlung sorgfältig zu planen.

4.6
Jugendhilfe- und Rehabilitationsmaßnahmen

Sozialpädagogische Familienhilfe kann ambulante Behandlung co-therapeutisch im Sinne von Hometreatment unterstützen.

Sofern fortdauernde Belastung eines Kindes in der Familie besteht, muss zur Sicherung des Therapieerfolges eine außerfamiliäre Betreuung erfolgen; ggf. kann dafür teilstationäre Betreuung genügen.

Eventuelle schulische Leistungsdefizite müssen aufgearbeitet werden. Sekundäre psychiatrische Störungen bedürfen der Behandlung. Sofern die soziale Isolierung einer Familie oder soziale Ängste nicht gemindert werden können, ist Weiterbetreuung der Familie unter diesem Gesichtspunkt indiziert.

4.7
Entbehrliche Therapiemaßnahmen

Der ausschließliche Einsatz psychodynamischer Verfahren sollte mit Zurückhaltung betrachtet werden. Non-direktive Spieltherapie ist ebenfalls mit Zurückhaltung zu betrachten. Ausschließlich logopädische/sprachtherapeutische Behandlung ist kontraindiziert.

Generell ist zu allen unter 4. beschriebenen therapeutischen Schritten bzw. Strategien festzuhalten, dass die wissenschaftliche Bewertung ihrer Wirksamkeit bislang weitgehend auf zusammengetragenem Erfahrungswissen respektierter Experten beruht (V).

5
Literatur

BLACK B, UHDE TW: Elective mutism as a variant of social phobia. In: Journal of the American Academy of Child and Adolescent Psychiatry 31 (1992) 1090–1094

BLACK B, UHDE TW: Psychiatric characteristics of children with selective mutism: A pilot study. In: Journal of the American Academy of Child and Adolescent Psychiatry 34 (1995) 847–856

BLACK B, UHDE TW: Treatment of elective mutism with fluoxetine: A double-blind, placebo-controlled study. In: Journal of the American Academy of Child and Adolescent Psychiatry 33 (1994) 1000–1006

DOW SP, SNONIES BC, SCHEIB D, MOSS SE, LEONARD HL: Practical guidelines for the assessment and treatment of selective mutism. In: Journal of the American Academy of Child and Adolescent Psychiatry 34 (1995) 836–846

Dummit ES 3rd, Klein RG, Tancer NK, Asche B, Martin J, Fairbanks JA: Systematic assessment of 50 children with selective mutism. In: Journal of the American Academy of Child and Adolescent Psychiatry 36 (1997) 653–660

Hesselmann S: Elective mutism in children 1877–1981. In: Acta Paedopsychiatrica 49 (1983) 297–310

Krohn DD, Weckstein SM, Wright HL: A study of the effectiveness of a specific treatment for elective mutism. In: Journal of the American Academy of Child and Adolescent Psychiatry 31 (1992) 711–718

Rösler M: Befunde beim neurotischen Mutismus der Kinder. Eine Untersuchung an 32 mutistischen Kindern. In: Praxis der Kinderpsychologie und Kinderpsychiatrie 30 (1981) 187–194

Spasaro SA, Schaeffer CE (Hrsg.): Refusal to speak. Northvale, New Jersey: Aronson, 1999

Steinhausen H, Juzi C: An analysis of 100 cases. In: Journal of the American Academy of Child and Adolescent Psychiatry 35 (1996) 606–614

Wright HH, Miller MD, Cook MA, Littmann JR: Early identification and intervention with children who refuse to speak. In: Journal of the American Academy of Child and Adolescent Psychiatry 24 (1985) 739–746

Bearbeiter dieser Leitlinie:
R. Castell, O. Kratz, V. Rößner, E. Möller-Nehring, M. H. Schmidt

Bindungsstörungen (F94.1, F94.2)

1 Klassifikation

Diese Leitlinien beziehen sich auf folgende Störungsbilder:
- Reaktive Bindungsstörung des Kindesalters (F94.1)
- Bindungsstörung des Kindesalters mit Enthemmung (F94.2).

1.1 Definition

Die Bindungsstörungen des Kindes gehören gemäß ICD-10 zu einer heterogenen Gruppe gestörter sozialer Funktionen. Sie beginnen in den ersten fünf Lebensjahren und sind nicht durch eine offensichtliche konstitutionelle Beeinträchtigung oder Defizite aller sozialen Funktionen charakterisiert. Vermutlich spielen schwerwiegende Milieuschäden oder Deprivation eine entscheidende Rolle in der Pathogenese. In nosologischer Hinsicht nehmen Bindungsstörungen eine einzigartige Stellung ein, weil nicht nur intrapersonale Symptomatik, sondern auch interpersonales Beziehungsverhalten als Diagnosekriterium gilt. Umschriebene Entwicklungsstörungen kommen häufig vor; es handelt sich dabei oft um kombinierte Entwicklungsstörungen. Primär organische Ursachen und/oder tiefgreifende Entwicklungsstörungen liegen nicht vor. Manchmal finden sich Wachstums- und Gedeihstörungen. Alle Symptome sind auf dem Hintergrund von anamnestischen Daten und unter Berücksichtigung ihres Schweregrades zu beurteilen.

In den jüngeren Foren liegen einige Vorschläge zu Klassifikationsalternativen vor. Sie konnten sich bislang nicht durchsetzen. Die einzige vorliegende Studie zur Überprüfung der DSM-IV-Kriterien kommt anhand von 48 überprüften klinischen Fällen zu einer schwachen Reliabilität, während sich sechs alternativ formulierte diagnostische Kriterien sämtlich als deutlich reliabler erwiesen.

Es liegen bislang keine Ergebnisse epidemiologischer Forschung über die Häufigkeit von Bindungsstörungen vor. Inzidenz und Prävalenz sind unbekannt. Die englische Studie an rumänischen Adoptivkindern mit unterschiedlich langer Deprivationsdauer kommt zu folgenden Ergebnissen: Unter den rumänischen Kindern mit langer Deprivationsdauer vor Adoption lag die Häufigkeit schwerer Bindungsstörungen im Alter von 6 Jahren bei 30%.

1.2 Leitsymptome

Reaktive Bindungsstörung des Kindesalters (F94.1) (entspricht „gehemmte Form" im DSM-IV)

Störungen der sozialen Funktionen
- Abnormes Beziehungsmuster zu Betreuungspersonen mit einer Mischung aus Annäherung und Vermeidung und Widerstand gegen Zuspruch
- Eingeschränkte Interaktion mit Gleichaltrigen
- Beeinträchtigung des sozialen Spielens
- Gegen sich selbst und andere gerichtete Aggressionen.

Emotionale Auffälligkeiten
- Furchtsamkeit
- Übervorsichtigkeit

- Unglücklichsein
- Mangel an emotionaler Ansprechbarkeit
- Verlust/Mangel an emotionalen Reaktionen
- Apathie
- „frozen watchfulness".

Störungen der sozialen und emotionalen Reaktionen sollten nicht nur auf eine Person beschränkt sein, sondern in verschiedenen sozialen Situationen zu beobachten sein.

Bindungsstörung des Kindesalters mit Enthemmung (F94.2), (entspricht „ungehemmte Form" im DSM-IV)

Störungen der sozialen Funktionen
- Abnormes Beziehungsmuster zu Betreuungspersonen mit einer Mischung aus Annäherung und Vermeidung und Widerstand gegen Zuspruch
- Inadäquate Reaktionen auf Beziehungsangebote von Bezugspersonen
- Nicht-selektives Bindungsverhalten mit wahlloser Freundlichkeit und Distanzlosigkeit
- Gleichförmige Interaktionsmuster gegenüber Fremden
- Eingeschränkte Interaktion mit Gleichaltrigen
- Beeinträchtigung des sozialen Spielens
- Gegen sich selbst und andere gerichtete Aggressionen.

Emotionale Auffälligkeiten stehen nicht im Vordergrund, aber kommen vor.

1.3 Schweregradeinteilung

Keine bekannt.

1.4 Untergruppen

Das als reaktive Bindungsstörung bezeichnete Bild (F94.1) tritt besonders bei jüngeren Kindern auf. Die Bindungsstörung mit Enthemmung (F94.2) entwickelt sich in der Regel aus der erstgenannten Störung im fünften Lebensjahr.

1.5 Ausschlussdiagnose

für die reaktive Bindungsstörung des Kindesalters:
- Psychosoziale Probleme infolge von sexueller oder körperlicher Misshandlung im Kindesalter
- Körperliche Probleme infolge von Misshandlung.

2 Störungsspezifische Diagnostik

In der Regel für Kinder im Alter von 2–12 Jahren.

2.1 Symptomatik

- Exploration der Bezugspersonen
- Informationen aus Kindergarten oder Schule, ggf. Jugendamt, von Hausarzt und/oder Kinderarzt
- Exploration des Betroffenen in Abhängigkeit vom Alter
- Körperliche Untersuchung.

2.2 Störungsspezifische Entwicklungsgeschichte

- Allgemeiner Entwicklungsverlauf
- Entwicklung der aktuellen Symptomatik
- Informationserhebung über Verhalten, Entwicklungsstand und Leistung direkt von der Institution, die der Patient ggf. in Anspruch nimmt (telefonisch, direkter Kontakt, schriftlich), mit Einverständnis des Personensorgeberechtigten

- Ausmaß der Nichtbewältigung von Entwicklungsaufgaben und künftiger Entwicklungsbeeinträchtigung.

2.3
Psychiatrische Komorbidität und Begleitstörungen

- Störungen des Sozialverhaltens
- Altersspezifische emotionale Störungen
- Hyperkinetische Störungen
- Angststörungen
- Intelligenzminderungen.

2.4
Störungsrelevante Rahmenbedingungen

Kinderpsychiatrische Anamnese in Hinblick auf
- Allgemeine oder partielle Entwicklungsverzögerung
- Umschriebene Entwicklungsstörungen
- Intelligenzniveau
- Körperliche Erkrankungen
- Lebensbedingungen, insbesondere Sorgerechtssituation
- Wechsel von Bezugspersonen
- Betroffensein von aktiver oder passiver Misshandlung und/oder sexuellem Missbrauch
- Anpassung an aktuelle Entwicklungsaufgaben.

2.5
Apparative, Labor- und Testdiagnostik

- Beobachtung des Bindungsverhaltens, z.B. Video mit Trennung und Wiederannäherung von Kind und Bezugsperson
- Spielbeobachtung/projektive Untersuchungsverfahren, um auch bei jüngeren Kindern Aussagen über das Selbstkonzept machen zu können
- Elternfragebögen, Lehrerfragebögen, ggf. Selbstkonzeptfragebögen
- EEG; ggf. Labor (z.B. endokrinologische Abklärung bei Wachstumsstörungen)

- Entwicklungsneurologische Untersuchung
- Untersuchung von Sprechen und Sprache
- Untersuchung schulischer Fertigkeiten hinsichtlich Teilleistungsstörungen
- Ggf. Leistungs-/Intelligenzdiagnostik.

2.6
Weitergehende Diagnostik und Differentialdiagnostik

- Tiefgreifende Entwicklungsstörung
- Organische/neurologische Primärstörung
- Posttraumatische Belastungsstörung.

2.7
Entbehrliche Diagnostik

Keine Angaben.

3
Multiaxiale Bewertung

3.1
Identifizierung der Leitsymptome

Voraussetzungen für F 94.1
- Beginn vor dem fünften Lebensjahr
- Situationsabhängige widersprüchliche oder ambivalente soziale Reaktionen
- Emotionale Auffälligkeiten (verminderte Ansprechbarkeit, Rückzug, aggressive Reaktion auf Unglücklichsein, ängstliche Überempfindlichkeit), Nachweis sozialer Gegenseitigkeit bei Interaktion mit gesunden Bezugspersonen
- Ausschluss einer tiefgreifenden Entwicklungsstörung
- Kein Vorliegen einer der unter 1.5 genannten Ausschlussdiagnosen.

Voraussetzungen für F94.2
- Diffuse Bindungen während der ersten fünf Lebensjahre (kein Trostsuchen bei Unglücklichsein bzw. Trostsuchen bei unselektierten Personen)

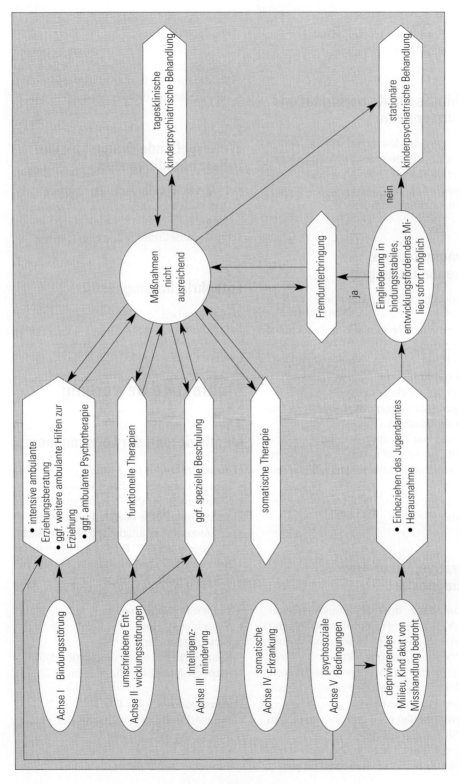

Abbildung 40: Vorgehen nach Abschluss der Diagnostik bei Bindungsstörungen

- Situationsübergreifend unmodulierte Interaktion mit Nichtvertrauten
- Situationsübergreifend Anklammerungsverhalten oder Aufmerksamkeit suchendes, unterschiedslos freundliches Verhalten
- Kein Vorliegen einer der unter 1.5 genannten Ausschlussdiagnosen.

3.2
Identifizierung weiterer Symptome und Belastungen

- Intelligenzrückstand?
- Motorischer Rückstand?
- Rückständige Sprech-/Sprachentwicklung?
- Behandlungsbedürftige körperliche Störung?
- Ist die gegenwärtige Regelung der elterlichen Sorge vertretbar?
- Welche Entwicklungsprognose hat das Kind ohne Behandlung?

3.3
Differentialdiagnosen und Hierarchie des Vorgehens

(siehe Entscheidungsbaum Abb. 40)

Parallel behandeln:
- Hyperkinetische Störungen mit und ohne Störung des Sozialverhaltens
- Motorische, sprachliche und kognitive Defizite.

Sekundär behandeln:
- Störungen des Sozialverhaltens ohne hyperkinetische Störung
- Altersspezifische emotionale Störungen
- Posttraumatische Belastungsstörungen.

4
Interventionen

4.1
Auswahl des Interventions-Settings

Ausschlaggebend für das Ausmaß der Intervention sind der Schweregrad der Störung, eventuelle Entwicklungsbeeinträchtigungen und die Funktionsfähigkeit des psychosozialen Umfeldes. Der Versuch einer ambulanten Behandlung kann dann unternommen werden, wenn die Bedingungen für teilstationäre oder stationäre Behandlung nicht vorliegen. Wenn die Funktionsfähigkeit mehrerer Lebensbereiche durch die Störung betroffen ist (z.B. Familie und Schule), kommt teilstationäre Behandlung in Frage. Stationäre Behandlung ist dann indiziert, wenn die Eingliederung des Patienten in ein bindungsstabiles Milieu aufgrund des Schweregrades der Symptomatik nicht unmittelbar möglich ist und diese Eingliederung vorbereitet werden muss.

4.2
Hierarchie der Behandlungsentscheidung und Beratung

Hauptziel ist die Herstellung eines entwicklungsfördernden bindungsstabilen Milieus in Familie, Pflegefamilie, Heim, Kindergarten und Schule (ggf. Herausnahme aus einem deprivierenden Milieu). Ein weiteres Ziel besteht in der Aufarbeitung eventuell bestehender Entwicklungsbeeinträchtigungen.

4.3
Besonderheiten bei ambulanter Behandlung

- Aufklärung und Beratung der Bezugsperson über Symptomatik, Komorbidität, Verlauf und Prognose der Störung, Beratung der Bezugsperson hinsichtlich Methoden der Verhaltenssteuerung

- Aufklärung des Patienten in altersentsprechender Weise
- Aufklärung und Beratung von Erziehern und Lehrern mit Einverständnis des Personensorgeberechtigten
- Beratung und/oder Supervision von Bezugspersonen in Familien, Pflegefamilien, Heim, Kindergarten und Schule
- Funktionelle Therapien (Krankengymnastik, Logopädie, Ergotherapie) als Einzelmaßnahmen oder in die institutionelle Tagesbetreuung integriert, falls umschriebene Entwicklungsstörungen vorliegen
- Psychotherapie als Einzel- und/oder Gruppentherapie bei Persistieren der Symptomatik innerhalb eines bindungsstabilen Milieus
- Medikamentöse Therapie (nicht regelhaft) nach Aufklärung von Personensorgeberechtigten oder Bezugspersonen über erwartete Veränderungen, Dosierung und mögliche Nebenwirkungen; altersangemessene Aufklärung des Betroffenen. Gabe niederpotenter Neuroleptika unter Kontrolle von Blutdruck, Puls, Blutbild, Leberwerten, EKG
- Verlaufskontrolle
  - hinsichtlich der Zielsymptome
  - hinsichtlich der umschriebenen Entwicklungsstörungen
  - bei Schulkindern hinsichtlich schulischer Leistungen und schulischem Verhalten
  - hinsichtlich der Beziehung zu Gleichaltrigen
  - hinsichtlich der familiären Interaktion
  - hinsichtlich altersentsprechender Freizeitaktivität des Patienten
  - kontrollierter Auslassversuch bei medikamentöser Therapie nach einem definierten Zeitraum, längstens nach sechs Monaten.

4.4 Besonderheiten bei teilstationärer Behandlung

Eine enge Kooperation mit den Bezugspersonen ist erforderlich, damit keine Überforderung des Patienten durch den täglichen Milieuwechsel entsteht.

4.5 Besonderheiten bei stationärer Behandlung

In der therapeutischen Institution müssen feste Bezugspersonen etabliert werden, um einen institutionell bedingten Betreuerwechsel zu vermeiden.

4.6 Jugendhilfe- und Rehabilitationsmaßnahmen

Solche Maßnahmen sind einzuleiten, wenn ein entwicklungsförderndes und bindungsstabiles Milieu nicht gegeben ist bzw. im Lebensrahmen wegen der Symptomatik des Kindes nicht aufrechterhalten werden kann. Einleitung erforderlicher Maßnahmen im Rahmen der Hilfeplanung nach KJHG. Die mehrjährige Betreuung der Patienten ist in der Regel erforderlich.

Eventuelle Entwicklungsverzögerungen müssen aufgearbeitet werden.

4.7 Entbehrliche Therapiemaßnahmen

Keine Angaben.

Generell ist zu allen unter 4. beschriebenen therapeutischen Schritten bzw. Strategien festzuhalten, dass die wissenschaftliche Bewertung ihrer Wirksamkeit bislang weitgehend auf zusammengetragenem Erfahrungswissen respektierter Experten beruht (V).

5 Literatur

Boris NW, Wheeler EE, Heller SS, Zeanah CH: Attachment and developmental psychopathology. Psychiatry 63 (1) (2000) 75–84

Brisch KH, Buchheim A, Kächele H: Diagnose von Bindungsstörungen. Prax Kinderpsychol Kinderpsychiat 48 (1999) 425–437

Cicchetti D, Cohen DJ (Eds.): Psychopathology, Vol. 2, S. 44–47 John Wiley and Sons, Inc., New York, Chichester, Brisbane, Toronto, Singapore (1995)

Dozier M, Stavall KC, Albus KE: Attachment and psychopathology in adulthood. In: Cassidy J, Shaver PR (Eds.), Handbook of attachment. 497–519, Guilford Press, New York 1999

Fremmer-Bombik E: Der Beitrag der Bindungsforschung zur klinischen Beziehungsdiagnostik. Kindheit und Entwicklung 5 (1996) 155–159

Greenberg MT: Attachment and psychopathology in childhood. In: Cassidy J, Shaver PR (Eds.), Handbook of attachment. 469–496, Guilford Press, New York 1999

Nienstedt M, Westermann A: Pflegekinder, Votum, Münster 1992

O'Connor TG, Rutter M: Attachment disorder behavior following early severe deprivation: Extension and longitudinal follow-up. J Am Acad Child Adolesc Psychiatry 39 (2000) 703–712

Polan HJ, Hofer MA: Psychobiological origins of infant attachment and separation responses. In: Cassidy J, Shaver PR (Eds.), Handbook of attachment. 162–180, Guilford Press, New York 1999

Rutter M, Sroufe A. Developmental psychopathology: Concepts and challenges. Development and Psychopathology 12 (2000) 265–296

Wiesner R, Kaufmann F, Mörsenberger T, Oberloskamp H, Struck J: SGB VIII Kinder- und Jugendhilfe, Beck, München 1995

Zero to Three, Task Force on Diagnostic Classification in Infancy. Diagnostic classification of mental health and developmental disorders of infancy and early childhood. Arlington, VA: Zero to Three 1994

Bearbeiter dieser Leitlinien:
Ulrike Lehmkuhl, Margot Völger, Jörg Fegert, Ernst Pfeiffer, Hannelore Hübler, Susanne Eichholz, Ingo Spitczok von Brisinski

Ticstörungen (F95)

1 Klassifikation

1.1 Definition

Bei Tics handelt es sich um nicht-rhythmische motorische Bewegungen (gewöhnlich in funktionell umschriebenen Muskelgruppen) oder um Lautäußerungen, ohne dass ein offensichtlicher Zweck zu erkennen ist. Die Tics sind weitgehend unwillkürlich, plötzlich auftretend und rasch ablaufend, sich einzeln oder in Serien wiederholend. Tics können für unterschiedliche Zeiträume unterdrückt werden und müssen manchmal aus einem inneren sensomotorischen Drang heraus initiiert werden. Sowohl motorische als auch vokale Tics können in einfacher oder komplexer Form auftreten und unter emotionaler Erregung (freudig oder ärgerlich) verstärkt vorkommen. Tics sind auch in allen Schlafstadien beobachtbar, allerdings in abgeschwächter Form.

1.2 Leitsymptome

Leitsymptome sind die motorischen Tics (Muskelzuckungen in Form von z.B. Blinzeln, Kopfrucken, Schulterrucken) und vokale Tics (Lautäußerungen in Form von z.B. Räuspern, Bellen, Quieken, Ausstoßungen von Worten bis hin zur Koprolalie).

1.3 Schweregradeinteilung

Entspricht weitgehend den ersten 3 Untergruppen (s. Kap. 1.4). Zur Orientierung beim Tourette-Syndrom (TS) kann die einfach handhabbare Shapiro-TS-Schweregradskala (siehe: www.gwdg.de/~ukyk) genutzt werden.

1.4 Untergruppen

- Vorübergehende Ticstörung (F95.0)
- Chronische motorische oder vokale Ticstörung (F95.1)
- Kombinierte vokale und multiple motorische Tics (Tourette-Syndrom, F95.2)
- Sonstige Ticstörung (F95.8)
- Nicht näher bezeichnete Ticstörung (F95.9)

2 Störungsspezifische Diagnostik

2.1 Symptomatik

Exploration der Eltern und des Kindes/Jugendlichen. Am zuverlässigsten sind die Informationen durch die Mutter. Insbesondere jüngere Kinder bemerken selbst nur sehr starke Tics. Es geht darum, Art (motorisch, vokal), Lokalisation (proximal, distal), Häufigkeit, Intensität, Verlauf (z.B. Spontanschwankungen, vorübergehende Remissionen) sowie evtl. Empfindungen vor einem Tic zu erfassen und nach Problemverständnis, subjektiven Erklärungsmodellen, psychosozialer Belastung und Krankheitsbewältigung zu fragen.

Verhaltensbeobachtung während der Exploration, der körperlichen und psychologischen Untersuchung. Vorsicht: mitunter können Tics während dieser Zeit vollkommen unterdrückt werden. Daher empfiehlt sich eher strukturierte Beobachtung durch die Eltern während einer Woche zu Hause anhand der Yale-Tourette-Syndrom-Symptomliste (siehe: www.gwdg.de/~ukyk).

2.2
Störungsspezifische Entwicklungsgeschichte

Befragung der Eltern nach
- Beginn (meist um das 7. Lebensjahr, auf jeden Fall vor dem 18. Lebensjahr)
- Spontanschwankungen in Art, Intensität und Häufigkeit
- Familiärer Belastung, Modelllernen, organischer Abklärung
- Bisherigen Behandlungen.

2.3
Psychiatrische Komorbidität und Begleitstörungen

Exploration von Patient und Eltern, frühere Arztberichte, evtl. Informationen von der Schule:
- Aufmerksamkeitsdefizit/Hyperaktivitätsstörung
- Zwangsstörung
- Lernstörung
- Emotionale Störung
- Soziophobie
- Schlafstörung
- Asperger-Syndrom
- Stottern.

2.4
Störungsrelevante Rahmenbedingungen

Exploration der Eltern: Fragen nach Störungskonzept, Therapieerwartung, Bewältigungsstrategien, Mitarbeitsmöglichkeiten, sozialer Integration.

2.5
Apparative, Labor- und Testdiagnostik

- Orientierende internistische und neurologische Untersuchung ist vorzuschalten
- Testpsychologische Diagnostik nur bei gezieltem Hinweis erforderlich (z.B. Schulschwierigkeiten)
- Apparative und Labordiagnostik orientiert sich an differentialdiagnostischen und ätiologischen Fragestellungen (z.B. EEG zum Ausschluss einer Epilepsie; Antistreptolysintiter bei zeitlichem Zusammenhang mit Otitis media/Scharlach).

2.6
Weitergehende Diagnostik und Differentialdiagnostik

Exploration der Eltern, des Patienten und, falls erforderlich, Informationen aus anderen Datenquellen wie Schule und Arztberichten, sowie Beobachtung in der Untersuchungssituation hinsichtlich Hinweisen auf:
- Epilepsie, Blepharospasmus, Dystonien, Chorea, Ballismus, Myoklonus
- Stereotypien, Manierismen, Konversionsstörungen, Komorbide Störungen
- Siehe Kapitel 2.3.

2.7
Entbehrliche Diagnostik

- Chromosomenuntersuchung bei genetischer Belastung
- CCT oder NMR ohne spezielle Hinweise aus EEG oder klinischer Untersuchung
- PET/SPECT nur bei spezieller Fragestellung.

2 Störungsspezifische Diagnostik

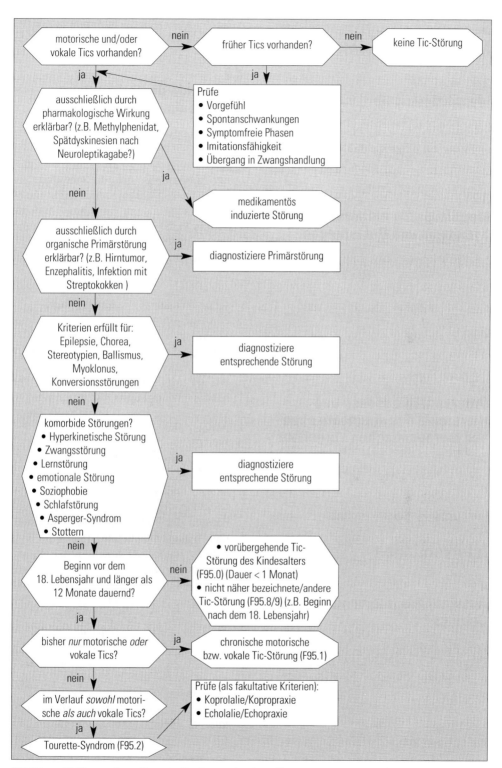

Abbildung 41: Diagnostik von Tourette-Syndrom und anderen Ticstörungen

3
Multiaxiale Bewertung

3.1
Identifizierung der Leitsymptome

Zusammenfassung der diagnostischen Ergebnisse und Überprüfung der Tic-Symptomatik.

3.2
Identifizierung weiterer Symptome und Belastungen

- Umschriebene Entwicklungsstörungen
- Intelligenzminderung
- Organische Erkrankungen
- Begleitende abnorme psychosoziale Bedingungen
- Beurteilung der psychosozialen Anpassung.

3.3
Differentialdiagnosen und Hierarchie des diagnostischen und therapeutischen Vorgehens

Siehe Abbildung 41.

4
Interventionen

4.1
Auswahl des Interventions-Settings

Die Behandlung kann meist ambulant durchgeführt werden. Eine stationäre oder teilstationäre Therapie kann durchaus indiziert sein:
- Bei besonders schwer ausgeprägter Ticstörung
- Bei besonders schwer ausgeprägter komorbider Störung (z.B. Zwangsstörung, Mehrfachkomorbidität)
- Nach nicht erfolgreicher ambulanter Behandlung.

4.2
Hierarchie der Behandlungsentscheidung und Beratung

Siehe Abbildung 42.

- Aufklärung und Beratung der Betroffenen und, falls erforderlich und gewünscht, von Lehrern, Arbeitgebern. Es ist Verständnis zu vermitteln für die Symptomatik und deren Verstärkung unter Stress
- Bewältigungsstrategien für Symptomatik, Spannungssituationen, Begleitstörungen, Schuldgefühle bei genetischer Belastung, Erziehungsfragen
- Pharmakotherapie: Indikationsstellung abhängig von Art und Genese der Ticstörung, deren psychosozialer Auswirkung, Vorkommen komorbider Störungen und dem Nebenwirkungsprofil der in Frage kommenden Medikamente (z.B. Verlängerung des QTc-Intervalls durch Pimozid)
- Die Pharmakotherapie kann die Tic-Symptomatik deutlich lindern und damit einen Risikofaktor in der Familieninteraktion und in der Persönlichkeitsentwicklung des Kindes vermeiden. Medikament der ersten Wahl ist Tiaprid (II), das in einschleichender Dosierung von 2–5–10 mg/kg/KG wochenweise gesteigert werden kann. Hierbei ist insbesondere auf eintretende Müdigkeit sowie Kreislaufschwierigkeiten zu achten. Risperidon (0.5–4 mg/Tag), Pimozid (0.5–4 mg/Tag) und Haloperidol (0.25–4 mg/Tag) sind Medikamente zweiter Wahl (II), die (bei guter Verträglichkeit) wochenweise in Schritten von 0.25–0.5 mg gesteigert werden können. Methylphenidat kann die Symptomatik verstärken, manchmal aber auch verbessern (III)
- Verhaltenstherapie: Symptomzentrierte Verhaltenstherapie (einschl. Entspan-

4 Interventionen

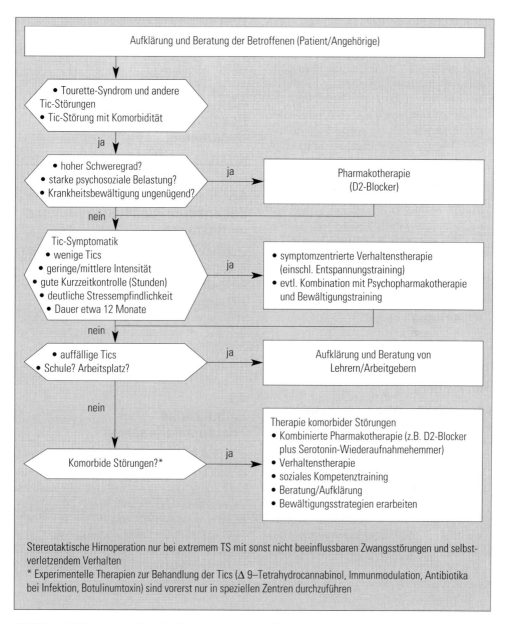

Abbildung 42: Therapie von Tourette-Syndrom und anderen Ticstörungen

nungstraining) kann Häufigkeit und Intensität der Tics verringern und zielt auf ein Selbstmanagement zur Kontrolle der motorischen und vokalen Tics (IV)
- Zur Behandlung der komorbiden Störungen können ergänzende Interventionen durchgeführt werden: Kombinierte Pharmakotherapie, andere verhaltenstherapeutische Techniken, soziales Kompetenztraining.

Insgesamt ist stets eine multimodale Behandlung zu prüfen.
- Primär Dopaminrezeptoren blockierende Substanzen (1. Tiaprid, 2. Risperi-

don, 3. Pimozid). Ergänzend, insbesondere bei Zwangssymptomatik, Substanzen mit serotoninerger Aktivität (IV) (z.B. Sulpirid, Clomipramin, Serotonin-Wiederaufnahmehemmer)
- Bei der Assoziation von Ticstörung und einer Hyperkinetischen Störung kann durchaus eine zweigleisige Behandlung (z.B. Tiaprid plus Methylphenidat) angewendet werden (s.a. Leitlinie „Hyperkinetische Störungen") (III)
- Verhaltenstherapie: Reicht ein Entspannungstraining zur Linderung der Tics nicht aus, ist das fünfstufige Programm der Reaktionsumkehr (motorische Gegenregulation) zu empfehlen mit Wahrnehmungstraining, Entspannungsverfahren, Training inkompatibler Reaktionen, Kontingenzmanagement und Generalisierungstraining (IV).

4.3
Besonderheiten bei ambulanter Behandlung

Sekundär präventive Maßnahmen
- Die medikamentöse Behandlung sollte mindestens über 12 Monate durchgeführt werden. Danach Entscheidung über evtl. Fortsetzung (u.a. Rebound-Effekte bei plötzlichem Absetzen sowie Spätdyskinesien beachten)
- Überprüfung des Verlaufs der Symptomatik und der Medikamentenverträglichkeit in regelmäßigen Abständen von 4–8 Wochen
- Auffrischungssitzungen für verhaltenstherapeutisches Vorgehen
- Anbindung an eine Selbsthilfegruppe der Tourette-Gesellschaft Deutschland e. V.

4.4
Besonderheiten bei teilstationärer Behandlung

Engmaschige systematisierte Verhaltensbeobachtung, Fremd- und Selbststeuerungsprogramme sowie die medikamentöse Behandlung können für den Patienten mit multipler Ticstörung besser angepasst werden, so dass der Transfer von Verhaltensänderungen auf das natürliche soziale Umfeld eher gelingt (V).

4.5
Besonderheiten bei stationärer Behandlung

Siehe Kapitel 4.4.

4.6
Jugendhilfe- und Rehabilitationsmaßnahmen

Verschiedene Maßnahmen der Jugendhilfe können notwendig sein, wenn eine besonders schwere Ticstörung (möglicherweise mit Komorbidität) vorliegt und/oder eine bedeutsame persistente Ausgrenzung der Patienten seitens ihres unmittelbaren Umfelds erfolgt ist. Mitunter kann ein Grad der Behinderung von 50%–80% vorliegen.

4.7
Entbehrliche Therapiemaßnahmen

Zur Behandlung der Kernsymptomatik haben sich eine alleinige diätetische Behandlung oder alleinige tiefenpsychologische Psychotherapieverfahren (u.a. Spieltherapie) als nicht ausreichend effektiv erwiesen. Stereotaktische Hirnoperationen sind nur in äußerst seltenen und schweren Fällen mit selbstverletzendem Verhalten und massiven Zwangsstörungen zu prüfen.

5
Literatur

BANASCHEWSKI T, ROTHENBERGER A: Verhaltenstherapie bei Tic-Störungen. In: Petermann F: Kinderverhaltenstherapie. Hohengehren: Schneider (1997) 204–243

COHEN DJ, BRUUN RD, LECKMANN JF (eds.): Tourette's Syndrome and Tic Disorders. Wiley, New York (1988).

COHEN DJ, JANKOVIC J, GOETZ C (eds.): Tourette Syndrome, Advances in Neurology, Vol. 85, Lippincott Williams and Wilkens, Philadelphia (2001).

LECKMANN J, COHEN D (eds.): Tourette Syndrome - Tics, Obsessions, Compulsions. Developmental psychopathology and clinical care. Wiley, New York (1999).

ROBERTSON MM, STERN JS: Gilles de la Tourette Syndrome: symptomatic treatment based on evidence. European Child and Adoelscent Psychiatry 9 (2000): 160–175.

ROTHENBERGER A: Wenn Kinder Tics entwickeln – Beginn einer komplexen kinderpsychiatrischen Störung. Stuttgart: Fischer 1991

ROTHENBERGER A: Tourette-Syndrom und assoziierte neuropsychiatrische Auffälligkeiten. Zeitschrift für Klinische Psychologie 25 (1996) 259–279

ROTHENBERGER A, BANASCHEWSKI T: Tic-Störungen. In: Enzyklopädie der Psychologie, Bd. 5, Störungen des Kindes- und Jugendalters. SCHLOTTKE et al. (Hrsg.), Hogrefe, Göttingen (im Druck)

SCHOLZ A, ROTHENBERGER A: Mein Kind hat Tics und Zwänge – erkennen, verstehen und helfen beim Tourette-Syndrom. Vandenhoeck und Ruprecht, Göttingen (2001)

Autoren dieser Leitlinien:
Aribert Rothenberger, Tobias Banaschewski

Enuresis und funktionelle Harninkontinenz (F98.0)

1 Klassifikation

1.1 Definition

Die Enuresis wird nach der ICD-10 als psychiatrische Diagnose der I. Achse – und nicht als Entwicklungsstörung der II. oder als körperliche Erkrankung der IV. Achse – klassifiziert.

Nach den klinischen Kriterien der ICD-10 wird Enuresis F98.0 als ein unwillkürlicher Harnabgang ab einem chronologischen Alter von 5 Jahren und einem geistigen Intelligenzalter von 4 Jahren definiert. Organische Grunderkrankungen wie Epilepsie, neurologische Inkontinenz, strukturelle Veränderungen des Harntraktes, medizinische Erkrankungen müssen ausgeschlossen werden. Die Mindestdauer der Symptomatik beträgt 3 Monate, die Häufigkeit 2-mal pro Monat unterhalb eines Alters von 7 Jahren und 1mal pro Monat bei älteren Kindern (ICD-10 Forschungskriterien).

Nach ICD-10 soll eine Enuresis bei Vorhandensein von anderen psychiatrischen Störungen und von Enkopresis nicht diagnostiziert werden. Diese Einschränkungen sind nicht sinnvoll, da dadurch die spezifische psychiatrische Komorbidität einzelner Subgruppen verloren geht. Deskriptiv wird an der Einteilung nach Tageszeit in Enuresis nocturna, diurna, nocturna et diurna festgehalten. Dagegen wird nach ICD-10 auf eine exakte Einteilung in primäre und sekundäre Formen der Enuresis nach Dauer eines trockenen Intervalls verzichtet.

Auch die wichtige Differenzierung zwischen einer Enuresis und einer Harninkontinenz wird nach ICD-10 nicht vorgenommen. Enuresis bezeichnet eine normale, vollständige Blasenentleerung am falschen Platz und zur falschen Zeit. Sie tritt überwiegend nachts auf und ist tagsüber sehr selten. Eine Harninkontinenz ist gekennzeichnet durch einen ungewollten Harnabgang mit Blasendysfunktion. Diese kann strukturell, neurogen oder funktionell bedingt sein.

1.2 Leitsymptome

Unwillkürliches Einnässen.

1.3 Schweregradeinteilung

Der Schweregrad wird festgelegt nach:
- Häufigkeit der nassen Nächte bzw. Tage pro Woche
- Durchschnittlicher Häufigkeit des Einnässens pro Tag bzw. Nacht
- Einnässmenge
- Subjektiver Beeinträchtigung des Kindes.

1.4 Untergruppen

- Die Einteilung nach Tageszeit des Einnässens (nocturna, diurna) und Dauer der trockenen Periode (primär, sekundär) ist zu Behandlungszwecken unbefriedigend, obwohl sie sich als grobe Einteilung durchgesetzt hat
- Inzwischen wurden verschiedene Syndrome definiert mit typischer klinischer Symptomatik und gemeinsamer Ätiologie

- Vor allem die Gruppe des Einnässen tags ist vollkommen heterogen und bedarf einer detaillierten, differenzierten Beschreibung und Diagnose.

Untergruppen nur nachts einnässender Kinder
Primäre isolierte (monosymptomatische) Enuresis nocturna
- Tiefer Schlaf
- Schwere Erweckbarkeit trotz normaler Schlafarchitektur
- Hohe Einnässfrequenz
- Polyurie
- Variation der cirkadianen ADH-Sekretion
- Unauffällige Urodynamik ohne Miktionsauffälligkeiten tagsüber
- Geringe psychiatrische Komorbidität.

Primäre nicht-monosymptomatische Enuresis nocturna
- Miktionsauffälligkeiten (Drangsymptome, Aufschub oder Dyskoordination tagsüber).

Sekundäre Enuresis nocturna
- Rückfall nach einer trockenen Periode von 6 Monaten
- Erhöhte Rate von psychiatrischen Begleitsymptomen.

Untergruppen tags oder tags/nachts einnässender Kinder
Idiopathische Dranginkontinenz
- Häufigste Form des Einnässens am Tag
- Ungewollter Harnabgang mit überstarkem Harndrang
- Pollakisurie
- Verminderte Blasenkapazität
- Einsatz von „Haltemanövern"
- Urodynamisch: Detrusorinstabilität mit ununterdrückbaren Detrusorkontraktionen während der Füllungsphase.

Harninkontinenz bei Miktionsaufschub:
- Psychogenes Verweigerungssyndrom oder erlernter Verhalt

- Harn wird retiniert und die Miktion hinausgezögert
- Seltene Miktionen mit langen Intervallen
- Trotz Einsatz von Haltemanövern kommt es zum Einnässen tagsüber
- Hohe Rate von komorbiden externalisierenden Störungen wie Störung des Sozialverhaltens und Hyperkinetisches Syndrom.

Detrusor-Sphinkter-Dyskoordination
- Urodynamisch definiert
- Durch fehlende Relaxation und unkoordinierte Kontraktion des Sphinkter externus während der Miktion
- Verlängerung der Miktionszeit
- Verminderung der maximalen Harnflussrate
- Ausgeprägte Kontraktionen des Beckenbodens
- Stakkatoartige oder fraktionierte Miktionen mit inkompletter Blasenentleerung
- Klinische Zeichen: Pressen zu Beginn der Miktion, Stottern.

Seltene Formen umfassen
- *Stressinkontinenz* mit Harnabgang in Zusammenhang mit erhöhtem intraabdominellem Druck, z.B. beim Husten oder Niesen
- *Lachinkontinenz* mit kompletter Blasenentleerung beim Lachen
- *„Lazy-bladder-syndrome"* als Detrusor-Dekompensation mit seltenen, irregulären Miktionen und großen Restharnmengen.

1.5 Ausschlussdiagnose

Einnässen infolge einer organischen Erkrankung.

2 Störungsspezifische Diagnostik

2.1 Symptomatik

Exploration der Eltern und des Kindes/Jugendlichen
- Häufigkeit, Einnässmenge, Dauer und Veränderung der Symptomatik, Tageszeit, trockene Intervalle; Miktionsfrequenz tags (< 5 und > 7mal/d auffällig)
- Tiefer Schlaf und schwere Erweckbarkeit
- Miktionsauffälligkeiten wie situationsabhängiges Auftreten (beim Spielen, Fernsehen, Schule etc.)
- Haltemanöver (wie Anspannung der Beckenbodenmuskulatur, Aneinanderpressen der Oberschenkel, von einem Bein auf das andere hüpfen, Hockstellung, Fersensitz, wobei die Kinder oft abwesend wirken)
- Drangsymptome (plötzlicher Harndrang, der nicht aufgeschoben werden kann)
- Pressen zu Beginn der Miktion, Stottern (unterbrochener Harnstrahl)
- Schmerzen beim Wasserlassen, sonstige Hinweise auf Harnwegsinfekte, Vulvovaginitis, perigenitale Hautmazeration
- Obstipation, Einkoten
- Kindlicher Leidensdruck
- Attribution der Eltern
- Familiäre Belastung bezüglich Einnässen, evtl. mit Stammbaum.

Spezielle Fragebögen. Es liegen spezielle Fragebögen zur Einnäss- und Miktionsproblematik vor.

Verhaltensbeobachtung des Kindes. Haltemanöver und Drangsymptome können oft in der klinischen Situation beobachtet werden. Auch Schamgefühle und Leidensdruck können so eingeschätzt werden.

2.2 Störungsspezifische Entwicklungsgeschichte

- Beginn und Art des Sauberkeitstrainings
- Falls vorhanden, erstmalige Trockenheit nachts/tags, Sauberkeit nachts/tags
- Längstes trockenes Intervall: In welchem Alter? Wie lange? Spontan oder durch Therapie erreicht?
- Rückfall: Wann? Mögliche Auslöser?
- Bisherige Harnwegsinfekte, antibiotische Therapie oder Dauerprophylaxe?
- Bisherige Vorstellungen? (Kinderarzt, Erziehungsberatungsstellen, Urologen etc.)
- Bisherige Therapieversuche (ineffektive Therapieversuche: Flüssigkeitsrestriktion, nächtliches Wecken, Strafen? Effektive Therapieversuche: Kalender, Belohnung, Klingelgerät, Medikamente?)
- Leidensdruck und Attribution von Kind/Eltern.

2.3 Psychiatrische Komorbidität und Begleitstörungen

Generell ist die psychiatrische Komorbidität:
- Höher bei tags Einnässenden als bei nächtlichen Enuretikern
- Höher bei der Harninkontinenz bei Miktionsaufschub und der Detrusor-Sphinkter-Dyskoordination als bei der idiopathischen Dranginkontinenz
- Höher bei der sekundären als bei der primären Enuresis nocturna
- Besonders niedrig bei der primären monosymptomatischen Enuresis nocturna.

Expansive, externalisierende Störungen sind häufiger als emotionale, introversive Störungen; spezifisch finden sich:
- Enkopresis und Obstipation bei tags Einnässenden
- Emotionale, introversive Störungen bei der sekundären Enuresis nocturna

- Oppositionelle Störungen des Sozialverhaltens bei der Harninkontinenz bei Miktionsaufschub
- Hyperkinetisches Syndrom mit oder ohne Störung des Sozialverhaltens bei primärer Enuresis nocturna (falls diese überhaupt eine Komorbidität aufweist).

2.4
Störungsrelevante Rahmenbedingungen

Exploration des Kindes und der Bezugspersonen
- Leidensdruck, soziale Einschränkungen, negative Folgen wie Hänseln durch andere
- Krankheitsvorstellungen, Motivation, Umgang der Eltern mit dem Symptom
- Wird es als sehr belastend erlebt, besteht eine ausreichende Unterstützung von Seiten des Umfeldes, die eine Umsetzung der therapeutischen Interventionen möglich machen?
- Sind weitere komorbide Erkrankungen vorhanden?

2.5
Apparative, Labor- und Testdiagnostik

Unabdingbare Diagnostik. Neben Anamnese, Exploration und körperlicher Untersuchung sind folgende Methoden unabdingbar:
- Urinstatus, bei Verdacht auf Harnwegsinfekt auch Urinbakteriologie
- Sonographie von Nieren, ableitenden Harnwegen und Blase zum Ausschluss von strukturellen Fehlbildungen, die vor allem bei tags Einnässenden erhöht sind; Bestimmung von Blasenwandverdickung und Resturin als funktionelle Zeichen einer Blasendysfunktion
- Ein 24-Stunden-Miktionsprotokoll.

Fakultative Diagnostik
- Uroflowmetrie mit Beckenboden-EMG. Die Untersuchung ist obligat, wenn aufgrund der Anamnese oder des 24-Stunden-Protokolls eine Detrusor-Sphinkter-Dyskoordination vermutet wird (Pressen, Stottern)
- Bei Verdacht auf einen vesiko-urethralen Reflux sowie auf eine subvesikale Abflussbehinderung ist eine Miktions-Cysto-Urographie (MCU) indiziert
- Invasive urologische Untersuchungen (intravesikale Druckmessungen; Zystoskopie) sind routinemäßig nicht indiziert und sollten nur bei entsprechendem Verdacht nach Ausschöpfung aller nichtinvasiven Möglichkeiten durchgeführt werden.

2.6
Weitergehende Diagnostik und Differentialdiagnostik

Bei den folgenden differentialdiagnostischen Überlegungen sind entsprechende weitergehende diagnostische Schritte einzuleiten:
- Strukturelle organische Harninkontinenz
- Neurogene organische Harninkontinenz
- Sonstige somatische Störungen, z.B. Diabetes insipidus, Diabetes mellitus etc.
- Willkürliches Einnässen als Zeichen einer schweren psychiatrischen Störung.

2.7
Entbehrliche Diagnostik

Radiologische Untersuchungen sind routinemäßig nicht indiziert.

3
Multiaxiale Bewertung

3.1
Identifizierung der Leitsymptome

Die Leitsymptomatik ist das unwillkürliche Einnässen. Eine symptomatische Behandlung des Leitsymptoms führt zu einer Reduktion des kindlichen Leidensdruckes und zur Besserung des Selbstwertgefühls. Eine „Symptomverschiebung" konnte empirisch nicht nachgewiesen werden. Falls weitere Störungen vorliegen, müssen diese separat behandelt werden, z.B. verhaltenstherapeutisches Vorgehen und Laxantien bei Enkopresis; Stimulantien, Elternberatung und Verhaltenstherapie beim Hyperkinetischen Syndrom; Spieltherapie bei emotionalen Störungen.

3.2
Identifizierung weiterer Symptome und Belastungen

Achse II. Die Rate der Teilleistungsschwächen und spezifischen Entwicklungsdefizite ist im allgemeinen erhöht:
- Insbesondere Störungen der Sprache und des Sprechens und motorische, feinneurologische Auffälligkeiten („soft signs").

Achse III. Lern- und geistig Behinderte nässen häufiger ein – bei Verdacht: entsprechende Intelligenzmessung.

Achse IV
- Eine komplette pädiatrisch-internistische Untersuchung, möglichst auch mit neurologischer Abklärung, ist bei jedem einnässenden Kind erforderlich, ganz besonders bei tags Einnässenden
- Insbesondere ist erforderlich: Inspektion des Genitals (Fehlbildung wie Epispadie, Maldeszensus testis etc.; Vulvitis und andere Entzündungen; Veränderung der Anal- und Skrotalreflexe bei neurogenen Störungen), der Wirbelsäule (Spina bifida occulta), der unteren Extremitäten (Reflexdifferenzen, Sensibilitätsausfälle, Hypertonie, Umfangs- und Längendifferenzen).

Achse V. Aktuelle psychosoziale Stressoren (der letzten 6 Monate) sind vor allem bei der sekundären Enuresis nocturna erhöht, aber auch länger zurückliegende belastende Lebensereignisse, wie Trennung der Eltern, Geburt von Geschwistern, Umzug usw., sollten exploriert werden.

Achse VI. Die meisten Formen des Einnässens können ambulant behandelt werden. Der Schweregrad der Störung einschl. der psychiatrischen Begleitsymptomatik entscheidet darüber, ob eine teil- oder vollstationäre Behandlung erforderlich ist.

3.3
Differentialdiagnosen und Hierarchie des diagnostischen und therapeutischen Vorgehens

- Organische Inkontinenz
- Vorliegen von Harnwegsinfekten
- Unterscheidung der verschiedenen Untergruppen des Einnässens (s. Abb. 43 und 44).

Die Hierarchie der einzelnen therapeutischen Schritte für die Enuresis nocturna ergibt sich aus Abbildung 45 und läßt sich wie folgt zusammenfassen:
- Baseline
- Apparative Verhaltenstherapie (AVT)
- Verstärkung der AVT mit Arousal-Training (bei Therapieresistenz mit Dry-Bed-Training)
- Pharmakologische Behandlung mit DDAVP bzw. Imipramin.

4
Interventionen

4.1
Auswahl des Interventions-Settings

- In den allermeisten Fällen kann eine Enuresis oder eine funktionelle Harninkontinenz ambulant behandelt werden
- Stationäre oder teilstationäre Therapien kommen nur in Frage bei Therapieresis-

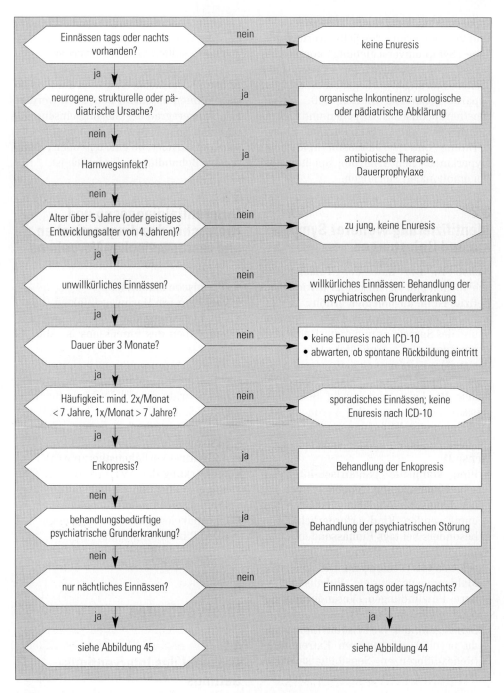

Abbildung 43: Diagnostik der Enuresis und der funktionellen Harninkontinenz

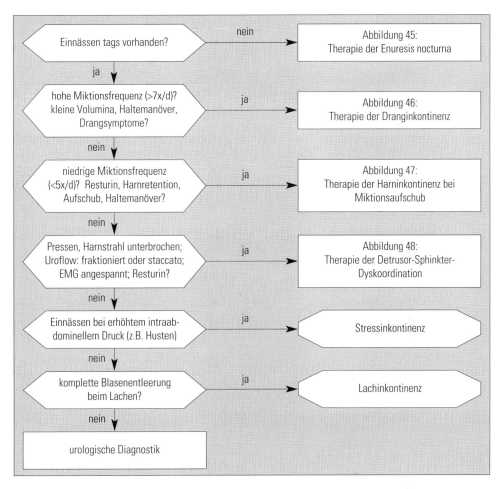

Abbildung 44: Differentialdiagnose des Einnässens tags

tenz gegenüber bisherigen Methoden; bei schwerer psychiatrischer Begleitsymptomatik; und bei aufwendigen Methoden wie Biofeedback, wenn eine höhere und kontinuierliche Trainingsfrequenz erforderlich ist.

4.2
Hierarchie der Behandlungsentscheidung und Beratung

Siehe Abbildungen 45–48. Der Evidenzgrad (I–V) wird für jede Interventionsform angegeben.

Enuresis nocturna. Primäre und sekundäre Formen der Enuresis nocturna werden gleich behandelt, dabei ist die höhere psychiatrische Komorbidität der letzteren zu berücksichtigen (s. Abb. 43). Falls eine Enkopresis vorliegt, sollte diese als erstes behandelt werden (III; Reduktion des Einnässens durch Behandlung einer Enkopresis). Falls eine „nicht-monosymptomatische" Enuresis nocturna vorliegt, müssen die Miktionsauffälligkeiten wie z.B. Drangsymptome zuerst behandelt werden (IV: nach klinischer Erfahrung sinnvoll) (s. Abb. 45). Vor Beginn einer spezifischen Therapie sollte eine „Baseline" mit Beratung, positi-

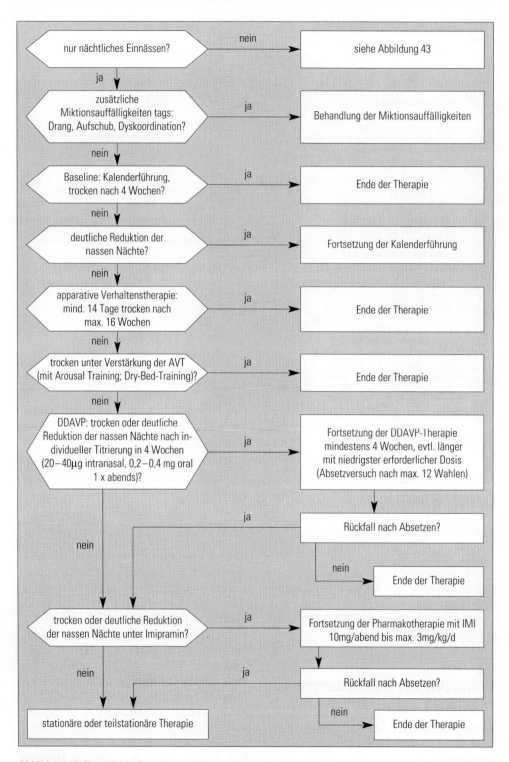

Abbildung 45: Therapie der Enuresis nocturna

ver Verstärkung, Beruhigung, Motivationsaufbau, Entlastung und Kalenderführung (z.B. „Sonne-und-Wolken-Kalender") durchgeführt werden. Diese haben sich in empirischen Untersuchungen als erfolgreich erwiesen (III).

Die apparative Verhaltenstherapie (AVT) ist unbestritten das Mittel der ersten Wahl bei der Therapie der Enuresis nocturna (I). Tragbare Geräte (sog. „Klingelhose") und Bettgeräte (sog. „Klingelmatte") sind etwa gleich effektiv – die Auswahl sollte den Kindern überlassen werden.

Das Ziel ist die komplette Trockenheit und nicht nur eine Reduktion der Einnässfrequenz. Es wurden deshalb definiert:
- Initialer Erfolg: mindestens 14 konsekutive trockene Nächte nach maximal 16 Wochen AVT
- Rückfall: 2 nasse Nächte pro Woche
- Fortgesetzter Erfolg: kein Rückfall in 6 Monaten
- Kompletter Erfolg: kein Rückfall in 2 Jahren
- Es wird empfohlen, dass der erste Kontakt, wenn auch nur telefonisch, nach einer Woche, alle weiteren Kontakte nach 2–3 Wochen bis zum initialen Erfolg stattfinden sollten
- Das Gerät sollte nicht nur verschrieben, sondern demonstriert werden. In einer für das Kind adäquaten Sprache sollte die Wirkungsweise erklärt, Wünsche und Ängste der Kinder exploriert und das Kind in die Verantwortung mit einbezogen werden. Wichtige Instruktionen umfassen: Notwendigkeit, das Gerät jede Nacht einzusetzen, komplett wach zu werden und die Therapie lange genug fortzusetzen. Die Wirkung kann, falls notwendig, zusätzlich verhaltenstherapeutisch verstärkt werden (II). Als Verstärkung werden besonders empfohlen:
  - Das sog. „Arousal-Training": das Kind erhält eine Belohnung, wenn es aufsteht und aktiv kooperiert (II)
  - Eine Kombination mit Desmopressin (auf 6 Wochen beschränkt) vor allem bei hoher Einnässfrequenz und Verhaltenssymptomen (II)
  - Das Dry-Bed-Training, ein effektives, aber aufwändiges Training in Kombination mit dem Klingelgerät (I). Im direkten Vergleich mit der AVT alleine ist das DBT nicht wirksamer (I). Aus diesen Gründen sollte man immer mit der AVT beginnen und als Verstärkung einfach durchzuführende Programme wie das Arousal-Training einsetzen. Das DBT bleibt therapieresistenten Fällen vorbehalten.

Indikationen für eine *Pharmakotherapie* umfassen:
- Therapieresistenz gegenüber anderen Methoden; in Kombination mit nichtpharmakologischen Methoden; zur Motivationssteigerung, falls die Motivation für eine AVT initial nicht ausreicht; bei familiären und sonstigen Belastungen, die eine aufwändige Behandlung nicht erlauben; andere spezifische Indikationen, z.B. die Notwendigkeit von kurzfristigem Trockenwerden vor Schulausflügen und dergleichen. Indikationen für eine Langzeittherapie finden sich z.B. bei therapieresistenten Jugendlichen. Nach Absetzen der Medikamente kommt es in den meisten Fällen zu einem Wiederauftreten der Einnässsymptomatik.

DDAVP/Desmopressin
DDAVP ist ein synthetisches Analogon des antidiuretischen Hormons (ADH). Bei den meisten Patienten (ca. 70%) kann eine Reduktion der nassen Nächte erreicht werden. Ein Viertel wird während einer 2-wöchigen Periode vollkommen trocken. Nach Absetzen erleiden die meisten einen Rückfall (I).

Die intranasale Applikation von DDAVP (20–40 µg abends) ist bei einigen Kindern effektiver als die perorale (0,2–0,4 mg abends). Die individuelle Dosierung muss über 4 Wochen titriert werden. Falls Trockenheit erreicht wird, wird die niedrigste erforderliche Dosierung weitere 4–8

Wochen gegeben. Spätestens nach 12 Wochen sollte ein Absetzversuch unternommen werden. Die seltenen unerwünschten Wirkungen umfassen Reizung der Nasenschleimhaut, Kopfschmerzen, Bauchschmerzen, Atemnot, Appetitstörungen, Sehstörungen, Geschmacksveränderungen, niedriger Blutdruck. Als wichtigste, seltene unerwünschte Wirkungen traten in bisher über 20 dokumentierten Fällen Hyponatriämie und Wasserintoxikationen auf. Todesfälle wurden nicht berichtet.

Imipramin

Imipramin (und andere trizyklische Antidepressiva) haben einen eindeutig antidiuretischen Effekt (I). Aufgrund von kardialen unerwünschten Wirkungen (es wurden Todesfälle beschrieben) wird die Indikation zunehmend zurückhaltender gestellt.

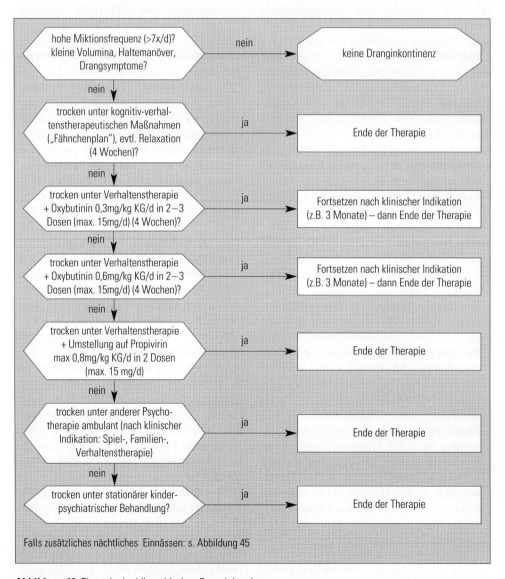

Abbildung 46: Therapie der idiopathischen Dranginkontinenz

Bei Imipramin-Gabe sollten folgende Empfehlungen berücksichtigt werden: eine genaue Familienanamnese und körperliche Untersuchung, 3 EKG-Ableitungen (vor, während der Aufsättigungsphase und während des Steady-States mit einer Dauer von mindestens 2 Minuten). Keine Verschreibung von trizyklischen Antidepressiva bei verlängertem QTc. Beginn mit einer niedrigen Dosierung von 10–25 mg abends (= 1 mg/kg KG/d), Erhöhung alle 4–5 Tage um 20–30% bis maximal zum Steady-State von 3 mg/kg KG/d in 2–3 Dosen.

Einnässen tags. Falls ein gemischtes Tags/nachts-Einnässen vorliegt, wird die Problematik tags zuerst behandelt. Die Entscheidungsbäume für die Tagproblematik fassen die Abbildungen 44 und 46–48 zusammen. Jeweils spezifische Behandlungsrichtlinien für die Dranginkontinenz (Abb. 46), die Harninkontinenz bei Miktionsaufschub (Abb. 47) und die Detrusor-Sphinkter-Dyskoordination (Abb. 48) werden dort dargestellt (III–IV).

Idiopathische Dranginkontinenz. Der Schwerpunkt der Therapie ist ein symptomorientiertes kognitiv-verhaltenstherapeutisches Vorgehen, das ambulant oder stationär durchgeführt werden kann (s. Abb. 46) (III). Ziel ist eine zentrale Kontrolle der Drangsymptome ohne motorische Haltemanöver. Nach einem Motivationsaufbau werden den Kindern, entsprechend ihrem Entwicklungsstand, kognitiv die Blasenfunktion und entsprechende Zielveränderungen dargestellt. Die Kinder sollen den Harndrang wahrnehmen, sofort die Toilette nach Wahrnehmung von Blasenfülle oder Harndrang aufsuchen und auf Haltemanöver als Gegenmaßnahmen verzichten. In einem sog. „Fähnchenplan" werden Miktionen ohne Einnässen als Fähnchen, Einnässepisoden als Wolken dargestellt. Dies kann mit einem Tokensystem verstärkt werden.

Diese Maßnahmen können kombiniert werden mit einer apparativen Konditionierung mit einem Klingelgerät sowie einem gezielten Blasentraining nach Kegel, das aus einer Kontraktion und anschließender Relaxation besteht (III). Diese letzteren Maßnahmen sollten möglichst vermieden werden wegen der Gefahr, eine Dyskoordination anzutrainieren.

Falls die bisherigen Maßnahmen nicht ausreichen, können sie mit einer Pharmakotherapie mit Oxybutinin (Dridase) unterstützt werden, das über eine spasmolytische, anticholinerge und lokal-analgetische Wirkung verfügt (II). Die Dosierung beträgt 0,3 mg/kg KG/d in 2–3 Dosen bis maximal 0,6 mg/kg KG/d Oxybutinin (maximal 15 mg) unter Fortsetzung der Verhaltenstherapie. Die Medikation wird üblicherweise 3–6 Monate eingesetzt.

Alternativ kann die Dranginkontinenz mit Propiverin in einer maximalen Dosierung von 0.8 mg/kg KG/d in zwei Dosen (einschleichend dosieren; maximal üblicherweise 15 mg/die, z.T. auch höher) behandelt werden (III). Bei einem fehlenden Ansprechen kann eine Umstellung von Oxybutinin auf Propiverin (und vice versa) sinnvoll sein. Die Wirksamkeit und unerwünschten Wirkungen sind bei beiden Medikamenten vergleichbar.

In Zukunft wird das Medikament Tolterodine in einer Dosierung von 2 mg/die in 2 Dosen in der Behandlung der Dranginkontinenz vermutlich eine wichtige Rolle spielen (III). Die Wirksamkeit soll ähnlich, möglicherweise besser, die Rate unerwünschter Wirkungen geringer als bei Oxybutinin sein. Es ist z.Z. für Erwachsene, aber nicht für Kinder zugelassen (erwartete Zulassung für Kinder: Ende 2003).

Harninkontinenz bei Miktionsaufschub (s. Abb. 47). Zunächst sind ein symptomorientiertes Vorgehen mit Entlastung der Eltern und ein beratendes, kognitives Erklären der Zusammenhänge zwischen Einnässen und Aufschub angezeigt (IV). Verhaltenstherapeutische Maßnahmen umfassen eine Kalenderführung mit regelmäßigen „Schickzeiten" zur Toilette, even-

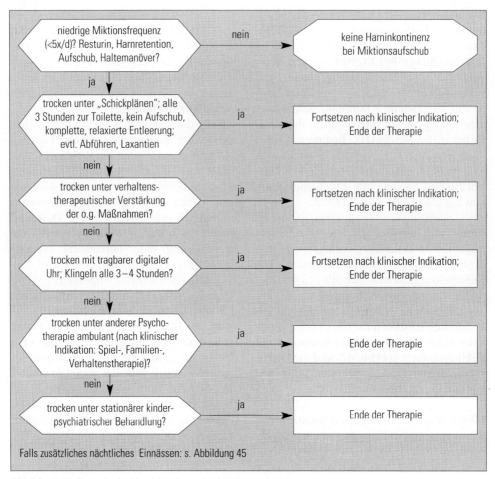

Abbildung 47: Therapie der Harninkontinenz bei Miktionsaufschub

tuell kombiniert mit einer Digitaluhr mit einstellbaren Weckzeiten, so dass das Kind nach 3–4 Stunden an den Toilettengang erinnert wird.

Wegen der hohen psychiatrischen Komorbidität sind häufig weitergehende therapeutische Maßnahmen notwendig.

Detrusor-Sphinkter-Dyskoordination (s. Abb. 48). Therapieprogramme umfassen Motivationsaufbau, kognitive und verhaltenstherapeutische Elemente, vor allem aber ein spezifisches Training mit Biofeedback-Methoden (III). Dabei werden entweder visuelle Signale des Harnflusses über Uroflowmetriekurven alleine oder kombiniert mit akustischen Signalen über eine perianale Beckenboden-EMG mit nichtinvasiven Oberflächenelektroden zurückgekoppelt. Schon nach wenigen Trainingstagen ist die Miktion bei den meisten Kindern koordiniert, häufig mit Stabilität in Langzeitkatamnesen.

4.3 Besonderheiten bei ambulanter Behandlung

- Die dargestellten therapeutischen Möglichkeiten sollten im häuslichen Milieu durchgeführt werden

4 Interventionen

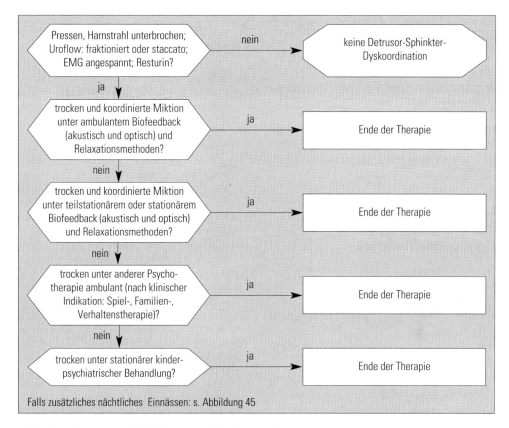

Abbildung 48: Therapie der Detrusor-Sphinkter-Dyskoordination

- Genaue Anleitung der einzelnen Behandlungsschritte sowie entsprechende Protokolle sind häufig notwendig, um den Eltern das genaue Vorgehen zu verdeutlichen.

4.4
Besonderheiten bei teilstationärer Behandlung

Eine teilstationäre Behandlung ist nur in folgenden Situationen notwendig:
- Wenn die entsprechenden Therapieschritte im sozialen Umfeld nicht umgesetzt werden können
- Wenn ein intensives, stringentes Training erforderlich ist
- Bei hohem Leidensdruck und deutlicher psychiatrischer Komorbidität.

4.5
Besonderheiten bei stationärer Behandlung

Eine stationäre Behandlung ist allein aufgrund einer Enuresis nicht indiziert.
- Bei mangelnder Unterstützung durch das soziale Umfeld und ausgeprägter Komorbidität z.B. mit Enkopresis und sozialen bzw. emotionalen Verhaltensauffälligkeiten kann eine stationäre Behandlung notwendig sein
- Intensive verhaltenstherapeutische Programme wie das Dry-Bed-Training sind u.U. im stationären Setting günstiger durchzuführen
- Das therapeutische Vorgehen mit den einzelnen verhaltenstherapeutischen

Schritten entspricht dabei dem ambulanten Behandlungsplan.

4.6 Jugendhilfe- und Rehabilitationsmaßnahmen

Jugendhilfemaßnahmen sind nur indiziert, wenn eine begleitende Komorbidität mit Gefährdung des Kindes/Jugendlichen vorliegt.

4.7 Entbehrliche Therapiemaßnahmen

Bei der Enuresis nocturna sind ineffektiv:
- Flüssigkeitsrestriktion (V)
- Nächtliches Wecken (II: nicht effektiv)
- Verhaltenstherapien ohne Klingelgerät (I), Strafen (V)
- Blasentraining (ohne Vorliegen von Miktionsauffälligkeiten) (II: nicht effektiv)
- allgemeine (nicht verhaltenstherapeutische) Psychotherapien (I: nicht effektiv)
- Hypnotherapie (III)
- Chiropraxis (III)
- Anticholinergika (außer bei der Dranginkontinenz) (II)
- Andere Medikamente außer DDAVP und Antidepressiva: Neuroleptika, Stimulantien, Diuretika, Prostaglandin-Synthese-Hemmer (II).

Allgemeine tiefenpsychologische oder nichtdirektive Psychotherapien sind bei einer reinen Einnässproblematik nicht indiziert und wenig wirksam, können aber bei entsprechender psychiatrischer Komorbidität notwendig sein. Sofern die Enuresis das Zielsymptom darstellt, sollte immer ein spezifisch symptomorientiertes Vorgehen gewählt werden.

5 Literatur

BRADBURY M, MEADOW SR: Combined treatment with enuresis alarm and desmopressin for nocturnal enuresis. Acta Paediatr 84 (1995) 1014–1018

GLAZENER CM, EVANS JH: Tricyclic and related drugs for nocturnal enuresis in children. Cochrane Database Systematic Review, CD002117, (2000a)

GLAZENER CM, EVANS JH: Drugs for nocturnal enuresis in children (other than desmopressin and tricyclics). Cochrane Database Systematic Review, CD002238, (2000b)

VON GONTARD A: Einnässen im Kindesalter: Erscheinungsformen – Diagnostik – Therapie. Thieme Verlag, Stuttgart, (2001)

VON GONTORD A, LEHMKUHL G: Leitfaden Enuresis. Hogrefe Verlag, Göttingen, (2002)

HJÄLMAS K, HELLSTRÖM A-L, MOGREN K, LACKGREN G, STERNBERG A: The overactive bladder: a potential future indication for tolterodine. British Journal of Urology-International 87 (2001) 569–574

LÄCKGREN G, HJÄLMAS K, VAN GOOL J, VON GONTARD A, DE GENNARO M, LOTTMANN H, TERHO P: Nocturnal enuresis – a suggestion for a European treatment strategy. Acta Paediatrica 88 (1999) 679–690

LISTER-SHARP D, O'MEARA S, BRADLEY M, SHELDON TA: A systematic review of the effectiveness of interventions for managing childhood nocturnal enuresis. York: NHS Centre for Reviews and Dissemination, University of York, (1997)

VAN LONDEN A, VAN LONDEN-BARENSTEN M VAN SON M MULDER G: Arousal training for children suffering from nocturnal enuresis: a 2½ year follow-up. Behavior Research and Therapy 31 (1993) 613–615

VAN LONDEN A, VAN LONDEN-BARENSTEN M, VAN SON M, MULDER G: Relapse rate and parental reaction after successful treatement of children suffering from nocturnal enuresis: a 2½ year follow-up of bibliotherapy. Behavior Research and Therapy 33 (1995) 309–311

LOENING-BUACKE V: Urinary incontinence and urinary tract infecion and their resolution with treatment of chronic constipation of childhood. Pediatrics 100 (1997) 228–32

MELLON MW, MCGRATH ML: Empirically supported treatments in pediatric psychology: nocturnal enuresis. Journal of Pediatric Psychology 25 (2000) 193–214

MOFFAT MEK: Nocturnal enuresis: a review of the efficacy of treatments and practical advice for clinicians. Developmental and Behavioral Pediatrics 18 (1997) 49–56

Bearbeiter der Leitlinie:
Alexander von Gontard, Gerd Lehmkuhl

Enkopresis (F98.1)

1 Klassifikation

1.1 Definition

Hauptmerkmal der Störung ist das wiederholte unwillkürliche (und in seltenen Fällen auch willkürliche) Absetzen der Faeces an hierfür nicht vorgesehene Stellen. Die Symptomatik muss mindestens einmal monatlich über einen Zeitraum von mindestens 3 Monaten auftreten. Die Störung kann eine abnorme Verlängerung der normalen infantilen Inkontinenz darstellen (primäre Enkopresis) oder einen Kontinenzverlust, nachdem eine Darmkontrolle bereits vorhanden war (sekundäre Enkopresis). Die Störung kann als monosymptomatische Erkrankung auftreten oder Teil einer umfassenden Störung sein, z.B. einer emotionalen Störung oder einer Störung des Sozialverhaltens. Bei entwicklungsverzögerten oder behinderten Kindern kann die Enkopresis Ausdruck der primären Auffälligkeit sein.

1.2 Leitsymptome

- Häufigkeit mindestens 1-mal im Monat für die Dauer von 3 Monaten
- Absetzen von Kot an dafür nicht vorgesehene Stellen
- Auftreten meist bei Tag, selten bei Nacht
- In einigen Fällen geht die Enkopresis mit Verschmieren von Kot über den Körper oder die äußere Umgebung einher, weniger häufig können anale Manipulationen oder Masturbation auftreten
- Die Folgen der Enkopresis sind in der Regel für die Betroffenen erheblich, häufig kommt es aufgrund der Geruchsbelästigung zu Hänseleien durch Gleichaltrige, die bis zur sozialen Isolation führen können.
- Die Betroffenen können ihre verschmutzte Wäsche verstecken, z.B. aus Schamgefühl oder um negative Konsequenzen zu vermeiden
- Das tatsächliche und das Entwicklungsalter müssen mindestens 4 Jahre betragen.

1.3 Schweregradeinteilung

Der Schweregrad der Störung wird bestimmt durch die Häufigkeit des Einkotens und die Faecesmenge:
- Leicht: Frequenz des Einkotens zwischen 1- und 4-mal pro Monat
- Mittel: Frequenz des Einkotens zwischen 2- und 6-mal pro Woche
- Schwer: mindestens tägliches Einkoten.

1.4 Untergruppen

- Primäre Enkopresis: Die Sphinkterkontrolle wurde nie erlernt.
- Sekundäre Enkopresis: Die Sphinkterkontrolle wurde für die Dauer von mindestens 6 Monaten beherrscht.

Die Störung kann auf verschiedene Weise auftreten:
- Infolge einer physiologischen Retention, die mit Zurückhalten, sekundärem Überlaufen und Absetzen des Stuhls an unpassenden Stellen einhergeht. Die

Stuhlverhaltung kann das Resultat von Auseinandersetzungen zwischen Eltern und Kind sein, aber auch Folge einer schmerzhaften Defäkation (retentive Enkopresis)
- Infolge unzureichenden Toilettentrainings oder unzureichenden Ansprechens auf Toilettentraining mit fortgesetztem Versagen beim Erlernen der Darmkontrolle (nicht retentive Enkopresis)
- Infolge psychisch begründbarer Störungen, bei denen eine normale physiologische Kontrolle über die Defäkation vorhanden ist, bei denen jedoch aus irgendeinem Grund Ablehnung, Widerstand oder Unvermögen bestehen, den sozialen Normen bezüglich des Absetzens von Stuhl an akzeptablen Stellen Folge zu leisten (nicht retentive Enkopresis).

1.5 Ausschlussdiagnose

- Einkoten infolge einer organischen Erkrankung wie Megacolon congenitum (Q43.1) oder Spina bifida (Q05)
- Eine Enkopresis kann einer organischen Erkrankung, wie etwa einer Analfissur oder einem gastrointestinalen Infekt, folgen. Ist die organische Erkrankung ausreichende Erklärung für das Einkoten, liegt keine Enkopresis vor; ist die organische Erkrankung zwar Auslöser, aber nicht hinreichende Erklärung für das Einkoten, liegt Enkopresis vor (zusätzlich zu der somatischen Störung)
- Obstipation mit Stuhlblockade und nachfolgendem „Überlaufeinkoten" flüssigen oder halbflüssigen Stuhls (K59.0).

2 Störungsspezifische Diagnostik

2.1 Symptomatik

Interview mit Kind/Jugendlichem und Eltern/Stellvertreter (getrennt und gemeinsam). Sowohl für Kinder als auch für ihre Eltern ist es eine außerordentliche Belastung, wenn zu dem erwarteten Zeitpunkt die Mastdarmkontrolle nicht erreicht wird oder wieder verloren geht. Viele Eltern glauben dann, pädagogisch versagt zu haben, aber auch für die Kinder sind diese Symptome außerordentlich belastend und schambesetzt. Die Kinder versuchen in der Regel, vor Gleichaltrigen diese Schwächen zu verbergen und selbst vor vertrauten Personen die Symptomatik zu verleugnen. Eine verwertbare Befunderhebung ist deshalb nur nach einem „Warming-up" möglich. Wesentlich ist dabei, eine vertraute Atmosphäre zu schaffen und dem Symptom versachlicht zu begegnen.

Es hat sich als sinnvoll erwiesen, Häufigkeit und Schweregrad sowohl von den Eltern als auch vom Kind protokollieren zu lassen. Erfasst werden sollte auch, ob und wie das Kind versucht, die Symptomatik zu verbergen (z.B. durch Verstecken der Unterwäsche). Darüber hinaus sollte auch die Tageszeit, in der es zum Einkoten kommt, und ob gleichzeitig eine Enuresis vorliegt, festgehalten werden.

In der Exploration mit dem Kind sollte nach sog. „Toilettenängsten", Schmerzen bei der Defäkation sowie nach vergeblichen Versuchen der Selbsthilfe gefragt werden, nach dem subjektiven Leidensdruck (Hänseleien?), nach der emotionalen Belastung und nach der Offenheit, mit der mit den nächsten Bezugspersonen darüber gesprochen werden kann.

Bei der körperlichen Untersuchung sollte bei der Palpation des Abdomens beson-

2 Störungsspezifische Diagnostik

ders auf Skybala geachtet werden, bei der Inspektion des Anus auf Fissuren und Entzündungen und bei der rektalen Untersuchung auf den Füllungszustand des Rektums. Auch sollte der rektoanale Reflex (Internusrelaxation) geprüft werden.

2.2 Störungsspezifische Entwicklungsgeschichte

Befragung von Eltern oder Stellvertreter
- Befragung von Eltern oder Stellvertreter
- Gab es perinatale Risikofaktoren?
- Wie wurden die Meilensteine der Entwicklung bewältigt?
- Wie hat sich die Defäkation im Säuglings- und Kleinkindalter gestaltet (Frequenz, Menge, Konsistenz, Schmerzäußerungen, eventuelle Laxantiengabe)?
- Wann wurde mit dem Toilettentraining begonnen (Stellenwert der Sauberkeitserziehung in der Familie) und wie wurde dies gestaltet (Intensität)?
- War das Toilettentraining unzureichend?
- Liegen Nahrungsmittelunverträglichkeiten und Unregelmäßigkeiten des Stuhlgangs (Diarrhöen, Obstipation) vor?
- Gingen emotionale Störungen oder Störungen des Sozialverhaltens voraus?

2.3 Psychiatrische Komorbidität und Begleitstörungen

- In 25% der Fälle tritt neben der Enkopresis auch eine Enuresis auf. Bei der retentiven Enkopresis kann Miktionsaufschub eine Rolle spielen, da der anale und urethrale externe Sphinkter eine gemeinsame physiologische Einheit darstellen, so dass es bei der Retention von Stuhl auch zu einer Urinretention kommen kann
- Kinder mit einer Aufmerksamkeitsdefizit-Hyperaktivitätsstörung (ADHS) können wegen der Aufmerksamkeitsstörung, die sich auch auf die Propriorezeption bezieht (unzureichende Wahrnehmung des Füllungsdrucks im Rektum), ein erhöhtes Risiko für Enkopresis aufweisen
- Bei Zwangsstörungen kann es zum Zurückhalten des Stuhls und zu konsekutivem Kotschmieren wegen Ansteckungsängsten auf der Toilette kommen
- Angst vor der Toilette kann auch im Rahmen von schizophrenen Psychosen mit sehr frühem Krankheitsbeginn zu einer Stuhlretention mit nachfolgender Enkopresis führen
- Insbesondere bei der retentiven Form der Enkopresis finden sich gehäuft Störungen des Sozialverhaltens mit oppositionellem Verhalten.

2.4 Störungsrelevante Rahmenbedingungen

- Die Rolle des Sauberkeitstrainings spielt als ätiologischer Faktor für die Enkopresis eine größere Rolle als bei der Enuresis
- Forciertes und strafendes Training kann das Kind dazu bringen, den Stuhl zurückzuhalten und eine Überlaufenkopresis zu entwickeln
- Die Bewertung der Symptomatik durch die Eltern und die Reaktionen des Kindes darauf müssen erfasst werden
- Psychiatrische Störungen insbesondere der Eltern (Zwangsstörungen, substanzbedingte Störungen, schizophrene Psychosen) sollten ausgeschlossen werden
- Abgeklärt werden müssen auch die Wohnverhältnisse (Erreichbarkeit der Toilette, altersangemessene Toilette, ausreichende Beleuchtung und Heizung).

2.5 Apparative, Labor- und Testdiagnostik

- Vor Beginn der Behandlung testpsychologische Diagnostik (kognitives Leistungsvermögen, Entwicklungsrückstände)

- Wenn nach 2 Monaten konsequenter Therapie keine Verbesserung der Symptomatik erzielt werden kann, sollte eine abdominelle Sonographie durchgeführt werden. Im Bereich des Rektums können Dilatationen sowie retrovesikale Kompressionen nachgewiesen werden, auch der Verlauf einer Laxantientherapie lässt sich so dokumentieren. In Bezug auf eine begleitend auftretende Enuresis können funktionelle Blasenparameter wie Blasenwanddicke und Resturinmengen untersucht werden
- Finden sich bei dieser Untersuchung keine pathologischen Befunde, sollte eine Sphinktermanometrie durchgeführt werden, wenn vorher ausreichend abführende Maßnahmen erfolgten. Mittels der Perfusionsmanometrie werden die Sphinkterkoordination, die sensible Perzeption, der Ruhetonus des Sphinkters und die aktive Reserve (der maximal mögliche Sphinkterdruck) gemessen
- Wenn nach 4 Monaten konsequenter Therapie keine Verbesserung der Symptomatik erzielt werden kann, ermöglicht eine kernspintomographische Untersuchung des Beckenbodens Aussagen zu den anatomischen Verhältnissen wie Rektumerweiterung, Ausdehnung des Rektum-Sigma-Winkels, Verkürzungen der Musculi sphincteri interni et externi sowie eine Verdickung der Harnblasenwand bei ausgeprägter Rektumdilatation (Komorbidität Enuresis).

2.6
Weitergehende Diagnostik und Differentialdiagnostik

- Eine Spina bifida occulta ruft in der Regel keine neurologischen Ausfälle hervor, oft findet sich jedoch ein Hautgrübchen, ein Haarbüschel, ein Pigmentfleck, ein kapilläres Hämangiom, ein Dermalsinus oder ein in der Subkutis gelegenes Lipom
- Meningomyelozelen gehen fast immer mit neurologischen Störungen einher, wobei die lumbosakralen und die sakrokokzygealen Meningomyelozelen Blasen- und Mastdarmlähmungen verursachen
- Beim Megacolon congenitum (Morbus Hirschsprung), dem Fehlen der Ganglienzellen des Plexus myentericus und des Plexus submucosus in einem wechselnd langen, distalen Dickdarmsegment, zeigen sich die ersten Symptome meist schon im ersten Lebensjahr (Obstruktionsileus, Hyperperistaltik). Bei einer rektalen Untersuchung entleeren sich oft explosionsartig Stuhl und Luft. Palpatorisch fühlt man das dilatierte Kolon und bei rektaler Untersuchung eine leere Ampulla recti
- Analfissuren sind gekennzeichnet durch blutige Auflagerungen, harten Stuhl und Schmerzen bei Obstipation
- Anfallsleiden
- Geistige Behinderung
- Zwangsstörung
- Aufmerksamkeitsdefizit-Hyperaktivitätsstörung (ADHS)
- Spezifische Phobien
- Akute Belastungsreaktion
- Schizophrene Psychose.

2.7
Entbehrliche Diagnostik

- Apparative Diagnostik bezüglich hirnorganischer Störungen ohne anamnestische Hinweise oder Verdachtssymptomatik
- Projektive psychologische Diagnostik, soweit sich vom psychiatrischen Befund her kein besonderer Klärungsbedarf ergibt.

3
Multiaxiale Bewertung

3.1
Identifizierung der Leitsymptome

- Die Identifizierung der Leitsymptomatik dürfte nicht schwerfallen (vgl. Kap. 1.2)
- Wesentlich ist das Erkennen von psychiatrischer Komorbidität, weil diese we-

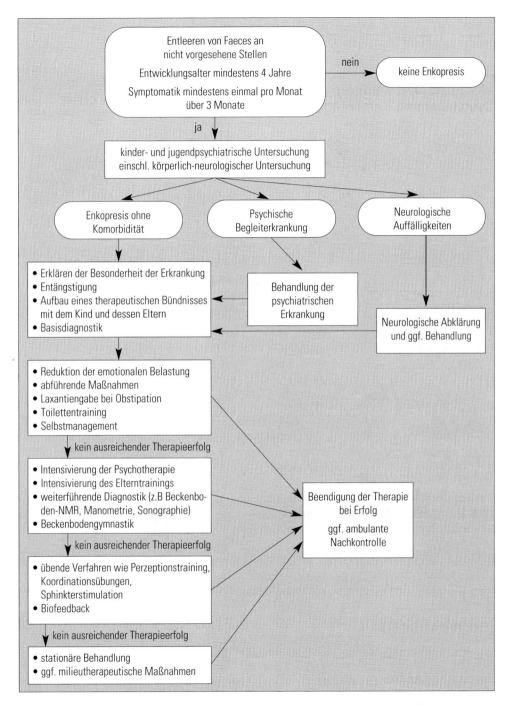

Abbildung 49: Differentialdiagnosen und Hierarchie des diagnostischen und therapeutischen Vorgehens bei der Enkopresis

sentlichen Einfluß auf das therapeutische Vorgehen hat (vgl. Kap. 3.3).

3.2
Identifizierung weiterer Symptome und Belastungen

- Bestehen umschriebene Entwicklungsstörungen?
- Die kognitive Leistungsfähigkeit hat Relevanz für Diagnostik und Therapie (Einsatz angemessener, vom Kind überschaubarer therapeutischer Hilfen).
- Ist das Einkoten allein durch eine organische Erkrankung bedingt oder ist eine solche Erkrankung nur Auslöser dafür?
- Bestehen psychosoziale Belastungen (chronische Streitbeziehungen zwischen den Eltern, psychiatrische Störungen bei Familienmitgliedern)?
- Reichen die elterliche Kompetenz, ihre Bereitschaft zu einer vertrauensvollen Zusammenarbeit und ihre Möglichkeiten, die empfohlenen therapeutischen Maßnahmen auch zu Hause durchzuführen, aus, um den Therapieerfolg zu gewährleisten?

3.3
Differentialdiagnosen und Hierarchie des diagnostischen und therapeutischen Vorgehens

Siehe Abbildung 49.

4
Interventionen

4.1
Auswahl des Interventions-Settings

- Bei einer monosymptomatischen Form der Enkopresis mit nur geringer bis mäßiger emotionaler Symptomatik und bei guter Kooperation der Eltern und des Kindes ist eine ambulante Therapie häufig ausreichend
- Bei ausgeprägtem Schweregrad, erheblicher psychiatrischer Komorbidität und/oder eingeschränkten Ressourcen im familiären Milieu ist teil- bzw. vollstationäre Therapie initial zu bevorzugen
- Sollte eine ambulante Therapie nach drei Monaten keinen Erfolg zeigen, dann ist auch bei weniger schwerwiegender Ausprägung eine teil- bzw. vollstationäre Therapie zu empfehlen.

4.2
Hierarchie der Behandlungsentscheidung und Beratung

- Die Behandlungsformen der primären und der sekundären Enkopresis unterscheiden sich nicht
- In Bezug auf die Komorbidität ist zu bedenken, dass bei Vorliegen einer ADHS zunächst diese gezielt behandelt werden sollte, um die Grundlage für eine wirksame Therapie der Enkopresis zu schaffen
- Das Gleiche gilt beim Vorliegen einer Angst- und/oder Zwangsstörung
- Liegt eine Sozialisationsstörung vor, dann sollten sowohl die Enkopresis als auch die Sozialisationsstörung parallel behandelt werden
- Bei Komorbidität mit Enuresis sollten ebenfalls beide Störungsbilder gleichzeitig therapeutisch angegangen werden.

Mögliche Therapiemaßnahmen:
- Medikation (Klistiere und Purgativa v. a. bei akuter Obstipation; Quellmittel, motilitätssteigernde Medikamente, sonstige Laxantien evtl. als längerfristige Therapeutika bei Obstipationsneigung; Antidiarrhoika bei Inkontinenz)
- Ballaststoffreiche Diät
- Verhaltenstherapie (Toilettentraining, Verstärkersystem, Ernährungsberatung, Schulung bzgl. hygienischer Maß-

nahmen, Übungen zur verbesserten Körperwahrnehmung) (IV)
- Biofeedbackmethode (Kontraktionstraining der Sphinktermuskulatur, Sensibilitätstraining zur verbesserten Wahrnehmung der Stuhlfüllung im Rectum)
- Psychotherapie (Spieltherapie, kindzentrierte Psychotherapie, Familientherapie, Training der elterlichen Erziehungskompetenz und Eltern-Kind-Interaktion).

Empfehlenswert ist ein kombiniertes Vorgehen. Rein medikamentös-diätetische Behandlungsansätze oder ausschließlich psychotherapeutische Maßnahmen erbringen nach bisherigem Kenntnisstand in der Mehrzahl der Fälle keinen zufrieden stellenden Erfolg.

Prognostisch günstige Kombinationen sind:
- Medikation/ballaststoffreiche Diät und Verhaltenstherapie (III bei Obstipation und Inkontinenz, V bei Defäkationsstörung)
- Medikation/ballaststoffreiche Diät und Biofeedbackmethode (III bei Obstipation und Defäkationsstörung).

Bewährt hat sich ein **gestuftes Vorgehen:**

Stufe 1:
- Reduktion der psychischen Belastung, die das Symptom in der Familie hervorgerufen hat
- Beratung der Eltern, Aufklärung über die Besonderheiten der Erkrankung mit Entängstigung und Reduktion von Schuld und Schamgefühlen bei Kindern und Eltern
- Insbesondere bei den betroffenen Kindern ist dies oft nur in einem kognitiv-psychotherapeutischen Setting möglich
- In diesem Zusammenhang muss das betroffene Kind ein Gefühl dafür entwickeln, dass es an einer Krankheit leidet, die der unmittelbaren Willenskontrolle nicht zugänglich ist, die aber durch aktive Trainingsmaßnahmen beherrschbar werden kann
- Die betroffenen Kinder sollten im Laufe der Behandlung lernen, Verantwortung für sich selbst zu übernehmen und im Rahmen des therapeutischen Settings zunehmend eigenverantwortlich und selbstständig zu handeln, z.B. eigenverantwortliches Einhalten des Toilettentrainings, Auswaschen der verschmutzten Wäsche, hygienische Maßnahmen.

Stufe 2:
- Psychotherapeutische Maßnahmen zur Reduktion der emotionalen Belastung, ggf. unterstützt durch die Gabe von Thymoleptika. Hierbei muss bedacht werden, dass trizyklische Substanzen häufig eine Obstipation hervorrufen, die die Symptomatik der Enkopresis noch weiter akzentuieren kann
- Parallel hierzu ein verhaltenstherapeutisches Programm („Toilet Training"): Regelmäßiger Gang zur Toilette nach den Mahlzeiten, Dauer mindestens 5 Minuten, auch wenn kein Stuhldrang verspürt wird. Achten auf entspanntes Sitzen auf der Toilette (bequemer, fester WC-Sitz, Abstützen der Füße evtl. durch ein Fußbänkchen, um damit entspanntes Sitzen ohne Verspannung des Beckenbodens zu ermöglichen). Positives Besetzen der Situation (Lektüre darf mitgenommen werden). Kontingente Verstärkung des Einhaltens des Toilettentrainings (Lob, Zuwendung), zusätzlicher Verstärkereinsatz, wenn Stuhl in die Toilette abgesetzt wird (gemeinsames Spiel, gemeinsame Tätigkeit)
- Abführende Maßnahmen (zunächst Natriummono-/dihydrogenphosphat-Klistier, z.B. PractoClyss®, wenn nicht ausreichend Golitely-Lösung), da die Volumenbelastung zur Einschränkung von Perzeption, Muskeldruck, Peristaltik und Koordination führen kann. Bei eindeutigem Vorliegen einer Obstipation 2–3-mal pro Woche abführende Maßnah-

men, unterstützt mit peristaltikanregenden Substanzen (wie z.B. Domperidon).

Stufe 3:
- Führen die oben aufgeführten Maßnahmen nach 6–8 Wochen Therapie nicht zu einem Erfolg, sollte die Behandlung durch zusätzliche Interventionen intensiviert werden
- Intensivierung der Einzelpsychotherapie (Bewusstmachen von häufig vorkommenden gehemmt-aggressiven Impulsen, Vermittlung von adäquatem Lösungsverhalten bei Konflikten im Alltag)
- Intensivierung des Elterntrainings (Korrektur in der pädagogischen und emotionalen Beziehung zum Kind, Stärkung der Möglichkeit der Eltern, die therapeutischen Maßnahmen zu unterstützen)
- Beckenbodengymnastik auf neurophysiologischer Grundlage zur Erhöhung der Sensibilität des Kindes für körperliche Vorgänge und Besserung der muskulären Koordination.

Stufe 4:
- Kommt es nach weiteren 4 - 6 Wochen nicht zu einer Verbesserung der Symptomatik, sollte, ergänzend zu den oben aufgeführten weiterhin praktizierten Behandlungsansätzen, mit übenden Verfahren, z.T. mittels Feedback, begonnen werden
- Perzeptionstraining zur Verbesserung der Reizwahrnehmung, Koordinationsübungen zum Erlernen der Relaxation des Sphinkter externus, Steigerung der Kontraktionskraft und der aktiven Erschlaffung
- Liegen sphinktermanometrisch gesicherte erniedrigte Druckwerte vor, kann Elektrostimulation hilfreich sein (z.B. Prosper 2000®).

Stufe 5:
- Führen die oben angeführten Behandlungsansätze nicht nach weiteren 4–6 Wochen zu einem Erfolg, sollte eine teilstationäre oder vollstationäre Therapie erwogen werden.

4.3 Besonderheiten bei ambulanter Behandlung

Voraussetzungen für eine ambulante Behandlung sind eine ausreichende Therapiebereitschaft des Kindes, eine gute Kompetenz der Eltern und eine zufriedenstellende Compliance.

4.4 Besonderheiten bei teilstationärer Behandlung

- Nach den vorhandenen Möglichkeiten muss entschieden werden, ob eine teilstationäre Behandlung durchgeführt werden kann
- Determinierende Faktoren hierbei sind kurze Wege zwischen Elternhaus und Klinik, Einnahme aller Hauptmahlzeiten in der Tagesklinik, Verfügbarkeit der empfohlenen therapeutischen Möglichkeiten (Physiotherapie, Feedback-Training)
- Es besteht ein unterstützendes therapeutisches Milieu, insbesondere im Hinblick auf die sozialen Folgen (Hänseleien)
- Durch das integrierte Stuhlprogramm können intensive therapeutische Maßnahmen (Toilettentraining) auch am Vormittag durchgeführt werden.

4.5 Besonderheiten bei stationärer Behandlung

- Prinzipiell gleiches Vorgehen wie in Kapitel 4.2 aufgeführt, jedoch intensiviertes Toilettentraining (alle 2 Stunden) mit kontingenter Verstärkung, professioneller Unterstützung durch erfahrene und speziell geschulte Mitarbeiter im Pflege- und Erziehungsdienst

- Soziotherapeutische Maßnahmen durch das sozialtherapeutische Setting der Station mit Verbesserung der sozialen Kompetenz und verstärkter Selbstversorgung
- Entspannung der Eltern-Kind-Beziehung durch Entlastung und gezielte familientherapeutische Maßnahmen.

4.6 Jugendhilfe- und Rehabilitationsmaßnahmen

Jugendhilfemaßnahmen können bei schwerwiegenden Belastungen im Umfeld des Kindes (z.B. Erkrankungen der Eltern, unzureichende Wohnverhältnisse oder unzureichende elterliche Aufsicht) in Frage kommen.

4.7 Entbehrliche Therapiemaßnahmen

- Bei Überlaufenkopresis verbale Psychotherapie oder Spieltherapie
- Ausschließlich negative Verstärkung.

Generell ist zu allen unter 4. beschriebenen therapeutischen Schritten bzw. Strategien festzuhalten, dass die wissenschaftliche Bewertung ihrer Wirksamkeit bislang weitgehend auf zusammengetragenem Erfahrungswissen respektierter Experten beruht (V).

5 Literatur

Borowitz sm, Cox dj, Sutphen il, Kavatchev b: Treatment of childhood encopresis: a randomized trial companing three treatment protocols. Pediatr. Gastroenterol. Nutr. 34 (2002) 357–358

Cox dj, Sutphen j, Borowitz s, Kovatchew b, Ling w: Contribution of behavior therapy and biofeedback to laxative therapy in the treatment of pediatric encopresis. Annals of behavioural Medicine 20 (1998) 70–76

Cox dj, Sutphen j, Ling w, Quillian w, Borowitz s: Additive benefits of laxative, toilet training and biofeedback therapies in the treatment of pediatric encopresis. J Ped Psychiatr 21 (1996) 659–670

Koletzko s: Enkopresis im Kindesalter. Kontinenz 2 (1993)

Loening-Baucke v: Biofeedback treatment for chronic constipation and encopresis in childhood: Long-term outcome. Pediatrics 96 (1995) 105–110

mc Grath ml, Mellon mw, Murphy l: Empirically supported Treatments in Pediatric Psychology: Constipation and Encopresis. J. Pediatr. Psychol 25,4 (2000) 225–254

Mikkelsen ej: Enuresis and Encopresis: Ten years of Progress I Am Acad Child Adolsc Psychiatry 40,10 (2001): 1146–1158

Nissen g, Menzel m, Friese hj, Trott ge: Enkopresis bei Kindern. Vorläufige Mitteilung über neue therapeutische und diagnostische Aspekte. Zeitschrift für Kinder und Jugendpsychiatrie und Psychotherapie 19 (1991) 170–174

Peschke n, Roth m, Reitzle k, Warnke a: Enkopresis: Ein Literaturüberblick von 1988 bis 1998) Z Kinder- und Jugendpsych 27,4 (1999) 267–276

Schärly af, Gebbers jo: Proktologie im Kindesalter. Stuttgart: Fischer 1990

Trott ge, Friese hj, Badura f, Wirth s: Enuresis und Enkopresis und ihre Behandlung. Münchner Medizinische Wochenschrift 136 (1994) 322–326

Autoren dieser Leitlinien:
G.E. Trott, F. Badura; A. Warnke

Regulationsstörungen im Säuglingsalter (u.a. F98.2)

1 Klassifikation

Da im deutschen Sprachraum das Wissen über psychische Probleme im Säuglingsalter wenig verbreitet ist, sind einige grundsätzliche Hinweise auf die spezifischen Gegebenheiten dieser Altersgruppe erforderlich.
- Die vorsprachliche Eltern-Kind-Kommunikation und die frühen Eltern-Kind-Beziehungen sind für die kindliche Verhaltensregulation von herausragender Bedeutung. Den Eltern fällt dabei die Aufgabe zu, den Säugling in seinen basalen Regulationsbereichen co-regulatorisch zu unterstützen und in seinen selbstregulatorischen Kompetenzen zu fördern. Der diagnostische und therapeutische Prozess hat daher den Kontext der sich entwickelnden Eltern-Kind-Beziehungen und die komplexen Wechselwirkungen zwischen diesen und der kindlichen Verhaltensregulation zu berücksichtigen. Dies erfordert eine eher transaktionale Sichtweise der Störungsgenese anstelle eines zwar multifaktoriellen, aber immer noch linearen Ursache-Wirkungs-Denkens
- Eine isolierte Psychopathologie des Kleinkindalters ist daher konzeptionell nicht ausreichend begründbar. Sinnvollerweise ist von einer Psychopathologie der frühen Eltern-Kind-Beziehungen zu sprechen, was diagnostische wie therapeutische Konsequenzen hat
- Das Erleben und Verhalten des Säuglings ist eng verknüpft mit seinen somatischen Funktionen und Reaktionsmustern. Hieraus ergibt sich bei klinischen Auffälligkeiten die Notwendigkeit eines von Anfang an gut aufeinander abgestimmten interdisziplinären diagnostischen und therapeutischen Vorgehens
- Die einzelnen Verhaltensbereiche des Säuglings sind nur unscharf gegeneinander abgegrenzt, Auffälligkeiten umfassen nicht selten mehrere Regulations- und Interaktionskontexte oder greifen auf diese über. Daher dürften die im folgenden definierten Syndrome (Regulationsstörungen) weniger spezifischen Störungen als vielmehr – gegenwärtig noch hypothetisch – unterschiedlichen Manifestationsformen einer zugrunde liegenden generellen Problematik der kindlichen Verhaltensregulation im Kontext der Eltern-Kind-Beziehungen entsprechen.

1.1 Definition

Unter **Regulationsstörung** wird eine für das Alter bzw. den Entwicklungsstand des Säuglings außergewöhnliche Schwierigkeit verstanden, sein Verhalten in einem, häufig aber in mehreren Interaktions- und regulativen Kontexten (Selbstberuhigung, Schreien, Schlafen, Füttern, Aufmerksamkeit) angemessen zu regulieren. Da die kindliche Verhaltensregulation nur im Kontext der Beziehungsregulation möglich ist, gehen frühkindliche Regulationsstörungen regelhaft mit Belastungen oder Störungen der frühen Eltern-Kind-Beziehungen einher. Regulationsstörungen äußern sich in alters- und entwicklungsphasentypischen kindlichen Symptomen. Diese sind im ersten Lebensjahr in erster

Linie exzessives Schreien sowie Schlaf- und Fütterstörungen.

Exzessives Schreien im ersten Lebenshalbjahr. Anfallsartige, unstillbare Schrei- und Unruheepisoden in den ersten 6 Lebensmonaten (sog. „3-Monatskoliken") ohne erkennbaren Grund bei einem ansonsten gesunden Säugling. Beginn meist um die 2. Lebenswoche, Zunahme an Intensität und Häufigkeit bis zur ca. 6. Lebenswoche, in der Regel bis zum Ende des 3. Lebensmonats weitgehender Rückgang, gelegentlich Persistenz bis zum 6. Lebensmonat. Die Schrei- und Unruheneigung ist zeitlich gebunden an eine Phase physiologischer Reifungs- und Adaptationsprozesse und geht mit einer Beeinträchtigung der Schlaf-Wach-Regulation einher.

Die Definition der Schrei- und Unruhephasen als exzessiv erfolgt in erster Linie anhand der elterlichen Belastungsempfindung (subjektiv begründete Definition). Häufig wird zusätzlich folgendes objektive Kriterium herangezogen (sog. „3er-Regel", Wessel et al., 1954): durchschnittliche Schrei-/Unruhedauer von mehr als 3 Std. pro Tag an durchschnittlich mindestens 3 Tagen der Woche über mindestens 3 Wochen.

Schlafstörungen. Die im Folgenden beschriebenen Erscheinungsbilder kindlicher Schlafstörungen beziehen sich auf das erste Lebensjahr. Für Schlafstörungen bei Kleinkindern (2.–3. Lebensjahr) bzw. bei Vorschul- und Schulkindern sei auf die entsprechende Leitlinie „Regulationsstörungen im Kleinkindalter" (in Arbeit) bzw. auf die Leitlinie „Nichtorganische Schlafstörungen, F51" hingewiesen.

Wiederholtes, kurzes nächtliches Aufwachen ist im Säuglingsalter physiologisch, die meisten Säuglinge erwerben allerdings bereits innerhalb der ersten Lebensmonate die Fähigkeit, ohne wesentliche elterliche Hilfe wieder einzuschlafen. Schlafstörungen zeichnen sich dagegen durch die über den 6. Lebensmonat hinaus persistierende Unfähigkeit des Säuglings aus, ohne elterliche Hilfe (wieder-)einzuschlafen. Bei jungen Säuglingen, insbesondere innerhalb der ersten 3 Lebensmonate, geht eine Unreife der Schlaf-Wach-Regulation häufig mit exzessivem Schreien einher (s. o.), ohne dass von einer Schlafstörung im eigentlichen Sinne gesprochen werden sollte. Neben der subjektiven elterlichen Wahrnehmung der Schlafstörung als Problem gibt es folgende objektive Kriterien, die zur Definition herangezogen werden können:

Einschlafstörung
- Einschlafen nur mit Einschlafhilfe der Eltern und
- Einschlafdauer im Durchschnitt mehr als 30 Minuten.

Durchschlafstörung
- Durchschnittlich mehr als 3-mal nächtliches Aufwachen in mindestens 4 Nächten der Woche, verbunden mit der Unfähigkeit, ohne elterliche Hilfen allein wieder einzuschlafen
- Nächtliche Aufwachperioden im Durchschnitt länger als 20 Minuten
- Das Schlafen im elterlichen Bett sollte nicht als objektives Kriterium herangezogen werden, da es großen kulturellen und interindividuellen Schwankungen unterliegt und zumindest in den ersten Lebensmonaten weit verbreitet ist. Inwieweit Eltern das Schlafen des Kindes im elterlichen Bett als problematisch empfinden, hängt offensichtlich auch davon ab, in welchem Maße dieses Verhalten mit den besonderen Anforderungen und Normen der jeweiligen Kultur kompatibel ist. Das deutlich verlängerte, altersunangemessene Schlafen im elterlichen Bett kann allerdings in unserem Kulturkreis mit persistierenden Schlafproblemen assoziiert sein. Inwieweit hiermit auch kindliche Verhaltensprobleme im weiteren Entwicklungsverlauf verbunden sein können, ist umstritten. Der Zusammenhang scheint hier eher zwischen persi-

1 Klassifikation

stierendem Schlafen im elterlichen Bett, Belastungen der Eltern-Kind-Beziehungen (z. B. kindliche oder elterliche Trennungsängste u. a.) und weiteren Verhaltensproblemen zu bestehen, als dass die Tatsache des Schlafens im elterlichen Bett per se ein Entwicklungsrisiko wäre.

Fütterstörung im Säuglingsalter. Um den interaktionellen Aspekt von Ess- und Gedeihstörungen im Säuglingsalter hervorzuheben, wird in Übereinstimmung mit der internationalen Literatur der Begriff „Fütterstörung" bevorzugt. Vorübergehende Fütterprobleme sind im Säuglingsalter häufig und nicht als Störung an sich zu bewerten. Es wird daher vorgeschlagen, von einer Fütterstörung zu sprechen, wenn die Fütterinteraktion von den Eltern über einen längeren Zeitraum (>1 Monat) als problematisch empfunden wird.

Als objektive Hinweise auf eine Fütterstörung können jenseits der ersten 3 Lebensmonate folgende Kriterien herangezogen werden: durchschnittliche Dauer einzelner Fütterungen > 45 Minuten und/oder Intervall zwischen den Mahlzeiten < 2 Stunden.

Die Fütterstörung kann, muss aber nicht mit einer Gedeihstörung einhergehen. Kriterien für das zusätzliche Vorliegen einer Gedeihstörung sind für Säuglinge mit einem Geburtsgewicht über der 3. Perzentile: Gewichtsabfall unter die 3. Perzentile und/oder Wechsel von mehr als 2 Gewichtsperzentilen-Kurven (von z.B. der 75. unter die 25. Perzentile) durch Gewichtsverlust oder -stillstand über einen Zeitraum von mindestens 2 Monaten (bei Alter < 6. Lebensmonat) bzw. mindestens 3 Monaten (bei Alter > 6. Lebensmonat).

Für Säuglinge mit einem Geburtsgewicht unter der 3. Perzentile ist jede fehlende Gewichtszunahme, die einen Monat oder mehr anhält, als Gedeihstörung anzusehen.

1.2
Leitsymptome

Exzessives Schreien
- Akut auftretende, unstillbare Schrei- oder Unruheepisoden ohne erkennbare Ursache
- Fehlendes Ansprechen auf angemessene Beruhigungshilfen
- Kurze Tagschlafphasen (meist < 30 Minuten Dauer) mit ausgeprägten Einschlafproblemen
- Gehäuftes Auftreten in den Abendstunden mit abendlicher kumulativer Überreizung/Übermüdung
- Evtl. geblähtes Abdomen, hochrotes Hautkolorit und Hypertonie der Muskulatur (klinisches Syndrom der sog. „Säuglingskoliken").

Schlafstörungen
- Einschlafprobleme mit protrahierter Einschlafdauer
- Abendliches/nächtliches Einschlafen nur mit elterlichen Einschlaf- und Regulationshilfen
- Wiederholtes nächtliches Aufwachen mit Schrei- und Unruhephasen
- Von den Eltern als störend empfundenes Schlafen im elterlichen Bett
- Phasenverschiebung in der cirkadianen Verteilung der Schlaf-Wach-Phasen.

Fütterstörung
- Nahrungsverweigerung mit oder ohne angstgetönte Abwehr
- Rumination/Erbrechen
- Von den Eltern als provokativ empfundenes Essverhalten
- Grob altersunangemessenes Essverhalten
- Bizarre Essgewohnheiten hinsichtlich Art und Anzahl akzeptierter Nahrungsmittel
- Altersunangemessener Kontext der Fütterung (z.B. hinsichtlich Fütterungsposition, Fütterungszeit)
- Kau-, Saug- und Schluckprobleme.

1.3
Schweregradeinteilung

Exzessives Schreien. Die Schrei- und Unruheepisoden sind in der Regel harmlos und innerhalb der ersten 3–6 Lebensmonate selbstbegrenzt. Eine Differenzierung des Schweregrades kann anhand der durchschnittlichen Dauer der Schrei-/Unruheepisoden pro 24 Stunden (z.B. Erfüllen der „3er-Regel"), anhand der Gesamtstörungsdauer (> 3 Monate) sowie anhand der zusätzlich betroffenen Interaktions- und Regulationsbereiche (unkomplizierte/isolierte vs. generalisierte Regulationsstörung mit assoziierter Schlaf- und/oder Fütterstörung) erfolgen.

Schlafstörung. Eine Differenzierung des Schweregrades ist anhand eines sog. Schlaf-Scores möglich. In diesen gehen Bettgehzeit/Einschlafdauer, durchschnittliche nächtliche Gesamtschlafdauer, Anzahl nächtlicher Wachphasen pro Woche, Anzahl der Wachphasen pro Nacht, Dauer nächtlicher Wachphasen und die Dauer der pro Woche im Elternbett verbrachten Zeit ein (Minde et al., 1994). Je nach Höhe des Scores Unterscheidung in mäßig und schwer ausgeprägte Schlafstörungen.

Fütterstörung. Fütterstörung mit/ohne Gedeihstörung. Isolierte vs. generalisierende Fütterstörung.

1.4
Untergruppen

In der amerikanischen Literatur wurde wiederholt beschrieben, dass Regulationsstörungen mit umschriebenen Schwierigkeiten in der sensorischen, sensomotorischen und organisatorisch-integrativen Reiz- und Informationsverarbeitung des Säuglings einhergehen können. Dabei werden neben einem reizhypersensitiven Typus (Typ I) der Regulationsstörung ein hyporeaktiver Typus (Typ II) sowie ein motorisch disorganisierter/impulsiver Typus (Typ III) beschrieben. Auf eine solche Koppelung von Regulationsstörungen mit unterschiedlichen Beeinträchtigungen von Wahrnehmungs- und/oder Verarbeitungsprozessen wurde im vorliegenden Konzept bewusst verzichtet, da die Befunde an kleinen Stichproben erhoben wurden und valide Instrumente zur Diagnose solcher Beeinträchtigungen gegenwärtig noch fehlen.

Exzessives Schreien. Exzessives Schreien im ersten Lebenshalbjahr. Hiervon abzugrenzen ist die später beginnende (in der Regel jenseits des 6. Lebensmonats) oder über den 6. Lebensmonat hinaus persistierende Schrei- und Unruheneigung. Diese ist häufig Teilsymptom alters- und entwicklungsphasenspezifischer Störungen der Verhaltensregulation (z.B. Störungen der Bindungsregulation, frühe Wut-/Trotzanfälle etc.), welche entsprechend diagnostiziert und anderweitig klassifiziert werden sollten (siehe auch Leitlinie „Regulationsstörungen im Kleinkindalter"). Ätiologisch spielen hier in der Regel erlernte Verhaltensmuster z.B. auf dem Boden konstitutioneller Verhaltensbereitschaften („schwieriges Temperament") und/oder dysfunktionale Interaktionsmuster eine wesentliche Rolle.

Schlafstörungen
- Einschlafstörung
- Durchschlafstörung.

Fütterstörung.
- Die Dichotomie in organische vs. nicht-organische Gedeihstörung erweist sich wegen des hohen Anteils gemischter Störungen (z.B. mit neuromotorischen/mundmotorischen Auffälligkeiten) als nicht sinnvoll.
- Posttraumatische Fütterstörung (PTFD): Fütterstörung mit angstbetonter Abwehr nach protrahierter Zwangsfütterung, aversiver orofazialer Stimulation oder traumatischen Füttererfahrungen, z.B. im Zusammenhang mit Sondenernährung, chirurgischen oder intensiv-

medizinischen Eingriffen im oberen Mund-Rachen-Magen-Darm-Bereich und/oder bei Fehlbildungen im orofazialen und/oder gastrointestinalen Bereich
- Nahrungsverweigerung mit ablenkendem Verhalten ohne Hinweise auf angstgetöntes Erleben
- Eine zusätzliche Untergliederung nach entwicklungspsychologischen Gesichtspunkten (Fütterstörungen in den ersten Lebensmonaten mit Beeinträchtigung der homöostatischen Regulation vs. Fütterstörungen im 2. Lebenshalbjahr mit Beeinträchtigung der Bindungsregulation vs. Fütterstörung mit Beeinträchtigung der Autonomie- und Abhängigkeitsregulation) ist möglich.

1.5
Ausschlussdiagnose

Exzessives Schreien. Hirnorganische Schädigungen, die mit einer hierdurch bedingten vermehrten Schrei- und Unruheneigung des Säuglings einhergehen. Kindesmisshandlung als Ursache von exzessivem Schreien.

Schlafstörungen
- Schlaf-Apnoe-Syndrom
- Hirnorganische Störungen (z.B. zerebrale Anfälle), die mit einer Störung in der Schlaf-Wach-Regulation einhergehen können, soweit die Schlafstörung eindeutig in ursächlichem Zusammenhang mit dieser Störung steht.

Fütterstörung. Schwere somatische Störungen, die eine primär ungestörte Nahrungsaufnahme ausschließen (z.B. anatomische Fehlbildungen).

2
Störungsspezifische Diagnostik

2.1
Symptomatik

- Im Rahmen eines *differenzierten anamnestischen Interviews* Erhebung folgender relevanter Informationen: Beginn, Dauer, tageszeitliche Verteilung und Verlauf der regulatorischen Beeinträchtigung, selbstregulatorische Fähigkeiten des Säuglings, mögliche sensorische Überstimulation des Kindes in unterschiedlichen Interaktionskontexten (tags, nachts), elterliche störungsspezifische Belastungen und Bedeutungszuschreibungen, aktuelle Belastungen und Krisen (Lebensereignisse), Beziehungen zur Herkunftsfamilie, aktualisierte familiäre Konfliktkonstellationen; assoziierte organische Belastungen des Säuglings
- Im Zentrum der Diagnostik stehen *Interaktions- und Verhaltensbeobachtungen* in störungs- und altersrelevanten Kontexten: Abschätzung, inwieweit andere Regulations- und Interaktionskontexte betroffen sind, Beurteilung der intuitiven elterlichen Kompetenzen sowie der Responsivität und Angemessenheit elterlichen Verhaltens in Bezug auf kindliche Verhaltenssignale (auch in Belastungssituationen), Beurteilung selbstregulatorischer Kompetenzen des Kindes, Erfassung funktionaler und dysfunktionaler Kommunikationsmuster zwischen Mutter/Eltern und Säugling
- *Verhaltensprotokolle, Schlaftagebuch, Ernährungsprotokolle* zur Erfassung der tageszeitlichen Verteilung von Schrei- und Unruheepisoden, Phasen gemeinsamen Spiels sowie von Nahrungs- und Schlaf-Wach-Zyklen. Bei Fütterstörung Erhebung der Art und Menge zugeführter Nahrung sowie elterliche Protokollierung des kindlichen Essverhaltens.

2.2 Störungsspezifische Entwicklungsgeschichte

- *Pädiatrisch-entwicklungsneurologische/-psychologische Anamnese* zur Beurteilung einer möglichen Entwicklungsretardierung, motorischen Unreife (Aufrichtungsmangel), hirnorganischen Schädigung und/oder Kindesvernachlässigung/-misshandlung
- *Erhebung der Verhaltensentwicklung des Säuglings* im Kontext der Entwicklung der Eltern-Kind-Beziehungen
- *Qualitative Einschätzung der elterlichen Paarbeziehung* einschließlich der Bewältigung des Übergangs zur Elternschaft
- *Erfassung von biologischen und psychosozialen Belastungen des Kindes und der Eltern,* insbesondere der Mutter während Schwangerschaft, Geburt und postnataler Anpassungsphase; Erhebung von vorausgegangenen Trennungs- und Verlusterlebnissen der Mutter/Eltern sowohl in der Biographie der Eltern wie auch im Hinblick auf das Indexkind oder seine Geschwister
- Erhebung der elterlichen Vorerfahrung mit Schrei- und Unruhephasen in der eigenen Kindheit/Vorgeschichte
- *Bei Schlafstörungen zusätzlich:* Schlafgewohnheiten der Familie, Einschlafrituale
- *Bei Fütterstörungen zusätzlich:* Ernährungs-/Stillanamnese (welche Kost, Nahrungsmenge, wann, wie akzeptiert?); Entwicklungsanamnese der Essfertigkeiten.

2.3 Psychiatrische Komorbidität und Begleitstörungen

Wegen der Dynamik der Entwicklungsprozesse im 1. Lebensjahr und der damit häufig verbundenen passageren Natur von Regulationsstörungen erscheint die Verwendung von Begriffen wie Psychopathologie und Komorbidität in der Weise, wie dies für spätere Entwicklungsphasen geschieht, fragwürdig. Allerdings ist eine Beurteilung der Anzahl betroffener Interaktions- und Regulationsbereiche des Säuglings im Hinblick auf den Schweregrad und auf die therapeutischen Konsequenzen durchaus sinnvoll. Je mehr Kontexte betroffen sind, um so eher geht die Regulationsstörung mit einer Beziehungsstörung zwischen primärer Bezugsperson (Mutter) und Säugling einher.

Vor allem bei ausgeprägt verzerrten elterlichen Interpretationen kindlicher Verhaltenssignale und -bedürfnisse ist die *Erhebung belastungsbedingter psychischer, gelegentlich auch psychiatrischer Auffälligkeiten und/oder Erkrankungen der Eltern* sinnvoll, insbesondere im Hinblick auf:

- Mütterliche psychische Beeinträchtigung, Einschränkung des mütterlichen Selbstwertgefühls, mütterliche Ängste
- Mütterliche Depressivität, insbesondere postnatale Depression
- Neurotische, Belastungs-, Anpassungs- und somatoforme Störungen
- Persönlichkeitsstörungen
- Sonstige psychiatrische Erkrankungen der Eltern
- Kindesvernachlässigung und -misshandlung können vor allem mit exzessivem Schreien assoziiert sein
- Bei Schlafstörungen sollten auch mögliche elterliche Schlafstörungen aktuell bzw. in der Vorgeschichte erfragt werden
- Bei Fütter- oder Gedeihstörungen sind Essstörungen in der Vorgeschichte der Mutter (Kindheit, Schwangerschaft, aktuell) zu erheben. So finden sich bei nahezu jedem 3. reifgeborenen, aber untergewichtigen Neugeborenen bei der Mutter Hinweise für eine manifeste Essstörung in den vorausgegangenen 12 Monaten.

2.4 Störungsrelevante Rahmenbedingungen

Exploration der Eltern hinsichtlich besonderer psychosozialer Belastungen und störungsaufrechterhaltender Rahmenbedingungen wie:
- Belastende sozioökonomische Lebensverhältnisse (z.B. beengte Wohnverhältnisse), mangelnde soziale Unterstützung. Der lange postulierte Zusammenhang zwischen kindlichen Gedeihstörungen und deprivatorischen Lebensbedingungen („Maternal Deprivation Syndrome") ist allenfalls für selektierte klinische Stichproben, und auch hier nur in Subgruppen, belegbar, konnte in epidemiologischen Stichproben aber nicht nachgewiesen werden
- Individuelle, schichtspezifische und/oder kulturelle Erziehungsvorstellungen und Erziehungsnormen
- Bei Fütterstörungen: chronische Erkrankungen von Geschwistern, die mit Essstörungen einhergehen. Ess- und Körperschemastörungen der Mutter (Schlankheitsideal!), die insbesondere an Töchter tradiert zu werden drohen.

2.5 Apparative, Labor- und Testdiagnostik

Bei allen Regulationsstörungen gilt:
- Pädiatrische, orientierende und ggf. differenzierte entwicklungsneurologische Untersuchung (Hinweise für neuromotorische Unreife?, bei Fütterstörung: Geburtsgewicht? mundmotorische Störung?)
- Orientierende, ggf. differenzierte Entwicklungsdiagnostik (Denver-Test, Bayley-Test, Münchner funktionelle Entwicklungsdiagnostik).

Zusätzlich sind ggf. sinnvoll:
- Elterliche Wahrnehmung des kindlichen Temperaments, standardisierte Temperamentsdiagnostik
- Globale Beurteilung der Eltern-Kind-Beziehung (z.B. Parent-Infant-Relationship, Global-Assessment-Scale)
- Videogestützte Interaktionsaufnahmen in alters- und störungsrelevanten Kontexten zur genaueren Diagnostik der Eltern-Kind-Interaktion. Grundsätzlich sollten, insbesondere bei Fütterstörungen, immer mehrere interaktive Kontexte (Spielen, Selbstberuhigung u. a.) beobachtet und beurteilt werden, um abzuschätzen, inwieweit es sich um isolierte oder übergreifende Regulationsstörungen handelt.

Bei Schlafstörungen zusätzlich: Schlaf-EEG (evtl. mit Videoaufzeichnung) bei Verdacht auf Schlaf-Apnoe-Syndrom, hirnorganische Störung oder epileptische Anfälle.

Bei Fütterstörung zusätzlich: orientierend Anthropometrie, Blutbild, Elektrolyte, Gesamteiweiß, Eisen, Nieren- u. Leberwerte, Urinstatus. Ergibt die körperliche Untersuchung einschließlich der orientierenden Labordiagnostik (s.o.) bei Gedeihstörungen keine offensichtliche organische Ursache, ist die Wahrscheinlichkeit, dass sich eine solche in weiteren ausgiebigen Untersuchungen finden lässt, sehr gering. Die Indikation zu einer invasiveren Diagnostik sollte daher sorgfältig abgewogen werden.

2.6 Weitergehende Diagnostik und Differentialdiagnostik

Die Unterscheidung klar abgegrenzter Störungsbilder ist im Säuglingsalter oft schwierig, da unstillbare Schreiphasen, chronische Unruhe, Schlafstörungen und Fütterprobleme Symptome z.T. entwicklungsphasenspezifischer Störungen (siehe auch Leitlinien „Bindungsstörungen" sowie „Frühkindliche Regulationsstörungen im 2. und 3. Lebensjahr") sein können wie:

- Bindungsstörungen
- Trennungsängste
- Störungen der Autonomie/Separation mit Grenzsetzungskonflikten (Wutanfälle).

In jedem Fall sollte das Vorliegen von Kindesvernachlässigung und -misshandlung ausgeschlossen werden.

Ggf. weiterführende Diagnostik, um somatische Erkrankungen, die unstillbares Schreien, Schlafstörungen oder eine Fütterstörung bedingen oder zu ihrer Aufrechterhaltung beitragen können, auszuschließen, wie:
- Nahrungsmittelallergien
- Neurologische Auffälligkeiten, perinatale Hirnschädigung
- Gastroösophagealer Reflux
- Sonstige somatische Störungen, die mit rezidivierenden Schmerz- und Unruhezuständen einhergehen können (z.B. Otitis media, atopisches Ekzem, nicht erkannte Frakturen etc.).

Bei Schlafstörungen zusätzlich:
- Erschwerte Atmung durch Obstruktion der Atemwege (Adenoide, asthmatische Bronchitis)
- Schlaf-Apnoe-Syndrom (Undine-Syndrom)
- Hirnorganische Schädigung mit fehlendem/desorganisiertem Schlaf-Wach-Rhythmus
- Hirnorganisches Anfallsleiden.

Bei Fütterstörung zusätzlich:
- Gastrointestinale und extra-gastrointestinale Erkrankungen, die mit Appetitlosigkeit, Erbrechen, Nahrungsverweigerung und Gedeihstörungen einhergehen können (z.B. Nahrungsmittelallergien, gastroösophagealer Reflux, chronische Nieren- und Lebererkrankungen, Stoffwechselstörungen, endokrine Störungen, Fehlbildungssyndrome).

2.7
Entbehrliche Diagnostik

Bei exzessivem Schreien. Nachweisbare Störungen der Magen-Darm-Funktion sind selten (z.B. Kuh- oder Sojamilcheiweiß-Unverträglichkeiten in 5–10% der Säuglinge mit exzessivem Schreien), daher primäre Allergiediagnostik nur bei schwerer Symptomatik (Durchfälle, Anämie) und Hinweisen für allergische Erkrankungen bei Verwandten 1. Grades angezeigt, ansonsten aber entbehrlich. Alternativ kann eine 1-wöchige milcheiweißfreie Ernährung der Mutter (bei Stillen) bzw. des Kindes (bei Flaschennahrung) erwogen werden. Zu beachten ist, dass hierfür nur streng hydrolysierte Nahrungen, nicht HA-Nahrungen angewendet werden dürfen, die wegen des bitteren Geschmacks aversive Reaktionen des Säuglings zur Folge haben können. Daher strenge Indikationsstellung zur Vermeidung sekundärer Fütterprobleme!

Bei Schlafstörungen. Nächtliche Video-Aufnahmen in Schlaflabors oder zu Hause außer zum Ausschluss von hirnorganischen Anfällen oder Schlaf-Apnoe-Syndrom entbehrlich.

Bei Fütterstörung. Invasivere Labor- oder apparative Diagnostik, die über ein orientierendes Screening (s.o.) hinausgeht, nur bei konkreten Hinweisen auf eine organische Ätiologie.

3
Multiaxiale Bewertung

3.1
Identifizierung der Leitsymptome

Identifizierung der Leitsymptome, Ausschluss einer primären organischen Ursache, Identifizierung anderer primärer psychiatrischer Syndrome, die auf Achse I

3 Multiaxiale Bewertung

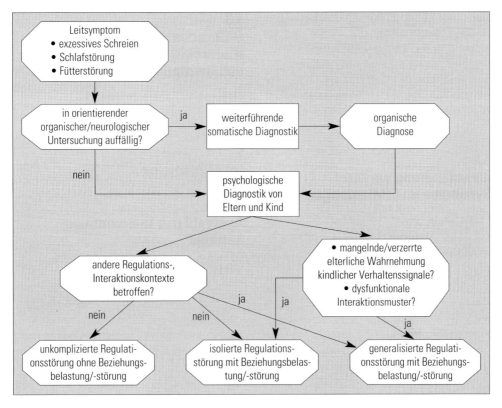

Abbildung 50: Diagnostischer Entscheidungsbaum für Regulationsstörungen im Säuglingsalter (Exzessives Schreien, Schlafstörungen, Fütterstörungen)

oder II zu klassifizieren sind (z.B. reaktive Bindungsstörung F94.1, Entwicklungsstörungen F8). Für exzessives Schreien im frühen Säuglingsalter ist bisher keine diagnostische Zuordnung nach ICD-10 oder auf Achse I des MAS möglich. Am ehesten kann wegen der ätiologischen Rolle von Anpassungs- und Reifungsprozessen eine Klassifikation als Anpassungsstörung (F43.2) erfolgen. Die nicht-organischen Schlafstörungen gemäß ICD-10 (F51.0–F51.9) enthalten keine Kategorie für die spezifischen Erscheinungsformen von Schlafstörungen im frühen Kindesalter. Eine Klassifizierung kann allenfalls als F51.9 („Nicht näher bezeichnete nichtorganische Schlafstörung") erfolgen. Das Ausmaß einer Fütterstörung (F98.2) sollte deutlich außerhalb des für den entsprechenden Altersbereich angemessenen Verhaltens liegen, eine Gedeihstörung kann, muss aber nicht vorliegen. Letztere wäre dann gesondert zu klassifizieren.

Grundsätzlich bietet die ICD-10 wie auch das MAS für die spezifischen Erscheinungsformen psychischer Störungen im frühen Kindesalter unzureichende Klassifikationsmöglichkeiten. Das im amerikanischen Sprachraum verbreitete multiaxiale Klassifikationsschema für die ersten drei Lebensjahre („ZERO TO THREE"), das inzwischen auf Deutsch als „Diagnostische Klassifikation: 0–3!" vorliegt, versucht diese Lücke zu schließen. Das Klassifikationsschema nimmt auf die Entwicklungsbedingungen der ersten Lebensjahre durch die Einführung einer eigenen Achse zur Klassifikation der Eltern-Kind-Beziehung besonders Bezug. Der Status dieses Klassifikationsschemas ist gegenwärtig allerdings allenfalls der einer Arbeits- und Diskussionsgrundlage, da einige der auf Achse I aufgeführten kindlichen Störungen noch unzureichend validiert sind. Zudem erscheint die Abgrenzbarkeit der einzelnen Störungsbilder beim gegenwärtigen Stand der Forschung noch problematisch.

3.2 Identifizierung weiterer Symptome und Belastungen

Feststellung von organischen Störungen auf Achse IV (insbesondere bei einer Fütterstörung).

3.3 Differentialdiagnosen und Hierarchie des diagnostischen und therapeutischen Vorgehens

Siehe Abbildungen 50 und 51.

4 Interventionen

4.1 Auswahl des Interventions-Settings

Eltern-Säuglings-Psychotherapien setzen eine Ausbildung und spezielle klinische Erfahrungen im Bereich der Entwicklungs-

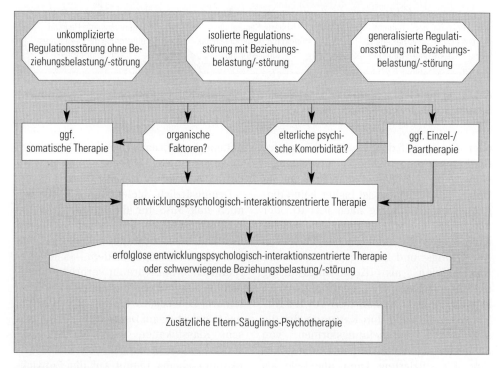

Abbildung 51: Therapeutischer Entscheidungsbaum für Regulationsstörungen im Säuglingsalter (Exzessives Schreien, Schlafstörungen, Fütterstörungen)

psychopathologie voraus und zeichnen sich durch eine besondere Auswahl des Settings wie der psychotherapeutischen Techniken aus. Grundsätzlich bedarf es dabei immer der professionellen Auswahl und der flexiblen Anwendung unterschiedlicher therapeutischer und pädagogischer Techniken, um diese möglichst eng auf die inviduellen Bedürfnisse und Gegebenheiten der jeweiligen Eltern-Kind-Beziehung und ihrer Störungen abstimmen zu können. Ein besonderes Merkmal psychotherapeutischer Interventionen in der frühen Kindheit ist, dass sich Phasen kurzer, meist sehr effektiver Interventionen mit behandlungsfreien Phasen und wiederholtem Behandlungs- oder Beratungsbedarf bei erneuten Entwicklungskrisen abwechseln („Intermittierende Eltern-Säuglings-Kurzzeitpsychotherapie"). Dies ist nicht Ausdruck der mangelnden Wirksamkeit der Interventionen, sondern vielmehr eine Anpassung an die intensive Entwicklungsdynamik der ersten Lebensjahre.

Die grundsätzliche Wirksamkeit verschiedener, sowohl psychodynamischer wie interaktionszentrierter Formen der Eltern-Säuglingspsychotherapie ist im Hinblick auf eine kindliche Symptombesserung bei Regulationsstörungen und bei den interaktionellen Auswirkungen mütterlicher Depressionen und mütterlicher multipler psychosozialer Belastungen gut belegt (II).

Eine ambulante Behandlung ist bei der überwiegenden Zahl exzessiv schreiender und schlafgestörter Säuglinge in der Regel erfolgreich und ausreichend. Im Zentrum stehen stützende **entwicklungspsychologisch-interaktionszentrierte psychotherapeutische Gespräche**, die sich an der jeweiligen Symptomatik orientieren.

Eine ambulante entwicklungspsychologisch-interaktionszentrierte Beratung und Behandlung kann auch bei Fütterstörungen durchgeführt werden, insbesondere wenn

- die Störungsdauer begrenzt ist (weniger als 3 Monate)
- die Störung noch nicht pervasiv mehrere Regulations- und Interaktionskontexte umfasst
- das Gedeihen nicht oder nicht wesentlich beeinträchtigt ist
- die mütterliche Wahrnehmung der kindlichen Verhaltenssignale nicht schwerwiegend verzerrt ist mit der Gefahr von Kindesvernachlässigung oder -misshandlung
- die psychosozialen Umstände dies erlauben (z.B. keine schwerwiegenden partnerschaftlichen/familiären Beziehungskonflikte vorliegen).

Eine **umfassendere Eltern-Säuglings-Psychotherapie,** welche als besondere Psychotherapieform die Anwesenheit des Säuglings einschließt, ist angezeigt, wenn

- die mütterliche/elterliche Wahrnehmung und Interpretation des kindlichen Verhaltens, z.B. aufgrund einer postnatalen Depression, neurotischen oder sonstigen psychischen Belastung/Störung, deutlich beeinträchtigt oder verzerrt ist und/oder die intuitiven elterlichen Kompetenzen schwerwiegend eingeschränkt sind
- die kindliche Störung bereits lange dauert (mehr als 3 Monate), mehrere Interaktions- und Regulationskontexte umfasst und mit maladaptiven Interaktionsmustern (Vernachlässigungs- und Misshandlungsgefahr!) einhergeht
- alleinige entwicklungspsychologisch-interaktionszentrierte therapeutische Gespräche zu keiner wesentlichen Besserung der Symptomatik führen.

Bei Vorliegen elterlicher psychischer/psychiatrischer Komorbidität ist eine zusätzliche Einzel- oder Paartherapie zu erwägen.

Eine teilstationäre Therapie kann in folgenden Fällen sinnvoll sein:
- Erfolglosigkeit einer ambulanten Eltern-Säuglings-Psychotherapie
- Schwere Einschränkung des intuitiven mütterlichen Verhaltensrepertoires, z.B.

bei mütterlicher Depressivität oder sonstiger Psychopathologie. Ziel: Verhaltensanleitung/Unterstützung der Mutter in basalen Kontexten (Pflege, Beruhigung etc.)
- Ausgeprägte Schwierigkeit des Kindes aufgrund individueller organischer/konstitutioneller Gegebenheiten (z.B. Frühgeborenes, sehr schwierige Temperamentsmerkmale)
- Akute psychophysische Entlastung der Mutter am Tag bei gleichzeitigem Erhalt des familiären Beziehungskontextes am Abend/Nacht.

Bei Schlafstörungen: Eine teilstationäre (tages- oder nachtklinische) kann gegenüber einer ambulanten Therapie den Vorteil bieten, dass die Einschlafinteraktion während kindlicher Erholungsphasen im Tagesverlauf (z.B. Mittagsschlaf) oder am Abend beobachtet, gemeinsam besprochen und therapeutisch mit der Mutter/den Eltern bearbeitet werden kann. Ein solches Vorgehen ist insbesondere bei Fehlschlagen ambulanter Interventionen sinnvoll.

Bei Fütterstörung: Eine teilstationäre Therapie mit Aufnahme von Mutter/einem Elternteil und Säugling hat bei einer schwereren Fütterstörung folgende Vorteile:
- Eine Modifikation der Fütterinteraktion kann mittels wiederholter (möglichst mehrmals täglicher, videogestützter) Beobachtungen der Füttersituation mit begleitenden Gesprächen (je nach Problematik verhaltensorientiert und/oder psychodynamisch) erreicht werden
- Die teilstationäre Aufnahme ermöglicht eine engmaschige Überwachung der Kalorienzufuhr sowie des somatischen Zustandes des Kindes. Die Delegation dieser Funktion an den behandelnden Arzt/Ärztin wird von der Mutter/den Eltern häufig als wesentliche Entlastung erlebt.

Indikationen für eine stationäre Behandlung
- Unmittelbare Bedrohung des körperlichen oder seelischen Wohls des Säuglings (z.B. bei schwerer Psychopathologie der Mutter)
- Schwere Erschöpfung der Mutter, insbesondere, wenn nachts keine Entlastung durch den Partner möglich ist
- Belastende psychosoziale Umstände, die eine erfolgreiche ambulante Intervention verhindern und die eine zeitlich begrenzte, vollständige Herauslösung von Mutter und Kind aus dem familiären Beziehungskontext notwendig erscheinen lassen
- Fütterstörung mit Gedeihstörungen, insbesondere wenn die adäquate Versorgung des Kindes im Rahmen einer teilstationären Therapie nicht gewährleistet ist.

4.2
Hierarchie der Behandlungsentscheidung und Beratung

- Beratung und Information der Eltern hinsichtlich Verlauf der Schrei- und Unruheneigung gesunder Säuglinge im ersten Trimenon, der normalen Entwicklung des Schlaf- und Essverhaltens im 1. Lebensjahr bzw. der qualitativ und quantitativ altersgerechten Ernährung des Säuglings sowie der normalen Entwicklung des Essverhaltens des Kindes (bei Fütterstörung)
- Identifikation und Verminderung vorhandener psychosozialer Belastungen
- Freisetzung intuitiver elterlicher Kompetenzen im Umgang mit dem Säugling, Ermöglichung entspannter, spielerischer Interaktionen. Unterstützung der Eltern im sensitiven Entziffern von und im angemessenen Umgang mit kindlichen Verhaltenssignalen, insbesondere Signalen der Überlastung/Überstimulation oder fehlenden Interaktionsbereitschaft. Erkennen und Förderung der

selbstregulatorischen Fähigkeiten des Säuglings
- Stützendes therapeutisches Umfeld, Ermöglichung des Zulassens und der Artikulation ambivalenter elterlicher Gefühle bis hin zu Vernachlässigungs- und Misshandlungsimpulsen ohne Schuldzuweisung
- Bei Hinweisen auf neuromotorische Unreife und/oder spezifische sensorische Auffälligkeiten des Säuglings je nach Symptomatik Physiotherapie, Ergotherapie/Anleitung zum adäquaten „Handling" des Säuglings
- Berücksichtigung eventueller begleitender somatischer Co-Faktoren (z.B. medikamentöse Therapie eines gastroösophagealen Refluxes, Diät bei Nahrungsmittelallergie).

4.3
Besonderheiten bei ambulanter Behandlung

Um dem Beziehungsaspekt früher Regulationsstörungen ausreichend Rechnung zu tragen, sollten während der Therapiesitzungen die primäre Bezugsperson (Mutter) mit dem Kind, optimalerweise zusätzlich auch der Vater, anwesend sein. Für die Therapiesitzungen sollten jeweils 50–90 Minuten zur Verfügung stehen. 1–2mal pro Woche erfolgende Therapietermine sind in der Regel ausreichend, im Bedarfsfall kann die Therapie aber auch hochfrequent im Sinne einer Krisenintervention erfolgen.

Bei exzessivem Schreien. Als hilfreich kann sich das mit den Eltern gemeinsam erfolgende Erproben individuell angepasster Beruhigungsstrategien während akuter Schrei-/Unruhephasen erweisen. Darüberhinaus hat sich die Berücksichtigung der folgenden Aspekte als sehr wirkunsvoll erwiesen:
- Maßnahmen zur psychophysischen Entlastung der oft chronisch erschöpften Mutter durch Mobilisation des unmittelbaren sozialen Umfeldes, z.B. durch Einbezug des Partners, der Mutter und/oder anderer stabilisierender Personen (III)
- Reizreduktion (I)
- Vermeidung von kindlicher Übermüdung (III)
- Strukturierung des Tagesablaufes mit regelmäßigen Schlafphasen am Tag (III)
- Ausnutzen kindlicher Wachphasen für gemeinsame Spiele und Dialoge (III)
- Überbrückung kritischer Schrei- und Unruhephasen (III)
- Time-out-Phasen für die primäre Bezugsperson bei Überlastung (III).

Chiropraktische Interventionen, in Deutschland auch als craniosacrale Therapie oder Osteopathie in den letzten Jahren sehr populär geworden, sind bei exzessivem Schreien fraglich wirksam (V), zusätzliches Herumtragen des Säuglings als Intervention ist dagegen wirkungslos (II). Unter den somatischen Interventionen ist die Wirksamkeit einer streng hydrolisierten Ernährung in Bezug auf eine signifikante Besserung der Schrei- und Unruhephasen bei nachgewiesener Kuhmilchintoleranz sehr gut belegt (I), während Sab Simplex wirkunslos ist (I).

Bei Schlafstörungen. Die Einschlafinteraktion ist der direkten Beobachtung und Therapie im klinisch-ambulanten Setting zwar nicht zugänglich, doch können auch hier gemeinsam mit den Eltern Beruhigungsstrategien während kindlicher Belastungssituationen erprobt werden. Auf diese können die Eltern dann während abendlicher/nächtlicher Unruhephasen zurückgreifen. Qualitative Auffälligkeiten der Eltern-Kind-Interaktionen und -Beziehungen außerhalb der Einschlafsituation sollten in jedem Fall in die Therapie einbezogen werden. Bei unkomplizierten Schlafstörungen reichen oft wenige therapeutische Gespräche aus (III). Folgende Aspekte sind dabei von besonderer Bedeutung:
- Information der Eltern über grundlegende entwicklungspsychologische Aspekte der Schlafentwicklung und der Schlafgewohnheiten

- Strukturierung des Tagesablaufes, rechtzeitiges Erkennen von kindlicher Müdigkeit (III)
- Besprechung eines individuellen Einschlafrituals (III)
- Besprechung von Ein- und Durchschlafregeln (unter Einbezug von Methoden der Verhaltensmodifikation, z. B. „Checking")
- Umsetzen der Regeln in der Einschlafphase ebenso wie in nächtlichen Wiedereinschlafphasen.

Modifikationen der elterlichen Einschlafinteraktion (z.B. nach der Methode des „Checking") sind i.d.R. rasch effektiv (I), während sich unspezifische Beratungsansätze als wirkunslos erwiesen haben (I). Modifikationen der Einschlafinteraktionen setzen eine gründliche Vorbereitung und Unterstützung sowie enge Begleitung der Eltern während der Modifikation voraus, um nicht selten auftretende elterliche Ängste und Ambivalenzen psychotherapeutisch bearbeiten zu können. Individuelle Schlafgewohnheiten, psychodynamisch relevante Themen wie auch die Funktion von Schlafstörungen im partnerschafts- und familiendynamischen Kontext sollten ausreichend berücksicht werden. Ziel ist, die selbstregulatorische Kompetenz des Säuglings zu verbessern und ihm ein (Wieder-)Einschlafen ohne elterliche Regulationshilfen in einem Alter, in dem die reifungsabhängigen Voraussetzungen dafür erreicht sind, zu ermöglichen.

Bei Fütterstörungen
- Strukturierung des Tagesablaufes mit Nahrungspausen, um Hunger als Motivation, zu essen, zu ermöglichen (III)
- Keine Forcierung der Nahrungsaufnahme
- Ermöglichen der altersabhängigen, selbstständigen aktiven Beteiligung an der Nahrungsaufnahme
- Klare Trennung von Ess-/Fütter- und Spielphasen (III)
- Besprechung von sogenannten Essregeln zur Strukturierung der Füttersituation (III)
- Individuell abgestimmte Veränderung dysfunktionaler Interaktionsmuster mit differentieller Verstärkung erwünschter Verhaltensmuster (I)
- Bei *posttraumatischen Fütterstörungen:* systematische Desensibilisierung mit häufigem Anbieten kleiner Mengen Nahrung bis an die Schwelle erster angstgetönter Reaktionen ohne Forcierung der Nahrungsaufnahme. Hierdurch allmählicher Abbau der Abwehr und Steigerung der Nahrungsakzeptanz (III). Ggf. Desensibilisierung im Mundbereich mittels Trainer-Sets, Putztrainer etc. Ggf. spielerische, entspannte Exposition mit unterschiedlichen Geschmäckern und Konsistenzen außerhalb der Füttersituation, solange noch keine nennenswerte Akzeptanz von Nahrung erfolgt. Die Wirksamkeit und Praktikabilität alternativer Verfahren wie das Flooding sind gegenwärtig noch wenig untersucht und abgesichert (V)
- Auffälligkeiten in unterschiedlichen Interaktions- und Regulationskontexten sollten in die jeweilige therapeutische Strategie integriert werden
- Bearbeitung der elterlichen Wahrnehmung und Interpretation sowie des affektiven Erlebens der Füttersituation, aber auch Einbezug tiefer liegender Konfliktkonstellationen mittels begleitender psychodynamischer psychotherapeutischer Gespräche.

Im Rahmen eines solchen hochstrukturierten multimodalen Vorgehens ist auch eine erfolgreiche Sondenentwöhnung langzeitsondierter Säuglinge möglich (III).

Randomisierte Studien bei *gedeihgestörten* Säuglingen und Kleinkindern, die unterschiedliche Interventionen (Interventionen zu Hause, familienzentriert, elternzentriert, allgemeine Beratung, multimodale Therapieansätze) miteinander verglichen haben, zeigen keine Überlegenheit einer einzelnen Methode bei insgesamt nur sehr begrenzt positiven Auswirkungen auf den langfristigen Ernährungsstatus sowie die Entwicklungs- und sozial-emotionale Prognose des Kindes (II).

4.4 Besonderheiten bei teilstationärer Behandlung

Teil- oder vollstationäre Behandlungseinheiten für Eltern-Säuglings-Psychotherapie verlangen speziell geschulte, interdisziplinäre Teams mit einem Pflegepersonal, welches die Eltern, in erster Linie die Mutter, in ihren eigenen Kompetenzen stützt. Insbesondere sollte vermieden werden, die Mutter/Eltern durch die Vermittlung des Eindruckes, das Personal verfüge im Gegensatz zur ersteren über einen adäquateren Umgang mit dem Säugling, weiter zu verunsichern. Jegliche Verstärkung ohnehin vorhandener elterlicher Insuffizienz- und Schuldgefühle kann zum Behandlungsmisserfolg und -abbruch führen.

4.5 Besonderheiten bei stationärer Behandlung

Ist eine primär stationäre Behandlung von Mutter und Säugling notwendig, so sollte, wenn irgend möglich, die gleichzeitige Aufnahme von Mutter und Säugling im Hinblick auf die Bindungsentwicklung, aber auch aus therapeutischen Gründen erfolgen.

4.6 Jugendhilfe- und Rehabilitationsmaßnahmen

Insbesondere bei schweren psychosozial belastenden Lebensumständen und Risikokonstellationen (s.o.) kann die Einschaltung familienentlastender Dienste (Kinderkrankenpflege, Kinderbetreuung) oder einer sozialpädagogischen Familienhilfe sinnvoll sein. Ist in Einzelfällen die vorübergehende oder längerfristige Herausnahme des Kindes aus der Familie unumgänglich, sollte die weitere Beziehungsentwicklung zwischen Mutter/Eltern und Kind möglichst therapeutisch begleitet werden.

Therapeutische Interventionen im Säuglingsalter sollten konsequent entwicklungsorientiert sein. Dieser Tatsache tragen zeitlich begrenzte Interventionen Rechnung, die auf eine rasche Veränderung problematischer Interaktions- und Beziehungsbereiche abzielen. Sie können fakultativ intermittierend wiederaufgenommen werden, wenn im Rahmen weiterer Entwicklungsschritte des Kindes oder im Zuge familiärer Veränderungen eine erneute Dekompensation in alters- und entwicklungsphasenspezifischen Bereichen stattfindet oder droht.

Eine von vornherein vereinbarte Wiedervorstellung in regelmäßigen Abständen (in sog. „kritischen" Entwicklungsphasen) erscheint bei Risikokonstellationen wie frühgeborenen und/oder behinderten Kindern, psychisch kranken oder suchtkranken Eltern, minderjährigen Müttern, sozial unterstützungsbedürftigen Familien und/oder Familien mit Kindesvernachlässigung/-misshandlung aus sekundärpräventiver Sicht unbedingt sinnvoll.

4.7 Entbehrliche Therapiemaßnahmen

Medikamentöse Therapieversuche (Sedierung) zeigen bei exzessivem Schreien und/oder Schlafstörungen keine Langzeiterfolge, Sedativa hemmen im Gegenteil die zyklische Aktivität des Schlafes und beeinträchtigen die Aufmerksamkeit des Kindes am Tage. Sab Simplex hat sich in zahlreichen Studien als wirkungslos in der Behandlungs unstillbarer Schreiphasen erwiesen (I). Nahrungsmittelumstellungen sind ohne klare Indikation kontraindiziert.

Evidenzbasierte Grundlage der Leitlinie
Die Leitlinie wurde nach den Grundlagen der evidenzbasierten Medizin erarbeitet. Bezüglich der störungsspezifischen Interventionen liegt zu jeder der beschriebenen Regulationsstörungen (exzessives Schreien, Schlafstörungen, Fütterstörungen) ein

systematischer Review vor. Die in diese Reviews einbezogenen Metaanalysen schließen allerdings zahlreiche Studien mangels ausreichender qualitativer Kriterien aus. Deshalb können über etliche, mitunter auch vielversprechende Interventionsformen bis dato keine gesicherten Aussagen gemacht werden. Damit wird der große Forschungsbedarf, gerade was die Wirksamkeit differentieller therapeutischer Verfahren bei spezifischen Regulationsstörungen angeht, evident.

5
Literatur

BARTON ML, ROBINS D: Regulatory Disorders. In: ZEANAH, CH (Hrg.) Handbook of Infant Mental Health (311–325) New York, London: The Guilford Press 2000

DEGANGI GA, DIPIETRO JA, GREENSPAN SI, PORGES SW: Psychophysiological characteristics of the regulatory disordered infant. Infant Behavior and Development 14 (1991) 37–50

MINDE K, FAUCON A, FALKNER S: Sleep problems in toddlers: effects of treatment and their day time behavior. Journal of the American Academy of Child and Adolescent Psychiatry 33 (1994) 1114–1121

RAMSAY M, GISEL E, BOUTRY M: Non-organic failure to thrive: growth failure secondary to feeding-skills disorder. Developmental Medicine and Child Neurology 35 (1993) 285–297

RICHMAN N: A community survey of characteristics of one? to two-year-olds with sleep disruptions. Journal of the American Academy of Child and Adolescent Psychiatry 20 (1981) 281–291

SADEH A, ANDERS TF: Infant sleep problems: origins, assessment, interventions. Infant Mental Health 14 (1993) 17–34

KERWIN MLE: Empirically Supported Treatments in Pediatric Psychology: Severe Feeding Problems. Journal of Peoliatric Psychology 24 (1999) 193–214

LUCASSEN PL, ASSENDELFT WJ, GUBBELS JW, VAN EIJK JT, VAN GELDROP WJ, NEVEN AK: Effectiveness of treatments for infantile colic: systematic review. British Medical Journal 316 (1998), 1563–1569

RAMCHANDANI P, WIGGS L, WEBB V, STORES G: A systematic review of treatments for settling problems and night-waking in young children. British Medical Journal 320 (2000), 209–213

PAPOUSEK M, PAPOUSEK H: Infantile colic, state regulation, and interaction with parents: A systems approach. In: BORNSTEIN MH, GENEVRO J (Hrg.) Child development and behavioral pediatrics: toward understanding children and health. Hillsdale, NJ: Lawrence Erlbaum 1996

VON HOFACKER N, JACUBEIT T, MALINOWSKI M, PAPOUSEK M: Diagnostik von Beeinträchtigungen der Mutter-Kind-Beziehung bei frühkindlichen Störungen der Verhaltensregulation. Kindheit und Entwicklung 3 (1996) 160–167

V. HOFACKER N, PAPOUSEK M, JACUBEIT T, MALINOWSKI M: Rätsel der Säuglingskoliken. Ergebnisse, Erfahrungen und therapeutische Interventionen aus der „Münchner Sprechstunde für Schreibabies". Montatsschr Kinderheilkd 147 (1999) 244–253

V. HOFACKER N: Frühkindliche Störungen der Verhaltensregulation und der Eltern-Kind-Beziehungen. In: V. KLITZING K (Hrg.) Psychotherapie in der frühen Kindheit (50–71). Göttingen: Vandenhoeck & Ruprecht 1998

BENOIT D & COOLBEAR J: Posttraumatic Feeding Disorders in Infancy: Behaviors Predicting Treatment Outcome. Infant Mental Health J 19 (1998) 409–421

Bearbeiter dieser Leitlinie:
Nikolaus von Hofacker, Renate Barth, Christiane Deneke, Tamara Jacubeit, Mechthild Papousek, Peter Riedesser

Stereotype Bewegungsstörung (F98.4)

1 Klassifikation

1.1 Definition

Als Stereotypien werden repetitive, relativ gleichförmige Bewegungen von Kopf, Körper und Händen bezeichnet. Typische Stereotypien umfassen Körperschaukeln, Kopfschaukeln, Haarezupfen, Haaredrehen, Fingerschnippsen und Händeklatschen. Stereotypien können auch die Qualität von Selbstverletzungen haben. Stereotype Selbstbeschädigungen sind z.B: Wiederholtes Kopfanschlagen, Ins-Gesicht-Schlagen, In-die-Augen-Bohren und Beißen in Hände, Lippen oder andere Körperpartien. Diese Formen der Selbstbeschädigung treten meist in Verbindung mit einer Intelligenzminderung auf. Neben diesen Symptomen des selbstverletzenden Verhaltens treten jedoch auch bei Kindern und Jugendlichen habituelle Verhaltensweisen in Erscheinung, die durchaus zu gesundheitlichen Beeinträchtigungen und teilweise auch zu lebensbedrohlichen Selbstbeschädigungen führen können. Hierzu gehören: Trichotillomanie mit Trichophagie (F63.3) und die Pica-Symptomatik (F98.3).

1.2 Leitsymptome

Im Säuglings- und frühen Kindesalter sind motorische Stereotypien relativ häufig. Die Angaben schwanken zwischen 15 und 20%. Nach dem 3. Lebensjahr sind stereotype Bewegungen bei gesunden Kindern relativ selten. Jaktationen – stereotype, rhythmische Bewegungen, die hauptsächlich vor dem Einschlafen oder im Zustand des Alleinseins auftreten – können als Sonderform der Stereotypien angesehen werden und finden sich bei ca. 3–4% der 10–11jährigen Kinder. In klinischen Inanspruchnahmepopulationen findet sich bei Kindern sogar eine Häufung von bis zu 20%. Auch hierbei sind Jungen etwa doppelt so häufig betroffen wie Mädchen. Unter Heimkindern und Kindern, die stark emotional vernachlässigt sind, treten Jaktationen häufiger auf. Sie sind aber keineswegs immer Hinweise auf Deprivation, Vernachlässigung oder mangelnde Zuwendung. Die Störung kann sich vielmehr als stabile Gewohnheitsbildung in die Adoleszenz und in das Erwachsenenalter fortsetzen.

Es gibt kein typisches Alter für den Erkrankungsbeginn der stereotypen Bewegungsstörungen. Teilweise geht dem Beginn jedoch ein einschneidendes Lebensereignis voraus. Bei Kindern mit tiefgreifender Entwicklungsstörung, die keinen Sprachgebrauch erworben haben, können stereotype Bewegungsstörungen durch schmerzhafte Erkrankungen ausgelöst werden, wie z.B. eine schmerzhafte Mittelohrinfektion, die dann zu einem Schlagen des Kopfes gegen harte Gegenstände führen kann. Stereotype Bewegungsstörungen können über viele Jahre persistieren, wobei die Symtomatik und der Schweregrad der stereotypen Bewegungsstörungen häufig einen fluktuierenden Verlauf nehmen. Die Art von Stereotypien ist in deutlicher Abhängigkeit vom kognitiven Entwicklungsstand zu sehen. So konnte in Langzeitbeobachtungen gezeigt werden, dass bei autistischen Kindern wiederholtes einfaches Hantieren an Gegenständen parallel zur kognitiven Entwicklung in komplexe stereotype Handlungen übergehen kann, wobei die Handlung an sich durchaus angemessen erscheint, aber ausgesprochen repetitiv betrieben wird.

Die Leitsymptome lassen sich in nicht selbstschädigende Bewegungen und in Symptome der stereotypen Selbstbeschädigungen untergliedern.

Häufige Symptome der nicht selbstschädigenden Bewegungen
- Körperschaukeln
- Kopfschaukeln
- Haarezupfen
- Haaredrehen
- Fingerschnippsen
- Händeklatschen.

Häufige Symptome im Rahmen der stereotypen Selbstbeschädigung
- Wiederholtes Kopfschlagen
- Ins-Gesicht-Schlagen
- In-die-Augen-Bohren
- Beißen in Hände, Lippen oder andere Körperpartien.

1.3
Schweregradeinteilung

Schwere Formen des stereotypen selbstbeschädigenden Verhaltens (s. Abb. 52), wie:
- Abbeißen von Fingerkuppen
- Zufügung von tiefen Wunden und Verletzungen durch Kopfschlagen
- Ins-Gesicht-Schlagen
- In-die-Augen-Bohren
- Beißen in Hände, Lippen oder andere Körperpartien

finden sich gehäuft bei autistischen Syndromen, geistiger Behinderung und spezifischen Syndromen (z.B. Lesch-Nyhan-Syndrom, Cornelia-De-Lange-Syndrom, Smith-Magenis-Syndrom).

Beim selbstverletzenden Verhalten handelt es sich nicht um eine Diagnose, sondern um Verhaltensweisen, die in der Regel mit einem komplexeren Störungsbild im Rahmen verschiedenster Erkrankungen vergesellschaftet sind. Dies gilt beispielsweise auch für die Artifizielle Störung (F68.1): Absichtliches Erzeugen oder Vortäuschen von körperlichen oder psychischen Symptomen oder Behinderungen. Dabei kann es auch zu Selbstbeschädigungen kommen. Diese werden heimlich vom Patienten selbst herbeigeführt. Das Spektrum reicht von oberflächlichen Hautverletzungen, Verbrühungen bis hin zur Zufügung von tiefen Wunden durch invasive Gewalteinwirkung. Dabei sind äußere Faktoren, wie finanzieller Vorteil im Sinne der Simulation, nicht erkennbar. Ferner gibt es schwere Selbstbeschädigungen als eher seltene Handlungen in Form von Enukleation, Amputation, Kastration, Verbrühungen, Zufügung von tiefen Wunden durch invasive Gewalteinwirkung bei Patienten mit Psychosen oder schwerer artifizieller Störung.

Hiervon abzugrenzen ist die **mittelschwere/oberflächliche Selbstbeschädigung:** Sich-Schneiden, Ritzen etc. mit eher sporadischem Auftreten und nicht selten demonstrativem Charakter. Es handelt sich bei Jugendlichen um die häufigste Form des selbstverletzenden Verhaltens und findet sich gehäuft bei Störungen des Sozialverhaltens, instabilen Persönlichkeitsstörungen vom Borderline-Typ, neurotischen Störungen und Essstörungen.

1.4
Untergruppen

Bei selbstverletzendem Verhalten und stereotypem selbstbeschädigendem Verhalten:

Entsprechend der Schweregradeinteilung (s. Kap. 1.3).

2 Störungsspezifische Diagnostik

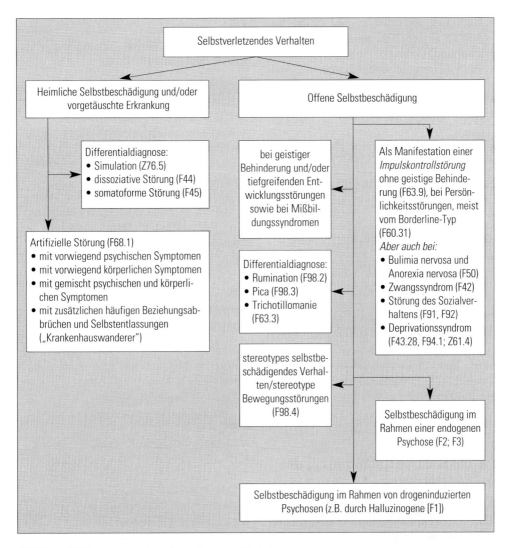

Abbildung 52: Untergruppen des selbstverletzenden Verhaltens

1.5 Ausschlussdiagnose

Zwangsstörung, Schizophrene Psychose, Tiefgreifende Entwicklungsstörung, Nägelbeißen, Nasebohren, Daumenlutschen, Ticstörung, körperliche Störungen (organische und/oder psychiatrische Grunderkrankung).

2 Störungsspezifische Diagnostik

2.1 Symptomatik

Die störungsspezifische Symptomatik wird gewonnen durch:
- Befragung der Eltern

- Befragung von Bezugspersonen und Betreuern (hierbei notwendige Schweigepflichtentbindungen einholen!)
- Beobachtung in der Untersuchungssituation
- Verhaltensanalyse (s. 2.4)
- Pädiatrisch-neurologische Untersuchung.

2.2 Störungsspezifische Entwicklungsgeschichte

Der Beginn ist variabel, ebenso das Andauern (kontinuierlich und diskontinuierlich).

Beginn der Stereotypien differiert in Abhängigkeit von dem zugrunde liegenden psychiatrischen Störungsbild und der Grunderkrankung (z.B. sehr früher Beginn der schweren Form des stereotypen selbstbeschädigenden Verhaltens bei spezifischen Syndromen wie Lesch-Nyhan-Syndrom, Cornelia-De-Lange-Syndrom, Smith-Magenis-Syndrom oder frühkindlichem Autismus).

2.3 Psychiatrische Komorbidität und Begleitstörungen

Bei Stereotypien handelt es sich um Verhaltensweisen, die häufig mit einem komplexeren Störungsbild im Rahmen verschiedenster Erkrankungen vergesellschaftet sind. Dabei treten stereotype Bewegungsstörungen am häufigsten in Verbindung mit Intelligenzminderungen auf. Stereotypien bilden häufig einen wesentlichen Anteil am Verhaltensrepertoire von autistischen und/oder schwer kognitiv beeinträchtigten Kindern und Jugendlichen. Das Bohren in den Augen ist besonders bei Kindern mit visueller Behinderung häufig.
Siehe auch 2.2.

2.4 Störungsrelevante Rahmenbedingungen

Hinsichtlich der Genese und der störungsrelevanten Rahmenbedingungen lassen sich drei Gruppen näher einteilen:
- Stereotypien als Ergebnis einer **Unterstimulation**
- Stereotypien als Folge einer **Überstimulation**
- Stereotypien als operante Verhaltensweisen, die den Organismus durch interne Stimulation (**Selbststimulation**) belohnen.

Siehe auch 3.3.

2.5 Apparative, Labor- und Testdiagnostik

- Neuropsychologische Untersuchung einschl. ausführlicher Intelligenzdiagnostik
- Persönlichkeitsdiagnostik
- Ausführliche Entwicklungsdiagnostik
- EEG
- Gegebenenfalls Stoffwechselscreening
- Gegebenenfalls Chromosomenanalyse und molekulargenetische Diagnostik (z.B. Mikrodeletionssyndrome)
- Gegebenenfalls Drogenscreening
- Gegebenenfalls neuroradiologische Diagnostik (z.B. tiefgreifende Entwicklungsrückstände).

2.6 Weitergehende Diagnostik und Differentialdiagnostik

Von der stereotypen Bewegungsstörung werden sonstige näher bezeichnete Verhaltens- und emotionale Störungen mit Beginn in der Kindheit und Jugend (F98.8) abgegrenzt. Hierbei handelt es sich u.a. um Nägelkauen, Nasebohren, Daumenlutschen und exzessive Masturbation. Ausgeprägte Stereotypien finden sich auch bei der überaktiven Störung mit Intelligenzminderung und Bewegungsstereotypien (F84.4). Es handelt sich um eine Störung von unsicherer nosologischer Validität. Das Störungsbild beschreibt eine Gruppe von Kindern mit schwerer Intelligenzminderung (IQ unter 50), mit erheblicher motorischer Unruhe, Aufmerksamkeitsstörungen und häufig multiplen stereotypen Verhaltensweisen. Das Syndrom wird meist von einer Vielzahl von umschriebenen oder globalen Entwicklungsverzögerungen begleitet. Dabei ist bislang nicht bekannt, in welchem Umfang das Verhaltensmuster dem niedrigen IQ oder einer organischen Hirnschädigung zuzuschreiben ist.

Differentialdiagnostisch abzugrenzen sind stereotype Bewegungen von Zwangsstörungen, extrapyramidalen Bewegungsstörungen und motorischen Automatismen im Rahmen einer psychomotorischen Epilepsie. Ticstörungen, Trichotillomanie und Bewegungsstörungen körperlichen Ursprungs müssen von den stereotypen Bewegungsstörungen abgegrenzt werden. Stereotype Verhaltensweisen können auch im Rahmen von Kokain- und Amphetaminintoxikationen auftreten. Stereotypien finden sich auch bei der organischen katatonen Störung. Sie ist Teil einer Vielzahl von anderen organisch bedingten psychischen Störungen als Folge einer Schädigung oder Funktionsstörung des Gehirns oder einer körperlichen Erkrankung. Die Differentialdiagnose zu einer schizophrenen Katatonie kann dabei in der Praxis erhebliche Schwierigkeiten bereiten. Eine katatone Symptomatik findet sich bei etwa 7% der an einer Schizophrenie erkrankten Patienten. Am typischsten sind hierbei Manierismen, Stereotypien, Negativismus, Katalepsie und Grimassieren. Bei den Stereotypien im Rahmen der katatonen Symptomatik finden sich Haltungsstereotypien (Verharren in bestimmten Haltungen über lange Zeit) neben Bewegungs- und Sprachstereotypien (fortgesetztes, leeres und zielloses Wiederholen von Bewegungsabläufen, Sätzen und Wörtern oder Silben).

2.7
Entbehrliche Diagnostik

Entfällt.

3
Multiaxiale Bewertung

3.1
Identifizierung der Leitsymptome

Stereotypien betreffen dabei meist eine „gesamte Körperregion" im Sinne einer integrierten zweckfreien und offensichtlich willensgestörten Bewegung. Bei der stereotypen Bewegungsstörung handelt es sich um willkürliche, wiederholte, stereotype, nicht funktionale und oft rhythmische Bewegungen, die nicht Teil einer erkennbaren psychiatrischen oder neurologischen Krankheit sind.

3.2
Identifizierung weiterer Symptome und Belastungen

Feststellung von Intelligenzminderung, Entwicklungsstörungen, von organischen Erkrankungen, abnormen psychosozialen Bedingungen und Beurteilung der aktuellen psychosozialen Anpassung.

3.3
Differentialdiagnosen und Hierarchie des diagnostischen und therapeutischen Vorgehens

Aufgrund des unterschiedlichen Bedingungszusammenhanges bei der Genese und Aufrechterhaltung von stereotypen Handlungen wird eine Verhaltensanalyse in folgender Reihenfolge empfohlen:
- Ausschluss neurologischer und psychiatrischer Erkrankungen
- Ausschluss von organischen Erkrankungen, die die Stereotypien bzw. ihre In-

tensität beeinflussen wie Mittelohrentzündungen, Zahnwurzelabszesse etc.
- Nach Ausschluss dieser Erkrankung ist zu eruieren, ob die Stereotypien überwiegend dann auftreten, wenn die Kinder besonders beachtet werden wollen, oder ob sie besonders häufig in der Gegenwart bestimmter Personen auftreten. Dies würde in der Interpretation nahelegen, dass die Stereotypien in diesem Fall einer sozialen Verstärkung unterliegen
- Im Weiteren ist darauf zu achten, ob durch das Auftreten der Stereotypien Anforderungen oder andere Tätigkeiten, die den Kindern unangenehm sind, vermieden werden können (im Sinne einer negativen Verstärkung von Stereotypien)
- Darüber hinaus wurde in den letzten Jahren der soziale bzw. kommunikative Charakter von Stereotypien stärker beachtet. Dies bedeutet, dass Stereotypien auch die Funktion einer Mitteilung haben können, wie z.B. dass ein Anliegen des Kindes nicht berücksichtigt wurde, wobei dem Kind keine andere und angemessenere Form der Mitteilung an seine Umwelt zur Verfügung steht
- Weiterhin bleibt zu prüfen, ob die Stereotypien hauptsächlich die Funktion einer Selbststimulation haben. Speziell stereotypes selbstverletzendes Verhalten zeigt eine ausgeprägte Wiederholungstendenz. Dies wird damit in Verbindung gebracht, dass die durch eine Autoaggression bedingte Stimulation zu einer verstärkten Ausschüttung von körpereigenen Opiaten führt und diese wiederum als positive Verstärker wirken und somit das selbstverletzende Verhalten aufrechterhalten.
Siehe auch 2.6.

4 Interventionen

4.1 Auswahl des Interventions-Settings

- Die einzelnen Therapieverfahren sollten Teil eines multimodalen Therapieprogrammes sein, welches sich am Schweregrad der Symptomatik, an bedingenden und aufrechterhaltenden Faktoren für die stereotype Bewegungsstörung sowie an den aus der Verhaltensanalyse abgeleiteten Implikationen orientiert
- In Abhängigkeit von diesen Faktoren kommen je nach Schweregrad der Symptomatik stationäre, teilstationäre oder ambulante Behandlungsmodalitäten in Betracht.

Der wirkungsvollen Behandlung der stereotypen Selbstbeschädigung kommt unabhängig von der zugrundeliegenden psychiatrischen Erkrankung in zweierlei Hinsicht eine große Bedeutung zu:
- Zum einen geht es um die Abwehr einer Gefährdung und bleibenden gesundheitlichen Beeinträchtigung durch die Selbstbeschädigung
- Zum anderen kann durch den Abbau des selbstverletzenden Verhaltens in vielen Fällen eine Verbesserung der Integration, sozialen Interaktion und spezifischer Fördermöglichkeiten erreicht werden
- Bei Kindern und Jugendlichen mit stereotypen Selbstbeschädigungen im Rahmen von geistiger Behinderung, einem autistischen Syndrom oder speziellen Stoffwechselerkrankungen (z.B. Lesch-Nyhan-Syndrom) überwiegen häufig intrinsische Faktoren, weswegen in Abhängigkeit vom Schweregrad der Symptomatik auch eine medikamentöse Behandlung mit in den Therapieplan integriert werden muss. Eine in Einzelfällen nachgewiesene Wirksamkeit bei ausgeprägten Stereotypien im Rahmen von

tiefgreifenden Entwicklungsstörungen zeigt sich bei Gabe von Dopaminantagonisten wie Haloperidol, Pimozid, von atypischen Neuroleptika wie Risperidon und Olanzapin und von Serotonin-spezifischen Wiederaufnahmehemmern (SSRI)
- Unter den nichtmedikamentösen Behandlungsansätzen hat sich die Verhaltenstherapie als wirksam erwiesen. Es geht neben Kontingenzverfahren um den Aufbau alternativer Verhaltensweisen, die Kombination mit Korrekturverfahren, Verstärkerverfahren (Differential Reinforcement), die Einführung von Selbstverstärkern sowie die Durchführung spezieller Trainingsprogramme.

Die derzeit vorliegenden Metaanalysen belegen hinsichtlich der Wirksamkeit verschiedener Interventionen bei erwachsenen Patienten folgende Zusammenhänge: Die oben erwähnten verhaltenstherapeutischen Verfahren sind wirksam und allen anderen therapeutischen Interventionen und psychotherapeutischen Verfahren überlegen. Für andere psychotherapeutische Verfahren und Behandlungsansätze lässt sich derzeit kein Nachweis hinsichtlich der Wirksamkeit erbringen. Unter den verhaltenstherapeutischen Interventionen erweisen sich die Kontingenzprogramme sowohl gegenüber bestimmten Verstärkerverfahren (Differential Reinforcement) als auch gegenüber der Pharmakotherapie als überlegen. Hinsichtlich der Pharmakotherapie fehlt es für das Kindes- und Jugendalter an kontrollierten Studien, so dass über einen spezifischen Wirksamkeitsnachweis derzeit über Einzelfalldarstellungen hinaus keine Aussage gemacht werden kann.

4.2
Hierarchie der Behandlungsentscheidung und Beratung

Differenzierung nach Schweregrad und begleitender Symptomatik (s. 1.3) bestimmen den Umfang der multimodalen Behandlung und entscheiden über die ambulante oder stationäre Intervention.

4.3
Besonderheiten bei ambulanter Behandlung

Berücksichtigung einer Gefährdung und bleibenden gesundheitlichen Beeinträchtigung bei schwerer stereotyper Selbstbeschädigung. Vor diesem Hintergrund ist zu entscheiden, ob eine ambulante Versorgung oder eine stationäre Behandlung notwendig erscheint.

4.4
Besonderheiten bei teilstationärer Behandlung

Teilstationäre Behandlung ist als gestufte Entlassung erwägenswert nach vollstationärer Behandlung.

4.5
Besonderheiten bei stationärer Behandlung

Erfolgt meist zur Behandlung bei schwerer stereotyper Selbstbeschädigung. Dies erfordert zusätzlich eine besondere Berücksichtigung der Grunderkrankung, wobei lebensgeschichtliche Bedingungen (z.B. zusätzliche Deprivation), aktuelle abnorme Lebensumstände und die situativen Bedingtheiten für das Auftreten von selbstverletzendem Verhalten einen für die Therapie bedeutsamen Stellenwert einnehmen. Hinsichtlich der Rahmenbedingungen für eine stationäre Behandlung müssen gegebenenfalls rechtzeitig familienrichterliche Maßnahmen, z.B. auf der

Grundlage des § 1631 b BGB, erwogen werden.

4.6
Jugendhilfe- und Rehabilitationsmaßnahmen

Bei chronifizierten Verläufen und tiefgreifender sozialer Beeinträchtigung durch die zugrunde liegende psychiatrische Erkrankung können auch längerfristig angelegte rehabilitative Maßnahmen in entsprechend ausgerichteten Heimeinrichtungen nach § 35a SGB VIII oder nach dem BSHG notwendig werden.

4.7
Entbehrliche Therapiemaßnahmen

Entfällt.

Generell ist zu allen unter 4. beschriebenen therapeutischen Schritten bzw. Strategien festzuhalten, dass die wissenschaftliche Bewertung ihrer Wirksamkeit bislang weitgehend auf zusammengetragenem Erfahrungswissen respektierter Experten beruht (V).

5
Literatur

BRYLEWSKI J, DUGGAN L: Antipsychotic medication for challenging behaviour in people with learning disabilities. Cochrane Review. In: The cochrane Library, issue 1, 2002. Oxford.

BUITELAAR JK: Self-injurious behaviour in retarded children: clinical phenomena and biological mechanisms. Acta Paedopsychiatrica 56 (1993) 105–111

DIDDEN R, DUKER PC, KORZILIUS H: Meta-analytic study on treatment effectiveness for problem behaviors with individuals who have mental retardation. American Journal of Mental Retardation 101, 4 (1997) 387–399

FAVAZZA AR, ROSENTHAL RJ: Diagnostic issues of self-mutilation. Hospital and Community Psychiatry 44 (1993) 134–140

FLEICHHAKER C, SCHULZ E, REMSCHMIDT H: Stereotypien. In: ESSER G (Hrsg) Lehrbuch der klinischen Psychologie und Psychotherapie des Kindes- und Jugendalters, 413–421, Thieme, Stuttgart (2002)

FÖRSTL H (1999) Organische (und symptomatische) psychische Störungen. In: BERGER M (Hrsg) Psychiatrie und Psychotherapie, 334–335, Urban und Schwarzenberg, München Wien Baltimore

SAILAS E, FENTON M: Seclusion and restraint for peole with serious mental illness. Cochrane review. In: The cochrane Library, issue 1, 2002. Oxford.

SCHULZ E (1998) Psychotherapie bei selbstverletzendem Verhalten. In: REMSCHMIDT H (Hrsg) Praxis der Psychotherapie mit Kindern und Jugendlichen. Störungsspezifische Behandlungsformen und Qualitätssicherung. Deutscher Ärzte Verlag, Köln

WERRY JS, AMAN MG (1999) Practitioner's guide to psychoactive drugs for children and adolescents. 2nd ed., Plenum, New York London

VON ASTER M: Geistige Behinderung. In: STEINHAUSEN HC, VON ASTER M (Hrg) Verhaltenstherapie und Verhaltensmedizin bei Kindern und Jugendlichen. 2. Auflage. Weinheim: Beltz-PVU (1999) 53–74

Bearbeiter dieser Leitlinie:
Eberhard Schulz, Klaus Hennighausen, Christian Fleischhaker

Stottern (Stammeln) (F98.5), Poltern (F98.6)

Stottern (F98.5)

1 Klassifikation

1.1 Definition

Unter Stottern wird eine Unterbrechung des Redeflusses durch Verspannungen der Sprechmuskulatur und/oder klonische Wiederholungen verstanden. In der ICD-10 wird hinter Stottern fälschlicherweise "(Stammeln)" angefügt. Stammeln ist jedoch eine Artikulationsstörung und kein Stottern. Bei der Angabe in der ICD-10 handelt es sich um einen Übersetzungsfehler.

1.2 Leitsymptome

Leitsymptome sind Sprechunflüssigkeiten durch Verspannungen mit anhaltenden Verkrampfungen der Sprechmuskulatur, stummen Pressversuchen und/oder hörbaren Glottisschlägen bzw. Wiederholungen oder Dehnungen von Lauten, Silben und Wörtern. Die Redeflussunterbrechungen werden meist von Atemunregelmäßigkeiten, primären und sekundären Mitbewegungen und vegetativen Symptomen begleitet. In der Regel entwickelt sich ein Störungsbewusstsein, und das Ausmaß der Sprechstörung wird vom Grad der emotionalen Belastung durch die Sprechsituation abhängig.

1.3 Schweregradeinteilung

Keine bekannt.

1.4 Untergruppen

Nach der vorherrschenden Symptomatik können ein klonisches, tonisches und klonisch-tonisches Stottern unterschieden werden. Die Übergänge sind fließend und die Symptomatik kann sich im Laufe der Entwicklung ändern, so dass diese Unterteilung rein beschreibend ist und keine unterschiedlichen Störungsbilder voneinander abgrenzt werden.

1.5 Ausschlussdiagnose

- Physiologische Sprechunflüssigkeit (auch vorübergehend in der frühen Kindheit)
- Ticstörungen (F95)
- Poltern (F98.6)
- Neurologische Erkrankung, die zur Störung des Sprechrhythmus führt
- Zwangsstörungen (F42).

2 Störungsspezifische Diagnostik

2.1 Symptomatik

Beobachtung des Sprechverhaltens des Kindes. Die Störung in der Spontansprache wird bei der Exploration des Kindes/Jugendlichen deutlich. Zusätzlich ist das Sprechen im Spiel, in der Interaktion mit den Eltern, beim Zählen, Nachsprechen, Flüstern und Lesen zu bewerten.

Exploration der Eltern. Hinsichtlich der Häufigkeit, der Intensität und der situativen Variabilität sind die Angaben der Eltern meist verlässlicher als die des Kindes/Jugendlichen. Eltern mit hohen Normerwartungen neigen zu einer Dramatisierung der Symptomatik. Hingegen ist bei Eltern mit einer eigenen Stotteranamnese die Thematik gelegentlich derart mit Angst besetzt, dass sie die Symptome ihres Kindes negieren.

2.2 Störungsspezifische Entwicklungsgeschichte

Exploration der Eltern
- Sprachentwicklung des Kindes
- Beginn der Symptomatik und der Lebenssituation zu diesem Zeitpunkt
- Fluktuation der Symptomatik in Abhängigkeit von Belastungssituationen
- Vorkommen von Stottern und Sprachentwicklungsstörungen in der Familie.

2.3 Psychiatrische Komorbidität und Begleitstörungen

Exploration der Eltern
- Artikulations- und Sprachstörungen
- Expansive Verhaltensstörungen
- Vermeidungsverhalten mit sozialem Rückzug
- Mangelhaftes Selbstwertgefühl
- Psychosomatische Beschwerden.

2.4 Störungsrelevante Rahmenbedingung

Exploration der Eltern
- Hänseleien oder Ablehnung durch das Umfeld

- Chronische Konflikte
- Eigene Befürchtungen und Bewältigungsstrategien
- Thematisierung des Stotterns gegenüber dem Kind und innerhalb der Familie
- Motivation der Eltern zur aktiven Mitarbeit.

Informationen von Kindergarten oder Schule
- Integration und Akzeptanz in der Gruppe
- Gruppengröße und Möglichkeiten zur individuellen Betreuung.

Körperliche Untersuchung
- Kinderneurologische Untersuchung
- Motometrische Untersuchung
- Pädaudiologische Diagnostik
- Siehe ergänzend Leitlinie „Umschriebene Artikulationsstörung", Kapitel 2.4.

2.5 Apparative, Labor- und Testdiagnostik

- Screening List for Stuttering – SLS (Sandrieser & Schneider 2001)
- Verhaltensfragebogen zur Erfassung externalisierender und internalisierender Störungen
- Ggf. projektive Verfahren zur Erfassung primärer und sekundärer emotionaler Störungen und Konflikte
- (Zumindest orientierende) Intelligenzdiagnostik
- Im Vorschulalter Sprachentwicklungsdiagnostik
- Siehe ergänzend Leitlinie „Umschriebene Artikulationsstörung", Kapitel 2.5.

2.6 Weitergehende Diagnostik und Differentialdiagnostik

- Physiologische Sprechunflüssigkeiten
- Poltern
- Neurologische Erkrankung (insbesondere infantile Zerebralparese oder Erkrankungen des extrapyramidalen Systems).

2.7 Entbehrliche Diagnostik

Entfällt.

3 Multiaxiale Bewertung

3.1 Identifizierung der Leitsymptome

Überprüfen des Vorliegens der Leitsymptomatik in relevanter Ausprägung über eine längere Zeit (mindestens 3 Monate) und der situativen Abhängigkeit der Sprechunflüssigkeiten.

3.2 Identifizierung weiterer Symptome und Belastungen

Feststellen umschriebener Entwicklungsstörungen (insbesondere Sprachentwicklungsstörungen), des Intelligenzniveaus, organischer Erkrankungen, abnormer psychosozialer Bedingungen und der psychosozialen Anpassung.

3.3 Differentialdiagnosen und Hierarchie des diagnostischen Vorgehens

Siehe Abbildung 53.

4 Interventionen

4.1 Auswahl des Interventions-Settings

Die Behandlung wird in der Regel ambulant durchgeführt. Intensivkurse (z.T. unter Beteiligung eines Elternteils) bzw. eine mehrwöchige stationäre Blocktherapie in einer Spezialeinrichtung sind häufig recht

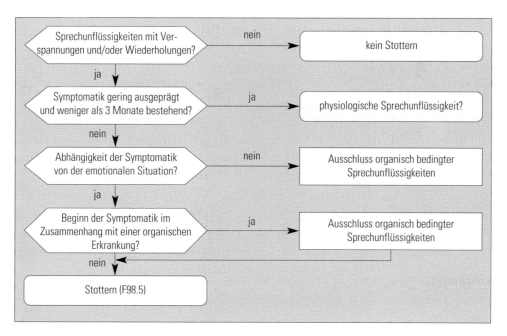

Abbildung 53: Komorbidität und diagnostischer Entscheidungsbaum bei Stottern

erfolgreich. Eine stationäre bzw. teilstationäre kinderpsychiatrische Therapie kann bei erheblichen primären oder sekundären emotionalen Störungen indiziert sein.

4.2
Hierarchie der Behandlungsentscheidung und Beratung

Siehe Abbildung 54.

4.3
Besonderheiten bei ambulanter Behandlung

Voraussetzung für eine Therapie ist eine ausreichende Motivation des Kindes und der Eltern. Therapieziele sind:
- Besserung der Sprechstörung
- Abbau sozialer Ängste
- Psychische Stabilisierung
- Ggf. die Akzeptanz einer Restsymptomatik

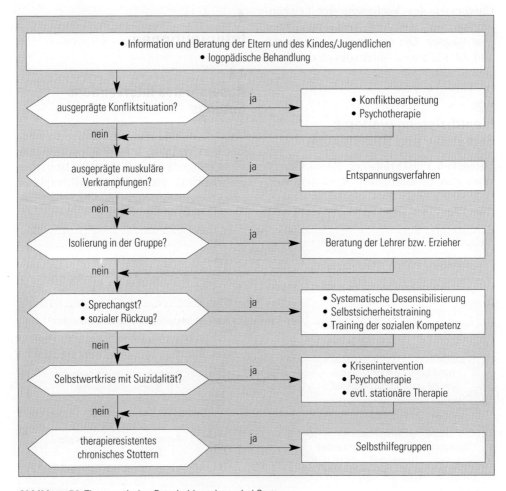

Abbildung 54: Therapeutischer Entscheidungsbaum bei Stottern

- Überführung in eine Phase der „Selbstbehandlung".

Die Behandlung ist multimodal und individuell zu gestalten. Der Therapieplan wird je nach Symptomatik unterschiedliche Schwerpunkte setzen. In der Regel sind wichtige Bezugspersonen mit einzubeziehen. Vergleichende Therapiestudien sprechen dafür, dass die besten Erfolge durch eine Kombination von symptombezogener Therapie (besonders Änderung des Stimmeinsatzes und prolongiertes Sprechen) mit einem Abbau sozialer Ängste durch eine Psychotherapie bei Einbeziehung der Bezugspersonen zu erreichen sind. Kurzfristige Therapieerfolge dürfen nicht über die Notwendigkeit einer längerfristigen Betreuung hinwegtäuschen. Einige Therapieprogramme sehen nach einer ausreichenden Anleitung eine Durchführung der Übungsbehandlung durch die Eltern vor. Nach kontrollierten Vergleichsstudien sind die Therapieerfolge unabhängig davon, ob das symptombezogene Training durch Therapeuten oder Eltern erfolgt. Die Behandlung kann folgende Elemente enthalten:

Information und Beratung der Eltern und anderer wichtiger Bezugspersonen
- Vermutungen über die Verursachung und Aufrechterhaltung der Sprechunflüssigkeit
- Hinweise auf Literatur und auf Seminare bzw. Videos der Bundesvereinigung Stotterer-Selbsthilfe e.V.

Die Beratung kann folgende Hinweise enthalten:
- Geduld beim Zuhören
- Konzentration auf den Inhalt des Gesagten
- Vermeiden von Kritik, Korrekturen, Hilfen oder Ermahnungen beim Sprechen
- Anregung des Kindes zum Erzählen in Phasen flüssigen Sprechens
- Vermeiden von Sprechsituationen mit hohem sozialem Druck
- Zurücknehmen von Forderungen und Einschränkungen
- Vermeiden perfektionistischer Erwartungen
- Ermutigung des Kindes durch positive Rückmeldungen
- Eingehen auf Sorgen und Ängste der Eltern
- Bei Therapieresistenz Befähigung der Eltern zur Akzeptanz des Kindes/Jugendlichen mit seiner Symptomatik.

Dass eine Änderung des Verhaltens der Eltern im Umgang mit dem Kind eine Chronifizierung des Stotterns verhindert bzw. das Stottern bessert, ist empirisch bislang allerdings nicht belegt. Untersuchungen, die darauf hinweisen, dass Eltern stotternder Kinder anders mit ihren Kindern sprechen und umgehen als Eltern nichtstotternder Kinder, wurden nicht durchgängig bestätigt.

Information und Beratung des Kindes/Jugendlichen
Diese ist ab dem Schulalter zunehmend möglich. Die Information und Beratung umfasst:
- Vermutungen über die Verursachung und Aufrechterhaltung der Sprechunflüssigkeit
- Thematisierung von Ängsten und Befürchtungen
- Anstreben einer sachlich-distanzierten Einstellung zum Symptom
- Umlenken der Aufmerksamkeit von Selbstbeobachtung auf Situationswahrnehmung.

Logopädische Behandlung. Eine logopädische Behandlung der Sprechstörung ist fast immer indiziert. Es gibt eine Vielzahl unterschiedlicher logopädischer Verfahren zur Behandlung des Stotterns. Die Art des Vorgehens richtet sich nach dem Entwicklungsstand des Kindes, dem Vorhandensein eines Störungsbewusstseins und dem Ausmaß einer begleitenden Symptomatik. Im Vorschulalter und so lange sich kein Störungsbewusstsein entwickelt hat, sollten an Stelle bewusster Übungen Sprechspiele durchgeführt werden. Im Rahmen von Rollenspielen können Sprechtempo, Lautstärke und Rhythmus variiert und sprechbegleitende Gebärden eingeführt werden, ohne dass die Aufmerksamkeit auf die Sprache gelenkt wird. Eine Einbeziehung der Eltern als Co-Therapeuten und eine Behandlung in der Gruppe haben sich als günstig erwiesen.

In Therapiestudien werden Erfolgsquoten der logopädischen Behandlung von 70–80% angegeben. Die tatsächlichen Therapieerfolge sind aber deutlich geringer, da relativierende Faktoren berücksichtigt werden müssen. Folgende Faktoren sind in die Bewertung eines Therapieverfahrens einzubeziehen:
- Bewertung des Therapieerfolges am Sprechen im Alltag und nicht am Sprechen in einer standardisierten Untersuchungssituation
- Möglichkeit einer Spontanremission (etwa 50% bis zum 10. Lebensjahr)
- Rezidive Monate oder Jahre nach Abschluss der Therapie
- Berücksichtigung von Therapieabbrechern.

Folgende logopädische Therapieverfahren sind zu nennen:

Systematisierte Sprechübungen
- Veränderung von Tempo, Lautstärke, Stimmeinsatz, Sprachmelodie
- Akzentuiertes, prolongiertes oder rhythmisches Sprechen.

Systematisierte Sprechübungen zeitigen in der Übungssituation schnelle Erfolge. Das Einüben neuer Sprechgewohnheiten bedarf aber eines langen und intensiven Trainings, um in der Alltagssituation wirksam zu werden. Eine hohe Motivation und die gute Mitarbeit des Kindes/Jugendlichen sind Voraussetzung.

Sprechhilfen
- Sprechbegleitende Gebärden
- Simultan- und Schattensprechen (gleichzeitiges bzw. zeitlich leicht verzögertes Mitsprechen mit dem Therapeuten)
- Taktgeber zur Rhythmisierung des Sprechens
- Maskierung (über Kopfhörer eingespieltes weißes Rauschen verhindert eine akustische Rückkopplung beim Sprechen)
- Zeitlich verzögerte akustische Rückkopplung (mit Hilfe von Sprachverzögerungsgeräten wird die eigene Sprache über Kopfhörer mit einer individuell einstellbaren Verzögerung eingespielt = Lee-Effekt).

Sprechhilfen sind an Geräte oder Hilfspersonen gebunden. Das Sprechen bessert sich oft sehr schnell. Ein Transfer auf Alltagssituationen gelingt allerdings nur schwer.

Therapiebegleitende Maßnahmen
- Übungen zur Symptomwahrnehmung (Spiegel, Tonband, Video)
- Atemübungen
- Übungen zur Körperwahrnehmung.

Entspannungsverfahren
Relaxationsübungen sind bei Kindern/Jugendlichen als ergänzendes Therapieverfahren besonders dann geeignet, wenn ausgeprägte Verkrampfungen der Sprechmuskulatur evtl. mit Übergreifen auf andere Körperregionen beobachtet werden oder wenn sich eine Sprechangst bis hin zu Panikattacken entwickelt hat. Die Übungen (autogenes Training, progressive Muskelrelaxation u.ä.) können zur Reduzierung des allgemeinen Stressniveaus beitragen. Daneben werden spezielle Übungen zur Entspannung der Sprech- und Atemmuskulatur eingesetzt. Biofeedback-Geräte (Rückmeldung von Hautleitwert, Herzfrequenz, Muskelverspannung o.a.) können ab dem Schulalter die Therapieeffekte verbessern.

Verhaltenstherapeutische Maßnahmen
Zielsetzungen
• Verbesserung des Sprechens
• Abbau sozialer Ängste.

Folgende Verfahren sind zu nennen:
• Operante Konditionierung mit verbalen oder materiellen Verstärkern
• Willentliches Stottern.

Therapie der Sprechangst
• Systematische Desensibilisierung
• „Nicht-Vermeidungsansätze" mit direkter Konfrontation mit der Sprechstörung und gefürchteten Situationen oder Personen
• Erhöhung der sozialen Kompetenz
• Selbstsicherheitstraining.

Vermittlung in Selbsthilfegruppen. Die Eltern und evtl. auch Erzieher und Lehrer sollten zu einer Beteiligung an Gesprächskreisen bzw. Seminaren der Stotterer-Selbsthilfevereinigungen ermutigt werden. Bei Jugendlichen kann die Mitarbeit in Selbsthilfegruppen zu einer Verbesserung der sozialen Integration und einer Behandlungsfortführung im Sinne einer „Selbsttherapie" beitragen.

Medikamente. Bisher wurden nur einzelne Patienten bzw. kleine Gruppen medikamentös behandelt. Therapieversuche wurden mit Hypnotika und Sedativa, unterschiedlichen Antidepressiva, Neuroleptika (bes. Haloperidol, Tiaprid), Antiepileptika (vor allem Carbamazepin), Antihypertonika (insbesondere Clonidin und Kalziumantagonisten – z.B. Verapamil), Botulismus-Toxin A u.v.a.m. unternommen. In vielen Fällen wurde über eine Reduktion, aber kein Verschwinden der Symptomatik für die Dauer der Medikation berichtet. Dies gilt insbesondere für Haloperidol, Antidepressiva, Kalziumantagonisten und Tiaprid. Die meisten Studien weisen erhebliche methodische Mängel auf, so dass die Effektivität einer Medikation umstritten ist. Positive Effekte sind lediglich beim Haloperidol in Doppelblindstudien ausreichend belegt. Die Behandlung mit Haloperidol erfordert jedoch eine Langzeitbehandlung bei ausreichender Dosierung, so dass Nebenwirkungen häufig beobachtet werden.

Nach heutigem Wissensstand kann es bei Kindern und Jugendlichen mit chronischem und schwerem Stottern gerechtfertigt sein, ergänzend zu anderen therapeutischen Interventionen einen Behandlungsversuch mit nebenwirkungsarmen Medikamenten (z.B. Verapamil, Tiapridex) zu unternehmen. Haloperidol oder Antidepressiva sollten wegen der möglichen Nebenwirkungen nur mit größter Zurückhaltung verordnet werden.

4.4 Besonderheiten bei teilstationärer Behandlung

Kap. 4.1 S.

4.5 Besonderheiten bei stationärer Behandlung

Kap. 4.1 S.

4.6 Jugendhilfe- und Rehabilitationsmaßnahmen

In den meisten Fällen entwickelt sich ein Stottern im 3.–5. Lebensjahr aus entwicklungsbedingten Sprechunflüssigkeiten. Insbesondere bei Kindern mit einer Sprachentwicklungsstörung richten die Eltern ihre Aufmerksamkeit übermäßig besorgt auf die Sprache des Kindes. Dies scheint zu einer Fixierung der Symptomatik wesentlich beizutragen. Eltern von Kindern mit einem „Entwicklungsstottern" sind über physiologische Sprechunflüssigkeiten während des Spracherwerbes aufzuklären, und Besorgnisse sind abzubauen. Bei Stotteransätzen sollten Korrekturen, Kritik, Ungeduld und Ermahnungen zum richtigen Sprechen vermieden werden. Die Aufmerksamkeit ist auf den Inhalt, nicht die Form zu richten. Um Sprechangst und Vermeidungsverhalten vorzubeugen, ist das Kind zum Sprechen zu ermutigen. Die Eltern können durch ihr eigenes Sprachvorbild (klare Artikulation, nicht zu hohe Sprechgeschwindigkeit, Anpassung an das Sprachniveau des Kindes) und durch Anregung zum entspannten Sprechen (z.B. durch Sprechspiele) zu einer Überwindung der Phase physiologischer Sprechunflüssigkeiten beitragen.

Die Finanzierung der logopädischen, psychotherapeutischen und sonstigen Behandlung erfolgt durch die Krankenkassen. Eine längerfristige Betreuung ist ggf. durch Sozialhilfemaßnahmen zu ermöglichen. Kinder mit einem ausgeprägten Stottern sind nach der Eingliederungshilfe-Verordnung (§ 1, Abs. 6 der VO zu § 47 BSHG) als körperlich wesentlich behindert einzustufen. Es besteht damit Anspruch auf Eingliederungshilfe. Diese kann z.B. in Form von Intensivkursen oder Sprechübungsgeräten erfolgen.

Bei ausgeprägtem Stottern ist die Eingliederung in einen Sprachheilkindergarten bzw. eine Sprachheilsschule zu erwägen. Eine adäquate Berufsberatung sollte zeitig genug vor Schulabschluss erfolgen. Berufsberatungsangebote gehören auch zu den Programmen von Selbsthilfevereinen.

4.7
Entbehrliche Therapiemaßnahmen

Ein Training der „Hemisphärenkoordination" geht von der Annahme unzureichender Dominanzentwicklung aus. Eine derartige pathogenetische Grundvorstellung kann als überholt gelten. Somit entbehren entsprechende Trainingsverfahren (kinesiologische Übungen, Lateraltraining mit Synchro- oder Lateral-Trainer) einer wissenschaftlich fundierten Grundlage. Der Nachweis einer Wirksamkeit derartiger Verfahren wurde nicht erbracht.

Eine Hypnosetherapie hat sich hinsichtlich der Redeflussstörung als ineffektiv erwiesen; Gleiches gilt für die Akupunkturbehandlung und Bioresonanz-Therapie.

Psychodynamische Verfahren können zur Therapie begleitender psychischer Störungen indiziert sein. Zur Therapie der Redeflussstörung selbst haben sie sich nicht bewährt.

Generell ist zu allen unter 4. beschriebenen therapeutischen Schritten bzw. Strategien festzuhalten, dass die wissenschaftliche Bewertung ihrer Wirksamkeit bislang weitgehend auf zusammengetragenem Erfahrungswissen respektierter Experten beruht (V).

5
Literatur

BLOODSTEIN O: A Handbook on Stuttering. San Diego: Singular Publishing Group 1995

FIEDLER P, STANDOP R: Stottern. Ätiologie, Diagnose, Behandlung. Weinheim: Beltz 1994

GROHNFELDT M (Hrsg.): Handbuch der Sprachtherapie. Band 5: Störungen der Redefähigkeit. Berlin: Marhold 1992

MARCUS A, SCHMIDT MH: Möglichkeiten medikamentöser Behandlung des Stotterns im Kindes- und Jugendalter. Zeitschrift für Kinder- und Jugendpsychiatrie 23 (1995) 182–194

MIELKE U, DAVID H, HOPPE F, STOLL A: Stottern: Ursachen, Bedingungen, Therapie. Berlin: Ullstein Mosby 1993

NATKE U: Stottern. Erkenntnisse, Theorien, Behandlungsmethoden. Huber: Göttingen 2000

SANDRIESER P, SCHNEIDER P: Stottern im Kindesalter. Thieme: Stuttgart 2001

SUCHODOLETZ V W: Sprach- und Sprechstörungen. In: STEINHAUSEN HC (Hrsg.): Entwicklungsstörungen. Stuttgart: Kohlhammer (2001), 83–107

Bearbeiter dieser Leitlinie:
Waldemar von Suchodoletz, Hedwig Amorosa

Poltern (F98.6)

1 Klassifikation

1.1 Definition

Poltern ist eine Redeflussstörung, die durch eine überstürzte und unregelmäßige Sprechweise gekennzeichnet ist und mit einer Beeinträchtigung der Verständlichkeit einhergeht. Die Störung liegt in der gedanklichen Vorbereitung, nicht im Sprechvorgang selbst.

1.2 Leitsymptome

Leitsymptome sind eine hohe Sprechgeschwindigkeit und ein unregelmäßiges, unrhythmisches und stolperndes Sprechen mit Ausbrüchen und Pausen, die nicht der Satzstruktur entsprechen. Silben, Wörter und Satzteile werden verschluckt oder verschmolzen. Die Störung ist so ausgeprägt, dass die Sprechverständlichkeit beeinträchtigt ist.

Eine Poltersymptomatik ist oft kombiniert mit einer Sprachentwicklungsstörung, Lese-Rechtschreibstörung, motorischen Koordinationsschwäche, Aufmerksamkeitsstörung, motorischen Unruhe und Impulsivität.

1.3 Schweregradeinteilung

Keine bekannt.

1.4 Untergruppen

Eine Einteilung in motorisches, rezeptives, paraphrasisches, ideogenes und situationsbedingtes Poltern hat sich in der Praxis nicht durchgesetzt.

1.5 Ausschlussdiagnose

- Stottern (F98.5)
- Ticstörungen (F95)
- Neurologische Störungen, die zu Störungen des Sprechrhythmus führen
- Zwangsstörungen (F42).

2 Störungsspezifische Diagnostik

2.1 Symptomatik

Beobachtung des Sprechverhaltens des Kindes. Da meist kein Störungsbewusstsein besteht, können die Kinder/Jugendlichen selbst über ihre Sprechschwierigkeiten nur unzureichend Auskunft geben.

Die Störung wird insbesondere in der Spontansprache in ungezwungenen Situationen deutlich. Sie bessert sich in Anforderungssituationen und bei bewusster Aufmerksamkeitszuwendung. Neben der Spontansprache sind das Nach- und Reihensprechen (Zahlen, Monate u.Ä.) zu beurteilen. Eine Tonbandaufnahme kann die Sprachanalyse erleichtern. Bei Schulkindern ist die Schriftsprache in die Beurteilung einzubeziehen (Lesen, Spontan-, Diktat- und Abschreiben).

Exploration der Eltern. Die Angaben der Eltern sind zutreffender als die der Kinder/Jugendlichen. Meist können sie über Intensität und Variabilität der Störung ausreichend verlässlich berichten.

2.2
Störungsspezifische Entwicklungsgeschichte

Exploration der Eltern hinsichtlich
- Sprachentwicklung
- Motorischer Entwicklung
- Familiärer Belastung
- Zweisprachiger Erziehung.

2.3
Psychiatrische Komorbidität und Begleitstörungen

Exploration der Eltern hinsichtlich von
- Sprachentwicklungsstörungen
- Ticstörungen
- Aufmerksamkeitsstörungen
- externalisierendem und impulsivem Verhalten
- Stottern.

2.4
Störungsrelevante Rahmenbedingung

Exploration der Eltern
- Unsaubere und verwaschene Sprechweise im sprachlichen Umfeld
- Negative Reaktionen des Umfeldes auf die eingeschränkte Verständlichkeit der Sprache des Kindes (Hänseleien, Ablehnung)
- Reaktionen des Kindes bei der Aufforderung zur Wiederholung des Gesprochenen
- Motivation des Eltern zur aktiven Mitarbeit.

Orientierende psychometrische Untersuchung
- Intelligenzentwicklung
- Andere Entwicklungsstörungen.

Körperliche Untersuchung
- Kinderneurologische Untersuchung: Zerebralparese?
- Beurteilung der Motorik unter Einbezug der Oralmotorik: dyspraktische Störung?
- HNO-ärztliche Untersuchung einschl. pädaudiologischer Diagnostik: Hörminderung? Fehlbildung?

Vorschulische, schulische und therapeutische Förder- und Therapiemöglichkeiten vor Ort
- Sprachheilkindergarten
- Sonderschule für Kinder mit Sprachstörungen
- Logopädie.

2.5
Apparative, Labor- und Testdiagnostik

- Untersuchung der Artikulationsfähigkeit
- Sprachentwicklungsdiagnostik
- Motometrische Untersuchung (einschl. rhythmisch-motorischer Fähigkeiten)
- (Zumindest orientierende) Intelligenzdiagnostik
- (Zumindest orientierende) Untersuchung der Konzentrationsfähigkeit
- Verhaltensfragebogen, insbesondere zur Erfassung externalisierender und impulsiver Störungen
- Siehe ergänzend Leitline „Umschriebene Artikulationsstörung", Kapitel 2.5.

2.6
Weitergehende Diagnostik und Differentialdiagnostik

- Physiologisches Poltern (insbesondere in der Phase des Spracherwerbs)
- Stottern

- Hirnorganische Erkrankung mit Sprechunflüssigkeiten (vor allem infantile Zerebralparese und extrapyramidale Bewegungsstörungen)
- Ticstörungen.

2.7 Entbehrliche Diagnostik

Entfällt.

3 Multiaxiale Bewertung

3.1 Identifizierung der Leitsymptome

- Überprüfen des Vorliegens der Symptomatik in relevanter Ausprägung, so dass die Verständlichkeit der Sprache eingeschränkt ist

- Beurteilung der Besserung des Sprechens durch Aufmerksamkeitszuwendung.

3.2 Identifizierung weiterer Symptome und Belastungen

Feststellen umschriebener sprachlicher oder motorischer Entwicklungsstörungen, des Intelligenzniveaus, hirnorganischer Erkrankungen, abnormer psychosozialer Umstände und der psychosozialen Anpassung.

3.3 Differentialdiagnosen und Hierarchie des diagnostischen und therapeutischen Vorgehens

Siehe Abbildung 55 und Kapitel 2.6

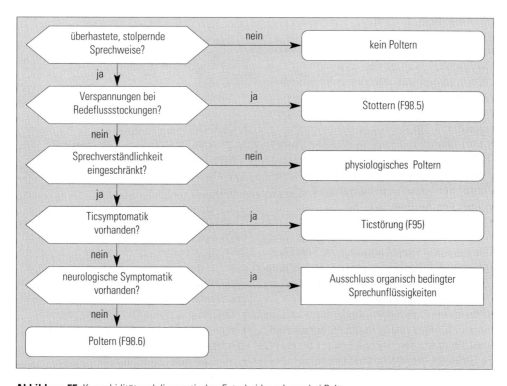

Abbildung 55: Komorbidität und diagnostischer Entscheidungsbaum bei Poltern

4 Interventionen

4.1 Auswahl des Interventions-Settings

Die Behandlung erfolgt ambulant.

4.2 Hierarchie der Behandlungsentscheidung und Beratung

Siehe Abbildung 56.

4.3 Besonderheiten bei ambulanter Behandlung

Voraussetzung für die Behandlung ist eine Therapiemotivation, die wegen des fehlenden Störungsbewusstseins und Leidensdruckes oft nicht gegeben ist. Sie muss ggf. erst aufgebaut werden.

Information und Beratung der Eltern. Die Eltern sind über die vermuteten Ursachen und Gründe für die Aufrechterhaltung der Sprechunflüssigkeit zu informieren. Die Beratung kann folgende Hinweise enthalten:
- Im Umgang mit dem Kind/Jugendlichen klare Sprachvorbilder (saubere Artikulation, langsame Sprechweise, Komplexität der Sprache entsprechend dem Niveau des Kindes)
- Ermutigung des Kindes/Jugendlichen zum Erzählen; dabei Anregung zum langsamen Sprechen mit Sprechpausen
- Positive Rückmeldung und Belohnung beim Bemühen um ein verständliches und sauber artikuliertes Sprechen
- Bei Gesprächen innerhalb der Familie: Unterbrechung des anderen vermeiden, kurze Pause vor jeder Antwort bzw. Bemerkung, klare Strukturierung von Diskussionen.

Information und Beratung des Kindes/Jugendlichen. Diese ist ab dem Schulalter zunehmend möglich. Die Information und Beratung umfasst
- Vermutungen über die Verursachung und Aufrechterhaltung der Sprechunflüssigkeit
- Anleitung zur Selbstbeobachtung
- Hinlenken der Aufmerksamkeit auf das eigene Sprechen
- Anleitung zur Verlangsamung des Sprechablaufes
- Einführung von kurzen Sprechpausen vor jedem Satz.

Logopädische Behandlung. Sobald eine Therapiemotivation erreicht ist, ist eine logopädische Behandlung fast immer indiziert. Anhand von Bildern und Bildgeschichten werden Sprechübungen (evtl. mit Sprechhilfen wie Metronom u.Ä.) durchgeführt. Eine Rückmeldung über Tonbandaufzeichnungen ist hilfreich. Nach Übungen in der Einzelsituation ist ein Training der Redefähigkeit in der Gruppe empfehlenswert.

Zielsetzungen der logopädischen Behandlung sind:
- Entwicklung einer Symptomwahrnehmung
- Reduzierung des Sprechtempos
- Strukturierung des Satzentwurfes vor Redebeginn
- Verbesserung der Artikulationsgenauigkeit.

Therapiebegleitende Maßnahmen. Je nach begleitender Symptomatik sind Teilleistungsschwächen und Verhaltensstörungen in der Therapie zu berücksichtigen. Folgende Therapiemaßnahmen können erforderlich sein:
- Training der auditiven Wahrnehmung
- Sonderpädagogische Lese- und Rechtschreibübungen
- Musikalisch-rhythmische Übungen
- Konzentrationstraining

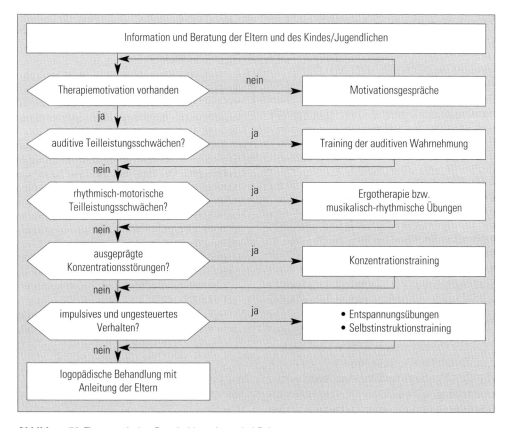

Abbildung 56: Therapeutischer Entscheidungsbaum bei Poltern

- Entspannungsübungen (autogenes Training u.Ä.)
- Selbstinstruktionstraining zur Verminderung impulsiven Verhaltens.

Medikamentöse Behandlung. Behandlungsversuche mit Neuroleptika wurden mehrfach unternommen. Die Effektivität einer Medikation ist bislang nicht belegt.

4.4 Besonderheiten bei teilstationärer Behandlung

Entfällt (s. Kap. 4.1).

4.5 Besonderheiten bei stationärer Behandlung

Entfällt (s. Kap. 4.1).

4.6 Jugendhilfe- und Rehabilitationsmaßnahmen

Die Finanzierung der Behandlung erfolgt in der Regel durch die Krankenkassen. Eine längerfristige Betreuung ist ggf. durch Sozialhilfemaßnahmen sicherzustellen. Kinder mit einem ausgeprägten Poltern sind nach der Eingliederungshilfe-Verordnung (§ 1, Abs. 6 der VO zu § 47 BSHG) als körperlich wesentlich behindert einzustufen. Es besteht damit Anspruch auf Eingliederungshilfe.

Bei einer erheblichen Beeinträchtigung der Sprechverständlichkeit und einem unzureichenden Ergebnis der ambulanten Behandlung ist die Eingliederung in einen Sprachheilkindergarten bzw. eine Sprachheilschule zu erwägen.

4.7 Entbehrliche Therapiemaßnahmen

Die theoretischen Grundlagen der Kinesiologie sind wissenschaftlich nicht begründet. Die Effektivität kinesiologischer Übungen ist nicht belegt. Gleiches gilt für Trainingsverfahren zur „Hemisphärenkoordination", z.B. mit Hilfe von Synchro- oder Lateral-Trainern.

Generell ist zu allen unter 4. beschriebenen therapeutischen Schritten bzw. Strategien festzuhalten, dass die wissenschaftliche Bewertung ihrer Wirksamkeit bislang weitgehend auf zusammengetragenem Erfahrungswissen respektierter Experten beruht (V).

5 Literatur

BRACK U, VOLPERS F: Sprach- und Sprechstörungen. In: STEINHAUSEN HC, VON ASTER M (Hrg.): Verhaltenstherapie und Verhaltensmedizin bei Kindern und Jugendlichen. 2. Aufl. Weinheim: Beltz (1995), 95–130

MEIXNER F: Poltern aus entwicklungspsychologischer Sicht. In: GROHNFELDT M (Hrsg.): Handbuch der Sprachtherapie. Band 5: Störungen der Redefähigkeit. Berlin: Marhold 1992

RIEDER K, RUMLER A: Poltern. In: ASCHENBRENNER H, RIEDER K (Hrsg.): Sprachheilpädagogische Praxis. Frankfurt/M.: Diesterweg 1990

SUCHODOLETZ V W: Sprach- und Sprechstörungen. In: STEINHAUSEN HC (Hrsg.): Entwicklungsstörungen. Stuttgart: Kohlhammer (2001), 83–107

WEBER C: Poltern – eine vergessene Sprachbehinderung. Berlin: Edition Marhold (2002)

Bearbeiter dieser Leitlinie:
Waldemar von Suchodoletz, Hedwig Amorosa

Suizidalität im Kindes- und Jugendalter

1 Klassifikation

Suizidalität ist ein Symptom, keine Diagnose. In den Klassifikationssystemen DSM-IV und ICD-10 ist folgerichtig keine Kodierungsmöglichkeit für Suizidalität auf der Achse der psychiatrischen Störungen vorgesehen. Mit Hilfe des Abschnitts über vorsätzliche Selbstbeschädigungen X60–80 der ICD-10 können die (para)suizidalen Methoden klassifiziert werden.

1.1 Definition

- Suizid (suicide): Selbst intendierte Handlung mit tödlichem Ausgang
- Suizidversuch (suicide attempt, parasuicide): Handlung mit nicht-tödlichem Ausgang, bei der ein Individuum entweder gezielt ein nicht-habituelles Verhalten zeigt, das ohne Intervention von dritter Seite eine Selbstschädigung bewirken würde, oder absichtlich eine Substanz in einer Dosis einnimmt, die über die verschriebene oder im Allgemeinen als therapeutisch angesehene Dosis hinausgeht und die zum Ziel hat, durch die aktuellen oder erwarteten Konsequenzen Veränderungen zu bewirken (WHO). Die Parasuizid-Definition der WHO ersetzt den Begriff des Suizidversuchs; die frühere Unterscheidung von Selbsttötungsversuch und Parasuizid entfällt. In epidemiologischen Studien wurden Parasuizid-Häufigkeiten von 0.2 bis 18% ermittelt. Bei verschiedenen Inanspruchnahmepopulationen fanden sich Häufigkeiten von 30 bis 60% (III).
- Parasuizidale Gedanken und Affekte (parasuicidal/suicidal ideation): verbale und nichtverbale Anzeichen, die direkt oder indirekt Beschäftigung mit Selbsttötungsideen anzeigen ohne Verknüpfung mit Handlungen. Werden in oft passagerer Form bei ca. 8% der Kinder und bei mindestens 20% der Jugendlichen beschrieben. Bei psychiatrisch behandelten Kindern und Jugendlichen steigen die Zahlen stark an. Gezielte und konkrete Planungen erfordern bereits therapeutische Interventionen (II).

Folgende Definitionen sind für das Kindes- und Jugendalter von eingeschränkter Bedeutung:

- Bilanzsuizid: Eher kognitiv-resümierender Suizid (versus Suizid in affektiv-impulsiven Belastungs- und Versagenssituationen). Im Kindes- und Jugendalter sehr selten; in diesem Altersbereich überwiegt der „antizipatorische (Para) Suizid", also die Angst vor der Zukunft und den befürchteten Belastungen (IV)
- Suizidpakte: Werden gemeinsam von (Ehe-)Partnern in weitgehend freiwilliger Übereinkunft vereinbart
- Erweiterte Parasuizide oder Suizide: Häufig mit altruistischer Motivation der zentralen Person (z.B. nehmen Eltern in vermeintlich fürsorglicher Absicht ihre Kinder mit in den Tod)
- Massensuizide: Kollektive Selbsttötung größerer Gruppen in subjektiv oder objektiv ausweisloser Situation, zuletzt vorwiegend bei radikalen Sekten.

1.2 Leitsymptome

Jede Handlung, die unmittelbar lebensbedrohlich ist, kann dazu gehören. Traditionell werden unterschieden:
- Harte Methoden (Erhängen, Erschießen, Erstechen, Sprung aus der Höhe, Legen/Werfen auf Bahnschienen, Ertrinken, Strom)
- Weiche Methoden (Einnahme von Substanzen wie Medikamente oder Drogen, Schnittverletzungen, Einatmen von Gas)
- Verbale Ankündigungen (Hilferuf, Appell, Drohung)
- Präsuizidales Syndrom (affektive Einengung, Aggressionsstau, Wendung der Aggression gegen die eigene Person, parasuizidale Phantasien).

Bei Suiziden sind harte Methoden wesentlich häufiger. Bei jugendlichen Parasuizidenten dominieren Tabletteningestionen mit Schmerz- und Schlafmitteln (II, III). Weichen Methoden unterstellt man gemeinhin eine geringere Ernsthaftigkeit, was meistens, aber (wegen der Unkenntnis der Wirkung) nicht immer klar zutrifft.

Das präsuizidale Syndrom ist zumindest bei Kindern und Jugendlichen kein immer zu erkennendes Leitsymptom, da parasuizidale Gedanken und Handlungen auch in einem Klima der Impulsivität und Panik akut werden können (V).

1.3 Schweregradeinteilung

Nach intrapsychischen Kriterien
- Hoch (Todeserwartung)
- Mittel (Ambivalenz)
- Niedrig (keine gezielte Intention)
- Keine (Abwesenheit einer Selbsttötungsabsicht).

Wie man aus Berichten von Überlebenden weiß, bleibt auch bei schweren Parasuiziden bis zuletzt häufig eine gewisse Ambivalenz bestehen, die kurz vor der Handlung allerdings in den Hintergrund tritt.

Eine spezifische Kategorie der (Para-)Suizide ist bei Schizophrenen anzutreffen, da die Handlungen teilweise ausschließlich durch intrapsychische Stimuli ausgelöst werden (z.B. imperative Stimmen, schwere Wahnsymptome) und dadurch für Außenstehende völlig unberechenbar sein können (III).

Nach äußeren Kriterien
Hoher Schweregrad
- Harte Methoden
- Hohe Substanzdosis
- Gezielte Auswahl oder Hortung gefährlicher Substanzen mit objektiver Gefährdung
- Wirkung des Mittels subjektiv als sicher lebensgefährlich eingestuft und auch objektiv gefährlich
- Lebensrettende Entdeckung unwahrscheinlich
- Geringer appellativer Aspekt.

Mittlerer Schweregrad
- Vorwiegend weiche Methoden
- Mittlere Substanzdosen
- Vorwiegend subjektive Gefährdung
- Lebensrettende Entdeckung möglich
- Appellative Aspekte vorhanden.

Leichter Schweregrad
- Weiche Methoden
- Niedrige Substanzdosen
- Substanzen mit niedriger Gefährdung
- Lebensrettende Entdeckung wahrscheinlich
- Ausgeprägter appellativer Aspekt.

1.4 Untergruppen

Ausschließlich parasuizidale Gedanken und Affekte. Sind besonders bei Kindern von Bedeutung, da Parasuizide und Suizide in dieser Altersgruppe noch kaum auftreten (II). Wichtige prognostische und prädiktive Symptome, vor allem bei längerem Andauern (III).

Parasuizid. Mit dem Begriff des Parasuizids soll vor allem die appellative Funktion dieser Handlungen im Sinne von dysfunktionalen Copingstrategien erfasst werden, die indirekt und in selbstdestruktiver Manier auf eine Änderung der persönlichen oder der sozialen Verhältnisse abzielt. Parasuizide sind am häufigsten bei Jugendlichen und jungen Erwachsenen (III).

Suizid
- Auch der Suizid hat eine partiell appellative Funktion (Abschiedsbrief). Suizide nehmen während des Jugendalters stark zu, sind aber am häufigsten bei Erwachsenen sowie bei isolierten und vereinsamten alten Menschen (II)
- Suizide unterscheiden sich in vielen Teilaspekten von Parasuiziden. Suizidopfer sind älter, gehören häufiger dem männlichen Geschlecht an, und das Spektrum der Suizidmethoden tendiert zu härteren Mitteln. Viele Befunde sprechen dafür, dass sich die Populationen der Parasuizidenten und der Suizidenten nur zum Teil überschneiden (III)
- Unter den Drogen- und Verkehrstoten befindet sich ein erheblicher, nicht genau bekannter und vermutlich regional schwankender Anteil von Suiziden. Die Schätzungen liegen bei 10 bis 20%. Einzelne Studien kommen zu niedrigeren Ergebnissen (III).

Nicht zur Suizidalität zählen:
- Automutilation, auch Selbstverletzung oder autoaggressives Verhalten genannt (self-deliberate harm). Dies ist die wichtigste Differentialdiagnose, obgleich sich Automutilation und Suizidalität vor allem im Verlauf häufig vermischen.
- Anorexia nervosa
- Chronischer Substanzmissbrauch
- Riskanter Lebensstil (z.B. Extremsportarten)
- Politisch oder religiös motivierte Opfertode.

2 Störungsspezifische Diagnostik

2.1 Symptomatik

Der Parasuizid ist eine der wichtigsten Indikationen für die psychiatrische Krisenintervention (s. Abb. 57). Am Beginn stehen die ausführliche Eigen-, Fremd- und Familienanamnese.

Ziel der Anamnese
Auffinden von subjektiven und objektiven Belastungsfaktoren
- Akute oder chronische Beziehungskrisen
- Verlusterlebnisse
- Geringe Ressourcen für eine emotionelle Unterstützung
- Suizide im Umfeld
- Vernachlässigung und Misshandlung
- Akute und chronische Defizite der kognitiven und sozialen Kompetenzen
- Akute oder chronische Überforderung in Schule, Beruf und Familie.

Einschätzung des Risikos wiederkehrender parasuizidaler Handlungen. Die Risikoeinschätzung ist die zentrale Aufgabe und das Ziel der Diagnostik. Folgende Kriterien sprechen für ein hohes Risiko:
- Harte Methoden
- Andauernde Belastungen im psychosozialen Umfeld
- Keine nachhaltigen Problemlösungen
- Haltlose Versprechungen der Angehörigen
- Nachvollziehbarkeit im Sinne von verstehbaren, unbewältigbaren Belastungen
- Hohe Intentionalität und Ernsthaftigkeit
- Geringe Distanzierungsfähigkeit
- Anhaltende Insuffizienzgefühle, Hoffnungslosigkeit
- Neigung zu impulsiven Handlungen.

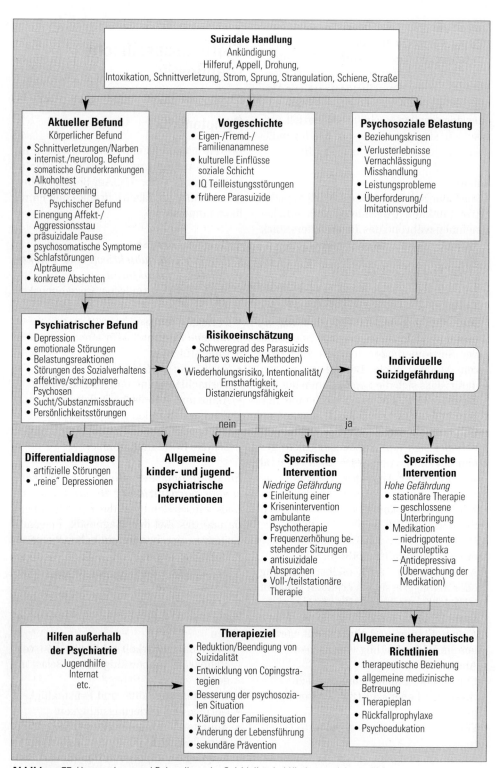

Abbildung 57: Untersuchung und Behandlung der Suizidalität bei Kindern und Jugendlichen

2.2 Störungsspezifische Entwicklungsgeschichte

Parasuizidale Gedanken kommen bereits bei Kindern vor, führen dann jedoch nur selten zu (para)suizidalen Handlungen und werden deshalb zu wenig exploriert (II).

Die Gründe für die niedrige Suizidrate bei Kindern liegen in einer Vielzahl bislang nur zum Teil nachgewiesener entwicklungspsychologischer Teilursachen:
- Unfähigkeit, Wesensmerkmale von Leben und Tod eindeutig zu erkennen (vor allem bei kleinen Kindern)
- Unsicherheit, gefährliche und ungefährliche Methoden zuverlässig zu diskriminieren
- Unsicherheit, zielführende Handlungen durchzuführen
- Geringere Kompetenz zu Ich-Reflexion und Selbstentwertung
- Geringerer Schweregrad affektiver und anderer psychischer Störungen
- Die typische Koppelung von Suizidalität mit umschriebenen psychiatrischen Erkrankungen wie im Erwachsenenalter ist vor allem bei Kindern, aber auch Jugendlichen weniger ausgeprägt. Trotzdem zählen aber vor allem bei den Suiziden psychische Störungen auch im Kindes- und Jugendalter zu den prädisponierenden Faktoren (bei Jugendlichen bis zu 90%, III). Parasuizide im Jugendalter können das erste Zeichen einer beginnenden und dann in unterschiedlichem Ausmaß anhaltenden psychischen Störung sein. Neben der Krisenintervention ist deshalb vor allem unter präventiven Gesichtspunkten den beginnenden und vorhandenen psychischen Störungen Beachtung zu schenken, da diese häufig zu den Faktoren gehören, die die längerfristige Prognose der Suizidalität mitbestimmen.

2.3 Psychiatrische Komorbidität und Begleitstörungen

- Akute oder andauernde depressive Verstimmungen unterschiedlicher Genese
- Belastungsreaktionen
- Störungen des Sozialverhaltens (insbesondere: erhöhte Impulsivität)
- Nikotin-, Cannabis- und Alkoholkonsum sowie andere Formen des Substanzmissbrauchs
- Angststörungen, Panikattacken und emotionale Störungen
- Persönlichkeitsstörungen (Borderline-Syndrom, narzisstische Persönlichkeitsstörung)
- Affektive und schizophrene Psychosen
- Sexuelle Deviationen aller Art. Dazu gehören sowohl homosexuelle Orientierungen (die nicht als psychische Störungen gelten) als auch alle anderen, eher dem psychiatrischen Bereich zugehörigen Syndrome wie Transvestitismus, Transsexualität etc. (III).

An begleitenden Diagnosen sind zu erwarten:
- Depressionen in ca. $^{2}/_{3}$ der Fälle (I)
- Ausagierendes, dissoziales Verhalten in ca. 50% der Fälle (abhängig von der Selektion der Stichprobe) (II)
- Substanzmissbrauch ca. 40–65% der Fälle (I)
- Angststörungen ca. 25% der Fälle (II)

An Persönlichkeitsmerkmalen sind zu erwarten (II):
- Abnorme Irritierbarkeit, Impulsivität, Überempfindlichkeit, Kritikintoleranz
- Exzessive Ängstlichkeit gegenüber kommenden Ereignissen
- Chronische depressive Hintergrundstimmung.

2.4 Störungsrelevante Rahmenbedingungen

- Suizide gehören zu den häufigsten unnatürlichen Todesursachen im Kindes- und Jugendalter (II). Die Daten des Statistischen Bundesamtes belegen allerdings, dass die Gesamtsuizidzahl in Deutschland in den letzten zwanzig Jahren deutlich gesunken ist. Nach einem Hoch in den 70er Jahren mit ca. 20.000 Suizidtoten in Gesamtdeutschland liegt die aktuelle Zahl von 2000 bei 11.065 Suiziden, davon 305 vor dem 20. Lebensjahr (231 männl., 74 weibl.). In anderen Ländern sind die Entwicklungen zum Teil ähnlich (z.B. Österreich, Schweiz, Schweden), zum Teil aber auch recht unterschiedlich (z.B. Großbritannien, Australien)
- Unter dem Alter von 12 Jahren sind Parasuizide und vor allem Suizide sehr selten (II). Hintergrundbedingungen (s. Kap. 2.1) von Unfällen bei Kindern, die sich ungewollt verletzen oder fälschlich etwas Gefährliches schlucken, sind allerdings oft ähnlich wie bei (para)suizidalen Handlungen
- Vollendeter Suizid ist beim männlichen Geschlecht in allen Altersgruppen wesentlich häufiger (II)
- Parasuizide sind unter Jugendlichen und jungen Erwachsenen (im Gegensatz zum höheren Lebensalter) weit häufiger als Suizide und betreffen häufiger Mädchen und Frauen (Zahlen der europäischen Multicenter-Studie/Erfassungsregion Würzburg bei 15–19jährigen: 127/100.000 männl., 376/100.000 weibl.; Durchschnitt über alle Altersgruppen 66/100.000 männl., 102/100.000 weibl., II)
- Die interaktive oder appellative Funktion des (para)suizidalen Verhaltens führt zu Empathie, Trauer oder Ärger im psychosozialen Umfeld, kann aber auch imitatives Verhalten induzieren („Werther-Effekt"). Die Darstellung aktuellen (para)suizidalen Verhaltens von berühmten Persönlichkeiten in den Medien oder suggestive Spielhandlungen können ebenfalls „ansteckend" wirken (III).
- Chronische familiäre Kommunikationsstörungen sind unspezifische, aber wichtige negative Faktoren in Bezug auf erhöhte Suizidalität (II)
- Eine besondere Risikogruppe sind die Kinder von depressiven Müttern und Eltern. Unter jenen finden sich gehäuft depressive und (para)suizidale Symptome (II)
- Begünstigend und für die Auswahl oft bestimmend ist die Verfügbarkeit von Mitteln und Methoden, die zu (Para-)Suiziden verwendet werden (z.B. Schusswaffen, Bahnlinien; II)
- Von zunehmender, noch nicht abschätzbarer Bedeutung für die „Szene" wird das Internet unter dem Stichwort „cybersuicide". In speziellen chatrooms nehmen suizidgefährdete (suizidinteressierte?) Jugendliche anonym Kontakt miteinander auf. Dabei kann möglicherweise Suizidalität ausagiert und reduziert, aber auch angestachelt und aufrechterhalten werden. Einzelne Suizide nach derartigen Kontakten sind nachgewiesen (V).

Wie bei vielen anderen Störungen ist oft nicht allein das Ausmaß einer psychosozialen Belastung ausschlaggebend, das zur Suizidalität führt, sondern ein Zusammentreffen von mangelnden individuellen Verarbeitungs- und Problemlösungsfähigkeiten mit der ungenügenden Nutzung familiärer Ressourcen (III).

Neurobiologie. Aufgrund der Heterogenität der Suizidalität ist nicht davon auszugehen, dass mit einem einzigen Transmittersystem sämtliche Probleme erklärt werden können. Die meisten Untersuchungen, zum Teil auch mit positiven Befunden, sind zum Serotonin-System durchführt worden. Bei Suiziden und schweren Parasuiziden sind Verminderungen von Serotonin bzw. Serotonin-Abbauprodukten im Liquor ermittelt worden. Allerdings ist die

Befundlage kontrovers und die Bewertung der Befunde unsicher (III).

Genetik. Die meisten genetischen Studien untersuchten Suizidalität im Kontext mit koexistenten, besser definierten psychischen Störungen. Dabei fanden sich durchweg Anhaltspunkte, die für eine gewisse genetische Disposition sprechen. Es ist allerdings nicht ganz sicher, ob sich dieser genetische Aspekt mehr auf die zugrunde liegende psychische Störung oder auf die Suizidalität selbst bezieht.

2.5
Apparative, Labor- und Testdiagnostik

- Ein allgemeines Laborscreening unter Einschluss üblicher Parameter (Blutbild, BKS, Leberwerte, Elektrolyte, Urinstatus etc.) ist sinnvoll, um fakultative organische Grunderkrankungen erkennen zu können
- Screening-Untersuchungen auf Alkohol, Drogen und Medikamente sollen durchgeführt werden, da erfahrungsgemäß oft nicht alle eingenommenen Substanzen angegeben bzw. namentlich erinnert werden
- Die Durchführung von Depressionsfragebögen und von Rückfallfragebögen ist auch als weiterführendes Dialogmittel sinnvoll (bei Hinweisen auf schulische Leistungsprobleme auch Untersuchung der intellektuellen Leistungsfähigkeit). Der Einsatz von Dokumentationsbögen parasuizidalen Verhaltens ist hilfreich, um keine relevanten Gesichtspunkte zu übersehen.

2.6
Weitergehende Diagnostik und Differentialdiagnostik

Entfällt. Automutilatives Verhalten sowie Unfälle sollten ausgeschlossen werden.

2.7
Entbehrliche Diagnostik

Die Durchführung eines EEG ist empfehlenswert. Umfangreiche neuroradiologische Verfahren (CT, NMR) oder sonstige Untersuchungen sind in den meisten Fällen routinemäßig nicht indiziert.

3
Multiaxiale Bewertung

3.1
Identifizierung der Leitsymptome

Wichtig ist die genaue Fremdanamnese als Ausgangspunkt der Krisenintervention und Risikoeinschätzung in folgenden Punkten:
- Individuelle Symptomatik (Depressivität, Hoffnungslosigkeit, Impulsivität, Substanzmissbrauch)
- Psychosoziale Belastungen (s. Kap. 2.1)
- Aktuelle Konflikte: $3/4$ haben Konflikte mit der Familie oder Freunden (eher beim weiblichen als männlichen Geschlecht); seltener sind Schulprobleme, Verluste, Misshandlung, Sucht; bis zu $1/3$ zeigen jedoch keine klaren Auslöser (III). Fehlende Auslöser in Kombination mit harten suizidalen Methoden bedeuten oft eine ungünstige Prognose
- Art des Arrangements und die Handhabung und Art der verwendeten Mittel.

3.2
Identifizierung weiterer Symptome und Belastungen

Grad der Isolation zum aktuellen Zeitpunkt:
- Bestand eine Interventionsmöglichkeit von außen, z.B. rechtzeitige Auffindung?
- Handlungen, die auf Planung schließen lassen?

- Zweck: Kommunikativer Effekt sichtbar? Wem gegenüber sollte was bewirkt werden?
- Woher stammt das Suizidmittel? Nimmt jemand, z.B. in der Familie, das Mittel in welcher Art?
- Vorbilder? (Bekannte Suizidalität im engen Umfeld)
- Ausmaß der inneren Autonomie.

Spezifische Entwicklungsstörungen. Wenn spezifische Entwicklungsstörungen zu schulischen oder sozialen Misserfolgen oder zu Versagensängsten führen, können sie auch Suizidalität mitbedingen bzw. begünstigen.

Intelligenz. Eine gut durchschnittliche oder höhere Intelligenz schützt nicht vor Suizidalität, ist aber als allgemeiner protektiver Faktor und als Grundlage für die Entwicklung von Coping-Strategien und Perspektivenklärungen von Wert.

Körperliche Erkrankungen. Schwere und chronische körperliche Erkrankungen gehören zwar zu den Risikofaktoren der Suizidalität im Erwachsenenalter, bei Kindern und Jugendlichen ist dieser Effekt jedoch wesentlich geringer ausgeprägt.

Aktuelle abnorme psychosoziale Umstände. Mangel an Wärme, Ablehnung, Misshandlung, Missbrauch, unzureichende elterliche Aufsicht oder Steuerung durch ein oder beide Elternteile, Streit unter den Erwachsenen, Suizidalität und Depressivität der Bezugspersonen sind wesentliche Risiken für erhöhte Suizidalität.

3.3
Differentialdiagnosen und Hierarchie des diagnostischen und therapeutischen Vorgehens

Diagnostisch muss zunächst die Akuität der Suizidalität (begleitende psychische Symptomatik, Heftigkeit der Letalitätsabsicht, Arrangement und Art der verwendeten Mittel) abgeschätzt werden, sodann die etwaigen auslösenden Lebensereignisse („Warum hier und jetzt?") und die belastenden wie helfenden Umfeldfaktoren.

Das erste therapeutische Ziel ist die Reduktion und Beendigung (para-)suizidaler Gedanken und Handlungen.

Daran schließen sich Interventionen an, die die individuelle Problemlösungskompetenz fördern und Coping-Strategien entwickeln helfen sollen.

Das multimodale Procedere unter Einschluss diagnostischer, psychotherapeutischer, medikamentöser und sozialpsychiatrischer Verfahren dient dazu, weitere parasuizidale Krisen zu verhindern (Postvention bzw. sekundäre Prävention).

4
Interventionen

4.1
Auswahl des Interventions-Settings

Grundsätzlich muss unterschieden werden zwischen Prävention, Krisenintervention, Therapie und Postvention (sekundäre, tertiäre Prävention). Dabei sind unterschiedliche Settings erforderlich.

Prävention. Prävention im Sinne der primären Suizidprophylaxe stellt nach wie vor ein Problem der (Kinder- und Jugend-)Psychiatrie dar.

Grundsätzlich gibt es zwei Hauptrichtungen der primären Suizidprävention, die vermutlich nur in Kombination voll wirksam sind.
- Die eine Form der primären Suizidprävention richtet sich an Hochrisikogruppen, die sich im Erwachsenenalter über disponierende psychische Störungen (Depression, Sucht, Schizophrenie, Persönlichkeitsstörung) leichter definie-

ren und behandeln lassen als im Kindes- und Jugendalter. Durch verbesserte medikamentöse Behandlung und intensivere Begleitung der Betroffenen nach stationären Behandlungsepisoden lassen sich bereits erhebliche Verbesserungen herbeiführen (III)
- Die andere Form der primären Suizidprävention wendet sich an die Allgemeinbevölkerung und will ein weites Spektrum von gefährdeten Menschen erfassen (IV); nationale oder regionale Präventionsprogramme, die mancherorts vorhanden sind, verfolgen solche Absichten mit unterschiedlichen Ansätzen
- Beide Ansätze bedürfen der Mitarbeit von Hausärzten, Pädiatern, Lehrern und anderen primären Kontaktpersonen, da zumindest klinische Psychiater für die Prävention zu spät angesprochen werden
- Ein zusätzliches Modul ist die Zusammenarbeit mit den Medien, die durch adäquate Berichterstattung bzw. direkte Unterstützung der allgemeinen Suizidprävention in essentieller Form Anteil nehmen können.

Im Kindes- und Jugendalter werden generell Präventionsprogramme im schulischen Rahmen präferiert. Dabei haben allgemeine Aufklärungskampagnen möglicherweise weniger Erfolg als eine intensivere Betreuung von belasteten Jugendlichen. Die Ergebnisse sind aber – wie in der gesamten Präventionsforschung – umstritten und uneinheitlich, teilweise aufgrund unlösbarer methodischer Beschränkungen (Probleme der Randomisierung, geringe Einschätzbarkeit von Langzeiteffekten etc., III). Ein verbindliches Konzept steht noch aus.

Krisenintervention. Das unmittelbare Vorgehen bei akuter Suizidalität, insbesondere nach Parasuizid, wird üblicherweise als Krisenintervention bezeichnet. Ein wesentlicher Anteil dabei ist der Erstkontakt zu den Suizidgefährdeten. Für den direkten Umgang mit parasuizidalen Kindern und Jugendlichen gelten folgende Richtlinien:
- Frühzeitige Kontaktaufnahme nach der parasuizidalen Handlung
- Adäquater Rahmen für eine ausführliche Aussprache bzw. Untersuchung
- Vermeiden von Schuldvorwürfen und direktes Ansprechen der Problematik
- Genaue Definition von Art, Intensität und Dauer der parasuizidalen Verhaltensweisen
- Besprechung von Hilfe- und Therapiemöglichkeiten und genaue Festlegung des nächsten Behandlungskontaktes mit Vereinbarung weiterer Kontakte (bei ambulanter Behandlung)
- Erfragen und Benennen persönlicher Bezugspersonen sowie Absprache über Notrufmöglichkeiten.

Normalerweise sollte die Krisenintervention in eine zumindest kurze Fokaltherapie übergehen, was allerdings nur zu einem gewissen Anteil gelingt. Dies liegt sowohl an den Betroffenen selbst als auch an insuffizienten Behandlungbedingungen.

4.2
Hierarchie der Behandlungsentscheidung und Beratung

Erkennung von parasuizidalen Gedanken im alltäglichen Kontext, in laufenden Therapien oder bei Vorstellungen aus anderen Gründen.
- Sie ist abhängig von der Mitteilungsbereitschaft der Betroffenen, nicht minder aber vom Gespür der Erwachsenen aus dem Umfeld. Den Eltern, älteren Geschwistern, Verwandten und der Schule (Klassenlehrer, Vertrauenslehrer, Ausbilder, Jugendleiter) kommt hier große Verantwortung zu
- In der Regel ist in diesen Fällen eine ambulante Untersuchung und Behandlung ausreichend. Lange Anfahrtswege, Wartezeiten oder ungünstige bzw. nicht be-

einflussbare soziale Umstände können auch hier für eine vorübergehende stationäre Behandlung sprechen.

Parasuizide erfordern je nach Ausprägung unterschiedliche Vorgehensweisen. Zu Beginn: kurze organmedizinische Phase, falls erforderlich (Wundversorgung, Ausnüchterung, Detoxikation), überlappend mit psychiatrischer Beurteilung und Krisenintervention.

Behandlung der Suizidalität im Stufenmodell
- Suizidalität an sich
- Hintergrundfaktoren
- Begleitende psychische Symptomatik.

Initiale Phase/Erkennung der Umstände
- Durcharbeitung – Hilfe zur Rückbildung der akuten Symptome
- Bearbeitung von Struktur und Inhalt innerpsychischer Konstellationen: Selbstentwertung, Schuldgefühle, Verluste, Bestrafungsbedürfnis
- Unterstützende aktivierende Therapie: Auffinden von alternativen Problemlösungsstrategien (von denen die parasuizidale Handlung nur eine von mehreren möglichen war)
- Aufbau von Integrationshilfen (Familie, Gruppe, Schule).

Behandlung besonderer Problemfelder
- Impulsivität, überstarke Ängstlichkeit gegenüber bevorstehenden Belastungen
- Entwertung persönlicher Beziehungen und Wertvorstellungen
- Entwicklung von Alternativplänen bei der Problembewältigung
- Bearbeitung zugrunde liegender Absichten der parasuizidalen Handlung: Abschalten, Flucht, Ruhe, Appell, Erpressung, Hilfesuchen mittels gewagtem Manöver.

Kognitive Strategien
- Erfassung scheinbar automatisch und rasch ablaufender Gedankengänge
- Bewusstmachen von rasch ablaufenden Automatismen mit selbstkommentierender Verzerrung wie Einengung durch stark subjektive Wahrnehmung, egozentrische Betrachtungsweisen
- Bewusstmachen bisheriger destruktiver Strategien, insbesondere das Vermeiden alternativer Lösungsmöglichkeiten und Einengung auf parasuizidale Handlungen
- Aufdeckung negativer Filterung (Einstellungen) von sozialer Wahrnehmung aus der Umgebung, die zur weiteren Verstärkung der negativen, auf sich bezogenen Wahrnehmung führt („Alle sind gegen mich", weil positive Annäherungen nicht mehr registriert werden).

Pragmatik der Durchführung
- Protokollierung laufender Ereignisse und der Art der Verarbeitung
- Trennen von „Wie" und „Warum"
- Reduktion dysfunktionaler Gedanken
- Überprüfung der Realität und Konfrontation mit eigenen Gedanken
- Definition neuer Ziele in der Problembewältigung.

Ziele der Intervention
- Stärkung der inneren Autonomie
- Verminderung zu enger Anbindung an Personen (Klammern)
- Verminderung der einseitigen Wahrnehmung (verlangt prompte Intervention und hohe Aufmerksamkeit des Therapeuten)
- Verminderung der globalen, wenig differenzierten, subjektiv empfundenen Bedrohung durch die „Außenwelt"
- Einbeziehen der Schlüsselpersonen
- Realistische Einschätzung von vorschnellen Versprechungen als Reaktion auf die parasuizidale Handlung (verhindert das Denken in Alternativen)
- Vermeidung unerwünschten Verhaltens durch Kanalisierung der Art der Zuwendung.

Behandlung der Hintergrundfaktoren
- Einbeziehung der Familie (Kontraindikation: Desorganisierte Familie mit vielen depressiven Mitgliedern)
- Gruppentherapie (Kontraindikation: Gruppe mit chronisch krisenanfälligen Personen)
- Herausnahme aus dem bisherigen Umfeld (Kontraindikation: Unterbringung in problematischer Umgebung, z.B. Wohngruppe mit parasuizidalen Bewohnern)
- Beachtung drohenden Therapieabbruchs mit mangelnder Compliance (feste Termine vereinbaren)
- Zugang zu weichen Methoden kontrollieren.

Die besten empirischen Belege für die Wirksamkeit psychotherapeutischer Verfahren zur Reduzierung von Suizidalität stammen von der kognitiven Verhaltenstherapie, der Interpersonalen Therapie, der Dialektischen Verhaltenstherapie sowie von psychodynamischen und familientherapeutischen Vorgehensweisen (III). Teilweise liegen spezielle Therapiemanuale für Jugendliche vor (Interpersonale Therapie, Dialektische Verhaltenstherapie).

Psychopharmakologische Behandlung. Zurückhaltung ist geboten bei der Verschreibung einer Medikation, die nicht überwacht werden kann und potentiell gefährlich ist. Dazu zählen trizyklische Antidepressiva. Benzodiazepine sind bei Hinweisen für ein Suchtverhalten nicht indiziert.
- Für Selektive Serotonin-Wiederaufnahmehemmer (SSRI) gibt es bislang nur wenige empirische Belege für eine antisuizidale Wirkung. Trotzdem sind SSRIs und andere neue Antidepressiva (insbesondere solche mit noradrenergem Anteil) aufgrund der geringen Toxizität die Mittel der Wahl.
- Für atypische Neuroleptika gibt es bei entsprechender Indikation Hinweise für

antisuizidale Effekte. Ähnliches gilt auch für Lithium, das allerdings im Kindes- und Jugendalter weniger Anwendung findet als bei Erwachsenen.

Sollten diese Medikamente noch nicht für Minderjährige zugelassen sein, müssen Jugendliche und Eltern speziell aufgeklärt werden. Alternativ und wirkungsverstärkend können niederpotente Neuroleptika eingesetzt werden. Bei starker initialer Hemmung und depressiver Einengung ist insbesondere bei Beginn der antidepressiven Einstellung eine Überwachung notwendig, da viele Antidepressiva zuerst eine aktivierende und dann erst eine antidepressive Wirkung haben.

Postvention. Die längerfristige Aufrechterhaltung von Kontakten zu suizidgefährdeten Menschen (jedweden Alters), längerfristige und individuell angepasste Therapien sowie die Verhütung bzw. Bearbeitung von Parasuizid-Rezidiven ist eine wichtige und schwierige Aufgabe. Hier wiederholen sich die meisten Themen, die im Therapieteil aufgeführt worden sind.

4.3
Besonderheiten bei ambulanter Behandlung

Eine ambulante psychotherapeutisch-psychiatrische Akutbehandlung kann unter folgenden Kriterien durchgeführt werden:
- Fehlen bedeutsamer organischer oder psychiatrischer Grunderkrankungen
- Gute Compliance und Motivation bei Patient und Familie
- Erstmaliger Parasuizid
- Anbindung an erfahrene Therapeuten
- Weiche parasuizidale Methoden
- Baldiges Sistieren parasuizidaler Gedanken und Handlungen nach dem Parasuizid

4.4 Besonderheiten bei teilstationärer Behandlung

Eine teilstationäre Behandlung von akut suizidalen Kindern und Jugendlichen kann eine stationäre Behandlung nicht ersetzen. Bei adäquater Indikation kann der teilstationäre Rahmen eine Entlastung von Patient und Familie ermöglichen. Allgemeine psychotherapeutische Verfahren zur Etablierung von verbesserten Coping-Strategien sind ebenfalls teilstationär möglich.

4.5 Besonderheiten bei stationärer Behandlung

Eine stationäre Krisenintervention sollte bei folgenden Konstellationen erfolgen:
- Behandlungsbedürftige organische oder psychiatrische Grunderkrankungen
- Wiederholter Parasuizid
- Harte Methoden
- Geringe Compliance und Motivation bei Patient und Familie
- Fortbestehende psychosoziale Belastungen
- Zusätzliche Komplikationen, z.B. fortgesetzte autoaggressive Handlungen oder andere begleitende Komplikationen
- Perakute Suizidalität.

Bei anhaltender akuter Suizidalität ist auch im Kindes- und Jugendalter eine geschlossene Unterbringung erforderlich. Änderungen im Gefährdungszustand sind zu dokumentieren.

Die Betreuung der Freunde und Angehörigen bei vollzogenem Suizid wird noch gelegentlich vernachlässigt, ist aber gerade aufgrund suizidpräventiver Gesichtspunkte (Imitation, Folgesuizide) notwendig. Dies gilt besonders für geschlossene Gemeinschaften wie Schulklassen, Klinikstationen oder Peergroups.

4.6 Jugendhilfe- und Rehabilitationsmaßnahmen

Bei schizophrenen, ausgeprägten affektiven und Persönlichkeitsstörungen ist eine längerfristige Medikation indiziert. Deren Zuverlässigkeit muss durch begleitende einzel- und familientherapeutische Maßnahmen ergänzt werden, die im Wesentlichen durch die individuelle Problematik bestimmt werden und sich dann eher im rehabilitativen Bereich bewegen.

Bei anhaltenden Belastungsfaktoren im familiären und sozialen Bereich ist die Hinzuziehung der Jugendhilfe im Sinne weiterer sekundär präventiver Maßnahmen sinnvoll und erforderlich, um durch geeignete pädagogische oder therapeutische Hilfen parasuizidale Rezidive zu verhindern. Dazu gehören z.B. therapeutische Wohngruppen und bei Kombination mit Störungen des Sozialverhaltens auch intensivtherapeutische Einzel- und Gruppenmaßnahmen.

4.7 Entbehrliche Therapiemaßnahmen

Die Effektivität von eigenen Krisenzentren für Kinder und Jugendliche ist umstritten. Gründe dafür sind die hohe Zahl von Abbrüchen und Verweigerungen (der Eltern und/oder der Adoleszenten), Überweisungen zu folgen. Von denen, die kommen, kommen nur 25% häufiger als einmal. Das aktive Hilfesucheverhalten wird durch die psychosoziale Desorganisation bei ernster Suizidabsicht behindert. Dagegen werden Krisenzentren und Telefon- bzw. Internetdienste häufig durch Anrufe von weiblichen Klienten mit niedrigem Risiko in Anspruch genommen.

5
Literatur

Brunner J, Bronisch T: Neurobiologische Korrelate suizidalen Verhaltens. Fortschr Neurol Psychiatr 67 (1999) 391–412

Burgess S, Geddes J, Hawton K, Townsend E, Jamison K, Goodwin G: Lithium for maintenance treatment of mood disorders. The Cochrane Database of Systematic Reviews. The Cochrane Libraray, Volume (Issue 3) 2001

Granboulan V, Roudot-Thoraval F, Lemerle S, Alvin P: Predictive factors of post-discharge follow-up care among adolescent suicide attempters. Acta Psychiatr Scand 104 (2001) 31–36

Groholt B, Ekeberg O, Wichstrom L, Haldorsen T: Young suicide attempters: a comparison between a clinical and an epidemiological sample. J Am Acad Child Adolesc Psychiatry 39 (2000) 868–875

Houston K, Hawton K, Shepperd R: Suicide in young people aged 15–24: a psychological autopsy study. J Affect Disord 63 (2001) 159–170

Hulten A, Jiang GX, Wasserman D, Hawton K, Hjelmeland H, De Leo D, Ostamo A, Salander-Renberg E, Schmidtke A: Repetition of attempted suicide among teenagers in Europe: frequency, timing and risk factors. Eur Child and Adolesc Psychiatry 10 (2001):161–169

Isometsä ET, Lönnqvist JK: Suicide attempts preceeding completed suicide. Br J Psychiatry 173 (1998) 531–535

King RA, Schwab-Stone M, Flisher AJ, Greenwald S, Kramer RA, Goodmann SH, Lahey BB, Shaffer D, Gould MS: Psychosocial and risk behavior correlates of youth suicide attempts and suicidal ideation. J Am Acad Child Adolesc Psychiatry 40 (2001) 837–846

Lipschitz DS, Winegar RK, Nicolaou AL, Hartnick E, Wolfson M, Southwick SM: Perceived abuse and neglect as risk factors for suicidal behavior in adolescent inpatients. J Nerv Ment Dis 187 (1999) 32–39

Mann JJ, Brent DA, Arango V: The neurobiology and genetics of suicide and attempted suicide. Neuropsychopharmacology 24 (2001) 467–477

Mufson L, Weisman MM, Moreau D, Garfinkel R: Efficacy of interpersonal psychotherapy for depressed adolescents. Arch Gen Psychiatry 56 (1999) 573–579

Ohberg A, Penttila A, Lönnqvist J: Driver suicides. Br J Psychiatry 171 (1997) 468–472

Practice parameters for the assessment and treatment of children and adolescents with suicidal behavior. J Am Acad Child Adolesc Psychiatry, Suppl. 40 (July 2001) 24S–51S

Schmidtke A, Weinacker B, Apter A, Batt A, Berman A, Bille-Brahe U, Botsies A, De Leo D, Doneux A, Goldney R, Grado O, Haring C, Hawton K, Hjelmeland H, Kelleher M, Kerkhof A, Leears A, Lonnqvist J, Michel K, Ostamo A, Salander-Renberg E, Sayil I, Takahashi Y, Heeringen C, Värnik A, Wasserman D: Suicide rates in the world: update. Arch Suicide Res 5 (1999) 81–89

Wichstrom L: Predictors of adolescent suicide attempts: a nationally representative longitudinal study of Norwegian adolescents. J Am Acad Child Adolesc Psychiatry 39 (2000) 603–610

Bearbeiter dieser Leitlinie:
Hellmuth Braun-Scharm, Fritz Poustka

Vernachlässigung, Misshandlung, sexueller Missbrauch

1 Klassifikation

Vernachlässigung, Misshandlung und sexueller Missbrauch sind relevante psychosoziale Belastungsfaktoren und werden deshalb auf der Achse V des MAS (assoziierte aktuelle abnorme psychosoziale Umstände) erfasst:
- Extrafamilialer Missbrauch (6.4)
- Sexueller Missbrauch innerhalb der Familie (1.4)
- Körperliche Kindesmisshandlung (1.3)
- Vernachlässigungssymptome wie Mangel an Wärme in der Eltern-Kind-Beziehung (1.0), Erziehung, die eine unzureichende Erfahrung vermittelt (4.2), unzureichende elterliche Aufsicht und Steuerung (4.1) und unangemessene Anforderungen und Nötigung durch die Eltern (4.3) sowie feindliche Ablehnung oder Sündenbockzuweisung (1.2).

Die Diagnose „Posttraumatische Belastungsstörung" (ICD-10 F43.1 bzw. DSM-IV 309.81) setzt voraus, dass die Person, bei der diese Diagnose gestellt wird, mit einem traumatischen Ereignis konfrontiert war. Sie findet sich deshalb gehäuft bei Kindern, die Opfer von Misshandlungen und Missbrauch wurden. Im Kontext früher Vernachlässigung, aber auch bei den anderen Misshandlungsformen gilt es, vor allem bei frühzeitigem Einwirken auch die Diagnose der reaktiven Bindungsstörungen des Kindesalters F94.1 zu beachten.

1.1 Definition

Vernachlässigung
Körperliche Vernachlässigung. Nicht hinreichende Versorgung und Gesundheitsfürsorge, die zu massiven Gedeih- und Entwicklungsstörungen führen kann (bis hin zum psychosozialen Minderwuchs).

Emotionale Vernachlässigung (Deprivation). Ein nicht hinreichendes oder ständig wechselndes und dadurch nicht ausreichendes emotionales Beziehungsangebot.

Misshandlung
Körperliche Kindesmisshandlung ist definiert als direkte Gewalteinwirkung auf das Kind durch Schlagen, Verbrennen, Verätzen, Schütteln, aber auch die Schädigung durch Intoxikation eines Kindes.

Emotionale Kindesmisshandlung ist unzureichend definiert und zeigt Überschneidung mit emotionaler Vernachlässigung (Achse V: 1.2 und 4.3, s.o.).

Ein Sonderfall ist das *Münchhausen-by-proxy-Syndrom:* Misshandlungsform durch Vorspiegelung falscher Krankheitssymptome durch die Bezugspersonen; mit teilweise massiver iatrogener Belastung bzw. Schädigung des Kindes durch zahllose diagnostische Interventionen und inadäquate therapeutische Maßnahmen.

Sexueller Kindesmissbrauch
Sexuelle Handlungen mit Körperkontakt (insbesondere Brust- und Genitalbereich; sog. Hands-on-Taten) sowie das Vorzeigen

von pornographischem Material bzw. das Herstellen von pornographischen Fotos, Filmen etc. und der Exhibitionismus (Hands-off-Taten) durch eine wesentlich ältere jugendliche oder erwachsene Person. Besonders zu berücksichtigen sind Handlungen unter Ausnutzung von Abhängigkeitsverhältnissen. Ausgenommen sind gleichrangige Liebesbeziehungen unter Jugendlichen und Heranwachsenden.

1.2 Leitsymptome

Körperliche Symptome
- Verletzungen an untypischen Stellen (Gesäß, Rücken, Genitale, Innenflächen der Oberschenkel)
- Auffällige Verletzungsmuster (z.B. kreisrunde Zigarettennarben, Spuren der Herdplatte, Verbrühungen, Handabdrücke, Stockabdrücke, Abschnürungen, stumpfe Bauchtraumata)
- Bei massiv körperlich vernachlässigten Kindern fallen oft ein schlechter, manchmal sogar ein vital-gefährdender reduzierter Allgemeinzustand und ein katastrophaler hygienischer Zustand bei der körperlichen Untersuchung auf.

Bei chronischem sexuellem Missbrauch auch von kleineren Kindern sind die gynäkologischen Befunde oft vieldeutig.

Sexuell übertragene Infektionen und charakteristische Verletzungen im Genital- und Analbereich können wichtige Leitsymptome darstellen.

Bei Schwangerschaften von sehr jungen Mädchen muss an sexuellen Missbrauch gedacht werden.

Psychopathologische Symptome
- Manche misshandelten Kinder zeigen charakteristische Auffälligkeiten in der Interaktion wie z.B. ein sog. eingefrorenes Lächeln oder eine sog. eingefrorene Wachsamkeit
- Auffällig ist häufig eine Störung der Nähe-Distanz-Regulation

- Bei stark deprivierten Kindern: Polydipsie oder andere massive Störungen im Bereich der Ernährung, Versorgung oder des Schlafes
- Angst in Situationen, die an den Misshandlungskontext erinnern, z.B. gebadet oder abgeduscht werden etc.
- Altersinadäquate Ängste bei körperlicher Untersuchung oder ihre Verweigerung, insbesondere bei Anwendung von Instrumenten, z.B. Reflexhammer
- Sexualisiertes Verhalten.

Psychopathologisch ist die Beschreibung von Symptomen ganz unterschiedlichen Hinweischarakters wichtig (z.B. ein altersunangemessenes Sexualwissen, eine sexualisierte Sprache, insbesondere dann auffällig, wenn die sonstige Sprachentwicklung hinter dem Altersstand zurückbleibt; sexuelle Handlungen an Gleichaltrigen oder die sexuelle Distanzlosigkeit gegenüber erwachsenen Betreuungspersonen).

1.3 Schweregradeinteilung

Sie betrifft sowohl die Intensität der Einwirkung als auch das Ausmaß der Folgen.

Leichtere Formen der Misshandlung sind entgegen der noch gültigen Rechtsprechung die wiederholte körperliche Züchtigung, die emotionale feindselige Ablehnung einem Kind gegenüber, eine Erziehung, die nicht hinreichende Erfahrungen vermitteln kann, oder sexuelle Handlungen wie Berühren der Brüste oder auch Kontakte mit Exhibitionisten.

Schwere Formen der Vernachlässigung und Kindesmisshandlung können das Kind in akute Lebensgefahr bringen und zu bleibenden schweren Schädigungen führen, z.B. geistige Behinderung nach schwerem Schütteltrauma.

Im juristischen Sinne besonders schwere Formen sexueller Gewalt sind Vergewaltigungshandlungen mit Verletzungen und dem Einsatz brutaler körperlicher Gewalt, um die Gegenwehr des Opfers zu brechen. Häufig nutzen Täter, welche in einer Beziehung zum Kind stehen, ihre Machtposition, so dass für die Schwere der Folgen neben der Art der Handlungen (genitale, anale oder orale Penetration) auch die Häufigkeit der Tat (chronische Taten sind belastender als einmalige) und die Nähe des Täters zum Kind (Taten durch Bezugspersonen, insbesondere Väter, Stiefväter) beachtet werden müssen. Taten durch Bezugspersonen zeitigen in der Regel schwerere psychische Folgen als solche durch Fremdtäter, selbst wenn ausgeprägte Gewalt ausgeübt wurde.

Für die Beurteilung des Schweregrades ist auch die Beachtung der Kombination von Misshandlungsformen relevant. Isolierte Misshandlungen sind eher die Ausnahme. Deprivierte Kinder haben ein höheres Risiko, Opfer von sexuellem Missbrauch zu werden, und leiden häufig unter schwereren psychischen Folgen des Missbrauchs.

1.4 Untergruppen

Einmalige Taten. Meist akute Ereignisse, deren Hergang relativ klar zu ermitteln ist und die häufig einer dringenden Akutversorgung und einer Nachsorge bedürfen.

Chronische Handlungen. Häufig unklares Symptombild mit unspezifischen Verhaltensauffälligkeiten, unterschiedlich alten Narben und Misshandlungsspuren, widersprüchlichen Angaben aus dem Umfeld etc. Sie sind hinsichtlich der weiteren psychischen Bearbeitung häufig noch belastender als akute einmalige Taten und stellen ein ständiges Problem der Ermittlung der Eingriffsschwelle sowohl in der ärztlichen Diagnostik und Behandlung wie auch in der psychosozialen Betreuung durch die Jugendhilfe dar.

1.5 Ausschlussdiagnose

Ausgeschlossen werden müssen andere medizinische Ursachen für auffällige Befunde wie z.B. eine Blutungsneigung, Unfälle, Verletzungen durch andere Ursachen (cave Plausibilität!).

2 Störungsspezifische Diagnostik

2.1 Symptomatik

Bei Verdacht auf Vernachlässigung, Misshandlung oder sexuellem Missbrauch ist immer eine kinder- und jugendpsychiatrische Diagnostik erforderlich, weil in der Regel eine Krisenintervention und meist eine psychotherapeutische Nachbetreuung indiziert sind.

Zunächst erfolgt eine ausführliche Eigen- und Familienanamnese. Wegen der Verschleierungstendenzen und der forensischen Relevanz müssen auf die Fremdanamnese (Schule, Kindergarten) und die Befunddokumentation besonderer Wert gelegt werden.

- Notwendig ist die Anamnese der Entwicklungsgeschichte des Kindes, seine psychosoziale Vorgeschichte einschließlich früherer Misshandlungs- und Missbrauchserfahrungen oder anderer Traumata sowie die medizinische Eigenanamnese
- Dokumentiert werden aus Eigen-, Familien- und Fremdanamnese Veränderungen im Verhalten und Auffälligkeiten der Verhaltensweisen (einschl. der Überprüfung der Übereinstimmung aus den verschiedenen Quellen)
- Dokumentiert werden ebenfalls eine evtl. Misshandlungs- und/oder Missbrauchsvorgeschichte der Eltern, die

Einstellung und Verhaltensweisen der Familie im Umgang mit Sexualität, Scham, Strafe, Gewalt und Versorgung
- Ferner soll ein Einblick in den kulturellen Kontext gewonnen werden (Schamgrenzen, Erziehungspraktiken).

Während dieser Teil der Anamnese strukturiert und auch durch gezieltes Nachfragen erhoben wird, sollten Befragungen zum Tathergang wegen späterer evtl. notwendiger Äußerungen zur Glaubhaftigkeit der Aussage mit einer anderen Befragungsmethodik erhoben werden.

- Dabei ist primär auf die Generierung von sogenanntem Freitext zu achten. Eine möglichst breite, offene Frage sollte das Kind und die Erwachsenen jeweils zunächst zur freien Erzählung des Erlebten bringen
- Suggestive Nachfragen müssen unbedingt vermieden werden
- Muss durch Nachfragen präzisiert werden, so empfehlen sich Fragen mit Mehrfachauswahl (vgl. Stellungnahme der Fachgesellschaften zur Glaubwürdigkeitsbegutachtung)
- In der Akutsituation müssen die medizinische Behandlungsbedürftigkeit und die Bedrohung des Betroffenen eingeschätzt werden, um Schutz durch Behandlung oder eine Inobhutnahme – falls nötig – zu gewährleisten
- Bei chronischen unklaren Belastungssituationen muss vor einem übereilten Handeln gewarnt werden, da eine nicht hinreichend vorbereitete Intervention häufig größeren Schaden anrichtet, als dem Kind wirklich Hilfe zu bringen
- Es ist unabdingbar, sich ein Bild davon zu machen, welche Institutionen, Helfer etc. schon mit dem Kind befasst waren bzw. gleichzeitig befasst sind. Im Bereich von sexuellem Missbrauch, Misshandlung und Vernachlässigung sind Delegationsketten zwischen Helfern und anderen staatlichen Institutionen typisch. Sie stellen ein iatrogenes Belastungsmoment dar

- Zentral ist die Klärung motivationaler Aspekte bei der Genese der Aussage.

Beobachtung der Eltern-Kind-Beziehung
- Elterliche Ablehnung-Vernachlässigung, besonders bei jungen Kindern von Bedeutung
- Anzeichen einer Rollenumkehr zwischen Kind und Elternteil (Parentifizierung)

2.2 Störungsspezifische Entwicklungsgeschichte

- Alle genannten Misshandlungsformen (speziell auch sexueller Missbrauch) kommen in allen Altersstufen vor
- Säuglinge und Kleinkinder sind aber in wesentlich stärkerem Maße abhängig von einer hinreichenden Versorgung und Pflege, so dass in dieser Altersgruppe die Vernachlässigung mit Mangelversorgung die schwersten Gesundheitsfolgen nach sich zieht
- Bei Kleinkindern finden sich typische Misshandlungsmuster wie z.B. Schütteltraumen, multiple unklare Frakturen etc.
- Das Münchhausen-by-proxy-Syndrom wurde in jeder Altersstufe beobachtet; hinweisend ist hier eher der emotionale Zuwendungsgewinn, den **die Bezugsperson** durch die Aufregung und Besorgnis im Krankenhaus erhält.

Notwendig sind immer eine Exploration verschiedener Quellen, eine Beobachtung im Hinblick auf Hinweise zur gegenwärtigen und früheren elterlichen/mütterlichen Vernachlässigung und Ablehnung sowie auf psychiatrische Probleme der Eltern, die die Wahrnehmung der kindlichen Bedürfnisse beeinträchtigen (Alkohol, Sucht, Depression, Psychose).

2.3 Psychiatrische Komorbidität und Begleitstörungen

Da Vernachlässigung, Misshandlung und sexueller Missbrauch relativ häufig vorkommen, ist jedes kinder- und jugendpsychiatrisch bekannte Störungsbild auch in Kombination mit diesen Übergriffen und Belastungsfaktoren beschrieben worden. Insgesamt ist das Risiko für die betroffenen Kinder deutlich erhöht, irgendeine Verhaltensauffälligkeit oder psychische Störung zu entwickeln, wenn die im Abschnitt 1 genannten Belastungsfaktoren vorliegen. Dennoch lassen sich gewisse Häufungen feststellen:
- Bei früh massiv deprivierten Kindern wird häufig im Kindes- und Jugendalter die Diagnose einer Bindungsstörung gestellt (sie geht nicht selten im Erwachsenenalter in eine Persönlichkeitsstörung über)
- Schwere Misshandlungs- und Missbrauchstraumata gehen häufig mit posttraumatischen Belastungsstörungen einher
- Unter misshandelten und sexuell missbrauchten Jugendlichen findet man gehäuft Alkoholismus und andere Formen des Substanzmissbrauchs sowie Suizidalität und selbstbeschädigendes Verhalten
- Prospektive Langzeituntersuchungen belegen ein erhöhtes Risiko für Depressionen. Externalisierende Verhaltensstörungen treten gehäuft vor allem bei früh und chronisch misshandelten Kindern und Jugendlichen auf
- Isolierte Misshandlung oder isolierter sexueller Missbrauch sind selten; häufig wird eine Kombination mit emotionaler und physischer Vernachlässigung gesehen (I).

2.4 Störungsrelevante Rahmenbedingungen

Vernachlässigung, Kindesmisshandlung und sexueller Missbrauch gehören zu den häufigen psychosozialen Belastungsbedingungen in der Kinder- und Jugendpsychiatrie, mit ca. $1/3$ der Inanspruchnahmepopulation. Das Münchhausen-by-proxy-Syndrom ist extrem selten. Es handelt sich häufig um sehr dramatische Einzelfälle.
- Risikofaktoren sind Armut, psychische Erkrankungen oder Sucht der Eltern bzw. eines Elternteils, Teenager-Mutterschaft
- Geschlechterhäufigkeit und Dunkelfeld: Mädchen sind vom sexuellen Missbrauch häufiger betroffen (Verhältnis nach Definition und Informationsquelle: 2:1; 3:1–4:1). Pädophile Täter sind meist auf Jungen in einer ganz bestimmten Altersgruppe in der Vorpubertät orientiert, daher sind hierbei Jungen häufiger betroffen.

In der Kriminalstatistik rechnet man mit deliktspezifischen Dunkelfeldern. So ist z.B. das Dunkelfeld bei Exhibitionismus nach Einschätzung des BKA am geringsten und für intrafamiliale Taten am höchsten. Taten durch Fremdtäter werden signifikant häufiger angezeigt, intrafamiliale Taten bleiben der Strafjustiz meistens verborgen. Die einzelnen Misshandlungsformen treten häufig kombiniert auf, z.B. ist das Missbrauchsrisiko bei vorangehender Vernachlässigung erhöht. Bei solchen Kombinationen mit langer Einwirkungszeit der belastenden Lebenssituationen kommt es zu deutlich schwereren psychischen Folgen. Der psychische Zustand und die Ressourcen der Kindesmutter sind ein wesentlicher Einflussfaktor für Kinderschutzmaßnahmen und auch den klinischen Verlauf.

2.5
Apparative, Labor- und Testdiagnostik

- Bei schwerer Vernachlässigung und bei unklaren Misshandlungsfragestellungen klärt das allgemeine Laborscreening entsprechende Vitalparameter ab
- Bei Vergiftungsverdacht oder dem Verdacht der Beeinflussung durch Alkohol oder Drogen müssen entsprechende toxikologische Untersuchungen durchgeführt werden
- Sichtbare Misshandlungsspuren sowie der Allgemeinzustand sollen wegen der eventuellen forensischen Relevanz möglichst gut nachvollziehbar fotografisch und schriftlich dokumentiert werden. Spermaspuren etc. müssen asserviert und einer genetischen Untersuchung zugeführt werden
- Bei unklaren Frakturen oder Verdacht auf ein Schütteltrauma sind entsprechende bildgebende Verfahren (Röntgen, Szintigraphie, Ganzkörper beim Kleinkind, CT, MRT) indiziert
- Der Einsatz eines Verhaltensscreenings (z.B. CBCL) empfiehlt sich sowohl zur Kontaktaufnahme wie auch zur weiteren Exploration, z.B. hinsichtlich sexualisierten Verhaltens.

2.6
Weitergehende Diagnostik und Differentialdiagnostik

In unklaren Situationen muss zunächst z.B. durch stationäre Aufnahme der konkrete Kinderschutz hergestellt werden, dann ist auch die Beobachtung im stationären Milieu von hervorragendem diagnostischen Wert. Manche Mitteilungen können Kinder erst in einer ihnen vertrauten Atmosphäre machen.
- Bei Verdacht auf Kindesmisshandlung müssen scheinbare körperliche Misshandlungsspuren auf andere, nichttraumatische Ursachen hin differentialdiagnostisch abgeklärt werden. Bildgebenden Verfahren kommt besondere Bedeutung bei protrahierten Misshandlungen und bei Verdacht auf Schütteltraumata zu. Eine gründliche körperlich-neurologische Diagnostik inkl. Augenspiegeln und eine Erfassung der üblichen klinisch-chemischen Labor- und Gerinnungsparameter ist unabdingbar
- Die gynäkologische Befunderhebung bei Verdacht auf sexuellen Missbrauch ist immer dann rasch geboten, wenn die Möglichkeit besteht, kurz nach der Tat Spermaspuren zu asservieren, bzw. um akute Verletzungen zu behandeln und zu dokumentieren
- Bei Verdacht auf sexuellen Missbrauch muss der Entstehungsgeschichte der Aussage und des Verdachtes besondere Aufmerksamkeit geschenkt werden. Differentialdiagnostisch sind sexuell getönte psychotische inhaltliche Denkstörungen, Pseudologien etc. zu beachten. Es gibt keine spezifischen Verhaltenssymptome, die einen klaren Rückschluss auf Missbrauch als Ursache zulassen.

2.7
Entbehrliche Diagnostik

Nicht jeder Missbrauchsverdacht muss automatisch eine gynäkologische Untersuchung nach sich ziehen (s.o.). Eile ist nur dann geboten, wenn sonst Spuren verwischt oder vernichtet werden könnten. Das Münchhausen-by-proxy-Syndrom ist charakterisiert durch eine endlose Reihe entbehrlicher diagnostischer Maßnahmen. Hier ist es wichtig, dass Kliniker auf der Basis üblicher Plausibilitäten der Versuchung weiterer Diagnostik widerstehen und die Misshandlungstatsache ins Auge fassen. Dabei ist ein geradezu kriminalistisches Vorgehen (genaues Protokoll: Wer kommt wann, für wie lange, zum Kind, sukzessiver Kontaktausschluss einzelner Personen etc.) notwendig.

3 Multiaxiale Bewertung

3.1 Identifizierung der Leitsymptome

Eigenanamnese und Fremdanamnese sind Ausgangspunkt der Krisenintervention. Abgeschätzt werden müssen:
- Ressourcen im häuslichen Milieu (Wer hält zum Kind? Wer sucht Hilfe? Wer vertuscht?)
- Auslösende aktuelle Konflikte und Probleme in der Familie
- Rekonstruktion der Aussagegenese (Wem hat sich das Kind zuerst anvertraut? Mit wem hat es des Weiteren darüber gesprochen? Was ist bisher passiert?)

Bei akutem oder Erstkontakt ist ein Gespräch mit einer sorgeberechtigten Person zur Abklärung des weiteren Risikos unabdingbar.

3.2 Identifizierung weiterer Symptome und Belastungen

- Die Frage nach Schlaf, Alpträumen etc. weist häufig auf Symptome der posttraumatischen Belastung wie auf konkrete Ängste und Misshandlungsumstände hin
- Bei Vernachlässigungsverdacht ist eine genaue Entwicklungsdiagnostik unabdingbar. Intelligenz und gute verbale Fertigkeiten können sich protektiv auswirken
- Wichtig ist, ein Gesamtbild der psychosozialen Belastungsfaktoren (unter Einschluss der Einschätzung des Funktions-

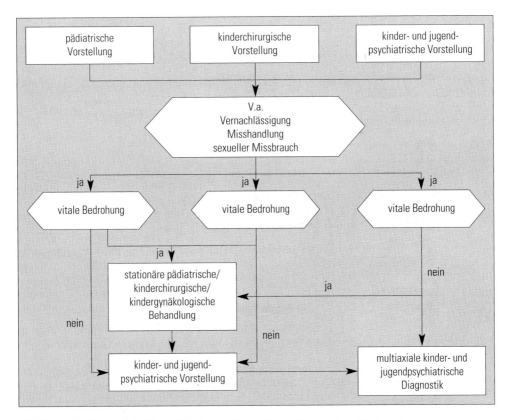

Abbildung 58: Diagnostik bei Vernachlässigung, Misshandlung oder sexuellem Missbrauch

niveaus der Familie in Hinsicht auf kindliche Bedürfnisse) zu gewinnen
- Auch Schulversäumnisse (z.B. Fernbleiben vom Turnunterricht, damit Misshandlungsspuren nicht gesehen werden) etc. sollten detailliert identifiziert werden
- Soziale Integration des Kindes: Gibt es einen Freundeskreis? Wer sind wichtige Bezugspersonen?

Siehe auch Abbildung 58 und 59.

3.3 Differentialdiagnosen und Hierarchie des diagnostischen und therapeutischen Vorgehens

Zur Differentialdiagnostik des Missbrauchs siehe Stellungnahme der kinder- und jugendpsychiatrischen Fachgesellschaften zur Glaubwürdigkeitsbegutachtung.

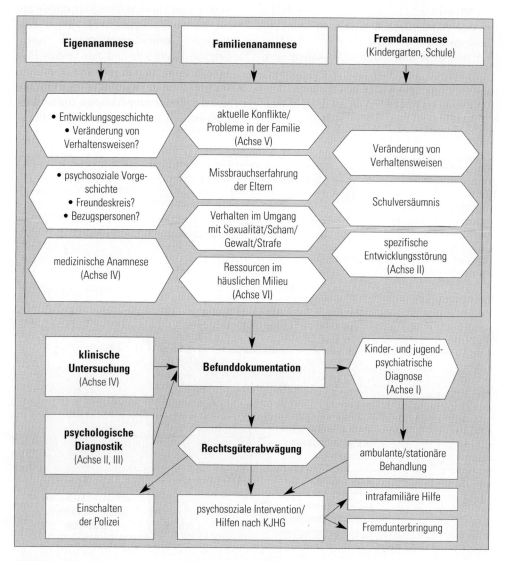

Abbildung 59: Multiaxiale Diagnostik bei Vernachlässigung, Misshandlung oder sexuellem Missbrauch

- In der Akutsituation muss die Diagnostik zu dem Ergebnis führen, dass die Entscheidung getroffen werden kann, ob das Kind mit hinreichender Sicherheit ins bisherige Milieu zurückkehren kann, z.B. mit Hilfen dort verbleiben kann, oder ob andere Maßnahmen zu seinem Schutz ergriffen werden müssen
- Diagnostisch und therapeutisch ist es wichtig, die Situation mit allen Beteiligten anzusprechen. Verleugnung oder Offenheit, Bereitschaft, Hilfe anzunehmen oder Abstreiten bilden dabei wichtige Prognosekriterien. Eine genaue Diagnostik der psychischen Folgen und der eventuellen spezifischen Entwicklungsrückstände führt zu einem differenzierten Therapieplan.

4 Interventionen

4.1 Auswahl des Interventions-Settings

Wichtig sind Ruhe und Zeit in der akuten Krise.
- Wenn Sorgeberechtigte mit Misshandlungs-, Missbrauchs- oder Vernachlässigungsverdacht konfrontiert werden, muss das Kind in einer geschützten Position sein (z.B. Möglichkeit der Inobhutnahme – §42 KJHG – oder stationären Aufnahme im Hintergrund)
- Vermeiden von Schuldvorwürfen oder aggressiven Konfrontationen bzw. Vorhaltungen an die Eltern
- Am Schutz und an der Sicherheit des Kindes orientierte Gesprächsführung
- Bei Mitteilungen von Kindern keine falschen Versprechungen! Einem Kind kann zu dessen eigenem Schutz keine absolute Vertraulichkeit versprochen werden. Wenn ein Kind dem Untersucher ein „Geheimnis" anvertraut und dieser absolute Verschwiegenheit zusichert, wird er ohnmächtiger Mitwisser im Misshandlungssystem
- Konkretes Aufgreifen der Ängste des Kindes. Vielen Kindern ist von den Tätern die Heimunterbringung angedroht worden. Wichtig ist deshalb konkretes Zeigen von Schutzmöglichkeiten wie stationäre Unterbringung etc. zum Abbau irrationaler Ängste und Vorstellungen. Nur bei hinreichendem Schutz für das Kind kann ein ambulantes Setting gewählt werden, sonst sind stationäre Maßnahmen zum Schutz erforderlich.

Solche stationären Maßnahmen sind:
- Kinder- und jugendpsychiatrische und psychotherapeutische Behandlung (nur bei Behandlungsindikation)
- Pädiatrische/kinderchirurgische/kindergynäkologische Behandlung (bei entsprechender Behandlungsindikation)
- Stationäre Kriseninterventionsangebote der Jugendhilfe; Kindernotdienst, Jugendnotdienst, Mädchenhäuser, Kurzzeitpflege etc.

4.2 Hierarchie der Behandlungsentscheidung und Beratung

Kinderschutz ist das oberste Interventionsziel. Die Behandlungsentscheidungen müssen am Kindeswohl orientiert sein. Möglichkeiten des Schutzes sind stationäre Unterbringung, welche bei unkooperativen Sorgeberechtigten juristisch durch folgende Maßnahmen abgesichert werden kann: Inobhutnahme §42 KJHG (SGB VIII) sowie vorläufige Einschränkung des elterlichen Aufenthaltsbestimmungsrechtes (§§1666 und 1666a BGB, familiengerichtliche Maßnahmen). Bei diesen Interessenkollisionen soll ein Verfahrenspfleger (§50 FGG) eingesetzt werden.
- Die Interessen von Strafverfolgungsbehörden nach hoher Detailaufklärung und ständiger erneuter Überprüfung von Aussagen müssen im Einzelfall zurück-

stehen, wenn sie dem Kind nicht zugemutet werden können
- Es gibt keine Anzeigepflicht für die genannten Delikte. Die Delikte sind aber Offizialdelikte. D.h. sobald Polizei oder Staatsanwaltschaft von einem solchen Delikt Kenntnis erlangen, muss entsprechend dem Legalitätsprinzip ermittelt werden. Insofern bedeutet das Einschalten der Polizei eine sehr weitgehende Entscheidung, die in der Regel nicht (insbesondere nicht im Affekt) von einer Einzelperson getroffen werden sollte (im Nachtdienst Rücksprache mit Hintergrunddienst; am Tag Visitenentscheidung, Teambesprechung o.Ä.)
- Wichtig ist die ausführliche Dokumentation aller Befunde sowie der Äußerungen der befragten Personen, aber auch der einzelnen Handlungsschritte. Behandlungsalternativen oder Dilemmata sollen in der Falldokumentation aufgezeigt werden – was für die eine und was für die andere Alternative sprach (Rechtssicherheit bei eventuellem Scheitern der Maßnahme)
- Nur vertretbare Risiken eingehen! Ist die Gesamtsituation zu unklar und bestehen massive psychische Belastungen, ist häufig die stationäre Aufnahme wegen dieser psychischen Belastungen konsensfähig und für alle Beteiligten akzeptabel. Vorsicht, durch die stationäre Aufnahme scheint das Problem für alle anderen Beteiligten zunächst gelöst, und die Klinik hat die Last für das weitere Fall-Management allein zu tragen; die meisten weiteren Hilfen müssen aber im Bereich der Jugendhilfe realisiert werden. Bei einem (teilweisen) Eingeständnis bzw. bei klar benannten Tatverdächtigen und Handlungsabläufen sind Interventionen im bisherigen Milieu eher möglich als bei kompletter Verleugnung
- Die Behandlung des Kindes zielt darauf ab, zunächst Sicherheit, Schutz und Vertrauen herzustellen. Negative Äußerungen über Misshandler oder Missbraucher des Kindes sollten vermieden werden, da die Kinder insbesondere dann eine ambivalente Beziehung zu diesen haben, wenn sie die Bezugspersonen sind
- Verhaltenstherapeutische Maßnahmen zum gezielten Abbau von sexualisiertem Verhalten und Stereotypien
- Verhaltenstherapeutische Maßnahmen als individuumzentrierte oder familienorientierte Intervention zeigten sich in mehreren kontrollierten Studien in Bezug auf die Reduktion von Verhaltensauffälligkeiten und das globale Zurechtkommen im Alltag als nachweislich erfolgreich (II–I; unterschiedliche Kontrollgruppen, meist Warteliste). Der Einbezug der Familie brachte keine signifikanten Vorteile gegenüber der alleinigen Behandlung von Kindern. Für EMDR liegen im Kindes- und Jugendalter derzeit nur offene, meist Einzelfallbeobachtungen vor (III–IV)
- Kompetenzaufbau in einem auf differenzierte Diagnostik fußenden Stufenkonzept
- Weitergehende integrierte Therapie-, Förder- und Hilfeplanung.

Psychopharmakologische Behandlung: Ist in der Regel a priori nicht indiziert. Bei massiven Schlafstörungen, massiver Angst, selbstverletzendem Verhalten etc. sind ggf. entsprechende Behandlungsmaßnahmen flankierend einzuleiten. In Bezug auf selbstverletzendes impulsives Verhalten haben sich atypische Neuroleptika in offenen Studien als erfolgreich erwiesen (Evidenzniveau IV). Risperidon ist ab dem Alter von 5 Jahren in Deutschland für die Behandlung impulsiv-disruptiven Verhaltens zugelassen worden.

4.3
Besonderheiten bei ambulanter Behandlung

Diagnostik und Differentialdiagnostik können ambulant erfolgen, z.B. wenn der Schutz im häuslichen Milieu oder einer anderen Einrichtung gewährleistet ist. Eine ambulante Nachbetreuung nach Rückkehr ins häusliche Milieu und nach der Einführung unterstützender Maßnahmen wie Familienhelfereinsatz etc. ist dringend zu empfehlen, so dass eine außenstehende Vertrauensperson für das Kind etabliert wird.

Das große Problem aller ambulanten Maßnahmen im Kinderschutzbereich sind die damit verbundenen Risiken für weitere Übergriffe. Deshalb müssen entsprechende Behandlungsentscheidungen als Rechtsgüterabwägungen ausführlich dokumentiert werden.

Bei Misshandlungs-, Vernachlässigungs- und Missbrauchsverdacht bestehen bei der ambulanten Behandlung erheblich erhöhte Risiken des Kontaktabbruchs.

4.4
Besonderheiten bei teilstationärer Behandlung

Teilstationäre Behandlung empfiehlt sich z.B. gerade bei kooperativen, aber vernachlässigenden Müttern zur intensiven Förderung und Therapie der Kinder bei gleichzeitiger Erhaltung der familialen Beziehungen und der Möglichkeit zu intensiver Elternarbeit/-training. Gelegentlich gibt es für diese Gruppe von Patienten auch schon die Möglichkeit einer gemeinsamen Akutaufnahme von vernachlässigender Mutter und ihren Kindern zu einem ersten Intensivtraining und dann den Übergang in teilstationäre Behandlung.

4.5
Besonderheiten bei stationärer Behandlung

Die stationäre Krisenintervention dient der Behandlung der psychiatrischen Symptomatik und stellt gleichzeitig akut Kinderschutz her.

4.6
Jugendhilfe- und Rehabilitationsmaßnahmen

Der Umgang mit Kindesmisshandlungen, Vernachlässigung und Missbrauch bedingt eine enge Zusammenarbeit aller helfenden Professionen unter Einbeziehung des Herkunftsmilieus. Häufig wird von „Vernetzung" gesprochen. Empirische Untersuchungen zum institutionellen Umgang mit den betroffenen Kindern zeigen aber, dass Delegationsketten mit sehr belastenden Folgen für die Kinder typisch und mit Belastungen verbunden sind (II). Deshalb:
- Zuständigkeiten klären
- Fallkoordinator einsetzen
- Rechtzeitig - wenn nötig - das Familiengericht einschalten (Verfahrenspfleger, Eingriffe ins Sorgerecht und Aufenthaltsbestimmungsrecht)
- Als Krisenintervention Inobhutnahme (§42 KJHG).

Leider lässt sich trotz aller Anstrengungen in den meisten Fällen in den Herkunftsfamilien so wenig bewegen, dass viele Kinder zu ihrem Schutz dauerhaft in ein anderes betreutes Milieu (Adoption, Pflegefamilie, Heim) wechseln. Eine zentrale Aufgabe der Kinder- und Jugendpsychiatrie und -psychotherapie in diesem Kontext ist es, die neuen Betreuungspersonen des Kindes mit kompetenten, förderungsrelevanten Informationen zu versorgen. Weiter ist es notwendig, massive psychische und Verhaltensfolgen der frühen Traumatisierungen zu behandeln. Neue Bezugspersonen müssen im Umgang mit dem Kind und mit der Herkunftsfamilie unterstützt und beraten werden.

Für Jugendliche kann die Teilnahme an Selbsthilfegruppen eine deutlich entlastende Funktion haben.

Zu effektivem Handeln im Bereich des Kinderschutzes ist eine Kenntnis der rechtlichen Situation und der rechtlichen Interventionsmöglichkeiten und ihrer Implikationen unabdingbar.

4.7 Entbehrliche Therapiemaßnahmen

- Teilweise bestehen bei Laien, aber auch bei Fachleuten aus nichttherapeutischen Berufen Vorstellungen, dass solche tiefgehenden Traumata besonders intensiv besprochen und immer wieder durchgearbeitet, „verarbeitet" werden müssen. Insofern wird bisweilen auch im Beratungskontext immer wieder auf die Misshandlungs- oder Missbrauchserlebnisse fokussiert, was die Betroffenen erheblich überlasten und beeinträchtigen kann
- In der Behandlung gilt es, gelungene Abwehrleistungen, die die Person vor einer Überflutung durch die massiven traumatischen Belastungen schützen, zu respektieren bzw. entsprechende Fähigkeiten aufzubauen, um ein Zurechtkommen im Alltag ohne Flashbacks u.a. spezifische Symptome zu ermöglichen
- In den letzten Jahren sind eine Fülle von spezifischen Therapieansätzen für traumatisierte Personen entwickelt worden. Im Bereich der Therapie von Kindern und Jugendlichen stehen gesicherte Befunde über Risiken und Nebenwirkungen z.B. der EMDR (s.a. Leitlinie „Reaktionen auf schwere Belastungen und Anpassungsstörungen") noch aus, so dass solche Verfahren nicht als Standardbehandlung angesehen werden können
- Die außergewöhnlichen Entstehungsbedingungen der Störungsbilder und Belastungen dürfen nicht dazu führen, empirisch nicht fundierte Behandlungsansätze zu legitimieren, vielmehr gelten auch in diesem häufig stark ideologisch diskutierten Kontext die üblichen Anforderungen an die Sicherheit von Interventionen.

5 Literatur

DEBLINGER E, LIPPMANN J, STEER R: Sexually abused children suffering posttraumatic stress symptoms: initial treatment outcome findings. child Maltreatment 1 (1996) 310–321

DEBLINGER E, HEFLIN AE: Treating Sexually Abused Children and Their Nonoffending Parents. Sage, Thousand Oaks, CA, 1996

FEGERT JM: Kinderpsychiatrische Begutachtung und die Debatte um den Missbrauch mit dem Missbrauch. Verfälschungsgründe, Irrtumsrisiken und eine Phänomenologie sogenannter „Falschaussagen". Zeitschrift für Kinder- und Jugendpsychiatrie und Psychotherapie 23 (1995) 9–19

FEGERT JM, BERGER C, BREUER B, DEGET F, HAASEMANN J, KLOPFER U, WOLKE D, LEHMKUHL U, LÜDERITZ A, WALTER M: Das Dilemma zwischen familienbezogener Hilfe und staatlichem Wächteramt. Ergebnisse einer Expertenbefragung im Hinblick auf den §42 KJHG "Inobhutnahme" im Zusammenhang mit dem Schutz sexuell Missbrauchter Kinder. Zentralblatt für Jugendrecht 83 (1996) 448–451 (Fortsetzung 483–485)

FEGERT, JM (Hrsg.): Begutachtung sexuell missbrauchter Kinder. Fachliche Standards im juristischen Verfahren. Luchterhand, Neuwied, 2001

FEGERT JM, BERGER C, KLOPFER U, LEHMKUHL U, LEHMKUHL G: Umgang mit sexuellem Missbrauch. Institutionelle und individuelle Reaktionen. Votum, Münster, 2001

FEGERT JM, MÜLLER C (Hrsg.): Sexuelle Selbstbestimmung und sexuelle Gewalt bei Menschen mit geistiger Behinderung. Mebes & Noack, Bonn, 2001

FRANK R, RÄDER K: Früherkennung und Intervention bei Kindesmisshandlung. Forschungsbericht. München: Bayerisches Staatsministerium für Arbeit und Sozialordnung, Frauen, Familie und Gesundheit, 1994

KING NJ, TONGE BJ, MULLEN P, MYERSON N, HEYNE D, ROLLINGS S, MARTIN R, OLLENDICK TH: Treating sexually Abused Children With Posttraumatic Stress Symptoms: A Randomized Clinical Trial. J Am Acad Child Adolesc Psychiatry 39 (2000) 1347–1355

KOPECKY-WENZEL M, FRANK R: Gewalt an Kindern. Teil 1: Prävention von Kindesmisshandlung und Vernachlässigung. In: ALLHOFF PG, LEIDEL J, OLLENSCHLÄGER G, VOIGT HP (Hrg.): Präventivmedizin. Praxis – Methoden – Arbeitshilfen. Berlin: Springer 1995

MANLY JT, JUNGMEEN EK, ROGOSCH FA, CICHETTI D: Dimensions of child maltreatment and children's adjustment: Contributions of developmental timing and subtype. Developmental and Psychopathology 13 (2001) 759–782

MANNARINO AP, COHEN JA: A Clinical-Demographic Study of Sexually Abused Children. Child Abuse & Neglect 10 (1986) 17–23

MÜNDER J, MUTKE B, SCHONE R: Kindeswohl zwischen Jugendhilfe und Justiz. Professionelles Handeln in Kindeswohlverfahren. Votum, Münster 2000

POUSTKA F unter Mitarbeit von BURK B, BÄSTLEIN M, DENNER S, VAN GOOR-LAMBO G, SCHERMER D: Assoziierte Aktuelle Abnorme Umstände. Achse Fünf des Multiaxialen Klassifikationsschemas für psychiatrische Erkrankungen im Kindes- und Jugendalter (ICD-10). Glossar der WHO in deutscher Übersetzung mit Interview für Eltern (Life-Time Fassung) und Kindern. SwetsTest, Frankfurt/M. 1994

STELLER M: Grundlagen und Methoden der Glaubwürdigkeitsbegutachtung bei Kinderaussagen über sexuellen Missbrauch. In: WARNKE A, TROTT GE, REMSCHMIDT H (Hrg.), Forensische Kinder- und Jugendpsychiatrie. Huber: Bern, Göttingen, Toronto 1997

Stellungnahme zur Glaubwürdigkeitsbegutachtung der Deutschen Gesellschaft für Kinder- und Jugendpsychiatrie und Psychotherapie (DGKJP) und der Bundesarbeitsgemeinschaft. Zeitschrift für Kinder- und Jugendpsychiatrie und Psychotherapie 27 (1999) 72–75

SUESS GJ, FEGERT JM: Das Wohl des Kindes in der Beratung aus entwicklungspsychologischer Sicht. Familie, Partnerschaft, Recht (FPR) 3 (1999) 157–164

WALTER M, WOLKE A, FEGERT JM: Sexueller Missbrauch und die Rolle des Strafrechts: Bedeutungen, Wirkungsweisen und Nutzungen des Strafrechts aus der Sicht von Experten. In: HOF H, SCHULTE M: Wirkungsforschung zum Recht III. Folgen von Gerichtsentscheidungen. Nomos Verlagsgesellschaft, Baden-Baden, 2001

Bearbeiter dieser Leitlinie:
J. M. Fegert, K. Tiedtke, R. Frank

Alphabetische Übersicht über die in den einzelnen Leitlinien behandelten Störungen

Agoraphobie (F40.0)	271
Alpträume (F51.5)	131
Amnesie, dissoziative (F44.0)	99
Angst- und depressive Störung, gemischt (F41.2)	283
Angststörung	
– generalisierte (F41.1)	283
– sonstige gemischte (F41.3)	283
Anorexia nervosa (F50.0)	117
– atypische (F50.1)	117
Artikulationsstörungen (F80.0)	189
Asperger-Syndrom (F84.5)	225
Autismus	
– frühkindlicher (F84.0)	225
– atypischer (F84.1)	225
Bewegungsstörungen	
– dissoziative (F44.4)	99
– stereotype (F68.1, F98.4)	361
Bindungsstörung des Kindesalters	
– reaktive (F94.1)	303
– mit Enthemmung (F94.2)	303
Brandstiftung, pathologische (Pyromanie) (F63.1)	157
Bulimia nervosa (F50.2)	117
– atypische (F50.3)	117
Depressive Episoden (F32)	51
Detrusor-Sphinkter-Dyskoordination	319
Dranginkontinenz, idiopathische	319
Elektiver Mutismus (F94.0)	295
Enkopresis (F98.1)	335
Enuresis nocturna	
– primäre isolierte	319
– primäre symptomatische	319
– sekundäre	319
Fugue, dissoziative (F44.1)	99
Funktionsstörung, somatoforme autonome (F45.3)	109
Fütterstörung im frühen Kindesalter (F98.2)	345
Glücksspiel, pathologisches (F63.0)	153

Harninkontinenz, bei Miktionsaufschub 319
Hypersomnie, nichtorganische (F51.1) 131
Insomnie, nichtorganische (F51.0) 131
Intelligenzminderungen unterschiedlicher Schweregrade (F70–F73) 179
Krampfanfälle, dissoziative (F44.5) 99
Lese- und Rechtschreibstörung (F81.0) 207
Manische Episode (F30) 39
Mutismus, elektiver (F94.0) 295
Panikstörung (F41.0) 283
Pavor nocturnus (F51.4) 131
Persönlichkeitsstörungen
 – spezifische (F60) 141
 – kombinierte und sonstige (F61) 141
 – organische (F07.0) 1
 – Persönlichkeits- und Verhaltensstörungen, sonstige organische, aufgrund
   einer Krankheit, Schädigung oder Funktionsstörung des Gehirns (F07.8) ... 1
Phobien
 – soziale (F40.1) 271
 – spezifische (isolierte) (F40.2) 271
Poltern (F98.6) 377
Postenzephalitisches Syndrom (F07.1) 1
Psychische und Verhaltensprobleme in Verbindung mit der sexuellen
Entwicklung und Orientierung (F66) 174
Psychische und Verhaltensstörungen durch psychotrope Substanzen (F1) 13
Psychosyndrom, organisches, nach Schädelhirntrauma (F07.2) 1
Reaktionen auf schwere Belastungen und Anpassungsstörungen (F43) 89
Rechenstörung (F81.2) 207
Rechtschreibstörung, isolierte (F81.1) 207
Rett-Syndrom (F84.2) 225
Schizophrenien (F20) 27
Schlafstörungen im Säuglingsalter 345
Schlafwandeln (F51.3) 131
Schmerzstörung, anhaltende somatoforme (F45.4) 109
Schreien, exzessives, im Säuglingsalter 345
Sensibilitäts- und Empfindungsstörungen, dissoziative (F44.6) 99
Somatisierungsstörung (F45.0) 109
 – undifferenzierte (F45.1) 109
Sprachstörung
 – expressive (F80.1) 197
 – rezeptive (F80.2) 197
Stehlen, pathologisches (Kleptomanie) (F63.2) 160

Alphabetische Übersicht

Störungen
- affektive (F3) 39, 65
  - anhaltende (F34) 65
  - bipolare (F31) 39
- der Geschlechtsidentität des Kindesalters (F64) 167
- emotionale, mit Trennungsangst (F93.0) 283
- mit sozialer Ängstlichkeit (F93.2) 271
- phobische (F93.1) 271
- sonstige desintegrative (F84.3) 225
- des Schlaf-Wach-Rhythmus, nichtorganische (F51.2) 131
- des Sozialverhaltens, auf den familiären Rahmen beschränkte (F91.0) 251
- des Sozialverhaltens
  - bei fehlenden sozialen Bindungen (F91.1) 261
  - bei vorhandenen sozialen Bindungen (F91.2) 261
  - mit oppositionellem Verhalten (F91.3) 261
  - und der Emotionen, kombinierte (F92.0, F92.8) 261
- dissoziative (Konversionsstörungen) 99
  - gemischt (F44.7) 99
  - sonstige (F44.8) 99
  - nicht näher bezeichnete (F44.9) 99
- durch Alkohol (F10) 13
- durch Cannabinoide (F12) 13
- durch Halluzinogene (F16) 13
- durch Kokain (F14) 13
- durch Lösungsmittel, flüchtige (F18) 13
- durch multiplen Substanzgebrauch und Konsum sonstiger psychotroper Substanzen (F19) 13
- durch Opioide (F11) 13
- durch Sedativa und Hypnotika (F13) 13
- durch Stimulanzien, andere einschl. Koffein (F15) 13
- durch Tabak (F17) 13
- hyperkinetische (F90) 237
  - mit Intelligenzminderung und Bewegungsstereotypien (F84.4) ... 225
- hypochondrische (F45.2) 109
- induzierte wahnhafte (F24) 27
- psychotische, akute, vorübergehende (F23) 27
- rezidivierende depressive (F33) 51
- schizoaffektive (F25) 27
- schizotype (F21) 28
- schulischer Fertigkeiten, kombinierte (F81.3) 207
- somatoforme
  - nicht näher bezeichnete (F45.9) 109
  - sonstige (F45.8) 109
- wahnhafte (F22) 28

Stottern (Stammeln) (F98.5) 369

Stupor, dissoziativer (F44.2) 99

Suizidalität im Kindes- und Jugendalter 383

Ticstörungen (F95) 311

Trance und Besessenheitszustände (F44.3) 99
Trichotillomanie (F63.3) 163
Vernachlässigung, Misshandlung, sexueller Missbrauch 397
Zwangsgedanken oder Grübelzwang, vorwiegend (F42.0) 75
Zwangsgedanken und -handlungen, gemischt (F42.2) 75
Zwangshandlungen (Zwangsrituale), vorwiegend (F42.1) 75